U0247312

中华经典名著

全本全注全译丛书

李心机◎译注

伤寒论

中華書局

图书在版编目(CIP)数据

伤寒论/李心机译注. —北京:中华书局,2022.4
(2023.6 重印)
(中华经典名著全本全注全译丛书)
ISBN 978-7-101-15693-5

Ⅰ.伤… Ⅱ.李… Ⅲ.①《伤寒论》-译文②《伤寒论》-注释 Ⅳ.R222.22

中国版本图书馆 CIP 数据核字(2022)第 056515 号

书　　名 伤寒论
译 注 者 李心机
丛 书 名 中华经典名著全本全注全译丛书
责任编辑 宋凤娣
责任印制 管　斌
出版发行 中华书局
(北京市丰台区太平桥西里 38 号　100073)
http://www.zhbc.com.cn
E-mail:zhbc@zhbc.com.cn
印　　刷 北京中科印刷有限公司
版　　次 2022 年 4 月第 1 版
2023 年 6 月第 5 次印刷
规　　格 开本/880×1230 毫米　1/32
印张 19¾　字数 460 千字
印　　数 32001-42000 册
国际书号 ISBN 978-7-101-15693-5
定　　价 50.00 元

目录

前言

中医学作为一种具有独特理论、确凿疗效的医学体系，是融预防、治疗、康复为一体的整体医学，是中国传统文化孕育和发展于中华大地的文化瑰宝。几千年来，中医学对疾病防治、人口繁衍和中国社会的发展都起到了重要作用。2020年初，突如其来的新冠肺炎疫情席卷全球，在神州大地防治新冠肺炎的实践中，中医药发挥出独特的优势。而应对新冠肺炎的辨治思路与治疗方剂，则是渊源于《伤寒论》及后世在其理论基础上发展形成的温病学。

一

《伤寒论》，东汉张机著。张机，字仲景。东汉南阳郡（今河南邓州）人。生卒年不可确考，约生活在150至219年之间，似较华佗稍晚。据《襄阳府志》载，张机撰成《伤寒杂病论》，华佗读后，喜曰："此真活人书也。"北宋林亿等校勘《伤寒论》时，在《序》中有云："张仲景，《汉书》无传，见《名医录》云，南阳人，名机，仲景乃其字也。举孝廉，官至长沙太守。始受术于同郡张伯祖，时人言，识用精微过其师。所著论，其言精而奥，其法简而详，非浅闻寡见者所能及。"林亿《序》中所言仲景事迹，引自《名医录》，此书系唐代甘伯宗所著。《名医录》，又名《名医传》《历代名医录》，已佚。据钱超尘先生考证，《名医录》始著录于《新唐书·艺文志·医术类》,清钱侗辑佚北宋《崇文总目》有载。近代学界关于张仲景生卒年代、里籍以及官至长沙太守等事迹,多引自《名医录》,虽不乏考据,但孤证难立,依据不足,意见歧出,均非定论。

张仲景在《伤寒杂病论》自序中说:“余宗族素多,向余二百,建安纪年以来,犹未十稔,其死亡者,三分有二,伤寒十居其七。感往昔之沦丧,伤横夭之莫救,乃勤求古训,博采众方,撰用《素问》《九卷》《八十一难》《阴阳大论》《胎胪》《药录》,并平脉、辨证,为《伤寒杂病论》,合十六卷。”从张仲景的自序中能够看出,在其生活时代所经历的疫病大流行的残酷事实;从“感往昔之沦丧,伤横夭之莫救”中,可以感受到仲景怀有悲天悯人的拯恤之心和仁爱济世的忧患意识;从“勤求古训,博采众方”中,可以看出仲景的勤奋、谦逊与智慧。

张仲景在其宗族“犹未十稔,其死亡者,三分有二”的哀恐凄凉氛围下,勤求、继承“《素问》《九卷》《八十一难》《阴阳大论》《胎胪》《药录》”之古训,感怀“观今之医,不念思求经旨,以演其所知,各承家技,始终顺旧”之庸疏世风,立志拯疾救世,广泛深入学习、总结前人的医学成就,结合自己“宿尚方术”的医疗实践经验,撰著《伤寒杂病论》十六卷。

《伤寒杂病论》问世之后,由于战乱频仍,社会动荡,民众难以安居,导致是书在张仲景生前并未得到广泛流传。张仲景卒后不久,《伤寒杂病论》遂流于结构散乱,内容亦有不同程度的佚失,所以其原貌今已不可见。《伤寒杂病论》散失之后,经魏晋人王叔和搜集整理,录其证候、脉诊、方药,编次条文、方药、篇章等,称为《张仲景方》或《张仲景药方》,此在隋、唐时的书目著录中可见。

经过王叔和搜集整理的《张仲景方》也未能得到广泛流传,只是在民间辗转传抄。历经两晋、南北朝、隋唐数百年,到了唐代孙思邈时,其撰著《千金要方》只是耳闻《张仲景方》其书,而未见其全貌。孙思邈曾感叹“江南诸师,秘仲景要方不传”,因此只能把他所见到的“片断”收入自己的著作中,这就是在今本《千金要方》卷九中所收录的四十九条,也是后世“宋本”所载的三阴三阳条文。孙思邈到晚年,遇偶然机会目睹张仲景《伤寒论》“全貌”,遂收入其《千金翼方》卷九、卷十中。

孙思邈所见到的《伤寒论》传本,其原貌是“条证”与“方药”分列为前后两部分,他根据自己定下的“方证同条,比类相附”的原则进行了调整。在《伤寒论》流传史与研究史上,是孙思邈首先把方药附列在相应的条证之后,同时又把同类的条、证、方、药汇集在一起。

北宋仁宗嘉祐二年(1057),朝廷在编修院内设置校正医书机构。宋英宗治平二年(1065),高保衡、孙奇、林亿等以高继冲本为底本校正《伤寒论》。据钱超尘先生《北宋校正医书局校定〈伤寒论〉情况简考》考证:“荆南国末主高继冲(942—973),于北宋开宝(968—976)中进献并经编录的《伤寒论》被校正医书局选为底本。据今所掌握的历史资料考知,此本传自隋本,隋本上承南朝阮孝绪《七录》之‘张仲景《辨伤寒》十卷’,阮孝绪《辨伤寒》十卷本上承陈延之《小品方》之张仲景《辨伤寒》九卷本,阮本与陈本皆来自同一祖本——《张仲景方》十五卷。《小品方》据东晋初李充《晋元帝四部书目》而成,则高继冲本可追踪至王叔和编次之《张仲景方》十五卷,其来源堪称悠久矣。此书历代藏于书府,至北宋治平元年选为底本,在中国医学史上,影响深远,意义重大。”

林亿等校定的《伤寒论》,后世人称之为“宋本”《伤寒论》。此“宋本”意为宋代校定本,不是后世宋版书概念。宋本《伤寒论》的刊行,结束了此前《张仲景方》在民间若隐若显、辗转离析的传抄,结束了传本多歧、山头各立的局面,也结束了孙思邈感叹的“江南诸师,秘仲景要方不传”的历史,使《伤寒论》得到真正意义上的广泛流传,从而形成了《伤寒论》流传史上的第一次研究热潮。

由于金人、蒙古人南侵,北宋、南宋相继灭亡,朝野文籍多遭毁熠,林亿等校定的原刻宋本《伤寒论》,至南宋时已流传不广,至明代万历年间已很少见,而至今则已不可见。由于宋代林亿等校正镂板的原刻宋本《伤寒论》可能是天壤间无存了,所以今人只能通过明万历年间赵开美翻刻宋板的本子来间接地了解林亿等校正的“宋本”。

今人所说的宋本《伤寒论》，实际上是明代赵开美以他偶然发现的宋板《伤寒论》为底本，于万历二十七年（1599）翻刻的覆刻本。惜赵开美翻刻的覆刻本，到清初时也已很少见，近世以来已绝少于世，以至于近代医家极少有目睹过真正赵刻宋本者。值得欣喜的是近十多年来，《伤寒论》版本研究有了新发现。据钱超尘先生、真柳诚先生（日）等学者考证，目前世存赵刻宋本还有五部，即中国中医科学院藏本、沈阳中国医科大学藏本、上海图书馆藏本、上海中医药大学藏本、台北故宫博物院藏本。赵开美后来曾对《仲景全书》中的宋本《伤寒论》几处误字进行修刻而重印，因此赵刻宋本《伤寒论》有第一版和修订版两种，真柳诚先生称之为A版和B版。

二

林亿等人于宋治平二年（1065）完成了《伤寒论》校正之后，于次年正月十八日又完成《金匮玉函经》校正，并写出《校正金匮玉函经疏》。其文中说：“《金匮玉函经》与《伤寒论》同体而别名，欲人互相检阅而为表里，以防后世之亡逸，其济人之心不已深乎！细考前后，乃王叔和撰次之书。缘仲景有《金匮录》，故以《金匮玉函》名，取宝而藏之之义也。”从林亿等人的这一段话中似可以得出结论，即《金匮玉函经》与《伤寒论》是张仲景《伤寒杂病论》散乱之后，经王叔和整理过的《张仲景方》再一次散乱，由此在流传转抄过程中逐渐离析出来的两个不同的传本。钱超尘先生认为《金匮玉函经》这个名称最早可能出现于东晋。林亿等又说：“臣等先校定《伤寒论》，次校成此经，其文理或有与《伤寒论》不同者，然其意义皆通，圣贤之法不敢臆断，故并两存之。”这就形成了后世所见到的《伤寒论》和《金匮玉函经》两部书内容虽大体略同，但书名却不同，即所谓“同体而别名”。据林亿等人所言，在当时人们已经非常重视《金匮玉函经》的临床价值和文献价值。但经过金元两朝，至明代，林亿等校定的《金匮玉函经》虽然民间尚有极少珍藏，但已不流传了。今人所见之《金匮玉函经》，现存最早的刊本为康熙五十五年（1716）上海陈世杰整理刊印本。

《金匮玉函经》的一个显著特点是条证与方药分开，其前半部分是条文，其卷七以下集中分列方药，这正与唐代孙思邈所见《伤寒论》“条证”与“方药”分列为前后两部分的原貌相吻合。该书的另一个显著特点是卷四“辨厥阴病形证治第九”只列四条，其后又列“辨厥利呕哕病形证治第十”。由此可见，在仲景的原典文本中，“厥利呕哕”本不属于厥阴病，所以林亿等校定的宋本《伤寒论》在《辨厥阴病脉证并治第十二》篇目下有五个小字注“厥利呕哕附”。

宋臣林亿等人校定完成《伤寒论》和《金匮玉函经》之后，接着又开始校勘《金匮玉函要略方》。校勘完成之后，宋臣林亿等命之曰《新编金匮方论》，在其《序》中称：“张仲景为《伤寒卒病论》合十六卷，今世但传《伤寒论》十卷，杂病未见其书，或于诸家方中，载其一二矣。翰林学士王洙在馆阁日，于蠹简中得仲景《金匮玉函要略方》三卷，上则辨伤寒，中则论杂病，下则载其方并疗妇人。乃录而传之士流，才数家耳。”“国家诏儒臣校正医书，臣奇先校定《伤寒论》，次校定《金匮玉函经》，今又校成此书，仍以逐方次于证候之下，使仓卒之际，便于检用也”。从这一段话可以了解到，张仲景《伤寒杂病论》散失之后，王叔和整理的《张仲景方》或隐或显地在世间流传转抄。宋朝建立后，朝廷设书府馆阁收藏图籍亡书，惜藏书谬乱不全，所以时任史馆检讨的翰林学士王洙才有可能在馆阁的蠹简里，偶得张仲景著作比较罕见的另一个传本——《金匮玉函要略方》，于是抄录并且在极少数几个喜欢医学方术的朋友间流传。林亿等人在校勘《金匮玉函要略方》过程中，删除其上卷中的“伤寒”部分，“以其伤寒文多节略，故断自杂病以下，终于饮食禁忌，凡二十五篇，除重复，合二百六十二方，勒成上、中、下三卷，依旧名曰《金匮方论》”。而在林亿等上呈朝廷的奏章中则正式命名为《新编金匮方论》。

惜宋臣林亿等人校定的《新编金匮方论》至南宋以后已亡佚不传。目前，学界已知北京大学图书馆藏元末后至元六年（1340）《新编金匮方论》，被称为《金匮要略》邓珍本，此为现存刊刻时间最早的《金匮要略》传本，此本2005年由国家图书馆出版社影印出版。上海图书馆藏明洪武二十八年（1395）吴迁据祝均实所藏古本抄写成的钞本《金匮要略方》，此本2011年由上海科学技术文献出版社影印出版，学界称“吴本”。另外，中国中医科学院藏明赵开美刻《仲景全书》，其第四种《金匮要略方论》，学界称为“赵本”，此本1997年由中医古籍出版社影印出版。

在《伤寒杂病论》分合流传史上，其中的杂病内容在不同历史时期所形成的繁复书名，如《金匮玉函要略方》《金匮玉函要略方论》《金匮方论》《新编金匮方论》《金匮要略方》《金匮要略方论》《新编金匮要略方论》等，当今业内均习称《金匮要略》。

张仲景所撰著的《伤寒杂病论》，历经千余年的转抄流传，其中经过王叔和、孙思邈的搜采整理，经过林亿等宋臣的校定，经过金元明清学人的传抄、翻刻，至今从内容与形式上已离析为三部书，一曰《伤寒论》，二曰《金匮要略》，三曰《金匮玉函经》。其中《伤寒论》与《金匮要略》是内容互补，《伤寒论》与《金匮玉函经》是“同体而异名”。

三

宋本《伤寒论》把张仲景构建的中医临床结构化思维形成一种程序范式传承下来，那就是：面对病人的诸多复杂症状、体征，通过望、闻、问、切，来思考病因、病机、辨证、治疗法则以及处方用药。这种富有可操作性的范式大大激发和促进了金元时期中医学的发展与繁荣，开创了名家辈出的局面，从而奠定了明清时期医学的昌盛与创新基础，经过数百年的历程，塑造并建构起中医学在近代与当今世人眼中特色丰满的形貌。

纵观医学史，上古神州大地，用草药治病可追溯到新石器时期，先民为治疗自身的伤病疼痛，从最初寻求一种草药医治，逐渐摸索出用多种草药配合互补，这就有了从单方到复方的演进。从探索的混合到刻意的配合，是先民对医学认识逐步深入发展的结果。经历了传说中的伏羲、神农、黄帝时代漫长的历史演进，又经过夏商周千余年的认识与积累，直至先秦诸子在争鸣辩论中引进哲学思辨，究天人之际，通古今之变，人们对疾伤病痛的认识，逐渐从古朴、简易一步步走向抽象、精致，推动了医学中整体观念的实践应用，产生了当时医学实践的总结性著作《黄帝内经》。秦汉时期也将此前漫长历史发展中的用药经验理论化，并进行文字总结，这就是第一部中药学专著《神农本草经》。

《黄帝内经》与《神农本草经》是中医学史上第一次医理与用药的大综合、大提升、大总结。从出土的载方300余首的《五十二病方》（可辨识283首）与载方36首的《武威汉墓医简》可以看出《黄帝内经》和《神农本草经》之后《伤寒论》之前中医学的概况。而《伤寒论》用药不足百味，组合113方，被后世称为“众方之祖”。其中五味药以下组成的方剂有77方，方小药简，效专力宏，方中所蕴涵的辨证论治严谨法度，成为后世医家遵循的规范，从方剂的应用中，体现出汗、吐、下、和、温、清、消、补治疗大法。

《黄帝内经》和《难经》两部经典对脉象、脉法都有阶段性的总结与历史性的创新。《伤寒论》既继承了《黄帝内经》和《难经》的成果，又有自己独特的贡献。《黄帝内经·灵枢·逆顺第五十五》有云：“脉之盛衰者，所以候血气之虚实有余不足也。”以脉候脏腑气血盛衰，这是中医学的重要特色。《黄帝内经》中涉及脉象、脉法的篇章有《素问·玉版论要篇第十五》《素问·脉要精微论篇第十七》《素问·平人气象论篇第十八》《素问·玉机真藏论篇第十九》《素问·三部九候论篇第二十》《灵枢·论疾诊尺第七十四》等，《难经》八十一难中约有二十二难论及脉象、脉法。《伤寒论》则有专篇《辨脉法第一》《平脉法第二》论脉，用严谨的术语表述脉象、脉法，系统整理自《黄帝内经》和《难经》以来脉形、脉象的表述与命名，使之更加规范。整个一部《伤寒论》，脉证合参，开创了中医学史上脉象、脉诊与临床处方用药紧密结合的新阶段。

《伤寒论》以“观其脉症，知犯何逆，随证治之”与“但见一症便是”作为辨证处“方”用“药”的原则，近代人将其提炼升华，称之为“辨证论治”，这在中医学史上具有划时代的意义。相对《黄帝内经》和《神农本草经》来说，《伤寒论》是承前；而对金元后乃至明清医学的发展，《伤寒论》则是发扛鼎之力的启后。

四

在《伤寒论》流传史上，金代成无己《注解伤寒论》成书于1144年，由于全书通注，便于初学者理解掌握，所以明清以来流行甚广。由此，成无己注释中的一些谬误也产生了严重的误导作用，并且使得宋代林亿等校定的宋本与明代赵开美翻刻宋板《伤寒论》长期得不到重视、流传，客观上致使成无己《注解伤寒论》从元明之后即主导了《伤寒论》诠解的话语权。明清以降几乎所有有关《伤寒论》的著述都是以《注解伤寒论》著录的条文、方证为底本。严格地说，明清时期《伤寒论》研究的不是张仲景的《伤寒论》而是成无己的《注解伤寒论》，这种把《注解伤寒论》及其注译中的许多谬误当作《伤寒论》研究的传统一直延续到二十世纪九十年代初，并影响至今。

如长期以来把“半表半里”说成是张仲景《伤寒论》的内容，这是典型的误读。当今中医业内大多数人，包括那些讲《伤寒论》的人，以及目前不同版本的《伤寒论》讲义或教材，都在讲“半表半里”是张仲景在《伤寒论》中说的，但是，在今人所能见到的《伤寒论》和今本《金匮要略》的原文中，都没有“半表半里”这个所谓的术语。那么这个“半表半里”是怎么来的呢？原来是来自于成无己的谬解。

《伤寒论》“辨太阳病篇”第148条原文中讲“必有表，复有里也”，“此为半在里半在外也”，这些语句表达的是“亦表亦里”。而成无己则把其谬解为邪在“半表半里”,结果成了“非表非里”。成无己在解析“辨太阳病篇”第96条时说:“病有在表者,有在里者,有在表里之间者。此邪气在表里之间,谓之半表半里证。”这样就把“邪气在表里之间,谓之半表半里”这个谬解塞进了小柴胡汤证的病机中。成无己把这个所谓的“半表半里”,通过对六病诸篇中的第97条、第98条、第99条、第101条、第104条、第142条、第147条、第149条、第150条、第171条、第172条、第229条、第230条、第231条、第264条、第266条等条文的反复阐释,一遍一遍地强化,最后硬生生地把“鹿”指为“马”。他在解析“辨少阳病篇”第264条时说“邪在少阳,为半表半里”,这就把“半表半里”又纳入“传经”的套路中。

“传经”也是成无己的杜撰。成无己通过对《伤寒论》有关条文的注解,经过反复论述、阐释,从而形成了他关于“传经”的系统套路。他在解释“辨太阳病篇”第23条时说:“伤寒八九日,则邪传再经又遍,三阳欲传三阴之时也,传经次第,则三日传遍三阳,至四日阳去入阴,不入阴者为欲解,其传阴经,第六日传遍三阴,为传经尽而当解。其不解传为再经者,至九日又遍三阳,阳不传阴则解。”结合第4条、第5条、第8条等有关条文的注解,建立起他自己的“传经”说,这种脱离临床的“传经”谬说被其后的李杲、吴绶等阐释、发挥、传播,名目日益繁多,但离仲景原旨越来越远。

日本汉医学家丹波元简也看出成无己《注解伤寒论》的问题,他在《伤寒论辑义》凡例中说:“方有执以降,诸家注本,尽原成本,而又有小小异同者,盖各家以意所改,非敢有别本而订之。”

成无己的错误注解影响至今,我们现在所能见到的《伤寒论》教材、讲义,绝大多数仍以成无己《注解伤寒论》为底本。其标志如下:一,在成无己《注解伤寒论》第385条中,“恶寒,脉微而复利”,“微”字后面没有校语;而赵开美翻刻宋本有校语:“恶寒,脉微一作缓而复利。”二,赵开美翻刻宋本《伤寒论》在《辨厥阴病脉证并治第十二》篇目下,有至关重要的五个小字“厥利呕哕附”；而《注解伤寒论》的所有本子在“辨厥阴病篇”篇目下没有这五个小字。由此可以看出二十世纪五十年代以来，我们学习、研究的《伤寒论》底本，实际上并不是真正的赵开美翻刻宋本。

五

本书以中国中医科学院馆藏赵开美刻《仲景全书》中翻刻宋本《伤寒论》本为底本，参校台北故宫博物院所藏赵开美刻《仲景全书》中翻刻宋本《伤寒论》本，并借鉴、吸收刘渡舟主编《伤寒论校注》重刊本、邱浩重校《伤寒论》等先贤时彦的成果。根据对原典条文文意的理解，重新句读。原文改用简化字，方后“右×味”，“右”字，按本书横排形式应理解为“上”，为保持原貌，不予改动。

本书按赵刻宋本《伤寒论》原顺序进行注译。由于原文言简意赅，文思跳跃，无字处寓意深刻，在表达形式上不乏倒装句、借宾定主、下文分承上文以及“夹注”等修辞和句式，因此，对原文直译往往难以准确完整表达其医理蕴意，故本书采用直译与意译相结合的方式。

赵刻宋本《伤寒论》原文无序号，为顺应读者检索习惯，三阴三阳六病诸篇398条之条文序号仍顺承旧例，悉依1955年重庆人民出版社出版，重庆市中医学会“新辑宋版《伤寒论》”之序号，并以“[ ]”标记于条文末行之尾。

本书六病诸篇前之《辨脉法第一》《平脉法第二》《伤寒例第三》《辨痓湿暍脉证第四》，以及六病诸篇后之“诸可”与“诸不可”八篇，依赵刻宋本的自然段落，各自单独编列序号。个别地方略有调整。

在明代赵开美翻刻宋本《伤寒论》中，自卷二《辨太阳病脉证并治上第五》至卷十《辨发汗吐下后病脉证并治第二十二》中，除了卷第八中的《辨不可吐第十八》《辨可吐第十九》两篇之外，每篇的篇目与正文之间有若干条文，这些条文在底本中比正文低一格，这些文字的存在成为“宋本”的版本特征之一，有学者称其为“子目”或“小目”。本书此类条文后（ ）内的编号，与同篇正文条文后［ ］内的编号相对应。

这些所谓的“子目”条文，由于是从正文删减而形成的，所以句读发生了很大变化，某些条文语意跳跃性更大，逻辑显得有些紊乱，在内容表达上与正文的原文有不同程度的出入，或出现不同程度的抵牾。如《辨太阳病脉证并治中第六》篇第46条原文：“太阳病，脉浮紧，无汗发热，身疼痛，八九日不解，表证仍在，此当发其汗。服药已微除，其人发烦目瞑，剧者必衄，衄乃解。所以然者，阳气重故也。麻黄汤主之。十六。用前第五方。”此条内容经过删减变为：“太阳病，脉浮紧，无汗发热，身疼痛，八九日不解，表证在，发汗已，发烦，必衄，麻黄汤主之。第十六。用前第五方。下有太阳病，并二阳并病四证。”再如《辨阳明病脉证并治第八》篇第214条原文：“阳明病，谵语，发潮热，脉滑而疾者，小承气汤主之。因与承气汤一升，腹中转气者，更服一升；若不转气者，勿更与之。明日又不大便，脉反微涩者，里虚也，为难治，不可更与承气汤也。六。用前第二方。”此条内容经过删减变为：“阳明病，谵语，潮热，脉滑疾者，小承气汤主之。第六。用前第二方。”

这些对原文进行删减所形成的所谓“子目”条文，如果“硬译”，难免在医理上与原文产生歧义。同时，因为已有正文的全文翻译，比照之下，翻译这些条文会有冗赘感，所以本书对这些条文不再注译。

为保持赵开美翻刻宋本的特征，本书保留了极少量的古今字、通假字，如：“藏象”用“藏”，不用“脏”；畜血，用“畜”，不用“蓄”；旋覆花，用“覆”，不用“复”；病差，用“差”，不用“瘥”。又如《辨脉法第一》第2条中“大便反鞕”，用“鞕”，不用“硬”；《辨太阳病脉证并治上第五》第12条桂枝汤方后注中“如水流漓”之“漓”与《辨可发汗病脉证并治第十六》第2条“如水流离”之“离”并存，等等。

为顺应读者阅读习惯，在本书中，营卫，用“营”，不用“荣”；黄柏，用“柏”，不用“檗”；茵陈，用“陈”，不用“蔯”；用“脏腑”，不用“藏府”等等，不一一列举。

在赵开美翻刻宋本《伤寒论》的若干条文中，夹有大量“小字注文”，这些小字注文大多是宋代林亿等校勘时所出，大体可分为四类。

一是注音。既有反切法注音，又有同音字注音。其中多数反切所形成的读音，与现代规范读音不同。如《伤寒例第三》第6条中的“谵之廉切，又女监切，下同”，《辨脉法第一》第32条中的“声嗢乙骨切”等。在同音字注音中，有许多与现代规范读音不同。如《辨脉法第一》第28条中的“餲音噎，下同”，《辨太阳病脉证并治中第六》第86条中的“直视不能眴音唤，又胡绢切，下同。一作瞬，不得眠”。

二是注义。如《平脉法第二》第23条中的：“寸口卫气盛，名曰高高者，暴狂而肥。营气盛，名曰章章者，暴泽而光。高章相搏，名曰纲纲者，身筋急，脉强直故也。卫气弱，名曰惵惵者，心中气动迫怯。营气弱，名曰卑卑者，心中常自羞愧。惵卑相搏，名曰损损者，五脏六腑俱乏气虚惙故也。卫气和，名曰缓缓者，四肢不能自收。营气和，名曰迟迟者，身体俱重，但欲眠也。缓迟相搏，名曰沉沉者，腰中直，腹内急痛，但欲卧，不欲行。”又如《平脉法第二》第10条中的“菽者，小豆也”。这些夹注中对正文“字义”的注解，有的不正确，有的已经融入了注释与译文中。

三是注明不同传本的差异。如《辨脉法第一》第3条中的“浮一作微”，《辨太阳病脉证并治中第六》第89条中的“蛔一作逆”，第94条中的“阴脉微一作尺脉实”。

四是按语。在赵刻宋本《伤寒论》六病诸篇中，第14条、第23条、第25条、第27条、第40条、第104条、第154条、第158条、第176条等九条中，有冠以“臣亿等谨按”字句的大段小字按语，这是林亿等宋臣在校勘过程中，对底本与校本所存在问题进行的说明，主要是针对校勘中发现的疑点进行训解，对底本与校本的重要差异进行考证，这些按语有一定的启发与学术意义，因此本书对这九条大段小字按语进行了注释与翻译。

有鉴于上述“子目”条文的具体情况，对所谓“子目”中的条文进行翻译已无实际意义，且会干扰对原文的理解；同时正文中的“小字注文”所涉及的读音、字义或已无实际意义，或已融入注释与译文中；而本书底本是选用赵刻宋本，传本的异同不属于本书的研究对象。经与本书责任编辑宋凤娣编审认真讨论，决定对这两部分内容不再翻译。

《伤寒论》篇幅不算大，但在汉代“大白话”中，夹杂古奥文辞，且一字多义，一辞多义，寓意深长，需要悟解，对其注释翻译必须合乎医理、义理、事理，才能表达出文本原旨。承中华书局宋凤娣编审邀约译注，惶恐至极，虽竭诚尽心，亦难达尽善尽美，蠡酌之处，敬请方家教正。

李心机　时年八十

2022年3月4日于历下感佩居

伤寒卒病论集[①]

【题解】

本篇的标题“伤寒卒病论集”,后世医家习称“伤寒论序”。从本篇文字中,可以看出作者张仲景所具有的仁爱济世的忧患意识。面对东汉末年的社会动乱、灾害肆虐、疫病流行,以及亲身经历的各种不幸遭遇,张仲景十分伤感。从明代赵开美翻刻的宋本《伤寒论》序中,我们仿佛听到了张仲景的心声:“余宗族素多,向余二百,建安纪年以来,犹未十稔,其死亡者,三分有二,伤寒十居其七。”作者目睹“当今居世之士”,“曾不留神医药,精究方术”,而是“竞逐荣势,企踵权豪,孜孜汲汲,惟名利是务”,发出感叹:“哀乎!趋世之士,驰竞浮华,不固根本,忘躯徇物,危若冰谷,至于是也。”

张仲景正是怀着仁爱济世的抱负,带着“感往昔之沦丧,伤横夭之莫救”这样的伤感,“勤求古训,博采众方”,总结前人的医学成就和自己的医疗实践经验撰写出影响了中医学千年发展的《伤寒杂病论》。

论曰:余每览越人入虢之诊[②],望齐侯之色[③],未尝不慨然叹其才秀也[④]。怪当今居世之士[⑤],曾不留神医药[⑥],精究方术[⑦],上以疗君亲之疾,下以救贫贱之厄[⑧],中以保身长全[9]，以养其生。但竞逐荣势，企踵权豪[10]，孜孜汲汲[11]，惟名利是务。崇饰其末[12]，忽弃其本[13]，华其外而悴其内[14]。皮之不存，毛将安附焉[15]？卒然遭邪风之气[16]，婴非常之疾[17]，患及祸至，而方震栗[18]。降志屈节[19]，钦望巫祝[20]，告穷归天[21]，束手受败。赍百年之寿命[22]，持至贵之重器[23]，委付凡医，恣其所措。咄嗟呜呼[24]！厥身已毙[25]，神明消灭[26]，变为异物[27]，幽潜重泉[28]，徒为啼泣。痛夫！举世昏迷，莫能觉悟，不惜其命。若是轻生，彼何荣势之云哉？而进不能爱人知人[29]，退不能爱身知己。遇灾值祸，身居厄地，蒙蒙昧昧[30]，蠢若游魂[31]。哀乎！趋世之士，驰竞浮华[32]，不固根本，忘躯徇物[33]，危若冰谷[34]，至于是也。

【注释】

①伤寒：病名，是自《黄帝内经》以来，中医学对热病的称呼。在中医学领域，伤寒历来有广义与狭义之分。《黄帝内经·素问·热论篇第三十一》："今夫热病者，皆伤寒之类也。"这是涵括所有的外感热性病。《难经·五十八难》又说："伤寒有五，有中风，有伤寒，有湿温，有热病，有温病。"从这一段文字中可以知道，"伤寒有五"之中，还包括伤寒。前一个"伤寒"用广义，后一个"伤寒"用狭义。《伤寒论》中，就具体条文来说，广义伤寒与狭义伤寒有时是分开的，有时是交叉的。卒：疑误，正文中有"《伤寒杂病论》合十六卷"。宋代郭雍《伤寒补亡论》认为："仲景叙论曰：为《伤寒杂病论》合十六卷，而标其目者，误书为卒病。"并进一步分析道："古之传书怠堕者，因于字书多省偏旁，书字或合二字为一。故书'雜'为'雑'，或再省为'卒'。今书'卒'病，则'雜'病字

也。”“省文而至于此”。集:成也,齐也,会合的意思。杨匡和《元代诗序研究》认为:“早期序文是普遍置于著作末尾的,秦汉时期子、史类书籍序文皆如此。而汉代兴起的单篇文章之序是置于正文之前的,受其影响,原本置后的序文开始移至篇首。”由此似可以认为,仲景完成《伤寒杂病论》之后,本文是置于全论的最后面,所以本文篇题称为“集”而不称“序”。张仲景完成《伤寒杂病论》十六卷之后,由于战乱频繁,旋即散乱。至晋代王叔和整理之后又再次散佚,到了唐代孙思邈时,还感叹“江南诸师,秘仲景要方不传”。在很长一段历史时期,《伤寒杂病论》是在民间流传、转抄。直至宋代英宗治平年间,朝廷组织林亿等宋臣校勘时,才把原来放在最后面的“伤寒卒病论集”,移到了卷前。

②越人入虢(guó)之诊:典出《史记·扁鹊仓公列传》。越人路经虢国,正碰上虢太子刚刚死去不到半日,越人向一位懂点医术的侍从官了解到太子是暴厥而死。越人认为,这是“尸厥”,太子没有死。于是越人用针刺的方法,使太子苏醒过来。越人(约前407—前310),姬姓,秦氏,名越人。春秋战国时期渤海鄚(今河北任丘)人。因为医术高超,被誉称为“扁鹊”,意思是能带来健康和喜事的“喜鹊”。也有学者据《史记》认为“扁鹊”是“越人”的专有名字。虢,春秋时期诸侯国。史载有东、西、南、北四虢,公元前655年北虢最后灭亡。虢太子不可确考。

③望齐侯之色:典出《史记·扁鹊仓公列传》,扁鹊经过齐国,拜见齐侯时,通过望齐侯的面色,发现齐侯已病,只是还处在轻浅阶段,但是齐侯不相信自己有病,拒绝治疗。几经耽误,十五日过去了,病已进入骨髓。当二十日以后齐侯身已病重,想请扁鹊诊治时,扁鹊已逃离了齐国。齐侯不治而死。齐侯,《史记·扁鹊仓公列传》作齐桓侯。“扁鹊过虢,虢太子死”。“扁鹊过齐,齐桓侯客之。”杨玲在《文本细读、春秋笔法与〈史记·扁鹊仓公列传〉释

疑》一文中认为"虢国于公元前655年已被晋所灭","齐桓侯"历史上实无其人,即使勉强将其定为相近称呼的齐桓公,但齐桓公生于前716年,卒于前643年,因此,秦越人与齐桓公并不属于同一时代。杨玲还认为:"先秦历史上,我们经常看到这样一种现象:某人因某一特点或特长在传播接受过程中逐渐成为某一类人的象征,乃至成为中国文化的一个符号、语码,譬如善射的后羿,譬如美丽的西施。扁鹊从特定的一个人到一个学派也经历了这么一个类同的接受、形成过程,这就使得典籍中记载的扁鹊是一个亦真亦假、亦实亦虚的形象。说其真实,是因为在中医史上的确存在一个叫扁鹊的神医;说其虚假,是因为关于扁鹊的传说故事并非完全是那个真正的扁鹊所为,而是后来被赋予扁鹊这个称呼的医者的事迹的集合。"杨玲认为"齐桓侯"是《史记》从《韩非子·喻老》篇中采摭"扁鹊见蔡桓公"并改"蔡桓公"为"齐桓侯",这是司马迁有心之"错",属司马迁的"春秋笔法",目的是"以治病喻治国"。

④叹:赞美。秀:优异,才能出众。

⑤怪:责备的意思。

⑥曾(zēng):竟。

⑦方术:原指方技和术数。《庄子·天下》:"天下之治方术者多矣。"成玄英疏:"方,道也。自轩顼已下,迄于尧舜,治道艺术方法甚多。"此专指治病的方药、技术,泛称医学。

⑧厄:困苦,灾难。此指疾病。

⑨长:持久。全:完整,此指健康。

⑩企踵:提起脚跟,形容急切盼望之状。引申为渴望、羡慕。企,《说文解字·人部》:"举踵也。"踵,足跟。

⑪孜孜汲汲:急切地追求。孜孜,急切不停。汲汲,急于得到。

⑫崇饰:注重修饰打扮。末:枝节。引申为外表。

⑬忽弃：轻视抛开。本：根本。此处引申为人的精气神。《论语·学而》："君子务本，本立而道生。"何晏注："本，基也。"

⑭华其外：使外表浮华虚荣。华，光彩。此处指使之具有光彩。悴其内：使人体内衰弱。悴，枯萎。引申为使之衰弱。

⑮皮之不存，毛将安附焉：语出《左传·僖公十四年》。皮都不存在了，毛要长到哪里去呢。比喻事物之间重要的依存关系。焉，哪里，何处。附，附着。

⑯卒（cù）：同"猝"。邪风：虚邪贼风。古人对外来病因的总称。《黄帝内经·素问·上古天真论篇第一》曰："虚邪贼风，避之有时。"

⑰婴：《说文解字·女部》："颈饰也。"本指佩饰物件，引申为缠绕。此指缠染。

⑱震栗：惊惧战栗。震，惊恐。栗，因恐惧而发抖。

⑲降志：贬屈志气，苟合世俗。屈节：失去尊严，卑躬屈从。

⑳钦：恭敬。巫祝：接事鬼神、画符念咒的人。女以乐舞降鬼神者称巫。男以诵咒祭祀者曰祝。

㉑告：乞求。穷：终极。归天：结合后文"厥身已毙"，此系死亡的婉辞。

㉒赍（jī）：持，拿着。

㉓重器：贵重珍宝。此指身体、生命。

㉔咄嗟（duō jiē）：片刻之间，不一会儿。指时间短暂。呜呼：此借指丧命。

㉕厥：其。

㉖神明：神志，才智。此指生命。

㉗异物：死亡的人。孟浩然《过景空寺故融公兰若》："故人成异物，过客独潸然。"

㉘幽潜重（chóng）泉：此为哀挽死者常用之语。幽，此指昏暗。潜，

此指埋葬。重泉，犹九泉。深深的地下。此指死者深归之地下。重，层。

㉙知：管，顾。人：此指百姓、民众。

㉚蒙蒙昧昧：愚笨无知，不明事理。

㉛蠢：愚笨，笨拙。游魂：精神游散、糊里糊涂的人。

㉜驰竞：追逐。

㉝徇（xùn）物：追求身外之物。徇，谋求。

㉞冰谷：指危险的境地。《诗经·小雅·小宛》："惴惴小心，如临于谷。战战兢兢，如履薄冰。"

【译文】

论曰：我每次阅读到秦越人经过虢国时给虢太子治病，到齐国为齐桓侯望色诊病等史实记事的时候，总是深深地感佩他的才华和卓越的医术。心里责备当今那些有知识的人，竟然忽视医药，不精心深入地探究医学技术，以便上为朝廷君王与家庭父母治疗疾病，下为民众解除贫苦百姓的病痛，中对自己可以保养身体，维护持久的健康，得以长命高寿。而只是竞相追求荣华威望，攀傍权贵豪强，急不可待地追求名利。这些人只注重表面上的浮华形象，忽视身体内的衰弱，外强中干。古人说，假如"皮"都不存在了，那么"毛"将附着在哪里呢？当突然遭受外来邪气的侵袭，身染严重疾病，祸患到来的时候，才感到震惊战栗。于是卑躬屈节，拜求装神弄鬼的巫师，待到一切办法都用尽的时候，只能听天由命，束手无策地等死了。把宝贵的身体与应当享有的百年寿命，交付给平庸无能的医生，任凭他们摆布，不久也就命归西天了！人一死去，灵魂消亡，变成了冰冷的尸体，埋葬在又深又昏暗的地下，这时，痛哭流涕也毫无意义了。真是令人痛心啊！整个社会的人愚昧不明，不能清醒，不珍惜生命。如果这样不重视健康，他们还讲什么荣华威望呢？从大的方面讲，这些人进身为官，不能爱护、帮助民众，主持管理民众事务；从小的方面讲，他们退身为民，不能爱护自己的身体，管好自己的健康。遇到灾难祸患，身处危险境地时，愚昧无知，糊里糊涂。可悲啊！奔走于世俗的读书人，竞相追逐虚荣浮华，不保重身体，一味地追求身外名利，这就像履薄冰、临深渊，危险就在眼前啊。

余宗族素多①，向余二百②，建安纪年以来③，犹未十稔④，其死亡者，三分有二，伤寒十居其七。感往昔之沦丧⑤，伤横夭之莫救⑥，乃勤求古训⑦，博采众方，撰用《素问》《九卷》《八十一难》《阴阳大论》《胎胪》《药录》⑧，并平脉、辨证⑨，为《伤寒杂病论》，合十六卷。虽未能尽愈诸病，庶可以见病知源⑩。若能寻余所集⑪，思过半矣⑫。

【注释】

①素：本来。

②向：从前，原先。

③建安纪年：此指建安元年（196）。建安，汉献帝刘协的年号。刘协即位，曾多次改元，用了数个年号，建安是其中的一个年号（196—220）。纪年，记年代的方法。在中国历史上用过多种纪年方法，如干支纪年，用皇帝年号纪年，近代用公元纪年。

④稔（rěn）：年。《广雅·释诂一》：“稔，年也。”

⑤沦丧：坠落，丧亡。

⑥横夭：短命，早亡。横，不寻常的。

⑦古训：古人的教诲，先人的遗典。

⑧撰用：凭藉着……撰写。撰，写。用，以。表示行为、动作赖以进行的凭藉。《九卷》：今指《黄帝内经》中的《灵枢》。《八十一难》：今指《难经》。《阴阳大论》：古医经名，已佚。《胎胪》：古妇科医典，具体不详。《药录》：古本草典籍，具体不详。

⑨平：通“辨”。

⑩庶：希望，但愿。

⑪寻：研究。

⑫思过半：基本上领悟、明白了。语出《周易·系辞下》：“知者观其彖辞，则思过半矣。”

【译文】

我同族的人口原来很多，曾有二百多人。自从献帝建安元年以来，还不到十年，死亡的人就有三分之二，其中死于伤寒的人占了十分之七。我想起这些年来宗族的没落与丧亡，为那些没有救治过来而早逝的人感到痛惜与悲伤，于是就勤奋地探求古人遗留下来的理论与经验，广泛收集流传在民间的有效药方，借鉴《素问》《九卷》《八十一难》《阴阳大论》《胎胪》《药录》中的理论与经验，结合我自己的临证体会，撰写了《伤寒杂病论》，共十六卷。虽然不能说这本书能包治百病，但是可以了解伤寒与杂病的病因、病机与病证。如果能深入地研究我这部十六卷的《伤寒杂病论》，那么你对医学知识和诊病治病要领也就基本上掌握了。

夫天布五行①，以运万类；人禀五常②，以有五藏。经络府俞③，阴阳会通；玄冥幽微④，变化难极。自非才高识妙，岂能探其理致哉⑤！上古有神农、黄帝、岐伯、伯高、雷公、少俞、少师、仲文⑥，中世有长桑、扁鹊⑦，汉有公乘阳庆及仓公⑧。下此以往，未之闻也。观今之医，不念思求经旨，以演其所知⑨，各承家技⑩，终始顺旧。省疾问病⑪，务在口给⑫；相对斯须⑬，便处汤药。按寸不及尺⑭，握手不及足⑮；人迎趺阳，三部不参⑯；动数发息，不满五十⑰。短期未知决诊⑱，九候曾无仿佛⑲；明堂阙庭⑳，尽不见察，所谓窥管而已㉑。

夫欲视死别生㉒,实为难矣!

孔子云,生而知之者上,学则亚之㉓,多闻博识,知之次也㉔。余宿尚方术,请事斯语㉕。

【注释】

①天:乾坤。此指大自然时空中的一切。五行:中国古代用金、木、水、火、土抽象概括宇宙万物的属性,并用五行之间的关系表达宇宙万物的运行变化。《孔子家语·五帝》:“天有五行,水、火、金、木、土,分时化育,以成万物。”《黄帝内经·素问·天元纪大论篇第六十六》:“天有五行,御五位,以生寒、暑、燥、湿、风。”

②禀:承受。五常:此指金、木、水、火、土五行。《礼记·乐记》:“道五常之行,使之阳而不散,阴而不密。”郑玄注:“五常,五行也。”常,规律。

③经络:有生命的人体运行气血、联系脏腑、体表以及全身各器官的通道,是生命活动的基础性结构。《黄帝内经·灵枢·经脉第十》:“经脉十二者,伏行分肉之间,深而不见。”“诸脉之浮而常见者,皆络脉也”。府俞(shù):此泛指穴位。《黄帝内经·素问·气穴论篇第五十八》:“府俞七十二穴。”府,通“腑”。俞,通“腧”。腧穴。

④玄冥幽微:暗昧不明。此指人体奥秘隐晦。玄,泛指黑色。此处引申为色暗。冥,昏暗。幽,不明。微,隐约。

⑤理致:义理精湛。致,细密。

⑥神农:中国上古部落首领炎帝的尊称,教人农耕,亲尝百草。黄帝:上古帝王轩辕氏的称号。古华夏部落联盟首领,中国远古时代华夏民族的共主。晋代皇甫谧撰《黄帝针灸甲乙经》载:“黄帝咨访岐伯、伯高、少俞之徒,内考五脏六腑,外综经络血气色候,参

之天地，验之人物，本性命穷神极变，而针道生焉，其论至妙。”岐伯：黄帝近臣，医官，上古医家。现存《黄帝内经》，系西汉时期前后不同时代的医家，用黄帝与岐伯等探讨医理的形式，总结汉代以前数千年医学成就的托名之作。伯高：黄帝近臣，医官，上古医家。参与黄帝关于医药理论的探讨。《黄帝内经・灵枢・寿夭刚柔第六》：“黄帝问于伯高曰：余闻形有缓急，气有盛衰，骨有大小，肉有坚脆，皮有厚薄，其以立寿夭，奈何？伯高答曰：形与气相任则寿，不相任则夭。”雷公：黄帝近臣，医官，上古医家，参与黄帝关于医药理论的探讨。《黄帝内经・素问・著至教论篇第七十五》：“黄帝坐明堂，召雷公而问之曰：子知医之道乎？雷公对曰：诵而未能解，解而未能别，别而未能明，明而未能彰。”少俞：黄帝近臣，医官，上古医家。得黄帝之传授，参与黄帝关于医药理论的探讨。《黄帝内经・灵枢・五变第四十六》：“黄帝曰：人之善病风厥漉汗者，何以候之？少俞答曰：肉不坚，腠理疏，则善病风。”少师：上古医家，黄帝近臣，医官，参与黄帝关于医药理论的探讨。《黄帝内经・灵枢・通天第七十二》：“黄帝问于少师曰：余尝闻人有阴阳，何谓阴人？何谓阳人？少师曰：天地之间，六合之内，不离于五，人亦应之，非徒一阴一阳而已也，而略言耳，口弗能遍明也。”仲文：上古医家。《黄帝内经》不载，具体未详。

⑦长桑：复姓。此指战国时名医长桑君。《史记・扁鹊仓公列传》载：“长桑君亦知扁鹊非常人也。出入十余年，乃呼扁鹊私坐，间与语曰：我有禁方，年老，欲传与公，公毋泄。”

⑧公乘阳庆：古代名医。公乘，原本是古代爵位名，秦、汉时以爵号为氏，后裔以为姓。阳庆是其名。据《史记・扁鹊仓公列传》载：淳于意喜医，一日得遇阳庆，意以师礼事之，庆年已七十余。仓公：复姓淳于，名意，生卒年未详。西汉医家，授业于公乘阳庆，曾任太仓令，后人称“仓公”。《史记》记载了他的二十五例医案，称

为“诊籍”,是中国现存最早的病史记录。

⑨演:通“衍”。扩展,发扬光大。

⑩家技:此指家传的医学知识与技能。

⑪省(xǐng):察看。

⑫口给:口才敏捷,巧言偏辞。给,言辞不穷。

⑬斯须:片刻,时间极短。

⑭按寸不及尺:此言诊脉粗疏马虎。此处是指常用的寸口诊脉法。寸口的部位是指桡骨茎突内侧一段长一寸九分的桡动脉搏动处。掌后高骨内侧称关,关前腕侧称寸,关后肘侧称尺。按脉时,必须寻按寸、关、尺三部,以辨脉象的变化。

⑮握手不及足:只按诊手部寸口脉,不按诊足部趺阳脉。足,此指足背动脉搏动处的趺阳脉。

⑯人迎趺阳,三部不参:古人诊脉本来应当人迎、寸口、趺阳上、中、下三部互参。人迎,人迎脉,指喉结旁两侧颈总动脉搏动处。三部不参,指诊脉粗疏马虎,不认真。

⑰动数(shù)发息,不满五十:诊脉时,医生按照呼吸的次数计算指下脉搏跳动不足五十次。动,脉搏跳动一次为一动。《黄帝内经·素问·平人气象论篇第十八》曰:“人一呼脉再动,一吸脉亦再动,呼吸定息,脉五动。”发息,指呼吸。

⑱短期:未成年而死,也指未满六十岁而死。此指病笃垂危,死期将至。

⑲九候曾无仿佛:三部九候之后竟没有模糊的印象。九候,指三部九候脉法。三部九候脉法在医学史上有两种表述。首见《黄帝内经·素问·三部九候论篇第二十》,切诊部位,分上部头,两额太阳穴处为天,两颊搏动处为地,耳前搏动处为人,此为上部三候。中部手,寸口太渊穴搏动处为天,合谷穴搏动处为地,神门穴搏动处为人,此为中部三候。下部足,五里穴或太冲穴搏动处为

天，太溪穴搏动处为地，箕门穴或冲阳穴搏动处为人，此为下三候。合称九候。次见《难经·十八难》："脉有三部九候，各何主之？然，三部者，寸、关、尺也；九候者，浮、中、沉也。"曾，竟。仿佛，模糊的印象。此指对病证的基本诊断不明。

⑳明堂：此指鼻子。阙庭：泛指前额。阙，两眉间的部位。《黄帝内经·灵枢·五色第四十九》："阙者，眉间也。"庭，此指额部中央，又称天庭。

㉑窥管：从孔中观看。比喻见识狭少。

㉒夫：指上述这些"今之医"。视：辨别。《释名·释姿容》："视，是也，察其是非也。"此处指判断预后。

㉓生而知之者上，学则亚之：语出《论语·季氏》："生而知之者上也，学而知之者次也。困而学之，又其次也；困而不学，民斯为下矣。"按，孔子在《论语·述而》篇中说："我非生而知之者，好古，敏以求之者也。"说明孔子强调孜孜不倦地学习，不显示自己的聪明才智，更不承认自己是天才。

㉔多闻博识，知之次也：语出《论语·述而》："多闻，择其善者而从之，多见而识之。知之次也。"博识，见闻广博。按，综合"生而知之者上"一句，可引申为生来就明白事理的是天才，通过学习掌握知识的是勤奋，通过博闻广记而增进知识的是聪明。而孔子崇尚的是勤奋学习。

㉕请事斯语：愿意履行孔子这句话。请，表示自己愿意做某事而请求对方允许。事，做。斯，此，这样。

【译文】

茫茫天地宇宙间，流行着金、木、水、火、土五气，以运化大自然的万物；人类承顺着五行规律，长养五脏。经络内连脏腑，外络穴位，运行气血，输注出入，阴阳依存转化交感，人体气血变化幽深难明。如果只是一个才疏学浅的人，怎么能够探求其中深奥的道理呢！远古时代有神农、黄帝、岐伯、伯高、雷公、少俞、少师、仲文这些医术高明的医家，中世有长桑、扁鹊，汉有公乘阳庆及仓公等这些高明的医生。自此以降，还没听说过再有像这样医术高明的医生了。考察当代这些医生，不用心探求经典奥义以提高、扩大原有的知识，只是狭隘地传承自己家原有的那点技术，始终沿用。看病时，巧言偏辞，面对病人不一会儿就开出了药方。诊脉时按寸、关、尺马马虎虎，更做不到寸口、人迎、趺阳三部脉互参。由于诊病时间极短，所以诊脉时，指下脉搏跳动也不足五十次。病情已经重笃了，还判断不出病人已处于垂危状态，对病人的九候脉诊竟然一点模糊印象也没有；对病人的面部望诊也是不全面，潦草马虎。这些人想判别生死预后，真是太难为他们了。

孔子说：生来就有知识的是一等，通过学习而掌握知识的是二等，多闻广见掌握知识则是又次一等。我素来崇尚医术，愿实践孔子的这些教诲。

卷第一

辨脉法第一

【题解】

本篇在赵刻宋本《伤寒论》中无序号，为阅读与检索方便，本书以原文自然段落为依据，单独编列序号，计三十七条。

“辨脉法”用取象比类的方法，表述脉的形象，用这些形象表达脉搏跳动的特点，把这些特点作为不同脉搏的特有标志。从“辨脉法”的条文中可以看出，它是继承了《黄帝内经》与《难经》中从“形”中求“象”、从“象”中求“意”的方法，借用自然界现象与生活中事物现象的若干共有表象，描述医生手指下所体验到的人体脉搏跳动时的感觉。从脉位浅深、脉息频率、脉搏节律、脉势强弱以及脉搏的流畅程度等，把跳动的脉搏命名为大、小、浮、沉、迟、数、滑、涩、紧、弦、弱、微、结、促、洪、缓、芤、革、动等等脉象。另外本篇还用“蔼蔼如车盖”“累累如循长竿”“瞥瞥如羹上肥”“萦萦如蜘蛛丝”“绵绵如泻漆之绝”这样形象的语言，描述脉搏跳动的“象”，为后世表述脉搏的语言做出示范，从而进一步完善了中医学的脉象理论。

本篇开宗，即把有代表性的脉象分为阴阳两大类，以此作为辨脉总纲，根据脉象的具体特点，辨别疾病的表里、寒热、虚实性质，以及做出对疾病发展最后结果的预判。

张仲景曾批评庸医“按寸不及尺，握手不及足；人迎趺阳，三部不参”，本篇用相当的篇幅论及趺阳脉诊法，以及趺阳脉诊法与寸口脉诊法互参，印证了医学史上遍诊法与独取寸口脉法互补应用以及独取趺阳脉诊法，这些曾经是临证普遍应用的脉诊方法。

问曰：脉有阴阳，何谓也？

答曰：凡脉大、浮、数、动、滑，此名阳也；脉沉、涩、弱、弦、微，此名阴也。凡阴病见阳脉者生①，阳病见阴脉者死②。[1]③

【注释】

①见：同“现”。阴病：此泛指虚证、寒证。

②阳病：此泛指实证、热证。

③为检索方便，本书依赵刻宋本的自然段落，分别为《辨脉法第一》《平脉法第二》《伤寒例第三》《辨痓湿暍脉证第四》以及“诸可”与“诸不可”各篇，各自编列序号，与六病诸篇的序号各自独立，互不牵扯。

【译文】

问道：脉象有阴脉与阳脉之分，为什么这样划分呢？

答道：在全部的脉象中，大、浮、数、动、滑，这些脉象称为阳脉；沉、涩、弱、弦、微，这些脉象称为阴脉。凡是阴性病显现阳脉者预后良好，凡是阳性病显现阴脉者预后不良。[1]

问曰：脉有阳结、阴结者①，何以别之？

答曰：其脉浮而数，能食②，不大便者，此为实，名曰阳结也，期十七日当剧③。其脉沉而迟，不能食④，身体重，大便反鞕⑤音硬，下同，名曰阴结也，期十四日当剧。[2]

【注释】

①阳结:此是对后文"脉浮而数"的概括。气血搏击于外,阳气外浮则脉浮;阳郁生热,热亢气盛则脉数。浮数相兼,反映在脉气上是热壅气结,此所谓"脉有阳结"。阴结:是对后文"沉而迟"的概括。痼冷筑踏,邪气阻遏于内则沉;阴凝结聚,格塞气机,寒滞气结则迟。沉迟相兼,反映在脉气上寒凝气结,此所谓"脉有阴结"。

②能食:食欲正常。与下文"不能食"对比而言。

③期:预期,预料。

④不能食:食欲不振,不欲进食。

⑤鞕:同"硬"。此指大便干涩或粪若羊屎状。

【译文】

问道:脉象有"阳结""阴结",怎样辨别呢?

答道:病人脉象浮而数,食欲正常,大便干,此属于实证,称作"阳结",这样的病证常常经过十七日后,病情会有加剧的趋势。病人脉象沉而迟,食欲不振,不欲进食,身体沉重乏力,这样的病人常见大便稀溏,今大便反见干硬,此称作"阴结",这样的病证常经过十四日后病情加重。[2]

问曰:病有洒淅恶寒①,而复发热者何?

答曰:阴脉不足②,阳往从之③;阳脉不足④,阴往乘之⑤。

曰:何谓阳不足?

答曰:假令寸口脉微⑥,名曰阳不足,阴气上入阳中,则洒淅恶寒也。

曰:何谓阴不足?

答曰:尺脉弱,名曰阴不足,阳气下陷入阴中,则发热也。阳脉浮一作微，阴脉弱者，则血虚，血虚则筋急也。其脉沉者，营气微也。其脉浮，而汗出如流珠者，卫气衰也。营气微者，加烧针⑦，则血留不行，更发热而躁烦也⑧。[3]

【注释】

①洒淅（xiǎn xī）：寒颤的样子。洒，寒栗的样子。淅，寒凉。

②阴脉：此指尺脉。

③阳往从之：此指阳气随阴虚之势下陷入阴中，突出的是阳气被动之势，所以阴虚阳陷。从，追逐，随行。

④阳脉：此指寸脉。

⑤阴往乘之：此指素体阳气虚衰，阳虚则阴盛，所以“阴气上入阳中”，阴气凌制虚阳。乘，凌加其上。

⑥寸口脉微：与下文“尺脉弱”对举。寸口脉，此指寸脉。

⑦烧针：用火烧红的针，直刺选定的穴位。《黄帝内经·灵枢·官针第七》称为“燔针”。

⑧躁烦：烦躁。按，“躁烦”与“烦躁”义同，“辨太阳病篇”第48条：“其人躁烦”，同一条在《辨发汗后病脉证并治第十七》中复出时作“其人烦躁”。

【译文】

问道：有的病人自感身上有冷飕飕的感觉，而触摸他的肌肤又感到发热，这是为什么呢？

答道：从脉象上看，尺脉显虚象，这是阳气陷入阴中；寸脉显虚象，属阴气趁势压制阳气。

又问：阳气不足有什么表现呢？

答道：假如寸脉微，此属阳不足，阴气盛而压制阳气，所以病人身上有寒凉的感觉。

再问：阴气不足有什么表现呢？

答道：尺脉弱，此属阴不足，阳气随阴虚之势而下陷入阴中，所以病人发热。寸脉浮一作微，尺脉弱是阳浮于外、血虚于内的反映，血虚则经筋挛急。脉沉是营气微弱，脉浮而汗出流漓是卫气衰弱。如果营气微弱的病人，误用烧针法治疗，则血溢流散，滞行不畅，必然更发热烦躁。［3］

脉蔼蔼如车盖者①，名曰阳结也。一云秋脉。［4］

【注释】

①蔼蔼（ǎi）：形容云雾浮于空中的样子，以此意象表述脉的轻浮。蔼，同“霭”。车盖：汉代车舆上面立有篷盖，悬在车的上方，称曰“容盖”，具有遮日挡风避雨的作用。在此意喻脉象浮大有力，脉势宽洪。

【译文】

指下脉搏的跳动就像浮悬于半空中的车盖，有如云浮在空中那样浮大宽洪而有力，此属阳结热盛之象。一云秋脉。［4］

脉累累如循长竿者①，名曰阴结也。一云夏脉。［5］

【注释】

①累累：形容连续不断，意喻脉象挺直而滞涩。循（xún）：摩顺。长竿：挺长有节的竹竿。

【译文】

指下脉搏的跳动就像用手顺着竹竿抚摩时所体验到的挺直、坚长而滞涩的感觉，此属沉寒痼冷、气滞血瘀阴结之象。一云夏脉。［5］

脉瞥瞥如羹上肥者①，阳气微也。［6］

【注释】

①瞥瞥：飘忽浮动的样子，意喻脉象虚浮无力、无根。羹上肥：羹汤表面闪烁漂浮的油膜。

【译文】

指下脉搏的跳动就像羹汤表面闪烁漂浮的油膜那样虚浮无根，此属阳气衰微之象。［6］

脉萦萦如蜘蛛丝者①，阳气衰也。一云阴气。［7］

【注释】

①萦萦（yíng）：形容蜘蛛丝轻细、旋曲软弱的样子，意喻脉象纤细软弱。萦，旋曲的样子。

【译文】

指下脉搏的跳动就像轻细、旋曲的蜘蛛丝那样纤细软弱，此属阳气衰顿之象。一云阴气。［7］

脉绵绵如泻漆之绝者①，亡其血也。［8］

【注释】

①绵绵：细软而断续的样子。泻漆之绝：此是用倾倒油漆时，油漆乍细乍微、将绝未绝的状态，比拟脉的欲绝之象。

【译文】

指下脉搏的跳动就像倾倒漆时，漆流乍细乍微、断断续续那样欲绝未绝，此属亡血之征。［8］

脉来缓①，时一止复来者，名曰结。脉来数②，时一止复来者，名曰促一作纵。脉阳盛则促，阴盛则结，此皆病脉。［9］

【注释】

①缓：脉象之一，呼吸定息脉来四至。健康的常脉是五至。《黄帝内经·素问·平人气象论篇第十八》曰："人一呼脉再动，一吸脉亦再动，呼吸定息，脉五动，闰以太息，命曰平人。"

②数（shuò）：脉象之一，一呼一吸脉来六至。

【译文】

病人脉缓，有时一止而又复来，此种脉象称为结脉。病人脉数，有时一止而又复来，此称作促脉。促脉反映出阳盛气浮，结脉反映出阴盛血滞，这些都属于病脉。[9]

阴阳相搏①，名曰动②。阳动则汗出③，阴动则发热④。形冷恶寒者，此三焦伤也。若数脉见于关上，上下无头尾，如豆大，厥厥动摇者⑤，名曰动也。[10]

【注释】

①阴阳相搏：指阴阳之间病机变化中的刚性相争。

②动：指脉来短圆缺绌、乍大乍小、节律不齐。

③阳：此指寸脉。

④阴：此指尺脉。

⑤厥厥动摇：形容脉来慌急、短促、僵滞。厥，短缺、顿滞的意思。

【译文】

阴气与阳气搏争，脉来短圆缺绌、乍大乍小、节律不齐，此称为动脉。寸脉动则症见汗出，尺脉动则症见发热。这样的病人肢体寒凉怕冷，此属于三焦阳气损伤。如果只见于关上脉数而短圆如豆，急促缺绌，顿滞不齐，此称为"动脉"。[10]

阳脉浮大而濡①，阴脉浮大而濡②，阴脉与阳脉同等者[③],名曰缓也。[11]

【注释】

①阳:此指寸脉。濡:即"软"。柔弱的意思。

②阴:此指尺脉。

③阴脉与阳脉同等者:此指寸、关、尺三部脉象平和整齐,不疾不徐,和缓谐调。同,和,平。等,同,齐。

【译文】

寸脉浮大柔软,尺脉也浮大柔软,此种寸、关、尺三部脉平和、整齐、柔软的脉象称为缓脉。[11]

脉浮而紧者,名曰弦也。弦者,状如弓弦[①],按之不移也。脉紧者,如转索无常也[②]。[12]

【注释】

①状如弓弦:此是用"弓弦"对弦脉进行类比。弓弦的形象特点是用"弓"的撑张力将"弦"拉紧,从而使"弦"平正挺直,且有一定的张力。在此用"弓弦"的形象表述弦脉脉势应指挺劲、端长平直。"弦"是有条件的。"弦"字,左为"弓",右为"玄"(丝),丝之所以成"弦",是因为张于弓。只有绷在"弓"上的"丝"才有张力,才能成"弦"。

②脉紧者,如转索无常也:索,绳的一种。"索"只有转动起来,才能处于直而"紧"的状态,"索"才会有紧"象"。与张"弓"时的"弦"处于静态相比,旋转的"索"则是摆动不定的,故曰"无常"。"无常"与"不移"相对应。

【译文】

脉搏在指下的感觉是浮在表而又有一定紧张度的,称为弦脉。弦脉在指下的感觉就像牢牢固定在弓上的弦那样端直而有弹力。紧脉在指下的感觉如同旋转起来的绳索那样绷紧而搏指有力。[12]

脉弦而大①，弦则为减②，大则为芤③，减则为寒，芤则为虚，寒虚相搏，此名为革④，妇人则半产漏下⑤，男子则亡血失精。[13]⑥

【注释】

①脉弦而大："弦"在此主要不是言"弦脉"，而是表述此脉象中有弦势，这就像洪脉中寓有浮势的要素。此"大"也非脉体宽大之象，而是凸显"中空"寓意。只有"大"才能显示出"中空"的意象，而脉微、细、弱、沉则难以表达或想象出中空意蕴。

②减：损。此处指阳气的虚损。

③芤（kōu）：本为脉象之一，在此意寓浮大中空。芤，葱的别名。李时珍《本草纲目·菜部·菜之一·葱》释曰："葱，从悤，外直中空，有悤通之象也。芤者，草中有孔也，故字从孔，芤脉象之。"此借用"芤"字表达中空的意象。

④革：脉象之一。指下搏指有力，外坚中空。革，本是古代乐器中的鼓类。用"革"类比脉象，表达以指按鼓皮时，指下的弹力和中空的感觉。

⑤半产：流产。

⑥[13]：此条又见《金匮要略》中《血痹虚劳病脉证并治第六》《惊悸吐衄下血胸满瘀血病脉证治第十六》与《妇人杂病脉证并治第二十三》，内容略有增减。

【译文】

指下脉象虽有弦势的张力，但略按则有中空的感觉，此弦反映出阳气虚损。这种指下略按后感觉到的"中空"正是"芤"象。阳虚则生寒，血虚则脉芤。阳虚与寒盛互为因果,弦势的张力中又隐有中空的感觉,此种弦、芤相兼之象称为“革脉”。革脉在妇人流产或崩漏过程中会见到,在男子亡血失精时会显现。[13]

问曰:病有战而汗出①,因得解者,何也?

答曰:脉浮而紧,按之反芤,此为本虚,故当战而汗出也。其人本虚,是以发战;以脉浮,故当汗出而解也。若脉浮而数,按之不芤,此人本不虚;若欲自解,但汗出耳,不发战也。[14]

【注释】

①病:此指表证。战而汗出:战汗。从症状方面说是汗出的一种形象,表述病人在出汗时,伴有振颤战栗的样子。从病机方面说,属正邪交争,正气驱邪乏力的病机状态。战,颤抖。

【译文】

问道:表证中有的病人先振颤而后出汗,表证伴随出汗而得解,为什么会有这种现象呢?

答道:脉象虽然浮紧,但按之有空虚的感觉,此是病人素来正气不足,所以出现先振颤而后出汗的现象。病人正气不足,驱邪乏力,因此发生寒战;此病人因为表证脉浮,所以应当通过出汗而解散表邪。如果脉象浮数,按之有力而不芤,此说明病人正气不虚;假如表证有自解倾向,只是通过自汗出即可解,不会出现寒战现象。[14]

问曰:病有不战而汗出解者,何也?

答曰:脉大而浮数①,故知不战汗出而解也。[15]

【注释】

①脉大：此表达出脉来盛实之象，是浮取略显充实，中取则显“不芤”，意在凸显正气不虚。

【译文】

问道：表证中有的病人不发生振颤，而表证伴随汗出可解，为什么会有这种现象呢？

答道：脉来盛实而浮数，所以预知病人不发生振颤，表证也能通过自汗出而解。[15]

问曰：病有不战、不汗出而解者，何也？

答曰：其脉自微①，此以曾发汗，若吐②，若下，若亡血③，以内无津液④，此阴阳自和⑤，必自愈⑥。故不战、不汗出而解也。[16]

【注释】

①脉自微：此指与“浮紧”脉比较，脉略有和缓之象。

②若：或，或者。

③亡血：此指耗伤津液。亡，丢失的意思，此处引申为耗伤。

④无津液：津液亏乏。

⑤阴阳自和：指阴阳由耗伤偏胜趋于恢复平和状态。

⑥必：可。

【译文】

问道：表证中有的病人不发生振颤也不出汗，而表证自解，这是为什么呢？

答道：这个病人的脉象由原来的浮紧而逐渐变为和缓，此是曾经发过汗，或者用过吐法，或者用过攻下法，耗伤了津液，以致引发津液亏乏，此种状况当是阴阳由耗伤偏胜逐渐地趋于恢复平和，表证一定可以自愈。因此不战、不出汗而表证自解。[16]

问曰：伤寒三日，脉浮数而微①，病人身凉和者②，何也？

答曰：此为欲解也，解以夜半③。脉浮而解者，濈然汗出也④；脉数而解者，必能食也；脉微而解者，必大汗出也。[17]

【注释】

①脉浮数而微：此表达脉象的浮数之势对比原来已略有和缓，反映出表邪始衰。微，此不是言“脉微”，而是指对比原本“浮数”的脉势略有和缓。

②凉和：凉爽。

③解以夜半：夜半属子时，是阳气开始上升之际。

④濈（jí）然：形容汗出绵绵的样子。

【译文】

问道：伤寒三日，脉象由原来的浮数趋向和缓，病人由发热变化为肢体凉和，这是为什么呢？

答道：此是表证将解的表现，将解于夜半子时以后。脉浮的病人会自汗绵绵而表解；脉数的病人会由食欲不振恢复为食欲正常而表邪自解；病人的脉象由原来的浮数趋向和缓，可见大汗淋漓而表解。[17]

问曰：脉病，欲知愈未愈者，何以别之？

答曰：寸口、关上、尺中三处，大小、浮沉、迟数同等①，虽有寒热不解者，此脉阴阳为和平，虽剧当愈。[18]

【注释】

①同等：此表述寸、关、尺三部，虽可见“大小、浮沉、迟数”，但脉来

不坚搏抗指，有根，有神，有胃气。

【译文】

问道：病人脉搏异常，想预知病情愈或是未愈，怎样辨别呢？

答道：寸口、关上、尺中三处，脉来虽然有大小、浮沉、迟数，但不坚搏抗指，有根、有神、有胃气。这样的病人，即使有寒热不解，但寸、关、尺三部脉来冲和，因此，病情虽严重，但最终能够痊愈。[18]

师曰：立夏得洪一作浮大脉[①]，是其本位[②]，其人病身体苦疼重者[③]，须发其汗。若明日身不疼不重者，不须发汗。若汗濈濈自出者，明日便解矣。何以言之？立夏脉洪大，是其时脉，故使然也。四时仿此。[19]

【注释】

①立夏：夏历二十四节气之一，在四月初。

②本位：人体脉象顺应四季而凸显春弦、夏洪、秋毛、冬石的特点，《难经》称此为“四时之脉”。此言立夏时节得洪大脉，正应夏季旺脉，恰合四时之顺。

③苦：甚，很。

【译文】

老师说：立夏得洪一作浮大脉，正应夏季旺脉，恰合四时之顺。此时，人患肢体疼痛、沉重病证，应当发汗。如果第二日身体不疼不重，则不可再发汗。发汗后，如果汗出绵绵，次日身疼重便可缓解。为什么这样说呢？立夏时节病人显脉象洪大，此是顺应节气的脉象，所以身疼重能够缓解。春夏秋冬相类似，都有顺应的脉象。[19]

问曰：凡病欲知何时得，何时愈？

答曰：假令夜半得病者，明日日中愈；日中得病者，夜半愈。何以言之？日中得病，夜半愈者，以阳得阴则解也；夜半得病，明日日中愈者，以阴得阳则解也。[20]

【译文】

问道：病人都希望知道病是什么时候得的，什么时候能够痊愈？

答道：假如夜半前得病，次日中午时分可愈；假如中午得病，则夜半前可愈。为什么这样说呢？中午得病，夜半能痊愈的病人，此是人体偏盛的阳气随天阳的潜降与夜半前布长的阴气相制约而病解；夜半前得病，次日中午病愈，是因为人体偏盛的阴气得日中隆盛的天阳制约而病解。[20]

寸口脉浮为在表①，沉为在里，数为在腑，迟为在脏。假令脉迟，此为在脏也。[21]

【注释】

①寸口：此指寸、关、尺三部脉。

【译文】

寸、关、尺三部脉，脉浮主表病，脉沉主里病，脉数主腑病，脉迟主脏病。假如病人脉迟，这表明病在脏。[21]

趺阳脉浮而涩①，少阴脉如经者②，其病在脾，法当下利③。何以知之？若脉浮大者，气实血虚也。今趺阳脉浮而涩，故知脾气不足，胃气虚也。以少阴脉弦而浮一作沉才见④，此为调脉⑤，故称如经也。若反滑而数者，故知当屎脓也《玉函》作溺。[22]

【注释】

①趺阳脉:位于足次趾、中趾间上行五寸凹陷中,足阳明胃经冲阳穴部位,脉动应手处。

②少阴脉:位于足内踝后跟骨上陷中,足少阴肾经太溪穴部位,脉动应手处。如经:此指脉象正常,脉有胃气。经,常。

③法当:应当。法,常理。

④浮:少阴脉位于足内踝后跟跟骨上陷中,此处肤薄肉少,脉依附骨上而行,脉位浅在,轻取即得。《太平圣惠方》卷八及敦煌残卷《伤寒论》均作"沉"。少阴脉可察少阴肾脏之气,所以其脉略显"沉"有一定的合理性。少阴肾属阴脏,其脉本应"沉",因其位于"骨上",所以呈若浮若沉之间。才见:仅仅显露。才,仅仅,只。引伸为"略微"。见,同"现"。

⑤调脉:正常脉象。调,和。

【译文】

趺阳脉浮而涩,少阴脉正常,这属于脾的病变,病机决定了此多见下利症状。怎么知道的呢?如果脉象浮大,此属于气实血虚。现今趺阳脉浮而涩,所以知道脾气亏损,胃气虚弱。因为少阴脉弦,略显浮象一作沉,此是从容和缓脉力均匀的脉象,所以属于正常。假如趺阳脉滑而数,则可以判断病人将有便脓血的可能。[22]

寸口脉浮而紧,浮则为风,紧则为寒。风则伤卫,寒则伤营[①]。营卫俱病,骨节烦疼[②],当发其汗也。[23]

【注释】

①风则伤卫,寒则伤营:卫,本意是指"营"外防护保卫之卫兵。营,又写作"荣"。本意是指"营垒",是有墙垣环绕之师兵驻地。又,营,卫也;营也有护卫的意思,所以"营"是保卫中土、内地的

军旅，是戍边师兵的营地。“营”与“卫”对比，则是“营”属内，“卫”属外，在外的卫兵职责是保卫在内的大本营。中医学借用来犯之敌入侵“营”“卫”的意象，比拟人体受风寒外袭，导致伤寒发病的病机。同时，移植到医学中的营与卫，被赋予了全新的内容，又承载了人的生命活动、精气血脉与发病、治疗过程等等所特有的内涵。如本书“辨太阳病篇”第53条曰：“以营行脉中，卫行脉外。”

②烦疼：疼痛严重。烦，表达疼的严重程度。

【译文】

寸、关、尺三部脉浮而紧，浮象反映出风邪外袭，紧象反映出寒邪外袭。脉浮反映出卫伤，脉紧反映出营伤。营与卫俱伤，病人骨节剧疼，应当用发汗法治疗。[23]

趺阳脉迟而缓，胃气如经也①。趺阳脉浮而数，浮则伤胃，数则动脾，此非本病②，医特下之所为也。营卫内陷③，其数先微④，脉反但浮，其人必大便硬⑤，气噫而除⑥。何以言之？本以数脉动脾，其数先微，故知脾气不治⑦，大便硬，气噫而除。今脉反浮，其数改微⑧，邪气独留⑨，心中则饥⑩，邪热不杀谷⑪，潮热发渴⑫。数脉当迟缓，脉因前后度数如法⑬，病者则饥。数脉不时⑭，则生恶疮也。[24]

【注释】

①趺阳脉迟而缓，胃气如经也：此指胃气正常情况下的趺阳脉，脉来从容和缓，不徐不疾，此所谓“有胃气”。

②本病：此指原发疾病。

③营卫内陷：此指营卫表证内陷，郁为邪热。

④其数先微：此表达误下后初始脉象由“迟而缓”变化为略显数象。先，前，早。引申为初始。微，略微的意思。

⑤必：如果。

⑥气噫（ài）而除：因胃中气逆引发嗳气，使腹满得以暂时舒缓。噫，饱食或积食后，胃里气体从口中出来并发出声音。

⑦不治：不正常。

⑧其数改微：脉象表现逐渐由“微数”变化为“数”。改微，消除微势。

⑨邪气独留：此指邪热壅聚胃肠。

⑩心中：此指胃。

⑪不杀谷：不消化。

⑫潮热：病人对自身发热的一种感觉。按，潮热，从医生的角度来说是病人发热时的一种热型；从病人的角度来说则是在持续发热的同时，一阵阵地有如潮水上涌的烘热感，发作时，病人发热加重。这种发热现象，可以不定时出现。由于天人相应关系的影响，以午后四时前后尤为明显。在杂病患者中，阴虚火旺的病人也可见于夜间潮热，且伴有骨蒸盗汗。

⑬脉因前后度数如法：此言误下后的“数脉”与产生的原因、病机的动态变化过程。误下后，胃和脾的伤害逐渐修复，热清壅散，脾津渐复；“数脉”逐渐由“数”变为“不数”，由“不数”而逐渐趋向“迟而缓”，重新达到“胃气如经”的状态，这是一个过程。脉因，脉象与病因、病机。前后，犹过程。度数如法，此言保持或合乎正常状态，胃气得复，脾气得治，“胃气如经”。度数，标准，规则。

⑭数脉不时：此指误下后的“数脉”仍持续显示“数”而无“缓”的趋势。不时，时时，常常。

【译文】

趺阳脉迟而缓，反映出胃气正常。趺阳脉浮而数，浮是因为胃气受损，数反映出脾运异常，这些不是原发证候，而是医生误治后引发的变证。误下后营卫表证内陷，脉象由正常的“迟而缓”，变化为微数之中凸显微浮之象，如果病人大便干结腹胀满，嗳气可使腹胀满暂时舒缓，这其中是什么道理呢？原来是误治后伤脾，脉象由“迟而缓”变化为略显数象，继而由“微数”变化为“数”，从中可以看出脾受损严重，病人大便干结腹胀满，通过嗳气可以缓解。现今病人脉象比原来更浮、更数，反映出邪热壅聚胃肠的病机，胃内虽有饥饿感，但食则不化，证见潮热、口渴。“数脉”逐渐由“数”变为“不数”，由“不数”而逐渐趋向“迟而缓”，重新达到“胃气如经”的状态，这是一个过程。脉象正常，病机解除了，病人不仅有饥饿感而且能够进食。如果病人持续显示数脉，可能引发恶疮。[24]

师曰：病人脉微而涩者，此为医所病也①。大发其汗，又数大下之，其人亡血，病当恶寒，后乃发热，无休止时。夏月盛热，欲著复衣②；冬月盛寒，欲裸其身。所以然者，阳微则恶寒③，阴弱则发热④，此医发其汗，使阳气微，又大下之，令阴气弱。五月之时，阳气在表，胃中虚冷⑤，以阳气内微，不能胜冷⑥，故欲著复衣。十一月之时，阳气在里，胃中烦热⑦，以阴气内弱，不能胜热⑧，故欲裸其身。又阴脉迟涩，故知亡血也⑨。[25]

【注释】

①为医所病：由医生误治引发的病证。

②著复衣：穿厚衣服。著，同“着”。穿的意思。复，夹层。引申为厚重。

③阳微则恶寒：此指汗下伤阳，阳虚则不能温分肉而恶寒。

④阴弱则发热：此指汗下伤阴，阴亏则阳气虚浮于外而发热。

⑤阳气在表，胃中虚冷：虚阳浮于表，阴寒盛于内，外热而内寒。胃中虚冷，此泛指内寒。

⑥以阳气内微，不能胜冷：此指里阳虚，阴寒内盛。

⑦阳气在里，胃中烦热：此指病人伤津耗液，阴气内弱，阴不胜阳，阴虚火旺。胃中烦热，此泛言内热。烦，表达热的程度严重。

⑧以阴气内弱，不能胜热：此犹言阴虚火旺。

⑨又阴脉迟涩，故知亡血也：此句是对条文首句“病人脉微而涩者”的补充，此“涩”与句首脉“涩”相呼应。阴脉，此指尺脉。亡血，泛指伤津耗液，阴气内弱。

【译文】

老师说：病人显示脉微而涩，这是医生误治引发的。医生先给病人发大汗，又多次运用攻下法，病人阴津耗伤，阳气亏损，首先感觉到怕冷，继则出现发热，这种怕冷与发热的症状持续不停。虽然夏天炎热，但病人喜欢穿厚重的衣服；虽然冬天严寒，但病人不喜欢加衣服。病人所以会出现这样的症状，是因为在正常情况下，阳虚则恶寒，阴虚则发热，本证病人先发大汗，使阳气虚于里，后用攻下法，使阴津弱于内。所以五月时节，病人虚阳浮于表，阴寒盛于内，虽然天气炎热，由于里阳虚，阴寒内盛，所以病人仍喜欢穿厚重的衣服。十一月时节，因为先发汗后攻下之后，病人伤津耗液，阴气内弱，阴不胜阳，阴虚而火旺，引发孤阳虚火外越，所以虽然严冬，但病人仍恶热而不喜欢加衣。又，根据尺脉迟涩，所以知道此病人阴津耗伤。［25］

脉浮而大，心下反硬①，有热。属脏者②，攻之，不令发汗。属腑者③，不令溲数④，溲数则大便硬。汗多则热愈，汗少则便难。脉迟，尚未可攻⑤。［26］

【注释】

①心下：此指胃脘部。

②脏：此与“腑”对比，泛指内、深。

③腑：此与“脏”对比，泛指外、浅。

④溲数（sōu shuò）：原意为小便次数多，此指利尿。溲，小便。数，频频。

⑤脉迟，尚未可攻：语意上承“属腑者”，强调“迟脉”在“属腑者”诊断与治疗法则中的意义。如果“脉浮而大，心下反硬，有热”此属腑证、外证、浅证，虽心下硬，但脉象浮大之中，凸显“迟”象，并且与发热并见，反映出热邪仍外连于表，表邪未净。脉大虽显示热盛，但与脉“迟”并见，则凸显尚未结实的病机。

【译文】

病人脉浮而大，胃脘部有明显硬满感觉，此是邪热郁积。如果证候属里偏深，可用清除积热的方法，不宜发汗。如果证候属外偏浅，不宜用渗利小便的方法，因为利尿能引发大便干结。此仍应当发汗，汗出透彻，则热退身凉而愈；如果发汗不透彻，里热里实更加结聚，必大便干硬难排。腑证、外证热邪仍外连于表，表邪未净，即使脉迟，也不可用攻伐方法。[26]

脉浮而洪[①]，身汗如油，喘而不休[②]，水浆不下，形体不仁[③]，乍静乍乱[④]，此为命绝也。又未知何脏先受其灾[⑤]，若汗出发润[⑥]，喘不休者，此为肺先绝也。阳反独留[⑦]，形体如烟熏，直视摇头者，此为心绝也。唇吻反青[⑧]，四肢漐习者[⑨]，此为肝绝也。环口黧黑[⑩]，柔汗发黄者[⑪]，此为脾绝也。溲便遗失[⑫]，狂言、目反直视者[⑬]，此为肾绝也。又未知何脏阴阳前绝[⑭]。若阳气前绝，阴气后竭者，其人死，身色必青；

阴气前绝，阳气后竭者，其人死，身色必赤，腋下温，心下热也。[27]

【注释】

①脉浮而洪：此“浮”反映虚阳外越。此“洪”，貌似汹涌，实则无根，反映阴竭阳脱。

②喘而不休：喘而气短不得续，动则喘甚而汗出。此属肾不纳气，精气上脱。

③形体不仁：肤表、肢体感觉不敏。

④乍静乍乱：神乱不能自知，动静不能自持。

⑤灾：灾害，伤害。此处指脏气败绝。

⑥发润：头汗淋漓，头发湿渍。

⑦阳反独留：此指身热不退或面有浮热之色。阳，此指虚阳浮越外显之象。

⑧唇吻：此指口唇。

⑨漐（zhí）习：微汗伴有角弓反张抽搐的样子。漐，汗出的样子。习，原指鸟类不断练飞的样子。戴侗《六书故·动物三》释曰：“凡数数扇阖者，皆谓之习。”按，数数扇阖，引申为张臂、抬肩、引颈的样子。

⑩黧（lí）黑：黄黑色。

⑪柔汗：汗出润浸、腻滞沾衣。

⑫溲便：大小便。溲，小便。

⑬狂言：此指谵语。神志不清状态下的胡言乱语。目反：目睛向上翻转，呆滞无神。

⑭阴阳前绝：或阴先竭，或阳先亡。前，先。

【译文】

病人脉浮而洪，身上腻汗如油，喘息气短而不连续，不欲饮食，汤水不进，肢体麻木，知觉不敏，神志恍惚，烦躁不安，此属病情危笃濒死之象。危急之时，尚不知道哪一脏的脏气首先败绝，如果汗出淋漓，头发湿渍，喘而气短不能连续，此是肺气首先败绝。如果病人身热不退或面色潮红，肢体显现如烟熏的黄黑色，目光呆滞无神，伴有头部振颤，此是心气败绝。如果口唇青紫，四肢强直抽搐，此是肝气败绝。如果口唇周围黄中透黑，汗出黏腻发黄，此属于脾气败绝。如果大小便失禁，神志不清，胡言乱语，目睛向上翻转，呆滞无神，此是肾气败绝。更不知道哪一脏是阴先竭，还是阳先亡。如果阳气先亡，阴气后竭，病人在濒死之际，身体肤色会显现青色；如果阴气先竭，阳气后亡，病人在濒死时，身体肤色会显现暗红色，腋下微温，心下微热。[27]

寸口脉浮大①，而医反下之，此为大逆②。浮则无血③，大则为寒，寒气相搏，则为肠鸣。医乃不知，而反饮冷水，令汗大出，水得寒气，冷必相搏，其人即䭇④音噎，下同。[28]

【注释】

①寸口脉浮大：此“脉浮大”有如“芤”象。脉“浮”属阴血亏竭，阳气无所依附，虚阳外越。脉“大”属血虚阳浮。

②大逆：此指严重的误治。

③无血：此指阴血亏竭。

④䭇：同“噎”。气逆不得息，喉咽瞬间滞塞。

【译文】

寸、关、尺三部脉浮大，而医生反用攻下法，这是严重的误治。浮反映出阴血亏竭，阳气无所依附，虚阳外越；脉大反映出阳虚里寒，虚阳外浮。里寒激荡，窜奔肠间则沥沥有声。医生对虚阳浮越，外有假热的病机失察，反让病人饮冷水，致使病人冷汗频频，冷水与寒气相逢激迫，冷气冲逆喉咽，病人胸中气逆，喉咽滞塞不得息。[28]

趺阳脉浮，浮则为虚，浮虚相搏，故令气䭇，言胃气虚竭也。脉滑则为哕[①]。此为医咎[②]，责虚取实，守空迫血[③]。脉浮，鼻中燥者，必衄也。[29]

【注释】

①哕（yuě）：呃逆。《黄帝内经·灵枢·杂病第二十六》："哕，以草刺鼻，嚏，嚏而已。无息而疾迎引之，立已。大惊之亦可已。"按，此"哕"相当于现今之"膈肌痉挛"。

②医咎：医生误治。咎，过失。

③责虚取实，守空迫血：用治实证的方法治疗虚证，用治瘀血的方法治疗虚证。责，责求。守，引申为侵入、伤害。《史记·天官书》："其入守犯太微。"裴骃集解引韦昭曰："居其宿曰'守'。"按，此处引申为侵入。空，此指虚证。

【译文】

趺阳脉浮，浮反映出脾胃阳虚里寒，里虚与脉浮并见，此属虚中夹实，所以虚冷气逆，迫及喉咽而噎塞，此属胃气大虚。趺阳脉滑，反映出虚阳脱散呃忒连连的病机，此是医生误治的过错。错在用治实证的方法治疗虚证，从虚损中劫掠津血。如果病人趺阳脉显浮象，鼻窍干燥，有可能引发鼻衄。[29]

诸脉浮数，当发热而洒淅恶寒。若有痛处，饮食如常者，畜积有脓也[①]。[30][②]

【注释】

①畜（xù）积：蕴结，积聚。畜，同"蓄"。

②[30]：此条又见《金匮要略·疮痈肠痈浸淫病脉证并治第十八》

篇，文字略有增减。

【译文】

凡脉浮数，应当有发热怕冷的感觉。如果病人肢体有局限的疼痛处，饮食照常，那么疼痛处有可能发生脓疡。[30]

脉浮而迟①，面热赤而战惕者②，六七日当汗出而解。反发热者，差迟③。迟为无阳④，不能作汗，其身必痒也。[31]

【注释】

①迟：本证邪郁肤表脉应当浮数，此不"数"所以称"迟"。

②面热赤：面色赤红。战惕：此指出汗前的恶寒战抖。战，颤抖。惕，恐惧。

③差（chài）迟：病情迁延。差，同"瘥"。迟，延迟。

④无阳：阳郁程度极轻微。

【译文】

脉浮而迟，面色赤红伴有寒战的病人，经过六七日，应当汗出而表解。如果病人战而不汗，反而持续发热，病情就会迁延，愈期延迟。脉不数是因为肤表阳郁极轻微，无力鼓舞外透作汗，所以微邪窜走皮间，可引发身体瘙痒。[31]

寸口脉阴阳俱紧者，法当清邪中于上焦①，浊邪中于下焦②。清邪中上，名曰洁也③；浊邪中下，名曰浑也④。阴中于邪⑤，必内栗也⑥。表气微虚⑦，里气不守⑧，故使邪中于阴也。阳中于邪⑨，必发热头痛，项强颈挛，腰痛胫酸，所为阳中雾露之气。故曰"清邪中上，浊邪中下"。阴气为栗，足膝逆冷，便溺妄出。表气微虚，里气微急⑩。三焦相溷⑪，内外不通[12]。上焦怫音佛，下同郁[13]，脏气相熏，口烂食断也[14]。中焦不治，胃气上冲，脾气不转，胃中为浊。营卫不通，血凝不流。若卫气前通者，小便赤黄，与热相搏，因热作使。游于经络，出入脏腑，热气所过，则为痈脓。若阴气前通者，阳气厥微[15]，阴无所使，客气内入[16]，嚏而出之，声嗢乙骨切咽塞[17]。寒厥相追，为热所拥[18]，血凝自下，状如豚肝。阴阳俱厥[19]，脾气孤弱[20]，五液注下[21]。下焦不盍[22]一作阖，清便下重[23]，令便数难，齐筑湫痛[24]，命将难全。[32]

【注释】

①清邪：此指雾露邪气。中（zhòng）：遭受，受到。

②浊邪：此指水湿邪气。《金匮要略·脏腑经络先后病脉证第一》："清邪居上，浊邪居下。"又曰："湿伤于下，雾伤于上。"

③洁：此指雾露致病。

④浑：此指水湿致病。

⑤阴：此指内、里。泛指脏腑。

⑥内栗：发自身体内里的寒冷颤抖。

⑦表气：此指营卫之气。

⑧里气：此指脏腑之气。

⑨阳：此指外、表。泛指肤表。

⑩"阴气为栗"以下几句：此属自注句，分承前文"阴中于邪，必内栗也。表气微虚，里气不守"一语。逆冷，寒冷。逆，《黄帝内经·素问·通评虚实论篇第二十八》："所谓逆者，手足寒也。"微急，虚衰严重。微，衰落。此处引申为虚衰。急，严重、迫切之意。

⑪三焦相溷（hùn）：上、中、下三焦功能紊乱。

⑫内外不通：营卫不和。内外，此指营卫。

⑬怫(fú)郁:郁滞不畅。怫,郁结,滞留。

⑭食龂(yín):牙龈糜烂。食,通"蚀"。龂,同"龈"。

⑮厥:其。

⑯客气:此指邪气。

⑰声嗢(wà):喉咙发声嘶哑。嗢,喉中气息不畅。

⑱拥:拥聚。引申为遮蔽。

⑲阴阳俱厥:阴阳俱衰。厥,短缺,引申为虚衰。

⑳孤弱:引申为衰败。

㉑五液:指汗、涕、泪、涎、唾。

㉒不盍(hé):此指开合功能失调。盍,合。按,盍,《金匮玉函经》作"阖"。下焦主阖,调节二便。《难经·三十一难》:"下焦者,当膀胱上口,主分别清浊,主出而不内,以传道也。"

㉓下重:里急后重。

㉔齐筑湫(qiū)痛:腹脐冷聚坠痛。齐,同"脐"。筑,如杵捣动,引申为跳动、悸动。湫,凝聚。

【译文】

寸、关、尺三部脉俱紧,按常理说是雾露邪气中于上焦,水湿邪气中于下焦。雾露邪气中于上,称作"洁";水湿邪气中于下,称为"浑"。脏腑中于邪气,可出现发自内里的寒冷振颤。营卫之气虚弱,脏腑之气不能固守,所以引发邪气中于脏腑。肤表中于邪气,必发热头痛,颈项拘紧僵滞,腰痛腿酸,此属肤表中于雾露之气的表现。所以说"清邪中上,浊邪中下"。阴寒邪气引发恶寒振颤,足膝寒冷,大小便失禁。营卫表虚,脏腑之气虚衰严重。上、中、下三焦功能紊乱,营卫脏腑不和。上焦郁滞不畅,郁热壅脏,口龈糜烂。中焦病证危重,胃气冲逆,脾气不运,脾胃升降紊乱。营卫不通,血流不畅。如果卫气先通畅,先时郁开气行,则热随尿泄而色黄。郁热蕴蒸经络,熏灼脏腑,最终引发蓄毒、肉腐、酿脓。如果营气先通畅,先时郁开气行,则阳虚寒盛,卫不能与营谐和,雾露邪气外袭内侵，引发喷嚏、声嘶音哑。由于寒邪凌逼，被郁热遏抑，血凝为瘀，大便紫黑色，状如猪肝。阴阳俱衰，脾气败竭，五液不能收摄运化，为湿为饮而流泄。下焦开合失调，大便不爽，便意频频而滞难，腹脐冷痛重坠，将危及生命。[32]

脉阴阳俱紧者①，口中气出②，唇口干燥，蜷卧足冷，鼻中涕出，舌上胎滑③，勿妄治也。到七日以来，其人微发热，手足温者，此为欲解。或到八日以上，反大发热者④，此为难治。设使恶寒者，必欲呕也；腹内痛者，必欲利也⑤。[33]

【注释】

①脉阴阳俱紧者：此指寸、关、尺三部脉俱紧。

②口中气出：张口喘息，气息微弱的样子。

③胎滑：舌苔滑润。

④反大发热者：此与前文“微发热”对照，是真寒假热的表现。

⑤“设使恶寒者”以下几句：如果蜷卧恶寒，此属畏寒，这时的呕吐是阳脱胃败表现。如果“腹内痛”“欲利”，此属阴阳俱衰、大便滑脱的表现。

【译文】

病人寸、关、尺三部脉俱紧，张口喘息，气息微弱，唇口干燥，卧床蜷缩，两足寒冷，鼻流清涕，舌上苔滑，医生应谨守病机，按法施治。发病七日之后，病人微发热，手足温，这是将要痊愈的表现。如果八日以上，病人反而大热，这是虚阳外越，此属危重难治之证。如果病人畏寒，可见恶心欲呕；如果病人腹内疼痛，则可出现下利滑脱。[33]

脉阴阳俱紧①，至于吐利，其脉独不解；紧去入安②，此为欲解。若脉迟，至六七日不欲食，此为晚发[③]，水停故也，为未解。食自可者，为欲解。病六七日，手足三部脉皆至[④]，大烦而口噤不能言[⑤]，其人躁扰者，必欲解也。若脉和[⑥]，其人大烦，目重，脸内际黄者[⑦]，此欲解也。[34]

【注释】

①脉阴阳：此指寸口脉寸、关、尺三部。

②紧去入安：此句中“入”，《金匮玉函经》作“人”，合乎事理、医理，义胜。

③晚发：缓发。此指病情迁延继发新证，所以病证未解。

④手足三部脉：指寸口、趺阳、太溪三部脉。皆至：此指脉由“迟”，变化为“不迟”。至，适当，正好。与前文“同等”意同。

⑤大烦而口噤不能言：此指战汗时伴有烦躁、牙关紧闭等战抖的表现。

⑥脉和：脉来从容和缓。

⑦目重（zhòng），脸内际黄者：此指眼睛由“直视”“目赤”变化为目光端庄平和，眼睑内目眦处白睛由红赤变化为正常的淡黄。目重，目光端庄平和的样子。重，端庄。脸，目下颊上。际，边。

【译文】

病人寸、关、尺三部脉俱紧，当出现吐利的时候，其脉仍然显紧象，病情不会自行缓解；只有寸、关、尺三部脉由紧变为不紧时，病人才能安和，病情才有可能向痊愈的方向发展。如果脉象由寸、关、尺俱紧变化为寸、关、尺俱迟，经过六七日后，病情迁延，其人由食欲正常发展为不欲食，此是水饮内停的缘故，所以病证不可能痊愈。如果病人食欲正常，则有痊愈的可能。经过六七日之后，如果寸口、太溪、趺阳手足三部脉来适和，病人出现大烦、牙关紧闭、躁动不安，此是病人将要出现战汗，病证有痊愈的倾向。如果病人脉象平静，症见大烦，眼睛由直视、目赤变化为目光端庄平和，眼睑内目眦处白睛由红赤变化为正常的淡黄，此属病证欲解之象。[34]

脉浮而数，浮为风①，数为虚。风为热，虚为寒，风虚相搏，则洒淅恶寒也②。[35]

【注释】

①风：此泛指外邪。

②洒淅（xiǎn xī）：寒颤的样子。

【译文】

脉象浮而数，浮为外邪在表，数为虚阳外驰。外邪引发表热，阳虚引发里寒，虚阳外驰与外邪抗争，病人感觉身冷，打寒颤。[35]

脉浮而滑，浮为阳，滑为实，阳实相搏，其脉数疾①。卫气失度②，浮滑之脉数疾，发热汗出者，此为不治。[36]

【注释】

①疾：脉来急疾，一息七八至，属热炽津涸阴竭之象。

②卫气：此泛指阳气，与前文“浮为阳”相呼应。

【译文】

脉浮而滑，浮主阳，滑主实，表里阳热与实邪积聚壅盛，脉显数疾。阳气敷布运行失序而郁聚，病人脉象由浮滑进而凸显数疾，症见发热汗出，此属病势危重。[36]

伤寒，咳逆上气，其脉散者死①，谓其形损故也②。[37]

【注释】

①脉散:即散脉,特点是浮取散大无力,强弱不匀,按之无力。

②形损:原指消瘦肉脱。此泛指脏腑气血衰败。

【译文】

伤寒,咳逆上气,病人寸口脉象散乱,此属危证,此缘于病人脏腑气血已经衰败。[37]

平脉法第二

【题解】

本篇在赵刻宋本《伤寒论》中无序号，为阅读与检索方便，本书以原文自然段落为依据，单独编列序号，计四十五条。

“平脉法”，平，通“辨”。《尚书·尧典》：“平章百姓。”《书传》作“辨章”。又，平，有规范、式样、标准的意蕴。从论述方法与内容上看，“平脉法”与“辨脉法”有一致性，是“辨脉法”的继续。此两篇都是常脉、病脉交叉论述，都具有脉法大纲的意义。但比较起来，“辨脉法”偏重“脉象”的论述，而“平脉法”似更偏于“脉诊”的阐释。

本篇阐释了寸、关、尺三部脉诊的具体操作方法。“以指按之”时，“举”与“按”的力度，是以“菽”（大豆）的三个、六个、九个、十二个的不同重量，设定指下由轻至重力度的五个等级，通过指下施压的不同力度，“寻”人体气血脏腑脉象的正常与异常。

篇中叙述了平脉的脉气运行与四季平脉的特征——春弦秋浮、冬沉夏洪，以及五脏平脉的特征——肾沉心洪、肺浮肝弦脾缓。如果寸、关、尺三部脉象显示出虚与实的变化，则反映出脏腑、营卫气血的异常，此即所谓“三部不同，病各异端”。本篇作为脉诊大纲，强调通过诊脉以审察表里虚实，辨识三焦寒热，追寻可能存在的病邪，从而做出高明准确的诊断。

本篇对繁杂的脉象进行了再抽象，用“高”“章”“纲”“惵”“卑”“损”“沉”的意蕴，表达从具体脉象的“形”或“实”中，再抽象出所蕴含病机的共同属性，这种方法当属先秦逻辑的思维形式。

本篇强调脉诊与望、闻、问察症互参，条文指出“上工望而知之，中工问而知之，下工脉而知之”。《难经·六十一难》说：“望而知之谓之神，闻而知之谓之圣，问而知之谓之工，切脉而知之谓之巧。”尽管脉诊很重要，《伤寒论》“辨”“平”二章，以论脉为宗旨，但篇中却以具体的实例告诫我们，脉诊仍需要与望、闻、问诊相互印证。

问曰：脉有三部，阴阳相乘①。营卫血气，在人体躬②。呼吸出入，上下于中。因息游布，津液流通。随时动作，效象形容③。春弦秋浮，冬沉夏洪。察色观脉，大小不同。一时之间，变无经常④。尺寸参差⑤，或短或长。上下乖错⑥，或存或亡。病辄改易，进退低昂⑦。心迷意惑，动失纪纲。愿为具陈，令得分明。

师曰：子之所问，道之根源。脉有三部，尺寸及关。营卫流行，不失衡铨⑧。肾沉心洪，肺浮肝弦。此自经常，不失铢分⑨。出入升降，漏刻周旋。水下百刻，一周循环⑩。当复寸口，虚实见焉。变化相乘，阴阳相干。风则浮虚，寒则牢坚。沉潜水滀⑪，支饮急弦⑫。动则为痛，数则热烦。设有不应，知变所缘。三部不同，病各异端。大过可怪⑬，不及亦然。邪不空见⑭，终必有奸⑮。审察表里，三焦别焉。知其所舍，消息诊看⑯。料度腑脏⑰，独见若神。为子条记，传与贤人。[1]

【注释】

①乘:此指阴阳之间的相互克制、相互交错。

②躬:身。

③效象形容:此指用取象比类的方法,表达脉搏跳动时所呈现的特异性形象与营卫气血运行、四时脉搏特点以及五脏脉搏特点的内在联系与对应。效象,仿效,摹仿。引申为取象。形容,描述。引申为比类。

④"察色观脉"以下几句:此指人体脉搏的跳动随自然界四季而变化的具体形象,这种四时脉象既是有规律的、稳定的,又是动态的、变化的。经常,规律。

⑤参差(cēn cī):不一致。

⑥乖错:不一致,对立,混乱。

⑦低昂:时低时高。此泛指脉象的盛衰。

⑧衡铨:衡量轻重。此指法度。衡,秤杆。泛指秤。铨,秤。

⑨铢分:一铢一分。此指细致辨别。

⑩"出入升降"以下几句:典出《黄帝内经·灵枢·五十营第十五》:"故人一呼,脉再动,气行三寸;一吸,脉亦再动,气行三寸。呼吸定息,气行六寸。"人一昼夜,一万三千五百息,营卫全身环绕运行五十度,漏水百刻,"脉终矣"。漏刻,古代计时工具。古人以铜壶盛水,壶底穿一小孔,壶中立一支有刻度的"箭",随着壶中的水缓慢地滴漏,壶内的"箭"上就逐渐显露刻度。共有一百刻,春秋二分时日,昼夜各五十刻。夏至时日昼漏六十刻,夜漏四十刻;冬至时日则昼漏四十刻,夜漏六十刻。此处"水下百刻,一周循环",是言在一昼夜内,人体的营卫流行循环一周。

⑪滀(chù):水积聚。

⑫支饮:指水饮留滞胸膈,以致呼吸困难,难以平卧。

⑬大:同"太"。

⑭见（xiàn）：同“现”。

⑮奸：欺骗。

⑯消息：勘验体查。此处引申为谨慎。

⑰料度：料想揣度。

【译文】

问道：脉有寸、关、尺三部，阴阳之间有互相制约的交错关系。在人体内，营卫气血随呼吸气息的出入，流通贯注上、中、下三焦，津液凭借气息的流布而畅达内外。随着四时变化，脉搏表现出不同的形象特点。春三月脉弦，秋三月脉浮，冬三月脉沉，夏三月脉洪。诊病时，察看病人的面色，辨别病人的脉象，会发现脉有大小的差异，随时都在变化。寸、关、尺三部不同，或短或长。寸、关、尺三部紊乱，或显或隐。病不断地变化，脉象随时表现出或盛或衰。这些都让人迷惑不清，在诊脉时容易违背要领。希望老师详细讲解，让我更加明白。

老师说：您所问的问题，正是医学上的根本性问题。寸口脉有寸、关、尺三部，营卫气血的流行都是有规律、有度量的。正常情况下，肾脉显沉，心脉显洪，肺脉显浮，肝脉显弦，这是规律，要细致辨别。营卫气血津液随呼吸的出入和阴阳的升降运行是与漏刻的计量相对应的周而复始，汇聚到寸口，在脉象上显示出虚与实，反映出营卫气血的变化交错与阴阳消长制衡。浮虚脉主风，牢坚脉主寒。沉伏脉主停水，弦脉主支饮。动脉主痛证，数脉主热烦。如果不能这样对应，应当知道变化的原因。寸、关、尺三部脉象不同，反映出病证的不同变化。脉象太盛是病，脉象太弱也是病。邪气不会轻易被发现，必定被遮盖隐藏。应当审察表里，辨识上、中、下三焦。追究病邪隐藏的地方，灵活谨慎地诊查。揣度辨别脏腑状况，才能做出高明准确的诊断。我为你整理了以下几条请逐条记录下来，传授给有仁心的人。[1]

师曰：呼吸者，脉之头也①。初持脉，来疾去迟②，此出

疾入迟[③]，名曰内虚外实也[④]。初持脉，来迟去疾[⑤]，此出迟入疾[⑥]，名曰内实外虚也[⑦]。［2］

【注释】

①呼吸者，脉之头也：语意上承本篇第1条“呼吸出入，上下于中。因息游布，津液流通”，脉气津液能够“游布”，这是因呼吸之“息”的推动。头，初始，源头。

②来疾去迟：此指呼气费力，呼气时间延长的呼气性呼吸困难。来，此指呼气。疾，此指呼气息粗，急而呼多（呼气时间延长）。去，此指吸气。迟，与“疾”相比较而言，是表达吸气相对平缓。

③此出疾入迟：此指伴随呼多（时间延长）与吸少（时间相对较短）而显现于脉来至数的多与少、脉气运行的快与慢。出疾，此指一呼脉来二至有余，脉气运行三寸有余。出，此指呼气。疾，此指脉气运行得较快。入迟，指一吸脉来二至或不足二至，脉气运行三寸或不足三寸。入，此指吸气。迟，此指脉气相对行迟。

④内虚外实：此指病在肺与肾，寒痰水饮犯肺。“实”在外为标，属“外实”；肾不纳气为本，故属“内虚”。

⑤来迟去疾：此指吸气费力，吸气时间延长的吸气性呼吸困难，病人或显“三凹征”。来迟，此指呼气相对平缓。迟，此与“疾”相比较而言。去疾，此指吸气息粗，急而吸多（吸气时间延长）。

⑥此出迟入疾：出迟，此指一呼脉来二至或不足二至，脉行三寸或不足三寸。出，此指呼气。迟，此指脉气行迟。入疾，此指一吸脉来二至有余，脉气运行三寸有余。入，此指吸气。疾，此指脉气运行得较快。

⑦内实外虚：此指壅热或水气、痰饮、瘀血结聚于肺与气道则“实”于内；吸气费力，张口抬肩，气不得接续而虚于外。

【译文】

老师说：呼吸是脉气能够游布、运行的初始或源头。初按脉时，呼气费力、息粗，急而呼多，此是呼多吸少。脉气运行也随呼气而较快，随吸气而较慢。此属内虚外实，寒痰水饮犯肺。按脉时，吸气费力、息粗，急而吸多，这是吸多呼少。脉气运行也随吸气而较快，随呼气而较慢。这是壅热或寒痰水饮结聚而“实”于内；吸气费力，张口抬肩，气不得接续而虚于外。[2]

问曰：上工望而知之，中工问而知之，下工脉而知之，愿闻其说。

师曰：病家人请云，病人苦发热①，身体疼，病人自卧。师到诊其脉，沉而迟者②，知其差也③。何以知之？若表有病者，脉当浮大，今脉反沉迟，故知愈也。假令病人云腹内卒痛，病人自坐，师到脉之，浮而大者④，知其差也。何以知之？若里有病者，脉当沉而细，今脉浮大，故知愈也。[3]

【注释】

①苦发热：发热很严重。苦，很。表示程度。

②沉而迟：此指脉由浮已变化为不浮，不浮曰“沉”。脉由数变化为不数，不数曰“迟”。此是对比而言。表达的是过程与动态。

③差：同“瘥”。病愈。

④浮而大：此指脉由沉而变化为“不沉”，不沉曰“浮”。脉由小细变化为“不细”，不细曰“大”。此是对比而言。表达的也是过程与动态。

【译文】

问道：医术高超的医生望病人的气色就知道病情，医术一般的医生询问病人或其家人才能知道病情，医术初浅的医生需要通过按脉才能知道病情。学生希望老师讲讲其中的道理。

老师道：病家人请医生去看病时说，病人发热很严重，身体疼，但能够安然躺卧。医生到了病家诊脉时，病人的寸口脉不浮不数，由此知道病人将要痊愈。怎么知道的呢？如果表有病，脉象应当浮大，现今脉象反不浮不数，所以知道将痊愈了。假如病人说突然腹内疼痛，病人能够端坐，医生到了他家诊脉时，他的寸口脉不沉不细，即知道他的病将要痊愈。怎么知道的呢？如果脏腑有病，脉象应当沉而细，现今脉象不沉不细，所以知道病证将愈。[3]

师曰：病家人来请云，病人发热，烦极①。明日师到，病人向壁卧，此热已去也。设令脉不和，处言已愈②。设令向壁卧，闻师到，不惊起而盻视③，若三言三止，脉之咽唾者，此诈病也④。设令脉自和，处言此病大重⑤，当须服吐下药，针灸数十百处乃愈。[4]

【注释】

①烦极：此指心烦而至身躯手足躁动不安的状态。

②处言：断言。处，断定，决断。

③盻（xì）视：怒视的样子。盻，《说文解字·目部》："恨视也。"按，钱超尘认为"盻"是"眄（miǎn）"字之误。《说文解字·目部》："眄，目偏合也。一曰斜视也。"

④诈病：假装生病。诈，欺骗，假装。

⑤处言：此处引申为声称。

【译文】

老师说：病家人请医生去看病时说：病人发热，非常烦躁。第二日医生来到病人家时，病人向墙壁躺卧，此是热势已退。即使病人脉象仍不平和，也可以断言，此病已愈。如果病人面向墙壁躺卧，病人听说医生来了，镇静地面向墙壁，眼神中流露出怒气，说话吞吞吐吐，按脉时，口中不停地吞咽唾沫，这是病人在装病。假如病人脉象平和，医生可以声称：此病很严重，需要内服吐下药物，需要针刺艾灸很多的穴位，才能把病治好。[4]

师持脉，病人欠者①，无病也②。脉之呻者，病也。言迟者，风也③。摇头言者，里痛也④。行迟者，表强也⑤。坐而伏者，短气也。坐而下一脚者，腰痛也⑥。里实护腹，如怀卵物者，心痛也⑦。[5]

【注释】

①欠：哈欠。

②病：此是痛苦的意思。

③风：此指中风。《金匮要略·中风历节病脉证并治第五》曰："邪入于脏，舌即难言，口吐涎。"

④里痛：脏腑病。里，泛指内里、脏腑。痛，病。

⑤表强（jiàng）：体表僵滞。表，泛指外表、肌腠肢节。强，僵。

⑥"坐而伏者"以下几句：东汉时的坐姿是曲膝，双膝与足背着地，臀部坐于双足的后跟，两手置于膝前。这相当于后世的跪姿，属于正规庄重的坐姿。另外还有随意的坐姿，即臀部坐地，耸起双膝，足底着地或者臀部坐地，双足前伸，此种坐姿称为箕踞。本证病人属箕踞坐姿。"坐而伏者"就是这种箕踞而身躯前倾靠在双膝上的样子，此是喘息、憋气、呼吸短促的形象。"坐而下一脚者，腰痛也"中"下"与"高"相对，表达位置低下。脚，此处是指小

腿。这是箕踞坐姿，一腿耸膝，另外一腿直伸膝胫的形象，这是因为腰痛不适而呈现的强迫体位。

⑦心：因为“护腹，如怀卵物”，所以此指胃脘。

【译文】

医生按脉，病人打哈欠，这是病人没有疼痛不适的感觉。按脉时，病人呻吟，这是疼痛的表现。病人语言迟涩不流利，此属中风。病人说话时摇头，这是里证。病人行动迟缓，此属肢节僵滞。病人坐而趴伏，这是喘息短气。病人坐着而伸直一条腿，这是腰痛。病人护腹，双手像捧着鸡蛋那样小心翼翼若即若离地轻抚腹部，此是胃脘疼痛的迹象。［5］

师曰：伏气之病，以意候之[①]。今月之内，欲有伏气[②]，假令旧有伏气，当须脉之[③]。若脉微弱者[④]，当喉中痛似伤[⑤]，非喉痹也[⑥]，病人云，实咽中痛。虽尔[⑦]，今复欲下利。［6］

【注释】

①意：料想，推测。候：预测。

②欲：将。伏气：伏，潜藏、隐匿的意思。伏气的思想当源于《黄帝内经·素问·阴阳应象大论篇第五》曰：“冬伤于寒，春必病温；春伤于风，夏生飧泄；夏伤于暑，秋必痎（jiē）疟；秋伤于湿，冬生咳嗽。”这段话表述了人体感受时令邪气，不是即时发病，而是在潜伏了一段时间之后，在相应的时令里发病。

③当须：必定。

④脉微弱：此是表达伏气的脉象对比温病热自内发而常见的浮数洪大脉略显弱象。微，略微，修饰“弱”。按，《伤寒例第三》曰：“寒毒藏于肌肤，至春变为温病，至夏变为暑病。”其脉必将是非浮数即洪大，而本条伏气为病，其脉象相对而言浮数或洪大并不明显，

故曰“脉微弱”。

⑤当:值,逢。伤:创。此处指咽喉局部如刺伤似的疼痛。

⑥喉痹:此病名最早见于《黄帝内经》,如《黄帝内经·素问·阴阳别论篇第七》:“一阴一阳结,谓之喉痹。”其含义宽泛,大抵指咽喉闭塞不利,红肿疼痛诸证。《黄帝内经·灵枢·杂病第二十六》曰:“喉痹,不能言,取足阳明;能言,取手阳明。”本证“非喉痹也”,说明未闻其人音喑声嘶不扬。

⑦尔:如此,这样。

【译文】

老师说:伏气病,可以预先推测。本月之内,将有伏气发病,如果病人已有邪气内伏,应当在脉象上表现出来。假如病人脉象比温病的浮数或洪大略显弱象,适逢喉中刺痛,此不属喉痹,病人诉说,咽中确实疼痛。当病人正在诉说着咽中痛的时候,马上又有了腹泻的感觉。[6]

问曰:人恐怖者,其脉何状?

师曰:脉形如循丝累累然[①],其面白脱色也[②]。[7]

【注释】

①累累:连续排列成串。此处指欲续欲断。

②面白脱色:面色苍白、枯槁不泽的样子。

【译文】

学生问道:人恐怖的时候,脉象有什么表现呢?

老师说:指下的脉形细小如丝,虽绵绵连续而又有欲断绝的感觉,病人的面色苍白而不润泽。[7]

问曰:人不饮[①],其脉何类[②]?

师曰：脉自涩，唇口干燥也。[8]

【注释】

①饮：与“食”相对应。本意为“喝”，此指可喝的粥、米汤、浆水等流质与半流质食物。按，《黄帝内经·素问·经脉别论篇第二十一》：“饮入于胃，游溢精气，上输于脾；脾气散精，上归于肺，通调水道，下输膀胱。”人身五脏六腑接受水谷精微的营养。如果“人不饮”则五脏精亏、津乏、气馁。

②类：犹“貌”，形象。

【译文】

学生问：病人不欲进食清稀的食物，脉象有什么显示呢？

老师说：病人的脉显涩象，唇口干燥不润。[8]

问曰：人愧者[①]，其脉何类？

师曰：脉浮而面色乍白乍赤。[9]

【注释】

①愧：羞惭。按，《黄帝内经·灵枢·本脏第四十七》曰：“志意和则精神专直，魂魄不散，悔怒不起，五脏不受邪矣。”若人的内心羞惭、愧悔、内疚、自责，必然心不静、神不安、气不定。从而破坏“恬淡虚无”“精神内守”的志意心境，这种状态必引发脉象的波动。

【译文】

学生问道：人在愧疚的时候，他的脉象有什么显示呢？

老师说：脉象显浮，同时他的面色会一会儿苍白一会儿红赤。[9]

问曰：《经》说，脉有三菽、六菽重者[①]，何谓也？

师曰：脉人以指按之，如三菽之重者，肺气也；如六菽之重者，心气也；如九菽之重者，脾气也；如十二菽之重者，肝气也；按之至骨者，肾气也。菽者，小豆也。假令下利，寸口、关上、尺中悉不见脉，然尺中时一小见，脉再举头一云按投者②，肾气也；若见损脉来至③，为难治肾为脾所胜，脾胜不应时。[10]

【注释】

①脉有三菽（shū）、六菽重者：菽，豆的总称，在此指具体的豆子。按，用三个“菽”及其倍数表达的不是其实际重量或力度，而是对重量或力度的分级比例，以三菽、六菽、九菽、十二菽及至骨等表述切脉时指下的力度由轻至重，由轻触肌肤到重切至骨之前力度的等级比例。由于人有男女、年有老幼、形有瘦腴、体有高矮，所以对每一个具体人切脉，指下的力度会有很大的不同。尽管力度有大小，但力度由轻至重、由浅至深、由表入里之五个等级不变。三菽、六菽、九菽、十二菽、至骨，其中九菽是指中等力度，三菽是指最轻力度，六菽是指次轻力度，十二菽是指次重力度，至骨是指最重力度。历来注家们均认为“脉有三菽、六菽重者”是以“菽”的实际重量计算，这不符合事理。因为三个豆、六个豆、九个豆的重量在指下是难以做出准确区别的。

②然尺中时一小见，脉再举头者：“脉再举头”一句是对“尺中时一小见”的形象表述，即“尺中脉再举头，时一小见”。再，两次。举，突起。头，开始。此指脉来势力突起。在“悉不见脉”的情况下，时而指下又连续二次突现，反映出本证下利病情深重，肾气已衰。

③损脉：见《脉经》卷四：“一呼一至曰离经，二呼一至曰夺精，三呼一至曰死，四呼一至曰命绝，此损之脉也。”此泛指脉搏短绌不

整，反映人体脏腑气血衰竭。

【译文】

学生问道：《难经》说，脉的搏动有三个豆、六个豆的力度，这是什么意思呢？

老师说：医生给病人诊脉用手指按脉时，如用三个豆那样极轻微的力度寻按即得，这是肺脉；如用六个豆那样略轻微用力即得，这是心脉；如用九个豆那样中等力度寻按即得，这是脾脉；如需要用十二豆那样略重的力度寻按才得，这是肝脉；若需要用更重的力度深按，触及骨头时才得，此是肾脉。假如病人下利，寸、关、尺三部脉时有停顿，突然尺脉时又搏动，时而指下又连续二次凸现，这是肾气已衰，但还未至竭的程度；如果脉搏短绌不整，此属难治的病证。[10]

问曰：脉有相乘①，有纵有横②，有逆有顺③，何谓也？

师曰：水行乘火，金行乘木，名曰纵；火行乘水，木行乘金，名曰横；水行乘金，火行乘木，名曰逆④；金行乘水，木行乘火，名曰顺也。[11]

【注释】

①乘：欺凌，压制。此为表达五行框架图式中，人体五脏之间关系失序在脉象上的反映。按，水（肾）火（心）金（肺）木（肝）土（脾）在五行框架中，是循环相克，这种相克是生理上的制衡，是克而有制。若克而无制，这属于过度克伐，称“乘”不称“克”。

②纵：水（肾）火（心）金（肺）木（肝）土（脾）是循环相克的顺序，这种相克是克而有制。下文所谓“水行乘火，金行乘木”是水对火、金对木的过度克伐，已成欺凌、压制的态势，是对“克”的过度放纵，所以称为“纵”。横：横暴。在五行框架中，原本水克火、金

克木是合理的相克顺序，若反转而火凌水、木凌金，这是违逆相克的顺序，表现出强横暴戾的态势，所以称为“横”。

③顺：在五行框架中，金与水、木与火本是相生顺序，今“金行乘水，木行乘火”，此属母凌其子，生而又乘，虽有悖义理，但还没有失序，所以称为“顺”。顺，循也。

④逆：金生水，木生火，这是相生的顺序，今“水行乘金，火行乘木”，此属忤逆，以下犯上，所以称为“逆”。

【译文】

学生问道：脉象中能反映出脏腑五行之间的克伐关系，有纵克有横克，有逆克有顺克，怎样理解呢？

老师说：水行反制火行，金行压制木行，此称为“纵”；火行压制水行，木行反制金行，此称为“横”；水行反制金行，火行反制木行，此称为“逆”；金行压制水行，木行压制火行，此称为“顺”。[11]

问曰：脉有残贼①，何谓也？

师曰：脉有弦、紧、浮、滑、沉、涩，此六脉名曰残贼，能为诸脉作病也②。[12]

【注释】

①脉有残贼：此指脉象显示内伤虚损、外感贼邪的病机。残，毁坏。此处引申为虚损。贼，伤害。此处指外感虚邪贼风。

②诸脉作病：指弦、紧、浮、滑、沉、涩六种有代表性的脉象，能在寸、关、尺三部表达出常见病证的病机。诸脉，寸、关、尺三部。作病，显示出病象。作，担任，使。引申为显示。

【译文】

学生问道：脉象能显示出外邪与内伤，怎样理解呢？

老师说：脉象有弦、紧、浮、滑、沉、涩等，这六种脉象能反映出外邪与内伤，能在寸、关、尺三部显示出病证病机。[12]

问曰：脉有灾怪①，何谓也？

师曰：假令人病，脉得太阳，与形症相应②，因为作汤，比还送汤如食顷③，病人乃大吐，若下利④，腹中痛。

师曰：我前来不见此症，今乃变异⑤，是名灾怪。

又问曰：何缘作此吐利？

答曰：或有旧时服药，今乃发作，故为灾怪耳。[13]

【注释】

①灾怪：此指脉象反常而成病害。灾，伤害。怪，非常。

②症：底本作“證”。近、现代以来，从“證”字中分化出“证”与“症”二字。《现代汉语词典》把“證”作为“证”的繁体字和“症”的异体字。现代以来，在中医学中，多以“证”字表述证候，含病机、症状、脉象等，以“症”字表述具体的症状。此处之“證”字与“形”并见，形，样子，形状。文曰“脉得太阳，与形證相应”，所以此处用“症”义胜。“形症”与“症状”义同。

③比还送汤如食顷：刚刚服汤药有一顿饭的时间。比还，刚刚的意思。比，先前。还，便，立即。送，此指帮助咽下。

④若：尚，还。

⑤乃：却。

【译文】

学生问道：脉有反常而显示出不同寻常的病证，这是什么道理呢？

老师说：假设一个人患病，脉象上显示是太阳病，并且与症状相符合，而给他煎制治疗太阳病的汤药，刚刚帮助他服汤药有一顿饭的时间，病人即大吐，且见下利、腹中痛。

老师说：我先前还未见病人有这些症状，现在却发生了变化，此称为“灾怪”。

学生又问道：为什么会发生吐利呢？

老师说：或许原先服过药，现在才发生作用，所以形成了脉与症状不相符的状况啊。[13]

问曰：东方肝脉，其形何似？

师曰：肝者，木也，名厥阴①，其脉微弦濡弱而长②，是肝脉也。肝病自得濡弱者，愈也。假令得纯弦脉者③，死。何以知之？以其脉如弦直，此是肝脏伤，故知死也。[14]

【注释】

①“肝者”以下几句：《黄帝内经·素问·玉机真藏论篇第十九》曰：“春脉者肝也，东方木也，万物之所以始生也。故其气来，软弱轻虚而滑，端直以长，故曰弦。”《难经·十五难》：“春脉弦者，肝，东方木也，万物始生，未有枝叶，故其脉之来，濡弱而长，故曰弦。”厥阴在天寓意东方，在万物寓意草木，在四季寓意春日，在脏寓意肝。把肝及其脉象与东方、木、厥阴联系起来，此表达的是天人相应的整体观念，实质上讲的是藏象。

②其脉微弦濡弱而长：此言肝的平脉虽指下按如弓弦，迢然而端直，但却寓微软柔弱之象。濡，即“软”。柔和。微，稍，略。

③纯弦脉：指脉来实强，指下“盈实而滑”，这属于肝的病脉。纯弦，脉来劲急如新张弓弦。《黄帝内经·素问·玉机真藏论篇第十九》曰：“真肝脉至，中外急，如循刀刃，责责然，如按琴瑟弦。”按，此指失去了从容舒缓之象的肝脉，细硬劲急，这是没有胃气的脉

象，是真脏脉现。

【译文】

学生问道：东方肝脉，它的脉搏像什么呢？

老师说：肝作为藏象，在五行上有木的属性，在阴阳上属厥阴，它的脉象显微弦濡弱而长，此是正常的肝脉。肝病如果出现弦中而有濡弱的脉象，此属向愈的表现。假如肝病显示弦而细硬劲急，这是预后不良的脉象。怎么知道的呢？脉象弦直硬劲，此是真藏脉，属严重的肝病，所以可以推断此是濒危难治之证。[14]

南方心脉，其形何似？

师曰：心者，火也，名少阴①，其脉洪大而长②，是心脉也。心病自得洪大者，愈也。假令脉来微去大③，故名反，病在里也。脉来头小本大，故名覆④，病在表也。上微头小者，则汗出。下微本大者，则为关格不通⑤，不得尿。头无汗者，可治，有汗者死。[15]

【注释】

①“心者”以下几句：少阴在天寓意南方，在万物寓意火，在四季寓意夏日，在人体五脏寓意心。这里的心脉与南方、火、少阴关联起来，表述的是天人相应的藏象。《黄帝内经·素问·玉机真藏论篇第十九》曰：“夏脉者心也，南方火也，万物之所以盛长也。故其气来盛去衰，故曰钩。”按，《黄帝内经》所言之“钩脉”与本条所说的“洪大脉”均应时于夏，又都在脏为心，于是钩、洪合一。对此，后世医家有不同意见。

②洪大而长：洪，本意是大水泛滥，以“洪”命脉是以形寓意。洪的意象就是洪水来的时候，迎面逆流而望，波涛汹涌，洪水浮盛浩

大；洪水去的时候，顺流而视，宽阔满盈，水势平展急落远逝而长。这种来去的态势，在视觉上有来盛去衰，头大本小的形象。因此，洪脉的特点是脉体宽，指下满，气势盛，起伏大，虽曰来盛去衰，但作为平脉来讲，实质上并无“衰”意。

③来微去大：脉起搏乏力，来势不足；脉伏降下陷，去势急落。

④脉来头小本大，故名覆：脉来起搏开始曰“头”，脉宽体粗曰“本”。“头大本小”是表述洪脉的来盛去衰的脉势，现今“头小本大”，脉来起搏开始与后续的脉势、脉体相比较略显细小，“头”与“本”倒易，所以称为“覆”。

⑤“上微头小者”以下几句：脉来曰“上”，脉去曰“下”，“上”与“下”是表述脉搏起伏。此“上”与“下”，“头”与“本”，“小”与“大”相互对应，讲的是一件事，即脉搏来去无力。脉来“上微”，脉去“下微”，脉来去起伏均无力而凸显“微”象，此脉象已失去“洪”势。关格，此指病人不得尿。关，闭。格，阻塞。与后文关格及后世关格含义略有不同。

【译文】

学生问道：南方心脉，它的脉搏像什么呢？

老师说：心作为藏象，在五行上有火的属性，在阴阳上属少阴，它的脉象显示洪大而长，此是正常的心脉。心病如果出现洪大的脉象，这是向愈的表现。假如脉搏起始乏力，来势不足，脉搏去势急落，伏降突陷，此与“来盛去衰”对比，称为“反”，这样的脉象显示的是里病。如果脉来起搏开始与后续的脉势、脉体相比较，略显细小，这称为“覆”，此属表病。病人脉来起搏细小无力，则汗出。脉去细小无力则小便不利。病人头无冷汗，此属还有阳回的可能，所以病虽危重，但还有救治的希望。如果额头冷汗，则是虚阳亡散，病情濒危难治。[15]

西方肺脉，其形何似？

师曰：肺者，金也，名太阴[1]，其脉毛浮也[2]。肺病自得此脉，若得缓迟者，皆愈；若得数者则剧。何以知之？数者，南方火，火克西方金，法当痈肿，为难治也。[16]

【注释】

①“肺者”以下几句：太阴在天寓意西方，在万物寓意金，在四季寓意秋日，在人体五脏寓意肺。《黄帝内经·素问·阴阳应象大论篇第五》曰：“西方生燥，燥生金，金生辛，辛生肺。”“其在天为燥，在地为金，在体为皮毛，在脏为肺”。这里的肺脉与西方、金、太阴关联起来，表述的是肺的藏象，凸显的是“人与天地相参”的整体关系。

②其脉毛浮也：《黄帝内经·素问·脉要精微论篇第十七》曰：“春日浮，如鱼之游在波。”这是说春脉微弦中蕴含浮升的形象，寓春日生机张扬的态势。“夏日在肤，泛泛乎万物有余”。这是说夏脉洪盛于外，荡漾有余，属于浮丰的形象。“秋日下肤，蛰虫将去”。这是说秋脉得金气，秋凉肃冷，蕴含敛降的形象。所以“春日浮”与肺金的秋日“毛浮”，虽然都是“浮”，但前者蕴张扬升浮趋于洪盛的态势，后者寓收聚敛降趋于沉潜的态势。所以前者“春日浮”的“浮”是由“沉”而升的过程，后者秋日“毛浮”的“浮”是由“洪”而降的过程。历经夏季的天阳隆盛，人体气血浮盛于外，指下脉显浮大满指，到了秋天金气来临，天阳开始了潜降的态势，人体阳气随天阳潜降而趋敛藏。反映在脉象上，虽满指洪盛的态势日渐减削，但脉道仍有扩张的余势；脉气虽“下肤”“将去”，但浮大的态势仍暂有残留，其脉轻取外鼓如毛，重取轻虚以浮，所以称为“毛浮”，这属于肺的平脉。按，毛，象形，直出旁达，微有脊

线，中实旁虚，意象轻浮。此以秋鸟新生羽毛的柔和，表述肺金浮脉的轻柔之象。

【译文】

西方肺脉，它的脉搏像什么呢？

老师说：肺作为藏象，在五行上有金的属性，在阴阳上属太阴，它的脉象轻取外鼓如毛，重取轻虚以浮，这是正常的肺脉。肺病如果出现这种毛浮脉且兼缓迟，是有胃气的脉象，病有向愈的倾向。肺病如果显示数脉，这是炽热烁肺，病证加重。这是怎么知道的呢？肺在五行属金，南方火盛，克伐肺金，心火炽热伤肺，引发疡脓痈肿，此属难治的病证。[16]

问曰：二月得毛浮脉，何以处言至秋当死①？

师曰：二月之时，脉当濡弱，反得毛浮者，故知至秋死。二月肝用事，肝属木，脉应濡弱，反得毛浮脉者，是肺脉也。肺属金，金来克木，故知至秋死②。他皆仿此。[17]

【注释】

①二月得毛浮脉，何以处言至秋当死：人体五脏气血随四季气候的变化而调节适应。春季二月正是阳气升发时节，人的正常脉象应当是与本篇前文第14条所说的那样“微弦濡弱而长。”现今二月反见秋季“轻虚以浮”的毛浮脉，这有违天人相应规律，此属于不正常，所以可以判断预后不良，“至秋当死。”处言，断言。

②“二月肝用事”以下几句：肝属木，春天本应见微弦而濡弱脉象，今反见毛浮脉，这在五行运化中属金乘木，在本篇第11条称为“纵”。在五行上，春季是木气主掌时令，表现在藏象上是肝气旺，此时虽有金气逆时克伐，也只能挫伤而不至于危笃，但是到了秋季，金气当令，原本金乘木的态势凌厉难挡，所以使既往肝病情

势加重，从而可以预判“至秋死”。用事，本意是当权、办事，在此引申为主掌时令。

【译文】

学生问道：二月得轻虚以浮的毛浮脉，为什么可以断言到秋季时会病重濒危呢？

老师说：春季二月前后，人的脉象应当是弦中略带有微软柔弱，现今反显示轻虚以浮的毛浮脉，所以可以预知这个病人到了秋季会病重危笃。因为从藏象上看，春天的二月是肝主持时令，肝在五行属木，它的正常脉象应当是微弦中略有濡弱，现今反显示毛浮脉，此属于肺脉。肺在五行属金，肝在五行属木，金来乘木，所以可以预判这个病人到了秋季会病重濒危。其他脏腑的脉象在不同季节中的乘侮克伐都是这个道理。[17]

师曰：脉肥人责浮①，瘦人责沉。肥人当沉，今反浮，瘦人当浮，今反沉，故责之。[18]

【注释】

①脉：诊脉。责：追问，探究。

【译文】

老师说：给胖人诊脉要探究为什么脉浮，给瘦人诊脉要探究为什么脉沉。胖人本应当脉沉，今反而浮，瘦人本应当脉浮，今反而沉，所以都要探究其中反常的原因。[18]

师曰：寸脉下不至关，为阳绝①；尺脉上不至关，为阴绝②；此皆不治，决死也。若计其余命生死之期，期以月节克之也③。[19]

【注释】

①寸脉下不至关，为阳绝：寸属阳，尺属阴，健康人阴阳互根，脉气贯达。今“寸脉下不至关”，属脉短，脉气不贯。寸脉以下，关、尺沉细微弱，这是阳气浮越而无根。绝，断，尽。

②尺脉上不至关，为阴绝：属阴的尺脉以上，寸、关沉细微弱，这是阴气孤弱而不能与阳相守，此有阴阳离散趋势。

③期以月节克之也：通过推算日月星辰的运行规律而定月的五行属性，从五行之间的乘克伐侮关系中，推断出乘克伐侮的月份与节气，这个时节便是病人的生死之期。期，预测。月节，按月相变化的节律以定月，推算日月星辰的运行以定岁时节候。

【译文】

老师说：寸脉以下关、尺沉细微弱，这是阳气无根；尺脉以上寸、关沉细微弱，这是阴气孤弱；这些都是重病危笃，预后不良。如果要判断病人的生死之期，那么，根据星辰月日节气的五行变化，推测出的乘克伐侮时节便是。[19]

师曰：脉病人不病①，名曰行尸②，以无王气③，卒眩仆不识人者④，短命则死。人病脉不病，名曰内虚，以无谷神⑤，虽困无苦。[20]

【注释】

①脉病人不病：脉象显示有病，但症状不明显。“人不病”只是短暂的假象，此属于病证发展过程中一个短暂的现象。

②行尸：貌似健康人，但正气已经溃败，徒具形骸，此是病情重笃的表现。

③无王气：指正气衰败。王，盛。

④卒（cù）眩仆：突然视物迷乱，旋转晕倒仆地。卒，同“猝”。突然。眩，旋转，目不明。仆，前覆曰仆。

⑤无谷神：没有生气，缺少活力。谷，养，生。神，五脏六腑之神。此指生命活力。

【译文】

老师说：从脉象上看有病，但病人没有明显症状，此称“行尸”，因为正气已经衰败，病人会突然昏倒不省人事，很快就死亡了。有人感到自己有病，但脉象正常，此称作“内虚”，这是缺少活力，精力不足，虽然感到疲劳不适，但并不严重。［20］

问曰：翕奄沉①，名曰滑，何谓也？

师曰：沉为纯阴，翕为正阳，阴阳和合，故令脉滑，关尺自平。阳明脉微沉②，食饮自可；少阴脉微滑，滑者，紧之浮名也③，此为阴实④，其人必股内汗出，阴下湿也。［21］

【注释】

①翕奄沉：此表达脉气聚合圆曲升浮的瞬息，奄忽之间既已沉落，这正表述指下滑脉的细小隐微的变化，从细微的角度显示滑脉圆滑流利的形象。翕，《说文解字·羽部》：“起也。”《尔雅·释诂上》：“合也。”“起”与“合”蕴意都有动态，“起”是表达鸟将起飞，“合”是表达羽翼敛合，寓含“起”的同时，“合”随之而在其中。综合而言，“翕”是表达鸟将起飞的时候，必先收敛翅翼，继而腾空的瞬间必张开翅翼。脉来自沉而起，就像鸟起飞时，翅翼先合后开而升腾，寓含聚合升浮的态势，所以用“翕”字概括。奄，忽，须臾。沉，沉伏、落下的意思。

②阳明脉：此指趺阳脉。按，正常的趺阳脉是沉伏的。《金匮要

略·水气病脉证并治第十四》:"趺阳脉当伏。"

③滑者,紧之浮名也:此属于自注句,既是对"少阴脉微滑"中的"滑"的注释,也是对前文"翕奄沉"更加直白的诠解,是对滑脉的指感做进一步的解说。紧,除了绷紧的含义之外,还寓有敛束的意蕴。翕,有升浮的寓意,而"紧"则无升浮的意思。浮,表达出指下的凸显感,而"紧之浮"恰合"翕"的"聚合升浮"的形象。

④阴实:此指痰饮、水湿。

【译文】

学生问道:脉气聚合升浮的瞬息又沉落,这是滑脉的圆滑流利细小隐微的变化,这其中的道理是什么呢?

老师说:沉的趋势在阴阳属性上属于典型的阴性,升浮的趋势在阴阳的属性上属于典型的阳性,脉势的升降圆曲融合,就形成了滑脉,寸、关、尺三部脉象圆滑流利平和。趺阳脉不浮,说明胃气不虚,食饮正常;少阴脉微滑,反映出痰饮、水湿内停,病人可见大腿内侧出汗及外阴潮湿。[21]

问曰:曾为人所难①,紧脉从何而来?

师曰:假令亡汗,若吐,以肺里寒,故令脉紧也。假令咳者,坐饮冷水②,故令脉紧也。假令下利,以胃虚冷,故令脉紧也。[22]

【注释】

①难:诘问,追问。

②坐:因为、由于的意思。

【译文】

学生问:我曾被人诘问,紧脉是怎么产生的?

老师说：如果发汗太过或者用过吐法，引发了肺寒，则能形成紧脉。如果病人是因为饮用了冷水而咳嗽，脉会显紧象。如果病人因为胃肠虚寒而下利，则脉也会显紧象。［22］

寸口卫气盛，名曰高高者，暴狂而肥[①]。营气盛，名曰章章者，暴泽而光[②]。高章相搏，名曰纲纲者，身筋急，脉强直故也[③]。卫气弱，名曰惵惵者，心中气动迫怯[④]。营气弱，名曰卑卑者，心中常自羞愧[⑤]。惵卑相搏，名曰损损者，五脏六腑俱乏气虚惙故也[⑥]。卫气和，名曰缓缓者，四肢不能自收[⑦]。营气和，名曰迟迟者，身体俱重，但欲眠也[⑧]。缓迟相搏，名曰沉沉者，腰中直，腹内急痛，但欲卧，不欲行[⑨]。［23］

【注释】

①高：《说文解字·高部》："高，崇也，象台观高之形。"高，本是象形字，像楼台重叠之形。在此借用"高"这个字，抽象地表达卫气盛的状态下可能出现的若干脉象的共同属性，即脉象的有力与凸显。"高"在这里可以看作是一个概念，是对"卫气盛"可能出现的脉象如浮、紧、弦、大等共有属性的概括，是从浮、紧、弦、大等脉象的"形"或"实"中，抽象出具有共性意义之"名"。按，"名"作为中国先秦逻辑史上的一个范畴，是与"形"或"实"相对应。"名"体现出的抽象概念是对"形"或"实"的摹写。"高"与本条后文中的"章""纲""惵""卑""损""沉"六个抽象概念都属先秦逻辑中"名"的范畴。而"缓"与"迟"与前述七个抽象概念对比，相对而言则属具体概念，表达的是脉搏跳动在指下的感觉，是属于"形"或"实"的范畴。

②章：即"彰"，显露、显著的意思。此是对"营气盛"可能出现的脉

象如洪、滑、数、沉等的共有属性的抽象概括。

③纲：本意指系网的大绳，网之有纲，才能“张”，“张”才能增益、扩展，所以自古就有“纲，张之四方”的说法。另外，纲还寓有“挺直有力”的意象。所以“纲”字更涵括了“高”与“章”的凸显鸱张意义。“高”与“章”本来都具有凸显的蕴意，盛实的卫气与盛实的营气相合交集，则是盛盛相合，“高”与“章”交集，此属于邪气叠盛益笃。“纲”是从“高”与“章”二字的蕴意中，又抽象出具有共性意义的新概念。

④惵（dié）：惧，怯弱。虚则惧。《黄帝内经·素问·生气通天论篇第三》曰：“阴者藏精而起亟也，阳者卫外而为固也。”卫气怯弱不能卫外，反映在脉象上是怯弱的态势，所以用“惵”字概括若干具有虚弱性特点的脉象。“惵”在此是对“卫气弱”时寸口可能出现的脉象如虚、细、弱、沉等的共有属性的概括，是从虚、细、弱、沉等脉象之“实”中，抽象出具有共性意义的“名”，或称为概念。

⑤卑：低下，微怯，与“高”相对应，寓衰微、虚弱的含意。在此是对“营气弱”时寸口可能显现的脉象如微、弱、细、虚、涩、代等共有属性的概括，是从微、弱、细、虚、涩、代等脉象之“实”或“形”中，抽象出的具有共性意义的“名”。

⑥损：《说文解字·手部》：“损，减也。”“损”字的“凹减”特征，恰是与前文“高”字的“凸显”特征相对应。“损”是从更高层次对“惵”与“卑”所具有的怯弱共性的再抽象。

⑦缓：不紧曰缓。此是从紧张度方面表达诊脉时指下柔顺和软的感觉。和前文中的“名”相比校，此属于“形”或“实”。

⑧迟：不数曰迟。此是从速度方面表达诊脉时指下舒徐从容的感觉。按，缓与迟从紧张度与速度两个不同角度表达平人寸口脉的和缓舒徐形象。此处的“缓”与“迟”是表达脉象，与前文的“高”“章”“纲”“惵”“卑”“损”比较，相对而言是具体概念，也

属于“形”或“实”,因此不属于抽象概念。

⑨沉:在此一则是排除“缓”所蕴含的紧张度属性,二则排除“迟”所蕴含的速度属性,从中再进一步抽象出的共性是从容、稳重、沉潜的属性,文中选用“沉”这个字来概括。不言而喻,“沉”也是抽象形式的概念,用以表达营卫谐和、阴平阳秘、真气固藏的状态。

【译文】

诊寸口脉,卫气盛实,称为“高”。营气盛实,称为“章”。“高”与“章”相合交集,称为“纲”。卫气怯弱,称为“惵”。营气怯弱,称为“卑”。“惵”与“卑”相合交集,称为“损”。卫气和畅,称为“缓”。营气和畅,称为“迟”。“缓”与“迟”相合交集,称为“沉”。[23]

寸口脉缓而迟①,缓则阳气长,其色鲜,其颜光,其声商②,毛发长。迟则阴气盛,骨髓生,血满,肌肉紧薄鲜硬③,阴阳相抱,营卫俱行,刚柔相得,名曰强也④。[24]

【注释】

①缓:脉象不紧曰“缓”。“缓”是从紧张度方面表述指下脉搏的柔和感。迟:脉象不数曰“迟”。“迟”是从速度方面表达指下脉搏的舒徐从容感。

②商:古代五音宫、商、角、徵、羽之一。商音声促清高,激越嘹亮。

③薄:聚。

④强(qiáng):健。此指身体健壮,肌肉紧束、结实、硬朗而不壅腴。

【译文】

寸口脉缓而迟,脉来和缓则阳气旺,人的气色光鲜,说话的声音嘹亮高畅,毛发生长润泽。脉来舒徐从容则阴气盛,骨髓滋养不息,血脉充盈丰满,肌肉结实硬朗,阳生阴长,阴平阳秘,营行脉中,卫行脉外,刚柔互济,这就是身体健壮。[24]

跌阳脉滑而紧①,滑者胃气实②,紧者脾气强③,持实击强,痛还自伤④,以手把刃,坐作疮也⑤。[25]

【注释】

①趺阳脉滑而紧:《辨脉法第一》第24条曰:“趺阳脉迟而缓,胃气如经也。”这是讲胃气正常情况下的趺阳脉的脉象是从容和缓、不徐不疾。按,《金匮要略·水气病脉证并治第十四》:“趺阳脉当伏。”这是由趺阳脉略隐于足背二骨之间的位置决定了正常情况下是伏而不弱。《辨脉法第一》第24条所讲的“迟而缓”,是表达脉的“率”与“律”,《水气病脉证并治第十四》所讲的“伏”,则是表达脉的“位”与“势”。本条此处“趺阳脉滑而紧”属于病脉。反映的病机是“胃气实”与“脾气强”。

②滑者胃气实:脉滑主热盛积壅,“胃气实”是讲胃气邪盛,所以症见腹满痞塞。按,“辨阳明病篇”第180条:“阳明之为病,胃家实是也。”《金匮要略·中风历节病脉证并治第五》曰:“趺阳脉浮而滑,滑则谷气实。”“胃家实”“谷气实”均属“胃气实”。

③紧者脾气强:趺阳脉紧,反映出气机壅塞,脾络不通。脾气强,脾家邪盛。按,《辨脉法第一》《平脉法第二》凡言及脾,多言虚证,但本条“脾气强”则属实证。《黄帝内经·灵枢·本神第八》云:“脾藏营,营舍意,脾气虚则四肢不用,五脏不安,实则腹胀,经溲不利。”脾病可虚可实。“辨太阴病篇”第279条:“本太阳病,医反下之,因尔腹满时痛者,属太阴也,桂枝加芍药汤主之。”此条的“腹满时痛”即为脾气强,此属气机壅塞,血行瘀滞,脾络不通,所以腹满痛,甚者可至大实痛。痛,反映在脉象上,不论是寸口脉还是趺阳脉,最常见的脉象是紧。

④痛:病。还(xuán):立即。

⑤坐:因为,由于。疮:古同"创"。外伤。

【译文】

趺阳脉滑而紧,滑是胃气邪盛,紧是脾邪壅滞,胃邪盛实与脾邪壅滞交集、搏击,中焦"自家"内乱,气机壅塞。这就像用手把持刀刃,必自我伤害而成创口那样立即引发病证。[25]

寸口脉浮而大[①],浮为虚,大为实,在尺为关[②],在寸为格[③],关则不得小便,格则吐逆。[26]

【注释】

①大:脉来贯通寸、关、尺三部。

②关:闭。此指尿闭。按,三焦气机逆乱,决渎失调,水道不能出,不得尿。

③格:阻隔不通。按,《黄帝内经·素问·脉要精微论篇第十七》曰:"阴阳不相应,病名曰关格。"关与格不论表现出什么症状,其深层病机都是三焦气机逆乱,阴阳隔绝。本条关格既是病机又可看成病名。据现存有关文献,关格最早当见于《黄帝内经》。《黄帝内经·素问·六节藏象论篇第九》《黄帝内经·素问·脉要精微论篇第十七》《黄帝内经·灵枢·脉度第十七》《黄帝内经·灵枢·终始第九》均有论述。本条所述之关格渊源于《黄帝内经》。后世医家多宗仲景说,称关则不得小便,格则吐逆,关格则呕吐尿闭。

【译文】

寸口脉浮而大,浮为正气虚,大为邪气实。关证尺脉浮大,格证寸脉浮大,关证的突出表现是不得小便,格证的特征是吐逆不止。[26]

趺阳脉伏而涩[①],伏则吐逆,水谷不化,涩则食不得入[②],名曰关格[③]。[27]

【注释】

①趺阳脉伏而涩:趺阳脉伏涩主阴寒、气滞、血瘀、津亏、血少。《金匮要略·水气病脉证并治第十四》曰:"趺阳脉当伏。"伏而不弱属趺阳脉的常脉。但本条趺阳脉伏与涩并见,则属病脉,其"伏"是推筋着骨而迟滞。《脉经·胃足阳明经病证第六》曰:"趺阳脉涩者,胃中有寒,水谷不化。"《脉经·脾足太阴经病证第五》又曰:趺阳脉"涩即脾气衰"。脾是气血生化之源,脾气衰则生化之源枯竭,运血无力,行滞而瘀。阴寒痼冷或蓄饮老痰结聚脾胃,脾阳衰困,寒凝血瘀,表现在趺阳脉上是"伏而涩"。

②食不得入:是对后文"关格"的表述。胃气违逆不降,食而不得下,吞咽如梗,同时,逆气裹胃内不消化的水谷涌逆频频,此缘阴寒痼冷、瘀血积聚或蓄饮老痰阻滞、梗塞所致。

③关格:对前文"食不得入"的概括。吞咽如梗,此属三焦气机紊乱,阴阳气隔绝。按,《伤寒论》中,"关格"首见本篇第15条"下微本大者,则为关格不通,不得尿",次见本篇第26条"在尺为关,在寸为格,关则不得小便,格则吐逆",再见本条"伏则吐逆,水谷不化,涩则食不得入"。归纳起来,仲景时代的"关格"表达的是由于三焦逆乱,阴阳隔阻而出现的"不得尿""吐逆"以及吞咽如梗的"食不得入"诸症状。这些症状可以单独出现,重笃者可以并见。

【译文】

趺阳脉伏而涩,伏脉反映出呕吐上逆、食谷未化的病机,涩脉反映出吞咽困难、食不得下的病机,此种病证称作"关格"。[27]

脉浮而大,浮为风虚[①],大为气强[②],风气相搏,必成隐疹，身体为痒。痒者，名泄风[3]。久久为痂癞眉少发稀，身有干疮而腥臭也[4]。[28]

【注释】

①风虚：风乘虚入。风，外邪。虚，虚隙，此指正气疏阔不周。

②气：概言营卫正气。强：表达正邪相争的态势。

③泄风：此指风性走窜不居，皮疹瘙痒游移不定。泄，发，出。

④痂癞：身痒欲搔，搔后益痒，久之创破皮损，血溢结瘢如甲，叠重顽癣。痂，脓血结成的疮壳。癞，此泛指顽癣、恶疮。

【译文】

脉浮而大，脉浮反映出外邪乘虚而入，脉大反映出营卫虽有不足但奋起抗邪。风气集聚相争，风窜皮间如虫行皮中而成隐疹，瘙痒难忍，此称为"泄风"。"泄风"为病，久搔创破皮损，而成为痂皮叠重的顽癣、恶疮。[28]

寸口脉弱而迟，弱者卫气微，迟者营中寒[1]。营为血，血寒则发热[2]。卫为气，气微者心内饥，饥而虚满，不能食也[3]。[29]

【注释】

①"寸口脉弱而迟"以下几句：卫气衰微，必卫阳虚馁，所以寸口脉显弱象。营中血衰贫微，血行滞缓，所以寸口脉显迟涩象。寒，此指贫乏、衰微。

②血寒则发热：营中血衰贫乏，属慢性虚劳过程。此指饮食劳倦内伤脾胃，不能化生营血，血虚则气无所依，而浮散于外，所以显低热绵绵，此热属血虚发热。血寒，血虚。

③"气微者心内饥"以下几句：卫气微的原因是胃脘虚满，虽饥而不能食。心，此指胃或胃脘部。本证脾虚失运，胃呆不纳，所以脘腹虚满气胀，虽饥而不欲食。按，《黄帝内经·灵枢·营卫生会第十八》曰："人受气于谷，谷入于胃，以传与肺，五脏六腑皆以受气，其清者为营，浊者为卫。"营卫俱产生于脾胃，脾虚失运，胃呆不纳，日久必引发卫弱营衰。

【译文】

寸口脉弱而迟，弱反映出卫气虚弱，迟反映出营血贫乏。营血同源，血虚气无所依，浮散于外则发热绵绵。卫属阳气，卫气虚缘于脾胃虚弱，脘腹虚满气胀，虽饥而不欲食，谷不入胃，卫气无以化生。[29]

趺阳脉大而紧者①，当即下利，为难治。[30]

【注释】

①趺阳脉大而紧："紧"在此体现出脉象中有张力，"大"与"紧"并见，必是大而有力，此属于邪气盛的实脉。

【译文】

病人趺阳脉大而紧且有力搏指，伴见腹泻，此属正虚邪实难治之证。[30]

寸口脉弱而缓①，弱者阳气不足，缓者胃气有余②，噫而吞酸③，食卒不下④，气填于膈上也一作下⑤。[31]

【注释】

①寸口脉弱而缓：脉弱，脉象沉而细软无力，主胃的阳气不足。脉缓，脉象慢而弛纵，主胃弱疲惫，腐熟、传导功能衰减。

②胃气有余：胃中邪实。此指食谷不化。

③噫（ài）：胃内有气上逆或伴声响。后用“嗳”。吞酸：随胃内气逆伴酸水至口腔或咽嗌，有时来不及吐出而又下咽。

④卒（zú）：完毕。

⑤填：此指病人餐后胃脘饱满痞塞之感。

【译文】

寸口脉弱而缓，弱反映出胃阳不足，缓反映出胃有积食，症见噫气吞酸，食后不下，胸闷脘胀，壅滞痞塞。[31]

趺阳脉紧而浮，浮为气，紧为寒。浮为腹满，紧为绞痛①。浮紧相搏，肠鸣而转，转即气动，膈气乃下②。少阴脉不出，其阴肿大而虚也③。[32]

【注释】

①绞痛：此指腹内剧烈痉挛疼痛，似有外力在绞拧状。

②“肠鸣而转”以下几句：此属寒性凝敛沉降，肠间积气奔窜转坠，下趋少腹感。

③少阴脉不出，其阴肿大而虚也：此指腹内转气，沉坠下趋并伴剧烈疼痛，而坠入阴囊且有嵌顿或绞窄，阻滞足厥阴肝经的急脉穴、阴廉穴以及五里穴气血运行，引致下肢气血不畅，故“少阴脉不出”。少阴脉，位于内踝太溪搏动处。阴，此指阴囊。虚，空虚，引申为“软”。按，此节表述似属今人所言之“腹股沟斜疝”。

【译文】

趺阳脉紧而浮，浮主膈气不降，紧主阴寒凝聚。气壅腹满则脉浮，寒凝绞痛则脉紧。浮紧并见，满痛交加，肠鸣转气，膈气坠降。阴囊肿大而虚软，阻滞气血运行，少阴太溪脉隐匿不显。[32]

寸口脉微而涩，微者卫气不行，涩者营气不逮[①]。营卫不能相将[②]，三焦无所仰[③]，身体痹不仁。营气不足，则烦疼[④]，口难言。卫气虚者，则恶寒数欠。三焦不归其部，上焦不归者，噫而酢吞[⑤]；中焦不归者，不能消谷引食；下焦不归者，则遗溲[⑥]。[33]

【注释】

①"寸口脉微而涩"以下几句："辨太阳病篇"第53条有"以营行脉中，卫行脉外"，正常情况下营与卫是并行温润。此脉微反映出阳气虚，卫气运行不畅。脉涩反映出阴气虚，营血不足。不逮，不足。

②相将：相随，谐和。

③仰：依赖。

④烦疼：疼痛严重。烦，表达疼的程度严重。

⑤酢（cù）吞：吞酸。酢，同"醋"。

⑥遗溲（sōu）：小便失禁。溲，小便。

【译文】

寸口脉微而涩，脉微反映出卫气运行不畅，脉涩主营血不足。营卫不相谐和，三焦功能无所依托，肌肤麻木，感觉不敏。营血衰惫，病人肢节疼痛严重，语言迟涩。卫气虚弱，病人恶寒伴见呵欠连连。三焦不能发挥正常功能，上焦功能失调，症见嗳气吞酸；中焦功能失调，不能消化水谷，食欲不振；下焦功能失调，则小便失禁。[33]

趺阳脉沉而数[①]，沉为实，数消谷。紧者病难治。[34]

【注释】

①沉：脉不浮的意思，反映胃气不虚。数：反映胃有积热。

【译文】

病人趺阳脉沉而数，脉沉属常脉，反映出胃气不虚，脉数反映出胃素积热，所以病人善饥多食。脉紧反映出胃寒痼冷，此属于难治的病证。［34］

寸口脉微而涩，微者卫气衰，涩者营气不足[①]。卫气衰，面色黄[②]；营气不足，面色青[③]。营为根，卫为叶，营卫俱微，则根叶枯槁而寒栗、咳逆、唾腥、吐涎沫也。［35］

【注释】

①“寸口脉微而涩”以下几句：寸口脉微主阳气虚、卫气衰。寸口脉涩主血虚、血滞，营气不足。

②卫气衰，面色黄：卫气虚衰，肌肤失于温煦、充泽，所以面部显萎黄，枯槁不泽。

③营气不足，面色青：心主血，肝藏血，营血不足，血行滞涩，所以面色黄白，淡青无华。

【译文】

病人寸口脉微而涩，脉微反映出卫气虚衰，脉涩主营血不足。卫气虚衰，病人面色萎黄，枯槁不泽；营血不足，病人面色黄白，淡青无华。营犹如树根，卫如同树叶，营卫俱衰微，仿佛树的根叶枯槁，病人表现出恶寒战栗、咳嗽喘息、咯痰腥臭、口吐涎沫等症状。［35］

趺阳脉浮而芤，浮者卫气虚，芤者营气伤[①]，其身体瘦，肌肉甲错[②]，浮芤相搏，宗气微衰，四属断绝[③]。四属者，谓皮肉脂髓。俱竭，宗气则衰矣。［36］

【注释】

①“趺阳脉浮而芤(kōu)”以下几句:正常情况下的趺阳脉是伏或沉(见《辨脉法第一》第22条,《平脉法第二》第21条)。今“趺阳脉浮而芤”,浮大中空曰“芤”,芤脉中原本含有“浮”的要素,所以轻按浮取即得。这里的“浮而芤”实质上讲的就是芤脉。趺阳脉在指下不显伏或沉,而是浮中含有空虚感,此是阴血暴虚的缘故,所以文曰“芤者营气伤”。

②肌肉甲错:肌肤粗糙、枯槁或生鳞屑。

③“浮芤相搏”以下几句:芤脉中原本含有“浮”的要素,此处突出浮芤并见,是强调气血阴阳两虚,“宗气微衰”。本证已衰及宗气,病已至脱营夺形、虚劳甲错的程度。按,宗气为一身祖始之气,《黄帝内经·灵枢·邪客第七十一》曰:“故宗气积于胸中,出于喉咙,以贯心脉,而行呼吸焉。”若“宗气微衰”,则贯心脉之力衰,行呼吸之力竭。宗气又是生命归往之气,“宗气微衰”则四肢气断血绝,皮腠肌肉、经筋骨髓痿废,病情已至危笃。

【译文】

趺阳脉浮而芤,脉浮反映卫气不足,脉芤主营气虚损,病人身体瘦弱,肌肤粗糙、枯槁、皱襞,脉浮芤并见,此属宗气衰败,四肢筋骨痿废之重证。[36]

寸口脉微而缓,微者卫气疏,疏则其肤空[①];缓者胃气实,实则谷消而水化也[②]。谷入于胃,脉道乃行,水入于经,其血乃成。营盛则其肤必疏[③],三焦绝经,名曰血崩[④]。[37]

【注释】

①“寸口脉微而缓”以下几句:寸口脉微反映卫气虚。缓,表达脉虽

然“微”,极细极软,或若有若无,但仍有胃气,所以后文讲“胃气实”。卫气疏,指卫气虚衰。疏,空虚、稀少的意思。按,卫气的功能是温分肉,充皮肤,肥腠理,司开阖。所以如果卫气虚衰,必引发肌腠、皮肤空松不密,此所谓“肤空”。

②缓者胃气实,实则谷消而水化也:胃气实,此指有胃气。按,有者为实,无者为虚。因为有胃气,脉来虽然细软,但徐缓柔和,所以“谷消而水化”。

③营盛则其肤必疏:“营盛”是与前文“卫气疏”对比而言。“肤必疏”与前文“肤空”都是肌肤腠理空疏,此处所谓“营盛”,不是真正的营气盛,而是强调卫与营不谐和。

④三焦绝经,名曰血崩:正常情况下,营在脉中,卫在脉外,周行不休。今营卫不和,三焦失调,三焦正常的运行中断。绝,止,断。经,常。血崩,此指三焦失调,气血紊乱,营血运行失序而妄行,意蕴各种因素引发的大出血倾向。崩,毁。按,血崩首见于《黄帝内经·素问·六元正纪大论篇第七十一》,原指迫血妄行的诸多出血症状,非后世专指妇人大出血之崩漏。

【译文】

寸口脉微而缓,脉微反映出卫气虚衰,卫气虚则其肌肤疏松;脉缓是有胃气的表现,所以能消化水谷。水谷入于胃,化为精微,受气取汁,变化而赤,营血充盈,经脉循行。如果营卫不和,则肌肤疏松,三焦正常的运行中断,气血紊乱妄行,此称为“血崩”。[37]

趺阳脉微而紧①,紧则为寒,微则为虚,微紧相搏,则为短气②。[38]

【注释】

①趺阳脉微而紧:趺阳脉位置决定了它是以略“伏”或略“沉”为常

脉，因此本条所言的脉微是轻取指下显极细极软之微象，所言的脉紧是重取略有搏指之感。所以才有后文“微紧相搏”的表述。

②短气：呼吸短促而不相接续。

【译文】

趺阳脉微而紧，沉取脉紧反映出中焦阴寒内盛，浮取脉微则主卫气虚馁，阳气不足。从浮取脉微与沉取脉紧并见中，可以知道本证短气是营卫俱伤，脾胃两虚，中焦虚寒。[38]

少阴脉弱而涩①，弱者微烦，涩者厥逆。[39]

【注释】

①少阴脉弱而涩：少阴脉，指内踝后太溪搏动处。弱，形细、势软、位沉，反映出阴阳俱衰之象。涩，主精亏血少。

【译文】

厥逆与少阴脉弱涩并见，脉弱反映出虚热内生，所以病人微烦不宁，脉涩主精亏血少，气不温四末，所以症见厥逆。[39]

趺阳脉不出，脾不上下①，身冷肤硬。[40]

【注释】

①脾不上下：此指脾气的运转功能失调，即《辨脉法第一》第32条所说的“脾气不转”。按，“脾气散精”“以灌四旁”，脾气正常的转输是先升而后降，先上而后下，今“脾不上下”，是讲脾气呆滞不运。

【译文】

肌肤冷硬并见趺阳脉匿伏不显，此属脾不运化，升降失调，气血两亏，引致肌肤腠理失去温和与柔润感。[40]

少阴脉不至，肾气微，少精血，奔气促迫①，上入胸膈，宗气反聚，血结心下。阳气退下，热归阴股，与阴相动②。令身不仁，此为尸厥，当刺期门、巨阙③。宗气者，三焦归气也，有名无形，气之神使也。下荣玉茎，故宗筋聚缩之也。[41]

【注释】

①奔气促迫：有气动于脐间，上冲心胸。

②"阳气退下"以下几句：此属文句倒置，解说后文"刺期门、巨阙"之后，机体气血、阴阳的良性变化。阴股，大腿内侧。此泛指股、胫、足。

③"令身不仁"以下几句：语意上承"宗气反聚，血结心下"。身不仁，无知觉。尸厥，突发昏厥，不省人事，状如死人。期门，足厥阴经穴位，乳下第六肋间隙。见于"辨太阳病篇"第108、109、142、143诸条以及"辨阳明病篇"第216条等。巨阙，任脉穴位，脐中上六寸，是心的募穴。

【译文】

少阴脉指下寻按不到，此是肾气虚弱，精血亏损，可并见气从少腹上冲心胸的症状，这是宗气逆乱结聚，血随气逆，壅聚心下。病人突发无知觉，不省人事，状如死人。应当急刺期门、巨阙穴，引浮阳归元、足由厥冷而转为温热，阳气与阴气由不相顺接而重新转化为顺接。[41]

寸口脉微，尺脉紧，其人虚损多汗，知阴常在，绝不见阳也①。[42]

【注释】

①知阴常在，绝不见阳也：此指阴寒独盛，阳气衰少，阴阳气不相顺

接。绝，断。

【译文】

寸脉微与尺脉紧并见，病人虚损、多汗，此属寒盛阳衰，阴阳气不相顺接。[42]

寸口诸微亡阳①，诸濡亡血②，诸弱发热，诸紧为寒。诸乘寒者③，则为厥，郁冒不仁④，以胃无谷气⑤，脾涩不通，口急不能言，战而栗也。[43]

【注释】

①诸：此指寸、关、尺三部。

②亡血：此指津液耗伤。

③乘：此处指感受。

④郁冒不仁：神志昏蒙，知觉不敏。郁，积聚、阻滞的意思。冒，覆盖，若无所见，如有物覆盖，头目蒙蔽。按，郁冒，又见"辨厥阴病篇"第366条，另见《金匮要略·妇人产后病脉证治第二十一》篇。其形成离不开两方面的因素：一是阳虚，正气不足；二是寒邪郁表。郁，言病机。冒，外在表现与形象。

⑤谷气：此指消化水谷的功能。

【译文】

寸、关、尺三部脉俱微，此是阳气衰微的表现，俱濡是津液亏损的表现，俱弱是阴阳俱衰而发热的反映，俱紧内主寒盛病机、外主恶寒症状。前文所说的脉微、脉濡、脉弱与脉紧的病人如果再感受寒邪，则引发身冷厥逆，头目昏蒙，知觉不敏，并且胃消化水谷的功能衰弱，脾的运化功能失调，病人寒战颤抖，唇齿急紧，言语不利。[43]

问曰:濡弱何以反适十一头[1]?

师曰:五脏六腑相乘,故令十一。[44]

【注释】

①濡弱何以反适十一头:濡弱,此指脉有胃气。“濡”言浮取,“弱”言沉取,此处的“濡弱”是浮、沉均显从容和缓之象,此是脉象中的胃气。按,不论是在常人的正常脉象中,还是在一般病证的病脉中,从容和缓都是不可缺失的脉象,脉中如果失却从容舒缓之象,这就是真脏脉,此属危象。所以,本篇与《辨脉法第一》,以及六病诸篇,不论寸口脉、趺阳脉还是少阴脉,不论浮取还是沉取,不论冬夏还是春秋,除了真脏脉,不论什么脉象都蕴涵胃气。因此脉象中的从容舒缓之象具有普遍性。反,反复的意思。引申为普遍。适,适合。头,端头,开端。这是以五脏六腑为开端、头绪,把脏腑、经络、气血所反映出的正常与异常的脉象变化,理顺为十一个条贯,称为“十一头”。“十一头”表达出脏与脏、腑与腑、脏与腑的连属依存、互相制约关系,表现在动与静、收与散、藏与泄、升与降、开与合等方面,此正如“辨太阳病篇”第97条所讲“脏腑相连”的意蕴。这些关系的变化,无不在常人与病人的脉象上反映出来。本篇与《辨脉法第一》涉及的浮、沉、迟、数、弦、紧、芤、牢、洪、大、细、小、疾、缓、濡、弱、微、伏、滑、涩、结、促、动、散等脉象,其中有些可见于四季中的常人,有些只能显见于不同病证的不同阶段。这些脉象,结合每一个具体的病人,四诊合参,只要不是濒死的危象,都蕴有不同程度的胃气之象。经典中,脏腑、经络、气血所反映出的正常与异常的脉象,是如此复杂、纷乱,因此有必要梳理并一统于纪纲,故本文提出“五脏六腑相乘”,以五脏六腑为端头,构建为十一个条贯。

【译文】

学生问道：从容和缓的脉象为什么普遍存在于脉象之中呢？

老师说：五脏六腑连属依存、互相制约，形成以五脏六腑为开端的十一个条贯。不论何脏何腑发病，不论脉显浮、沉、迟、数、弦、紧、细、微，都蕴有不同程度的胃气之象。[44]

问曰：何以知乘腑①？何以知乘脏？

师曰：诸阳浮数为乘腑，诸阴迟涩为乘脏也②。[45]

【注释】

①乘：此指外邪乘袭。

②诸阳浮数为乘腑，诸阴迟涩为乘脏也：此乃属概言，是举例。《辨脉法第一》第1条有云："凡脉大、浮、数、动、滑，此名阳也；脉沉、涩、弱、弦、微，此名阴也。"《辨脉法第一》第21条又讲："寸口脉浮为在表，沉为在里，数为在腑，迟为在脏，假令脉迟，此为在脏也。"大凡阳脉反映邪浅、病轻、证缓，阴脉反映邪深、病重、证急。按，左右手寸、关、尺三部与五脏六腑"十一头"分属，再进行"浮、中、沉"九候辨脉，则不可能只是单纯的阴阳二分两大类，而会产生阴中有阳、阳中有阴、热中夹寒、寒中夹热等丰富多变的脏腑证候情势，这才符合张仲景所说的"观其脉症，知犯何逆"的辨证要旨。纵观本条，只能算是脏腑阴阳辨脉纲领，是对脏腑阴阳脉象复杂多变情况经过简化的提示，并与《辨脉法第一》第1条有前后呼应的效应。

【译文】

学生问道：怎样才能知道外邪侵袭腑？怎样知道外邪侵袭脏呢？

老师说：浮脉、数脉等各种属阳的脉象反映外邪侵腑，迟脉、涩脉等各种属阴的脉象则主外邪侵脏。[45]

卷第二

伤寒例第三

【题解】

本篇在赵刻宋本《伤寒论》中无序号，为阅读与检索方便，本书以原文自然段落为依据，参考内容的相关性对个别自然段略作归纳，单独编列序号，计十九条。

本篇与“辨脉法”“平脉法”在《伤寒论》研究史上曾引发争论，焦点是本篇作者是张仲景还是王叔和？或是另有其他人？自明代方有执开始，把本篇从《伤寒论》原典中删除，而步方氏后尘者不乏其人。其实这是一个没有意义的争论，删除也是妄为。因为汉代末年张仲景撰著《伤寒杂病论》以后，因战乱兵火等社会因素，原书不久也就散佚了。经魏晋王叔和整理的《张仲景方》也未能得到广泛流传。到了唐代，孙思邈晚年才见到传抄的《伤寒论》。宋代治平年间，林亿、高保衡等人校定《伤寒论》时，在他们所见到的底本或校本中已经包含“伤寒例”以及“辨脉法”“平脉法”的内容，因而“伤寒例”成为宋本《伤寒论》不可分离的一部分。

现今我们所见到的《伤寒论》原文，其中所蕴涵的思想、内容是张仲景的，但是在文本表现形式上，肯定有相当部分已经不是出自张仲景之手，如王叔和所说：“今搜采仲景旧论，录其证候、诊脉、声色、对病真方有神验者，拟防世急也。”“搜采”的过程实际上即隐含对民间传抄文本的默认。

再如把方剂列在有关条文之后，这是孙思邈的做法，孙氏为了“须有检讨，仓促易知”而“以方证同条，比类相符”，从而把相关方剂列在对应条文之下。林亿等在校勘时，接受了王叔和的“搜”“录”，采纳了孙思邈的调整。所以宋本《伤寒论》每卷卷目之下，均有“汉张仲景述，晋王叔和撰次”的署名。“述”，强调原著。表达出张仲景“勤求古训，博采众方，撰用《素问》《九卷》《八十一难》《阴阳大论》《胎胪》《药录》，并平脉、辨证，为《伤寒杂病论》，合十六卷”的历史事实。“撰次”，是编辑、排序。“述”与“撰次”表达出张仲景与王叔和在宋本《伤寒论》中的定位，即张仲景是原作者，而王叔和则属后来编辑。《伤寒论》流传史的变迁，造就了现今我们所见到的《伤寒论》面貌。真正推动、促进中医学发展的是宋本《伤寒论》，而不是林亿等人校定之前的任何传本，这从《伤寒论》未能广泛流传时期隋代的《诸病源候论》、唐代《备急千金要方》《外台秘要》《医心方》（日人辑）等所反映出的医学概貌，与宋代《伤寒论》流传以后金元时期医学繁荣的比较中，可见一斑。本书底本是赵刻宋本《伤寒论》，因此“伤寒例”以及“辨脉法”“平脉法”也是本书不可缺少的一部分。

《伤寒例第三》明显受到《礼记·月令》《吕氏春秋·十二纪》《淮南子·天文训》等“古训”的直接或间接的影响，利用汉代或汉代以前的天文历法研究成果，用北斗星斗柄旋转指定的方位，确定“四时八节二十四气七十二候”。《伤寒例第三》援引《阴阳大论》，把人的生命活动置于大自然的时间和空间中，观察天地对人发病的影响，讨论人体在不同四时背景下，感受外邪后的不同反应，从而寻求“决病”之法。从《难经》关于“伤寒有五，有中风，有伤寒，有湿温，有热病，有温病，其所苦各不同”中，领悟并进一步界定狭义伤寒的发病特征，指出感受寒邪之后随即发病的称为“伤寒”；不随即发病，寒邪毒气藏于肌肤，到了春季就变为“温病”，到了夏季就变为“暑病”。张仲景在《伤寒论》自序中回顾他著述的心路历程时说“勤求古训，博采众方，撰用《素问》《九卷》《八十一难》《阴阳大论》《胎胪》《药录》，并平脉、脉证”。这从“伤寒例”中可以得到印证。

如果把《黄帝内经》看作是一个密封的“环”，而把六病诸篇看作是另一个密封的“环”，那么，“伤寒例”就是连接这两个“环”的中间环节。构建六病诸篇的理论框架三阴三阳分证不是一步对接《黄帝内经·素问·热论篇第三十一》，而是通过“伤寒例”的过渡，间接融通蝶变，这反映出张仲景对伤寒发病的认识轨迹。

从《黄帝内经·素问·热论篇第三十一》的“伤寒一日，巨阳受之”，“二日，阳明受之”，“三日，少阳受之”，“四日，太阴受之”，“五日，少阴受之”，“六日，厥阴受之”，到《伤寒例第三》的“尺、寸俱浮者，太阳受病也，当一二日发”，“尺、寸俱长者，阳明受病也，当二三日发”，“尺、寸俱弦者，少阳受病也，当三四日发”，“尺、寸俱沉细者，太阴受病也，当四五日发”，“尺、寸俱沉者，少阴受病也，当五六日发”，“尺、寸俱微缓者，厥阴受病也，当六七日发”，再到《伤寒论》六病诸篇中的“伤寒一日，太阳受之”，“伤寒二三日，阳明、少阳证不见者，为不传也”，“太阳病，头痛至七日以上自愈者，以行其经尽故也”，“始虽恶寒，二日自止，此为阳明病也”，“伤寒三日，阳明脉大”，“伤寒六七日，无大热，其人躁烦者，此为阳去入阴故也”，“伤寒三日，三阳为尽，三阴当受邪”等，从中可以看出，《黄帝内经》中关于热病的论述是张仲景论伤寒病的理论渊源。“伤寒例”既继承了《黄帝内经》关于热病的阐释，同时又对其进行了符合自己认识与实践的新论述；最后通过《伤寒论》六病诸篇的升华，完成了伤寒发病与治疗的一整套理、法、方、药理论体系的嬗变。

《伤寒例第三》作为六病诸篇的“绪论”或“导言”，对感受外邪所引发的各种热病在不同程度上展开论述，如：“中而即病”的伤寒，中而“不即病”的温病与暑病，同时还论及了疫气为病的寒疫与冬温等，从而为六病诸篇进行了理论上的铺垫，为后续的六病诸篇以狭义伤寒证治为中心的论述，提供了可广可狭、可横可纵的理论空间，同时也为后世医家打开了辨证论治思维的闸门。

四时八节① 二十四气② 七十二候决病法③

立春正月节斗指艮④ 雨水正月中指寅⑤

惊蛰二月节指甲 春分二月中指卯

清明三月节指乙 谷雨三月中指辰

立夏四月节指巽 小满四月中指巳

芒种五月节指丙 夏至五月中指午

小暑六月节指丁 大暑六月中指未

立秋七月节指坤 处暑七月中指申

白露八月节指庚 秋分八月中指酉

寒露九月节指辛 霜降九月中指戌

立冬十月节指乾 小雪十月中指亥

大雪十一月节指壬 冬至十一月中指子

小寒十二月节指癸 大寒十二月中指丑

二十四气，节有十二，中气有十二，五日为一候，气亦同，合有七十二候，决病生死，此须洞解之也。[1]⑥

【注释】

①四时八节：四时，春秋冬夏。八节，立春、春分、立夏、夏至、立秋、秋分、立冬、冬至。

②二十四气：立春、雨水、惊蛰、春分、清明、谷雨、立夏、小满、芒种、夏至、小暑、大暑、立秋、处暑、白露、秋分、寒露、霜降、立冬、小雪、大雪、冬至、小寒、大寒。

③七十二候：古代黄河流域的物候历。以五日为一候，三候为一气，一年分二十四气，共七十二候。各候均以一个物候现象对应，称“候应”。候应分两大类，一大类是生物类候应，其中又分植物候应与动物候应。如植物候应用幼芽萌动、开花、结实等表示；动物候应用动物的始振、始鸣、交配、迁徙等表示。另一大类是非生物类候应，用始霜、结冰、始冻、解冻、雷发声等表示。七十二候候应的依次变化，反映了一年中气候变化的大体概况。按，七十二候始见于先秦古籍《逸周书》。

④立春正月节斗指艮：立春，二十四节气之首。正月，一年的第一个月，是一年的开始，又称岁首。按，在中国历法史上，选定哪一个月为一年的开始，即岁首正月，在不同的历史时期有不同的选定。据历法史学者考证，夏以寅月为正月，商以夏历十二月（丑月）为正月，周以夏历十一月（子月）为正月（《史记·历书》）。汉武帝修《太初历》，以冬至所在之月为十一月，以寅月为岁首正月。以季冬十二月（丑月）为年终。节，在二十四节气中处于奇位的，含立春、惊蛰、清明、立夏、芒种、小暑、立秋、白露、寒露、立冬、大雪、小寒，位在月初，称为十二节。十二节是按天干甲、乙、丙、丁、庚、辛、壬、癸八干的顺序排列，其中立春、立夏、立秋、立冬是用四维艮、巽、坤、乾表述。十二节多在上半月。斗，北斗七星，由天枢、天璇、天玑、天权、玉衡、开阳、瑶光等七颗星组成。第一至第四为魁，第五至第七为杓（biāo）。因北斗七星排列形状如斗，故以“斗”命名。按，《黄帝内经·素问·生气通天论篇第三》曰：“因于寒，欲如转枢，起居如惊，神气乃浮。”此处之“枢”就是指北斗星，北斗七星的第一星称“天枢”，转枢，就是指北斗星围绕太一（北极星）自东向西旋转于外，根据斗柄旋指方向以定四时八节二十四节气及十二辰，这在天文史上称为“斗历”。指，北斗星斗柄旋指的不同方位。《鹖冠子·环流第五》曰：“斗柄东指，天下皆春；

斗柄南指，天下皆夏；斗柄西指，天下皆秋；斗柄北指，天下皆冬。”立春、立夏、立秋、立冬又用八卦中的艮、巽、坤、乾表述方向。又按，八卦源于《周易》，相传为伏羲所作，其八种具有象征意义的基本图形，命之为乾、坤、震、巽、坎、离、艮、兑，后世释其蕴意为象征天、地、雷、风、水、火、山、泽八种宇宙现象。斗柄指东北为立春，以艮代表方位，此所谓“立春正月节斗指艮”；斗柄指东南为立夏，以巽代表方位，此所谓“立夏四月节指巽”；斗柄指西南为立秋，以坤代表方位，此所谓“立秋七月节指坤”；斗柄指西北为立冬，以乾代表方位，此所谓“立冬十月节指乾”。

⑤正月中：二十四节气中处于偶位的，含雨水、春分、谷雨、小满、夏至、大暑、处暑、秋分、霜降、小雪、冬至、大寒，位在月半，谓之中气。五日称为“候”，三候称为“气”，蕴每月气候特征的标识。此十二气是按地支顺序排列。因为言“节”则“气”必在其中，所以习称“节气”。

⑥[1]：关于四时八节、二十四气、七十二候之间的关系，我参考古图，重新设计了星斗八卦四时八节二十四气阴阳升降图如下：

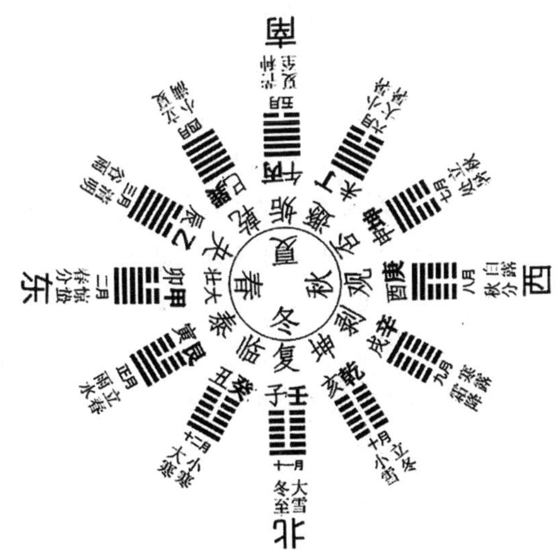

【译文】

四时八节　二十四气　七十二候决病法

立春是正月第一个节气，北斗星斗柄指东偏北方“艮”

雨水是正月第二个节气，北斗星斗柄指东偏北方“寅”

惊蛰是二月第一个节气，北斗星斗柄指向正东方“甲”

春分是二月第二个节气，北斗星斗柄指向正东方“卯”

清明是三月第一个节气，北斗星斗柄指东偏南方“乙”

谷雨是三月第二个节气，北斗星斗柄指东偏南方“辰”

立夏是四月第一个节气，北斗星斗柄指南偏东方“巽”

小满是四月第二个节气，北斗星斗柄指南偏东方“巳”

芒种是五月第一个节气，北斗星斗柄指向正南方“丙”

夏至是五月第二个节气，北斗星斗柄指向正南方“午”

小暑是六月第一个节气，北斗星斗柄指南偏西方“丁”

大暑是六月第二个节气，北斗星斗柄指南偏西方“未”

立秋是七月第一个节气，北斗星斗柄指西偏南方“坤”

处暑是七月第二个节气，北斗星斗柄指西偏南方“申”

白露是八月第一个节气，北斗星斗柄指向正西方“庚”

秋分是八月第二个节气，北斗星斗柄指向正西方“酉”

寒露是九月第一个节气，北斗星斗柄指西偏北方“辛”

霜降是九月第二个节气，北斗星斗柄指西偏北方“戌”

立冬是十月第一个节气，北斗星斗柄指北偏西方“乾”

小雪是十月第二个节气，北斗星斗柄指北偏西方“亥”

大雪是十一月第一个节气，北斗星斗柄指向正北方“壬”

冬至是十一月第二个节气，北斗星斗柄指向正北方“子”

小寒是十二月第一个节气，北斗星斗柄指北偏东方“癸”

大寒是十二月第二个节气，北斗星斗柄指北偏东方“丑”

二十四气，节有十二，中气有十二，五日为一候，气亦同，共有七十二候，决病生死，由此可以明察理解了。[1]

《阴阳大论》云[①]：春气温和，夏气暑热，秋气清凉，冬气冰列[②]，此则四时正气之序也。冬时严寒，万类深藏，君子固密，则不伤于寒，触冒之者[③]，乃名伤寒耳。其伤于四时之气，皆能为病，以伤寒为毒者[④]，以其最成杀厉之气也[⑤]。中而即病者[⑥]，名曰伤寒。不即病者，寒毒藏于肌肤，至春变为温病，至夏变为暑病。暑病者，热极重于温也。是以辛苦之人，春夏多温热病者，皆由冬时触寒所致，非时行之气也[⑦]。[2]-（1）

【注释】

①《阴阳大论》：汉代以前的医籍，后世亡佚，今已不可见。

②冰列：义晦，疑误。本条后文有“十一月十二月寒冽已严”，律以上下文例，作“冰冽”是。

③触冒：接触。此处引申为感受。

④毒：此处表达程度严重。

⑤杀厉：暴厉肃杀。

⑥中（zhòng）：遭受。

⑦时行：此指流行性或传染性疾病。

【译文】

《阴阳大论》说：春气温和，夏气炎热，秋气凉爽，冬气严寒，此属四季正常气候的常态。冬季气候严寒，生物都深居蛰藏，善于养生的人防护周密，则不会感受寒邪，如果感受了寒邪出现了症状，此称为伤寒。人感受四时温热凉寒邪气，都能引发病证，而以感受寒邪最为严重，因为寒邪最暴厉肃杀。感受寒邪之后随即发病的，此称为“伤寒”。不随即发病，寒邪毒气藏于肌肤，到了春季就变为温病，到了夏季就变为暑病。暑病的热势盛重于温病。因此体力劳动辛苦的人，春夏多发温热病，这些都是由冬季感受寒邪藏于肌肤引起的，此不属于春夏时节流行性邪气所引发。[2]-(1)

凡时行者，春时应暖而反大寒，夏时应热而反大凉，秋时应凉而反大热，冬时应寒而反大温，此非其时而有其气，是以一岁之中，长幼之病多相似者，此则时行之气也。夫欲候知四时正气为病及时行疫气之法，皆当按斗历占之①。九月霜降节后宜渐寒，向冬大寒，至正月雨水节后宜解也。所以谓之雨水者，以冰雪解而为雨水故也。至惊蛰二月节后，气渐和暖，向夏大热，至秋便凉。从霜降以后，至春分以前，凡有触冒霜露，体中寒即病者，谓之伤寒也。九月十月寒气尚微，为病则轻。十一月十二月寒冽已严②，为病则重。正月二月寒渐将解，为病亦轻。此以冬时不调③，适有伤寒之人，即为病也。[2]-(2)

【注释】

①斗历：古代以北斗星斗杓运转所指以定四时，称斗历。占：推测，测算。

②寒冽：极冷，严寒

③不调（tiáo）：不协调，此指人体阴阳失调。

【译文】

所谓流行病证，是春季应温暖反而大寒，夏季应炎热反而大凉，秋季应凉爽反而大热，冬季应严寒反而大温，这些都不是四季应有的正常气候，因此在一年之中，能引发老幼不同年龄的人发生相似的病证，此属于流行性的邪气。要想判断四季春暖夏热秋凉冬寒正常气候引发的病证与流行性的邪气引发的病证，都应当按照斗历推测。九月霜降节过后气候应当逐渐寒冷，到了冬季则变为大寒，到了正月时，雨水节后则严冬冰雪应当逐渐解冻。所以这个节气称为“雨水”，这是因为冰雪解冻而成为雨水的缘故。到了惊蛰二月节之后，气候逐渐和暖，到了夏季则大热，到了秋季，便开始凉爽。从霜降以后，到春分以前，凡是感受霜露寒冷，寒邪侵袭身体随即发病的，称为“伤寒”。九月、十月寒气还比较轻微，发病则轻缓。十一月、十二月气候严寒，发病则深重。正月、二月寒冷气候逐渐缓解，人体发病也轻缓。这是因为冬季养护不当，阴阳失调，人体感受寒邪随即发病。[2]-(2)

其冬有非节之暖者，名为冬温。冬温之毒与伤寒大异，冬温复有先后，更相重沓[①]，亦有轻重，为治不同，证如后章。从立春节后，其中无暴大寒，又不冰雪，而有人壮热为病者，此属春时阳气发于冬时伏寒，变为温病。从春分以后至秋分节前，天有暴寒者，皆为时行寒疫也。三月四月或有暴寒，其时阳气尚弱，为寒所折[②]，病热犹轻。五月六月阳气已盛，为寒所折，病热则重。七月八月阳气已衰，为寒所折，病热亦微，其病与温及暑病相似，但治有殊耳[③]。[2]-(3)

【注释】

①重沓（tà）：重叠，复杂。

②折：减损，损伤。

③殊：不同。

【译文】

如果由于冬季有不合时令的温暖而引发外感病，这称为“冬温”。

引发“冬温”的邪气与“伤寒”大不一样，“冬温”发病可早可晚、可先可后，症状复杂，病证也有轻重差别，所以治法也不相同，具体证候在后面的章节讨论。从正月立春之后，如果没有突发的严寒，也没有冰冻大雪，这时有人发病高热，这是冬时伏寒化热，随春天阳气升发之际弥漫于内外，而发为“温病”。从春分以后到秋分以前，气候若有突发寒冷，这都属于流行性的“寒疫”。三月、四月如果有突发寒冷，这时人体阳气还处在相对微弱不振的状态，被外来的寒邪损伤，发病后热势还比较轻缓。到了五月、六月期间，人体阳气已达充盛，这时如果感受寒邪，病人热势严重。七月、八月期间，人体阳气开始潜敛，这时被寒邪损伤，发病后热势也略缓和，这种“寒疫”病证与“温病”及“暑病”相似，但是治疗不同。[2]-(3)

十五日得一气，于四时之中，一时有六气，四六名为二十四气。然气候亦有应至仍不至，或有未应至而至者，或有至而太过者，皆成病气也。但天地动静，阴阳鼓击者，各正一气耳①。是以彼春之暖，为夏之暑；彼秋之忿，为冬之怒②。是故冬至之后，一阳爻升，一阴爻降也③；夏至之后，一阳气下，一阴气上也④。斯则冬夏二至，阴阳合也；春秋二分，阴阳离也。阴阳交易⑤，人变病焉。此君子春夏养阳，秋冬养阴，顺天地之刚柔也。小人触冒，必婴暴疹⑥。须知毒烈之气，留在何经，而发何病，详而取之⑦。[2]-(4)

【注释】

①“但天地动静”以下几句：天为阳，地为阴，所以天地之间的变化，也就与阴阳之间的变化相对应；天地之间的动与静，阴阳之间的升与降、离与合，是伴随着寒暑往来的变化彰显出来的。动，变

化。静，稳定。天地之间不断地运动，造化出表达气候变化的四时八节、二十四节气、七十二候。这种变化，周而复始，循环无端。鼓，振动、鼓荡的意思。击，碰撞。鼓击，指阴阳离与合的瞬间状态，也是动与静之间的一刹那。由于天地阴阳的碰撞、离合、相搏，所以节气有四立与二分二至，岁有春夏秋冬，四时春温夏热秋凉冬寒各有六个节气，这正是所谓“十五日”“各正一气耳”。正，恰好的意思。

②“是以彼春之暖”以下几句：语出《黄帝内经·素问·脉要精微论篇第十七》。从此“夏之暑”来看，其“暑”不是突兀而来，而是由“彼春之暖”渐变来的。“彼秋之忿，为冬之怒”，以拟人化的比附，借用人在秋时的怨忿与压抑、冬时的暴怒与发泄，表达秋天的萧瑟清冷与冬天的凛冽惨切。同样，此“怒”也不是突兀而来，而是积彼“忿”渐变成此“怒”。

③一阳爻（yáo）升，一阴爻降也：爻，八卦中的基本符号。《周易·系辞上传》：“爻者，言乎变者也。”《易经》中原只有符号“—”与“--”，没有名称，至其后的《易传》时，才称“—”与“--”为“爻”。“—”称阳爻，“--”称阴爻。“一阳爻升，一阴爻降”动态地反映出从复卦䷗至乾卦䷀，阳爻一爻一爻地逐渐递增，从下往上升长，阴爻一爻一爻地自上而下递减，寓意阳气由生至升而至隆，逐渐增强，阴气从盛而降而沉，逐渐减弱。此过程象征着气候由冬寒转向春温。

④一阳气下，一阴气上也：乾卦䷀虽六爻全阳，但阴气已始孕育。姤卦䷫是由乾卦䷀初爻的阳变为阴而成，分值五月，节气为芒种、夏至；姤卦䷫寓阳气虽盈盛，一阴已初生尚微。姤卦䷫之后，遁卦䷠二阴生，否卦䷋三阴生，观卦䷓四阴生，剥卦䷖五阴生，阳气将尽，直至坤卦䷁。从姤卦䷫至坤卦䷁，阳爻从上往下一爻一爻递降，阴爻从下往上一爻一爻递升，寓意阳气逐渐减弱，阴气逐渐增强。

此过程象征着气候由夏暑转向冬寒。此即本条文中所言“夏至之后，一阳气下，一阴气上也”。

⑤阴阳交易：此指天地间阴阳的“离”与“合”及“升”与“降”的变化。

⑥婴：触犯的意思。暴：急骤，猛烈。疹：在此指疾、病。

⑦取：选择。引申为决断。

【译文】

十五天中有一个节气，分布于一年四季，一季之中有六个节气，四六为二十四个节气。但是，也有的时候节气到了，而相应的气候还不到，或者有的时候，节气还未来到，而气候变化则提前来了，或者节气到了，但相应的气候来得太猛烈，这些异常的气候都属于引发疾病的邪气。然而正常情况下，天地之间的动与静、阴与阳之间的升与降，决定了每一个节气恰好表达一种相对应的常态气候。所以从春季的温暖，逐渐变化为夏季的炎热；从秋季的凉爽，逐渐变化为冬季的严寒。因此，冬至之后，阳气由萌生开始逐渐上升，阴气由盛强开始逐渐衰退；夏至之后，阳气由隆盛开始逐渐敛降，阴气由初生开始逐渐滋长。这种变化反映出冬至与夏至之间阴阳相合的过程，春分与秋分阴阳相离的过程。天地间存在这种阴阳的“离”与“合”、升与降的变化，人体也随之而变，这正是容易引发疾病的时刻。所以那些懂得养生的人，应当在春夏时节调养阳气，秋冬时节顾护阴气，顺应天地之间的寒热变化。不懂养生的人违背气候变化规律，感受外邪，必引发烈性病证。应当知道毒烈邪气侵袭哪些经脉，引发了什么病证，从中获得详细的信息以做出决断。[2]-(4)

是以春伤于风，夏必飧泄；夏伤于暑，秋必病疟；秋伤于湿，冬必咳嗽；冬伤于寒，春必病温①。此必然之道，可不审明之！伤寒之病，逐日浅深，以施方治②。今世人伤寒，或始不早治，或治不对病，或日数久淹③，困乃告医，医人又不依次第而治之，则不中病。皆宜临时消息制方④，无不效也。今搜采仲景旧论⑤，录其证候、诊脉、声色、对病真方有神验者，拟防世急也。[2]-(5)

【注释】

①"是以春伤于风"以下几句：语出《黄帝内经·素问·阴阳应象大论篇第五》。必，可能。飧（sūn）泄，夹有不消化食物残渣的泄泻。

②方治：常规治疗。方，常法，定规。

③久淹：长久滞留。此处引申为迁延。

④消息：状况，征兆，端倪。

⑤搜采仲景旧论：《伤寒杂病论》问世以降，尽管几经传抄分合流传，仲景书之外壳形式已肯定有所变异，但其原文精神内核则是稳定而守真的。赵开美翻刻宋本《伤寒论》计十卷，每一卷次之下均署名为"汉张仲景述，晋王叔和撰次，宋林亿校正"等。而"张仲景述"与"王叔和撰次"正表达出林亿等对张仲景与王叔和在《伤寒论》成书与流传中的定位。宋代林亿等校勘时，对《伤寒论》的认定与定位是张仲景"述"，"述"是著述、论述的意思。王叔和"撰次"，撰次，是编辑、记述的意思。

【译文】

因此，应当知道春季感受到风邪，到了夏季可能发生泄泻完谷不化；夏季感受了暑邪，秋季可能发生痁疾；秋季感受了湿邪，冬季可能发生咳嗽；冬季感受了寒邪，春季可能发生温病。这些都是一般的规律，怎不应当仔细明辨！伤寒发病，是逐渐由浅入深，应当依据病情变化按常规法度用药。现今人们患了伤寒病，或者开始时不及时治疗，或者治疗错误，或者病情迁延日久，等到病情加重了才求医治疗，而医生又不按照病情由浅入深的变化随证治疗，于是治不对证，都应当根据病人当前的病情变化状况，斟酌制方用药，这样，没有不获得良好效果的。现今搜集张仲景先生的遗著，记录他所论述的证候与诊脉、闻声、望色方法以及有良效的经验方，整理编次，以备世人急用。[2]-(5)

又土地温凉，高下不同，物性刚柔①，餐居亦异。是故黄帝兴四方之问，岐伯举四治之能②，以训后贤，开其未悟者。临病之工，宜须两审也③。[3]

【注释】

①物性：本意为万物的本性，在此指人的个体禀性，含心理、性格等。

②黄帝兴四方之问，岐伯举四治之能：典出《黄帝内经·素问·异法方异论篇第十二》，黄帝问岐伯，医生治病，一种病而治疗方法为什么会有不同呢？岐伯从生活在东西南北中不同方向的人，受不同的自然环境与不同的生活习俗的影响，形成了不同的特质说起，指出不同地域的人，虽然发病相同，但治疗的方法不同。东方治宜砭石，西方治宜汤药，北方治宜艾灸，南方治宜针刺，中央治宜按跻等。能，引申为特长。

③两审：一曰审“时”，二曰审“地”。按，本节文前曰“又”，这表明前节的“四时八节二十四气七十二候”与本节“四方之问”“四治之能”是并列讨论治病要因“时”因“地”制宜。

【译文】

又因为地域气候有温凉不同，地势有高低不同，人的个体禀性因地域不同而有差异，饮食起居习惯也各有特点。因此，上古黄帝提出不同地域的人患相同的病，为什么会有不同治法的问题，岐伯指出不同地域有不同特长的治法，以教诲后世医生，启发他们的悟性。在临证操作时，应当依据四时节气、气候变化与生存地域、生活习惯，因“时”因“地”从两个方面思量。[3]

凡伤于寒，则为病热，热虽甚不死。若两感于寒而病者[①]，必死。[4]

【注释】

①两感于寒：此属表与里同时感受寒邪，表里同病，发病急骤。

【译文】

人体感受寒邪，由表而犯里，发为热病，热势虽然严重，但不至于死亡。如果寒邪同时两袭内外，表里同时发病，则病势危重，或可威胁生命。[4]

尺、寸俱浮者，太阳受病也，当一二日发。以其脉上连风府[①]，故头项痛，腰脊强。

尺、寸俱长者，阳明受病也，当二三日发。以其脉夹鼻，络于目[②]，故身热目疼鼻干，不得卧。

尺、寸俱弦者，少阳受病也，当三四日发。以其脉循胁，络于耳[③]，故胸胁痛而耳聋。此三经皆受病，未入于腑者[④]，可汗而已。

尺、寸俱沉细者，太阴受病也，当四五日发。以其脉布胃中，络于嗌[⑤]，故腹满而嗌干。

尺、寸俱沉者，少阴受病也，当五六日发。以其脉贯肾，络于肺，系舌本[⑥]，故口燥舌干而渴。

尺、寸俱微缓者，厥阴受病也，当六七日发。以其脉循阴器，络于肝[⑦]，故烦满而囊缩。此三经皆受病，已入于腑，可下而已[⑧]。[5]

【注释】

①以其脉上连风府：太阳经脉起于目内眦，上额至巅顶，入络脑，连于风府穴，并且下行循肩胛，夹脊抵腰。风府，督脉穴位，位于项后正中，发际下陷处。

②以其脉夹鼻，络于目：阳明经脉起于鼻孔两旁，上行交于鼻梁凹陷处，经过足太阳经的睛明穴，沿鼻旁下行。

③以其脉循胁，络于耳：少阳经脉起于目外眦，其中的一条支脉从耳后进入耳内，再回出走向耳前。其中直行的经脉，经过腋下沿胸胁下行。

④此三经皆受病，未入于腑者：此指邪在表，尚未入于里。三经，本指太阳、阳明、少阳，在此泛指“表”或“外”。腑，在此泛指“里”或“内”。

⑤以其脉布胃中，络于嗌（yì）：太阴经脉起于足大指，上行入腹，属脾络胃，上膈挟咽，连舌根。嗌，咽喉。

⑥“以其脉贯肾”以下几句：少阴经脉起于足小趾，上行贯脊属肾，上行入肺中，循喉咙，联络舌根。

⑦以其脉循阴器，络于肝：厥阴经脉起于足大趾，上行循大腿内侧，入阴毛中，环过外阴，抵小腹，上行属肝。

⑧“此三经皆受病”以下几句：三阴发病为里证、热证。其“未入于腑”与“已入于腑”，只是外与内、表与里的指向。腑，在《黄帝内经·素问·热论篇第三十一》中原本是“脏”字，无论是“腑”还是“脏”，均非正言五脏或六腑。此“未入于腑”与“已入于腑”，其大意是指表与里、外与内。因为“已入于腑”，“里”有无形邪热，所以用清下的方法。按，此节文字语意出自《黄帝内经·素问·热论篇第三十一》，但对热病的发病与发展的表述与六病诸篇不同，如“其未满三日者，可汗而已，其满三日者，可泄而已”。从中既可看出张仲景在伤寒发病的认识上对《黄帝内经·素

问·热论篇第三十一》的继承，同时也反映出张仲景对热病理论与实践的探索与发展。

【译文】

病人寸、关、尺三部脉俱浮，反映出太阳感受外邪，按一般规律应当在一二日发病。因为太阳经脉起于眼内角，上额至巅顶，内入联络脑，所以其脉连于风府穴，并且循肩胛下行，因此发病后，症见头项痛，腰脊僵滞。

病人寸、关、尺三部脉俱长，反映出阳明感受外邪，按一般规律应当在二三日发病。因为阳明经脉夹鼻，与眼睛相关联，所以发病后，发热、目疼、鼻干，不得安卧。

病人寸、关、尺三部脉俱弦，反映出少阳感受外邪，按一般规律应当在三四日发病。因为少阳经脉循行胸胁，联络耳内耳外，所以发病后，胸胁痛伴见耳聋。以上这些“三阳受病”是人体感受外邪，引发为表证或外证，还未入于里，可用发汗的方法治愈。

病人寸、关、尺三部脉俱沉细，反映出太阴感受外邪，按一般规律应当在四五日发病。因为太阴经脉分布于胃中，与喉咽相关联，所以发病后，证见腹满咽干。

病人寸、关、尺三部脉俱沉，反映出少阴感受外邪，按一般规律应当在五六日发病。因为少阴经脉贯连肾脏，入肺中，关联舌根，所以发病后，口燥、舌干而渴。

病人寸、关、尺三部脉弦中略有和缓之势，反映出厥阴感受外邪，按一般规律应当在六七日发病。因为厥阴经脉循环外阴部，联络肝脏，所以发病后，病人烦闷且伴见阴囊抽缩。以上这些“三阴受病”是人体感受外邪引发的里热证，可用清下法治愈。[5]

若两感于寒者[①]，一日太阳受之[②]，即与少阴俱病，则头痛口干，烦满而渴[③]。二日阳明受之，即与太阴俱病，则腹满身热，不欲食，谵之廉切，又女监切，下同语[④]。三日少阳受之，即与厥阴俱病，则耳聋，囊缩而厥，水浆不入[⑤]，不知人者，六日死。若三阴三阳、五脏六腑皆受病，则营卫不行，脏腑不通，则死矣。[6]

【注释】

①两感：一阳一阴相表里的腑与脏同病。即本条文所讲："一日太阳受之，即与少阴俱病"，"二日阳明受之，即与太阴俱病"，"三日少阳受之，即与厥阴俱病"。

②受之：感受外邪。

③烦满：烦闷。满，通"懑（mèn）"。

④谵（zhān）语：神志不清状态下的胡言乱语。

⑤水浆：汤水等流质食物。

【译文】

如果三阴三阳中，一阳一阴相表里的腑与脏同时感受外邪，第一日，太阳感受寒邪，如果与少阴同时发病，则会表现出头痛、口干，烦闷而渴。第二日，阳明感受外邪，如果与太阴同时发病，则会表现腹满、身躯发热，不欲饮食，并且伴见神志不清而语言混乱。第三日，少阳感受外邪，如果与厥阴同时发病，则表现为耳聋、阴囊挛缩而肢体寒冷，病人汤水不进，神昏不知人事，六日病危濒死。如果三阴三阳、五脏六腑都受邪发病，则营卫运行不畅，脏腑气机闭塞阻滞，此属于死证。[6]

其不两感于寒，更不传经[①]，不加异气者[②]，至七日太阳病衰，头痛少愈也[③]。八日阳明病衰，身热少歇也[④]。九日少阳病衰，耳聋微闻也。十日太阴病衰，腹减如故，则思饮食。十一日少阴病衰，渴止舌干已而嚏也。十二日厥阴病衰，囊纵，少腹微下[⑤]，大气皆去[⑥]，病人精神爽慧也。[7]

【注释】

①传经：病势的自然发展变化，从发病早期，经过症状期而至转归期的过程。传，变化的意思。经，过程。按，在本论中，经是指六日为一过程。“辨太阳病篇”第8条：“太阳病，头痛至七日以上自愈者，以行其经尽故也。”此“经”字是指有规律的时间或过程。

②异气：此指前文第4条“凡伤于寒”之外的致病因素，如时行之气、寒毒、温毒等。按，“凡伤于寒，则为病热”此属于单纯的伤寒，若再复感其他的外邪，则会改变病势发展，改变病程，加重症状。

③少：不久。

④歇：停止。

⑤少腹微下：少腹由紧缩变化为松缓舒和。下，落。在此引申为松缓。

⑥大气：此指邪气的大部分。大，概略过半之意。

【译文】

如果病人不是一阳一阴表里同时感受寒邪，病势也不进一步发展，而且没有另外感受其他的时行之气，那么太阳受邪，一二日发病，病势经过七日，外邪会逐渐衰减于太阳肤表，以头痛为代表的太阳病表症不久就会痊愈。阳明受邪，二三日发病，病势日渐减缓，到了第八日，以身热为代表的阳明热盛症状不久就会消失。少阳受邪，三四日发病，病势日渐减缓，到了第九日，耳聋的症状会逐渐减轻，听力会逐渐得到恢复。太阴受邪，四五日发病，病势日渐减缓，到了第十日，脾气逐渐恢复，原本的腹满症状逐渐减缓而恢复正常，同时由不欲食而逐渐恢复为有食欲。少阴受邪，五六日发病，病势日渐减缓，到了十一日，由原本的口渴舌干，变化为口不渴舌不干，病人喷嚏连连，此是阳气已通。厥阴受邪，六七日发病，病势日渐减缓，到了十二日病人原本挛缩的阴囊逐渐复原，少腹由紧缩变化为松缓，此是邪气由盛而残，大势已衰，病人精神日渐振作起来。

[7]

若过十三日以上不间①，寸、尺陷者②，大危。若更感异气③，变为他病者，当依后坏病证而治之④。若脉阴阳俱盛，重感于寒者⑤，变成温疟。阳脉浮滑，阴脉濡弱者，更遇于风，变为风温。阳脉洪数，阴脉实大者⑥，更遇温热，变为温毒，温毒为病最重也。阳脉濡弱，阴脉弦紧者，更遇温气，变为温疫一本作疟。以此冬伤于寒，发为温病，脉之变证⑦，方治如说⑧。[8]

【注释】

①若过十三日以上不间：本条上承第4条、第5条与第7条。前几条讨论感受外邪后，正常情况下三阳病与三阴病从受邪、发病与正盛邪衰、阴阳和而病愈的自然过程。不间，犹连续的意思，此指病情缠绵不愈。间，隙，离。

②寸、尺陷：此指寸、关、尺三部脉沉微不起。

③更感：重（chóng）感。

④坏病证：与前第4条“凡伤于寒，则为病热，热虽甚不死”对比，“若更感异气，变为他病者”，则属于“坏病证”。此泛指不同于原发病的病证。

⑤重（chóng）：再次。

⑥阳脉洪数，阴脉实大者：此指寸、关、尺三部脉俱洪数实大。阳，指寸脉。阴，指尺脉。

⑦“以此冬伤于寒”以下几句：与前文“若更感异气，变为他病者，当依后坏病证而治之”相呼应。前述“温疟”“风温”“温毒”与“温疫”四种病都属于“冬伤于寒”之后，又“更感异气”所引发的“坏病证”，又都属于温病。对于这些不同的温病，需要观察脉症的变化，以辨别“温疟”“风温”“温毒”与“温疫”的不同，按所

论述的常规方法治疗。脉，诊察、诊断的意思。

⑧方治如说：依据所论述的常规方法治疗。方，常规，定法。说，论述，解说。

【译文】

如果过了十三日以上，病情缠绵不愈，寸、关、尺三部脉沉微不起，此属于危证。若病人又感受了其他邪气，变化为另外的病证，这就应当依照后文阐述的不同于原发病的病证治疗。如果寸、关、尺三部脉俱盛实有力，这是再一次感受寒邪，病证变化成"温疟"。如果寸脉浮滑有力，尺脉濡弱无力，这是又感受了风邪，病证变化为"风温"。如果寸、关、尺三部脉俱洪数实大有力，此是再次感受了温热之邪，病证变化成为"温毒"，"温毒"发病来势更为凶猛。如果寸脉濡弱无力，尺脉弦紧，此是又一次感受蒸腾温热之邪，病证则会变化成"温疫"另一版本作"疟"。以上这些都是"冬伤于寒，发为温病"，应当依据脉象变化，辨别"温疟""风温""温毒"与"温疫"各种变证的不同，按照所论述的常规方法治疗。[8]

凡人有疾，不时即治①，隐忍冀差②，以成痼疾。小儿女子，益以滋甚③。时气不和，便当早言，寻其邪由，及在腠理，以时治之④，罕有不愈者。患人忍之，数日乃说，邪气入脏，则难可制。此为家有患，备虑之要。凡作汤药，不可避晨夜，觉病须臾，即宜便治，不等早晚，则易愈矣。如或差迟⑤，病即传变，虽欲除治⑥，必难为力⑦。服药不如方法，纵意违师，不须治之。[9]

【注释】

①不时：随时。

②冀差（chài）：期望病愈。冀，希望。差，同“瘥”。病愈。

③益以滋甚：尤其严重。益，增、进的意思。此处引申为格外、尤其。滋，更加的意思。

④以时：及时、即时的意思。

⑤差（chài）迟：病情迁延不愈。

⑥除：病愈。

⑦为力：奏效的意思。

【译文】

大抵人体有病，应当随时治疗，如果隐瞒病证或忍受病痛，期望病痛自愈，就有可能拖延成难治的顽疾。婴幼儿和女性这样，后果就更为严重。适遇四时不正之气，身体若有违和不适，应当及早告知医生，寻找身体不适的原因，趁着病情轻浅，邪在肌表腠理之际，及时治疗，这样很少有不能治愈的证候。如果病人忍受病痛，过几日以后才告知，此时邪气已深入脏腑，就难以控制病势了。此是家中有病人，务必要想到的事情。大凡用汤药，不论白日还是晚上，一旦感到身体不适，就应当立即服药治疗，不要等待时间的早晚，这样才容易治愈。如果病情耽搁，病势就会有变化，即使想治愈，必难以奏效。如果服药不遵循医生嘱咐的方法，任意违背医嘱，那么，治疗就没有意义了。[9]

凡伤寒之病，多从风寒得之。始表中风寒，入里则不消矣，未有温覆而当不消散者[①]。不在证治[②]，拟欲攻之，犹当先解表，乃可下之。若表已解，而内不消，非大满，犹生寒热，则病不除。若表已解，而内不消，大满大实，坚有燥屎[③]，自可除下之，虽四五日，不能为祸也。若不宜下，而便攻之，内虚热入，协热遂利，烦躁诸变，不可胜数，轻者困笃，重者必死矣[④]。[10]

【注释】

①温覆：覆盖保暖。覆，盖被。

②不在：不观察。在，观察，察知。

③燥屎：停滞在肠道内的坚结干硬的粪块。关于这一点“辨阳明病篇”第238、239、241等条文中有详细论述。

④“若不宜下”以下几句：文意上承前文“若表已解，而内不消，非大满”。协热遂利，表证未解又出现下利的症状，此称协表热而下利。按，协热利又分协热寒利与协热热利，“辨太阳病篇”第139条、163条有详细论述。困笃，病重。

【译文】

凡是伤寒病，多由风寒外邪引发。发病之初是风寒侵袭肌表腠理，邪气一旦入里则难以消散。邪气在表时，覆盖保暖发汗得当，表邪没有不消散的。如果不预先审察辨别证候与治疗法则，即想用攻下法，这是不妥当的，应当先用解表的方法，然后再考虑用攻下法。如果表邪已解，而入里之邪不得消散，腹不是很胀满，病人伴见寒热，此属病证仍在。如果表证已解，而里证未除，腹大满大实，肠道内有坚硬的粪块，此可用攻下法，即使病证已过四五日，但不会引发严重后果。如果病证不宜用攻下法，而反用攻下法，此会造成里虚而热入，病势挟表热内陷而下利，引发烦躁等多种不可预料的变证，轻者病重难治，重者则属濒死危候。[10]

夫阳盛阴虚①，汗之则死，下之则愈。阳虚阴盛②，汗之则愈，下之则死。夫如是，则神丹安可以误发③，甘遂何可以妄攻④！虚盛之治，相背千里，吉凶之机，应若影响⑤，岂容易哉⑥！况桂枝下咽，阳盛即毙；承气入胃，阴盛以亡。死生之要，在乎须臾，视身之尽，不暇计日。此阴阳虚实之交错，其候至微，发汗吐下之相反，其祸至速。而医术浅狭，懵然

不知病源，为治乃误，使病者殒没，自谓其分[⑦]。至令冤魂塞于冥路，死尸盈于旷野，仁者鉴此，岂不痛欤！［11］

【注释】

①夫阳盛阴虚：阳盛，指热与实结聚于内。阴虚，指津枯肠燥。按，里热里实之证，热与实结聚，热盛于内，炽张于外，必热灼津枯而肠燥，故曰“阳盛阴虚”。

②阳虚阴盛：阳虚，指卫气不固。阴盛，指风寒外袭。按，此“阳虚阴盛”只是相对比而言，泛指风寒表证。

③神丹：古代发汗方，佚。在此泛指发汗方药。

④甘遂：在此泛指攻下药。

⑤影响：影子和回声。影从形，响应声，形容反应快捷。

⑥容易：草草地改变。容，宽容。易，变易、改变的意思。

⑦分：料想，意料。

【译文】

病人如果是热结津枯肠燥，误用发汗法，这会导致死亡，而运用攻下法泻热则可治愈。卫阳虚风寒外袭，用发汗的方法可治愈，误用攻下法则会导致死亡。由此可见，即使像神丹这样的发汗圣药，怎么可以滥用，即使像甘遂这样的攻下妙药岂可以妄投！虚证与实证的治则治法，相差巨大，治疗中所蕴含的凶吉变化，反应迅捷，若影之随形，如响之应声，发汗与攻下的指征与法则怎能随意改变呢！比如，阳盛的病人误服桂枝汤，就会丧命；阴盛的病人误用承气汤就会导致死亡。生死的关头就在转瞬之间，眼睁睁看着病人死去，来不及计算时日。阴阳虚实错综复杂，证候微隐，难以辨识；汗、吐、下法，功效相反，误用后危害严重而急剧。医术浅陋的人，糊涂无知，不明病因病机，会误诊误治，造成病人死亡，他们还自认为这是料想中的病情严重导致的死亡。这使被误治而冤死的

灵魂拥堵在阴间的路上，尸体遍荒野，善良仁慈的人，面对这种状况，岂能不痛心疾首！［11］

凡两感病俱作①，治有先后，发表攻里，本自不同。而执迷用意者②，乃云神丹、甘遂合而饮之，且解其表，又除其里。言巧似是，其理实违。夫智者之举错也③，常审以慎；愚者之动作也，必果而速。安危之变，岂可诡哉④！世上之士，但务彼翕习之荣⑤，而莫见此倾危之败。惟明者居然能护其本⑥，近取诸身⑦，夫何远之有焉？［12］

【注释】

①凡两感病俱作：本条文意上承前文第6条。

②用意：意向。

③举错：措施。错，通“措”。

④诡：违背。

⑤翕（xī）习：庄重的声威，盛大的仪容。翕，盛。习，重叠。此处引申为隆重。

⑥居然：安然，坦然。

⑦近取诸身：语出《周易·系辞下》，唐孔颖达疏曰：“近取诸身者，若耳目鼻口之属是也。”意指通过观察身边事物的特征，推断其他事物也有相同或相似的特征。在此指总结自身的体验。

【译文】

凡是阴阳两感表里同病，在治疗上是有先后顺序的，发表的方法与攻下的方法有根本的区别。而那些固执于僵化意向的人，坚持认为像神丹那样的发汗药与甘遂那样的攻下药可以合并应用，既能解除表证又能清除里证。听他们的巧辩，好像有道理，其实是违背治则与法度的。医术高明医生的做法常常是细心而慎重；医术浅陋的庸医则必是草率莽撞。治病牵动着病人的安危，怎么可以违背治疗大法呢！当今那些有点社会地位的人，只是忙于操持自己虚伪的声威与仪容，而忽视即将发生的恶果。只有通达事理而有远见的人，才能固护好自己的身体与生命，并总结自身的体验，如此一来，健康长寿怎么会是遥远而不可及的事呢？［12］

凡发汗温暖汤药①，其方虽言日三服，若病剧不解，当促其间②，可半日中尽三服。若与病相阻③，即便有所觉。病重者，一日一夜，当晬时观之④，如服一剂，病证犹在，故当复作本汤服之。至有不肯汗出，服三剂乃解。若汗不出者，死病也。［13］

【注释】

①温暖：指适寒温。

②促其间：缩短服药时间的间隔。

③相阻：互相隔绝。引申为相反。

④晬（zuì）时：一日的某一时辰至次日的同一时辰。指一昼夜。晬，满一周期。

【译文】

凡服寒温适宜的汤药发汗，虽然药方上规定日服三次，但如果病情严重，服药不解，就应当缩短服药间隔的时间，可以在半日中，三次服尽。如果药与病情不相符，立即就可以察觉到。对病重的病人，应当昼夜观察，如果服一剂药后，病证仍在，应当再煎服原来的汤药。如果病人仍不出汗，连续服三剂可解。如果服三剂后，病人依然还不出汗，病仍不解，此已属危证。［13］

凡得时气病，至五六日而渴欲饮水，饮不能多，不当与也。何者？以腹中热尚少，不能消之，便更与人作病也。至七八日，大渴欲饮水者，犹当依证而与之。与之常令不足，勿极意也[①]，言能饮一斗，与五升。若饮而腹满，小便不利，若喘若哕[②]，不可与之也。忽然大汗出，是为自愈也。[14]

【注释】

①极意：尽意，极限。

②哕（yuě）：膈肌痉挛，俗称呃忒。

【译文】

病人得时气病，到了五六日时，虽然口渴欲饮水，但是又饮不多，此时不宜勉强其过多饮水。为什么呢？这是因为此病虽有里热，但热势还不严重，不能消水，如果此时再给病人多饮，就会引发新的疾患。至七八日，病人大渴，有饮水的欲望时，可根据证候状况而适当给水。给病人饮水要有所克制，不能肆意饮水，病人声称能喝一斗，只能给予五升。如果病人饮到腹满的程度，小便不利，或喘息或呃忒，此时切不可再饮水了。如果病人忽然出大汗，此属病证有自愈的趋势。[14]

凡得病，反能饮水，此为欲愈之病。其不晓病者[①]，但闻病饮水自愈，小渴者乃强与饮之[②]，因成其祸，不可复数也。[15]

【注释】

①晓：懂得。

②小渴：略渴。

【译文】

患病之后，反而能饮水的病人，此属病证有痊愈的趋势。那些不了解病机变化的医生，只听说病人能饮水是自愈的表现，尽管病人只是略微有些渴意，便勉强病人大量饮水，因此引发病情加重，这样的情况不可胜数啊。[15]

凡得病，厥脉动数①，服汤药更迟②，脉浮大减小③，初躁后静，此皆愈证也。[16]

【注释】

①厥脉动数：此指脉搏跳动得快。厥，其。脉动，此处指脉搏跳动，此“动”不是言动脉。

②更迟：此指脉搏由原本的“数”变为不数。更，变更、变化的意思。迟，是对比原本的数脉而言。

③脉浮大减小：此指脉势由原本的浮盛趋向减弱。大，此言脉象浮盛有力。

【译文】

患病的人，脉数，服汤药后，脉由数变化为不数，脉象由浮盛有力变化为舒缓平静，病人由最初的烦躁不宁，转化为安静平和，这是病证将要痊愈的表现。[16]

凡治温病，可刺五十九穴①。又，身之穴三百六十有五②，其三十穴灸之有害③，七十九穴刺之为灾④，并中髓也。[17]

【注释】

①五十九穴：首见于《黄帝内经》，散见于《灵枢·热病第二十三》

《素问·水热穴论篇第六十一》《素问·气穴论篇第五十八》《素问·刺热篇第三十二》《素问·刺疟篇第三十六》等诸篇，具体穴位与穴位的具体位置不可确考。历代注家诸如王冰、吴崑、马莳、张志聪等均有不同的解析。

②身之穴三百六十有五：意出《黄帝内经·素问·气穴论篇第五十八》以天人相应推论，"气穴三百六十五以应一岁，未知其所"。具体未详。

③其三十穴灸之有害：此说在中医经典文献中似首见于本篇，出处不明。

④七十九穴刺之为灾：本篇所言之七十九禁刺穴，出处不明，其具体穴位亦不可确考。

【译文】

大凡治疗温病，可以针刺身躯五十九个穴位。另外，人身有三百六十五个穴位，其中三十个穴位不宜灸，如果误灸对人会有伤害，七十九个穴位禁刺，如果误刺，对人体会造成严重祸患，并且损害骨髓。[17]

脉四损[①]，三日死。平人四息，病人脉一至，名曰四损。

脉五损，一日死。平人五息，病人脉一至，名曰五损。

脉六损，一时死。平人六息，病人脉一至，名曰六损。[18]

【注释】

①损：此指脉搏跳动缺损、减少。属《脉经》记载扁鹊所言屋漏脉之类，脉来如屋漏残滴，良久一滴，且可见参伍不调，此属真脏脉现，反映出病人胃气已败，气血已衰竭至极。按，损脉又见《脉经》卷四，但表述不同："脉四损者，再息而脉一动。""脉五损者，人再息复一呼而脉一动"。

【译文】

脉见“四损”，病人三日就会死亡。所谓四损，是说健康人一呼一吸四次，病人脉搏只跳动一次，此称为“四损”。

脉见“五损”，病人一日就会死亡。所谓五损，是说健康人一呼一吸五次，病人脉搏只跳动一次，此称为“五损”。

脉见“六损”，病人一个时辰短时间内就会死亡。所谓六损，是说健康人一呼一吸六次，病人脉搏才跳动一次，此称为“六损”。[18]

脉盛身寒①，得之伤寒；脉虚身热，得之伤暑。脉阴阳俱盛，大汗出不解者死。脉阴阳俱虚，热不止者死。脉至乍数乍疏者死②。脉至如转索③，其日死。谵言妄语，身微热，脉浮大，手足温者生；逆冷，脉沉细者，不过一日死矣。此以前是伤寒、热病证候也。[19]

【注释】

①脉盛：此概言太阳伤寒时脉象浮紧而有力。

②脉至乍数乍疏：脉来节律不匀，散乱无章。

③脉至如转索：在此语境下，是表达脉来急且坚硬，毫无柔和之性。

【译文】

病人脉浮紧有力且怕冷，此是病患伤寒；脉弱而伴见身热，此是病患伤暑。伤寒寸、关、尺三部脉俱盛实有力，大汗出而热不退，此属危证。暑病寸、关、尺三部脉俱虚，热势不减，此属危证。如果脉搏忽快忽慢，节律散乱此亦属危证。病人脉来急且坚硬，毫无柔和之象，此属濒死之象。病人虽然神志不清，语言混乱，伴有低热，脉象浮大，但如果手足温和，此反映出病人尚有生机；如果病人手足逆冷，脉沉细，死亡随时都可发生。综前所述，这些都是伤寒、热病最后危重阶段的脉症表现。[19]

辨痓湿暍脉证第四

痓音炽，又作痉，巨郢切，下同

【题解】

本篇在赵刻宋本《伤寒论》中无序号，为阅读与检索方便，本书以原文自然段落为依据，编列序号，计十四条。

本篇在内容上涵括“痓”“湿”“暍”三种病证，在条文上与《金匮要略·痓湿暍病脉证治第二》篇高度重合。这从一个侧面反映出张仲景撰著《伤寒杂病论》十六卷一千八百余年来流传分合的痕迹。

本篇第1条作为总纲曰：“伤寒所致太阳病，痓、湿、暍此三种宜应别论，以为与伤寒相似，故此见之。”所以“痓”“湿”“暍”三病单独论述。“痓”，此指项背僵滞板硬、脊强口噤的病证。《金匮玉函经》作“痉”，是。“痓”在《金匮要略·痓湿暍病脉证治第二》篇中有十三条，其中有五条与本篇重合。“湿”，主要论述湿邪外袭引发的身重身疼、身热发黄等病证，此在《金匮要略》中有十一条，其中有七条与本篇重合。“暍”，是人体感受暑热邪气引发的大热、出汗、口渴等病证，此在《金匮要略》中有三条，与本篇的三条完全重合。

痓、湿、暍三种病证均属外邪引发，其发病过程与太阳病有相似之处。《黄帝内经·素问·热论篇第三十一》有云：“今夫热病者，皆伤寒之类也。”痓、湿、暍三种病证，均属《热论篇第三十一》所言的热病，所以有关痓、湿、暍三种病证的辨治列“辨太阳病篇”之前。

伤寒所致太阳病，痓、湿、暍此三种宜应别论[1]，以为与伤寒相似[2]，故此见之。[1]

【注释】

①痓（chì）湿暍（yē）：伤寒所引发的太阳病中三种不同的病证。痓，此指项背僵滞板硬、脊强口噤的病证。今作“痉”，是。《金匮玉函经》作“痉”。暍，伤暑。按，《黄帝内经·素问·热论篇第三十一》曰：“今夫热病者，皆伤寒之类也。”因此，痓、湿、暍属热病，故归属伤寒之类。

②伤寒：此指狭义伤寒。

【译文】

感受外邪所引发的太阳病中还有痓、湿、暍三种病证，此三种病证应当单独论述，因为这三种病证与伤寒相似而又不同，所以在这里设专章讨论。[1]

太阳病，发热，无汗，反恶寒者，名曰刚痓。[2]

【译文】

太阳病中，发热，无汗，反而怕冷，这一类型的痓病称为刚痓。[2]

太阳病，发热，汗出，而不恶寒《病源》云恶寒，名曰柔痓。[3]

【译文】

太阳病中，发热，出汗，而不怕冷，这一类型的痓病称为柔痓。[3]

太阳病，发热，脉沉而细者[①]，名曰痉。[4]

【注释】

①沉：与“浮”对比，不浮曰沉。

【译文】

太阳病中，发热，脉沉而细，这一类型的病证称为痉病。[4]

太阳病，发汗太多，因致痉。[5]

【译文】

太阳病，如果发汗太多，可引发痉病。[5]

病身热足寒，颈项强急[①]，恶寒，时头热面赤，目脉赤[②]，独头面摇[③]，卒口噤[④]，背反张者[⑤]，痉病也。[6]

【注释】

①强急：僵硬、板滞，伸展不能自如。

②目脉赤：白睛脉络充血。

③独：特别。

④卒（cù）口噤：突然牙关紧闭。卒，突然。

⑤背反张者：背部肌肉痉挛、强直，使头项与下肢反张后弯。

【译文】

病人身躯发热，两足寒冷，颈项僵硬、板滞，恶寒，时时头部烘热，面部艳艳色赤，白睛脉络赤红，特别突出的症状是头部不停地摇摆，牙关突然紧闭，背部肌肉痉挛、强直反张，此属于痉病。[6]

太阳病，关节疼痛而烦[①]，脉沉而细一作缓者，此名湿痹一云中湿。湿痹之候，其人小便不利，大便反快②，但当利其小便。湿家之为病，一身尽疼，发热，身色如似熏黄。湿家，其人但头汗出，背强，欲得被覆向火③。若下之早，则哕、胸满、小便不利、舌上如胎者④，以丹田有热⑤，胸中有寒。渴欲得水，而不能饮，口燥烦也⑥。[7]

【注释】

①烦：表达疼痛的程度严重。

②快：爽利。此指大便稀溏。

③被覆向火：加厚衣服蒙盖，烤火取暖。被覆，蒙盖。被，盖。向火，烤火取暖的意思。

④舌上如胎者：舌面上敷布的一层附着物，今称舌苔。胎，原本指妇女孕三月，后引申为萌生，此处指舌面上的附着物是由舌体孕育而成。按，“舌上如胎”，在仲景书中又称“舌上胎”或“舌上白胎”，后世元、明至清代，随着舌诊的逐渐发展与完善，“舌上胎”演化为“舌苔”。苔、胎既不是通假字，也不是古今字关系。清代吴鞠通误解“胎”是古人借字，他在《温病条辨》中说：“苔字，方书悉作胎。胎乃胎包之胎．特以苔生舌上，故从肉旁。不知古人借用之字甚多，盖湿热蒸而生苔，或黄、或白、或青、或黑，皆因病之深浅，或寒、或热、或燥、或湿而然，如春夏间石上土之阴面生苔者然。故本论‘苔’字，悉从草，不从肉。”晚近以来，业内临床与著述多用舌苔，罕用“舌胎”。实际上，“胎”与“苔”表达的角度不同。胎，体现的是舌面附着物产生的过程，是舌体孕育、生养出的一部分，表达舌与“胎”的根本性关系；而“苔”表达的则是视觉上舌面附着物的状态。如，此指伴随状态。

⑤丹田：此泛指下焦。

⑥口燥烦也：口干燥严重。烦，在此表达口燥的程度严重。

【译文】

太阳病，关节疼痛难忍，脉沉而细，此称为湿痹证。湿痹证的常见症状是病人小便不利，大便稀溏，治疗原则是应当利小便。湿痹之类的病人，全身疼痛，发热，身体有像烟熏那样的暗黄色。湿邪引发的病证，病人常见头汗出，脊背板滞僵硬，怕冷，喜欢加厚衣物蒙盖，烤火取暖。这样的病人，即使有可攻下的征象，也不可以用攻下法，如果用攻下法，病人会出现呃忒，胸满，小便不利，舌上敷布明显的苔。此是下焦有热，胸中有寒。病人虽口渴欲饮水，但水到口边又不想喝，因此口中异常干燥。［7］

湿家下之，额上汗出，微喘，小便利一云不利者死。若下利不止者，亦死。［8］

【译文】

湿邪引发的一类病证，误用攻下法，如果病人额头出冷汗，短气喘促，小便清长，这是危证。如果下利不止，也是危证。［8］

问曰：风湿相搏，一身尽疼痛[①]，法当汗出而解。值天阴雨不止，医云此可发汗，汗之病不愈者，何也？

答曰：发其汗，汗大出者，但风气去，湿气在，是故不愈也。若治风湿者，发其汗，但微微似欲出汗者，风湿俱去也。［9］

【注释】

①痛：中国中医科学院藏本作“病”，义晦。“台北故宫博物院”藏本

并《金匮要略》吴迁本、邓珍本均作“痛”，是。据改。

【译文】

学生问：风湿邪气相互摩荡、抟聚侵袭人体，症见全身肢节疼痛，本应当用发汗的方法，汗出而病愈。恰巧遇到天气阴雨不止，虽然按医生所说，用发汗的方法，但发汗后病证仍未治愈，为什么呢？

老师说：虽然为病人发汗，但发汗太过，出汗太多只是疏散了风邪，而湿气仍滞留未除，所以病证未能治愈。治疗风湿病证，为病人发汗时，只能是微微发汗，汗出似有似无，这样风邪与湿邪才能同时随汗而解。［9］

湿家病，身上疼痛，发热，面黄而喘，头痛鼻塞而烦①，其脉大②。自能饮食，腹中和，无病②。病在头中寒湿④，故鼻塞，内药鼻中则愈⑤。［10］

【注释】

①鼻塞而烦：鼻塞严重。烦，表达鼻塞的程度严重。

②脉大：泛指脉浮而有力。大，对比而言。

③腹中和，无病：腹内舒坦平和，无症状。腹中，在此泛指胸腹为代表的“里”。和，舒适和宜，正常的意思。无病，在此表达没有疼痛、痛苦等症状。病，在此泛指“痛苦”。

④中（zhòng）：遭受。

⑤内（nà）：古同“纳”。放进。

【译文】

湿邪引发的一类病证，身体疼痛，发热，面色萎黄而喘息，头痛伴见鼻腔滞塞严重不畅，寸口脉浮而有力。病人饮食正常，腹内舒坦平和，没有任何症状。病证属寒湿邪气侵袭头部，所以鼻塞、通气不畅。治疗时，把对症的药物放置鼻腔中，头痛可止，鼻塞可通。［10］

病者一身尽疼，发热，日晡所剧者[①]，此名风湿。此病伤于汗出当风，或久伤取冷所致也[②]。[11]

【注释】

①日晡（bū）所：申时，下午三时至五时前后。所，大约。

②取冷：此指贪食冷饮冷食，或贪凉久处阴冷湿地。

【译文】

病人身躯肢节疼痛，发热，尤其在下午三时至五时前后这一段时间发热加重，此称为风湿病。此病是汗出后被冷风吹袭引发的，或者长期贪食冷饮冷食，或为贪凉久处阴冷湿地感受阴湿邪气而发病。[11]

太阳中热者[①]，暍是也。其人汗出，恶寒，身热而渴也。[12]

【注释】

①中（zhòng）：遭受。

【译文】

太阳经遭受热邪的侵害而引发的病，称为暑证。暑证病人多汗，怕冷，发热而口渴。[12]

太阳中暍者，身热疼重，而脉微弱，此以夏月伤冷水，水行皮中所致也。[13]

【译文】

太阳暑病，身躯发热，身疼而沉重，脉微弱，此是夏天贪饮冷凉而被冷水伤害，水湿邪气窜行皮内、肌腠而引发的。[13]

太阳中暍者，发热，恶寒，身重而疼痛，其脉弦细芤迟；小便已，洒洒然毛耸[①]，手足逆冷；小有劳，身即热；口开，前板齿燥[②]。若发汗则恶寒甚，加温针则发热甚[③]，数下之则淋甚。[14]

【注释】

①洒洒然毛耸：恶风的样子。洒洒，表达肤表毫毛耸起时人身产生的一阵阵寒冷的感觉。

②板齿：门牙。

③温针：用针刺入选定穴位，以艾绒裹针柄适度烧热，使热感循针内传。此属古代急催发汗之法。

【译文】

太阳中暑病，症见发热，恶寒，身体沉重疼痛，脉弦细芤迟；病人小便完毕，会伴随肢体一阵寒冷而出现鸡皮疙瘩，手足寒冷；略有劳累，身体就会发热；病人不自觉口开，板齿暴露而干燥。这样的病人，发汗则更加怕冷，如果再运用温针热刺，则会更加发热，如果连续应用攻下法，就会引发小便滴漓不畅。[14]

辨太阳病脉证并治上第五

合一十六法，方一十四首

【题解】

在中医学典籍中，《黄帝内经》首先把阴阳各分为三，又根据三阴三阳所蕴含的意象，按医学述事的需要，赋予其关于天地人具体的新内容。《伤寒论》援引《黄帝内经》中的三阴三阳，表述伤寒发病的各种不同表现，并成为疾病的分类模式。

太阳属于三阳之一，太，有大的意思。因为太阳意指阳气较多，寓涵敷布多而广的意蕴，所以在人体，太阳主表而统营卫。人体感受外邪之后，首先中于肤表，激发营和卫抗邪于表，张仲景把营卫抗拒外邪的反应过程，综合起来笼统地称作太阳病。

在《伤寒论》六病诸篇中，“辨太阳病篇”文字最多，内容最丰富，共有178条，约占三阴三阳六病诸篇及辨霍乱与阴阳易两篇总共八篇398条的45%。其中涉及76个方剂，约占这八篇总共113方（其中一方有名无药）的67%，在分量上也是《伤寒论》中最突出的一篇。

人体感受外邪，首先侵扰太阳，阳气趋向肤表，这时，不同的人有不同的体会和表现，其中最典型的表现是头痛、脉浮、发热、恶寒。张仲景在《伤寒论》中，把最常见的太阳病分为两大类型，一是太阳伤寒，一是太阳中风。除了这两大类型之外，太阳病还包括其他一些类型，如太阳温病、太阳湿病、太阳痓病等，这些内容在“辨太阳病篇”中，有时是作为与伤寒、中风比较鉴别中被提出来，有时是作为夹证、兼证被提出来，而较少单独被列出来进行重点讨论，有时只是一提而过，有时只是点到为止。这其中不能完全排除由于历史变迁而造成的脱简佚失，另外也有可能是受张仲景自身实践与认识的局限。

在赵刻宋本《伤寒论》中，“辨太阳病篇”又分为上、中、下三篇。三篇的内容既互有联系，又各有偏重。上篇三十条（1—30），中篇九十七条（31—127），下篇五十一条（128—178）。在《辨太阳病脉证并治上第五》篇内，涉及十四个方剂。计有桂枝汤、桂枝加葛根汤、桂枝加厚朴杏子汤、桂枝加附子汤、桂枝去芍药汤、桂枝去芍药加附子汤、桂枝麻黄各半汤、桂枝二麻黄一汤、白虎加人参汤、桂枝二越婢一汤、桂枝去桂加茯苓白术汤、甘草干姜汤、芍药甘草汤、四逆汤。

本篇首论太阳病的典型表现，即所谓“太阳病提纲”证，继论太阳病的基本分类与传化。太阳中风与太阳伤寒比起来，有一个突出的不同点，这就是太阳中风有汗，太阳伤寒无汗。不论有汗还是无汗，都应当解表，只是解表的方式不同，用的方剂不同。本篇重点讨论太阳中风的发病、症状、脉象，诊断与治疗。以桂枝汤为核心，展开随症加减应用，体现出“观其脉症，知犯何逆，随证治之”的辨证论治精神。

太阳中风，阳浮阴弱，热发，汗出，恶寒，鼻鸣干呕者，**桂枝汤**主之。第一。五味。前有太阳病一十一证。（12）①

太阳病，头痛发热，汗出恶风者，**桂枝汤**主之。第二。用前第一方。（13）

太阳病，项背强几几，反汗出恶风者，**桂枝加葛根汤**主之。第三。七味。（14）

太阳病，下之后，其气上冲者，**桂枝汤**主之。第四。用前第一

方。下有太阳坏病一证。(15)

桂枝本为解肌,若脉浮紧,发热汗不出者,不可与之。第五。下有酒客不可与桂枝一证。(16)

喘家作**桂枝汤**,加厚朴杏子。第六。下有服汤吐脓血一证。(18)

太阳病,发汗,遂漏不止,恶风,小便难,四肢急,难以屈伸,**桂枝加附子汤**主之。第七。六味。(20)

太阳病,下之后,脉促,胸满者,**桂枝去芍药汤**主之。第八。四味。(21)

若微寒者,**桂枝去芍药加附子汤**主之。第九。五味。(22)

太阳病八九日,如疟状,热多寒少,不呕,清便自可,宜**桂枝麻黄各半汤**。第十。七味。(23)

太阳病,服**桂枝汤**,烦不解,先刺风池、风府,却与**桂枝汤**。第十一。用前第一方。(24)

服**桂枝汤**,大汗出,脉洪大者,与**桂枝汤**。若形似疟,一日再发者,宜**桂枝二麻黄一汤**。第十二。七味。(25)

服**桂枝汤**,大汗出,大烦渴不解,脉洪大者,**白虎加人参汤**主之。第十三。五味。(26)

太阳病,发热恶寒,热多寒少,脉微弱者,宜**桂枝二越婢一汤**。第十四。七味。(27)

服桂枝,或下之,头项强痛,发热无汗,心下满痛,小便不利者,**桂枝去桂加茯苓白术汤**主之。第十五。六味。(28)

伤寒脉浮,自汗出,小便数,心烦,微恶寒,脚挛急,与桂枝,得之便厥;咽干,烦躁,吐逆,作**甘草干姜汤**与之;厥愈,更作**芍药甘草汤**与之,其脚伸;若胃气不和,与**调胃承气汤**;若重发汗,加烧针者，**四逆汤**主之。第十六。**甘草干姜汤**、**芍药甘草汤**并二味。**调胃承气汤**、**四逆汤**并三味。（29）

【注释】

①（12）：在明代赵开美翻刻宋本中，自卷二《辨太阳病脉证并治上第五》至卷十《辨发汗吐下后病脉证并治第二十二》中，除了卷第八中的《辨不可吐第十八》《辨可吐第十九》两篇之外，每篇的篇目与正文之间有若干条文，这些条文比正文低一格以表示与正文的区别。这些条文与正文相比，文字略有删减，尤其删掉了方剂中的药物。本书此类条文后的（ ）内编号与同篇正文条文后[ ]内的编号相对应。以下各篇以相同方式标注。

太阳之为病，脉浮①，头项强痛而恶寒②。[1]③

【注释】

①脉浮：脉象之一，脉搏在指下浮在肤表，轻轻寻按即得。指下举之有余，按之不足。此指寸口脉。按，《伤寒论》中涉及有命名的脉象约有二十四种之多。

②头项强（jiàng）痛：头痛并伴有后头与颈后僵滞不柔和感。项，脖颈的后部。强，僵硬板滞。恶（wù）寒：病人自觉有寒冷感，得衣被或近火而不能缓解。按，本篇第7条曰："病有发热恶寒者，发于阳也。无热恶寒者，发于阴也。"虽然都是"恶寒"，但表现不同，后世称发热恶寒者为恶寒，称不发热而恶寒者为"畏寒"。畏寒的特点是不发热，得衣被或近火而能够缓解。

③[1]：本书按赵刻宋本《伤寒论》原顺序进行注译。赵刻宋本原文无序号，本书六病诸篇398条的条文序号，顺应读者检索习惯，悉依1955年重庆人民出版社出版，重庆市中医学会"新辑宋版《伤

寒论》”的序号,以“[ ]”标记于条文末行的尾列。

【译文】

太阳病,典型表现是脉浮,头与颈项部疼痛、紧束板滞,且伴有全身寒冷的感觉。[1]

太阳病,发热①,汗出,恶风②,脉缓者③,名为中风④。[2]

【注释】

①发热:《伤寒论》中的发热是指病人自己感到身热或他人感到病人身热。现代表述是高于正常人体温,即腋下体温超过37℃为发热。

②恶(wù)风:皮肤毛发耸立,诱发鸡皮疙瘩,人身有阵阵冷感,就像冷风吹拂。

③脉缓:脉不紧。此处的“缓”是与“紧”相对应。“紧”,如同“弓”的紧张,“缓”就像“弦”之弛缓。所以本证的“脉缓”,不同于后世所讲的“迟缓”。按,《黄帝内经·灵枢·邪气脏腑病形第四》曰:“脉缓者,尺之皮肤亦缓。”太阳中风脉缓纵,所反映的不仅仅是尺部的皮肤缓纵,而是全身肤表缓纵、肌腠疏松。汗出与脉缓、肌腠疏松不仅存在着某种因果关系,而且在病机上也是一致的。本条脉“缓”,上承第1条脉“浮”,是浮中兼缓。

④中(zhòng)风:太阳病的重要类型之一,临床特点是汗出与脉缓并见。按,本条虽只讲脉缓,但其缓中必有浮象。本证的发热与第1条所讲的脉浮具有共同的病机,因此,发热与脉浮是同步出现的。

【译文】

太阳病,发热与出汗并见,怕风,脉象浮而不紧,此称为中风。[2]

太阳病，或已发热[①]，或未发热，必恶寒，体痛，呕逆[②]，脉阴阳俱紧者[③]，名为伤寒[④]。[3]

【注释】

①或：也许。表示不肯定。

②呕逆：呕吐的内容物来自于胃，胃的功能以降为顺，气不逆则不呕，呕必气逆。

③脉阴阳俱紧：指下寸、关、尺三部脉搏俱绷急有力。脉，此指寸口脉寸、关、尺三部。按，寸口脉是指桡骨茎突内侧一段长一寸九分的桡动脉搏动处。掌后高骨内侧称关，关前腕侧称寸，关后肘侧称尺。阴阳，关前寸脉为阳，关后尺脉为阴。紧，脉搏在指下绷急有力弹指。

④伤寒：太阳病的重要类型之一，与太阳中风相对应，临床特点是无汗与脉紧并见。按，本条虽只讲脉阴阳俱紧，结合第1条可见其紧中必有浮象。本证的恶寒与脉紧具有共同的病机，因此，恶寒与脉紧是同步出现的。

【译文】

太阳病，不论已发热，还是未发热，必定出现恶寒，身体疼痛，呕吐，寸、关、尺三部脉俱紧，这样的证候称为伤寒。[3]

伤寒一日[①]，太阳受之[②]，脉若静者[③]，为不传[④]；颇欲吐[⑤]，若躁烦[⑥]，脉数急者[⑦]，为传也。[4]

【注释】

①伤寒：此指广义伤寒。

②受之：感受外邪。

③静：此指脉搏不急不数，脉象与原来比较没有变化。

④传：变化了的意思。柯琴（字韵伯）曰："传者，即《内经》'人伤于寒，而传为热'之传。"此语出自《黄帝内经·素问·水热穴论篇第六十一》："帝曰：人伤于寒而传为热，何也？岐伯曰：夫寒盛则生热也。"按，《伤寒论》六病诸篇中，只有"传"，本无"传经"一辞。把"传"讲成"传经"这是后世的谬解。此谬似肇始于宋代庞安时，他在《伤寒总病论》中说："以其阳经先受病，故次第传入阴经。"此后朱肱在《类证活人书》中发挥了庞安时的"次第传入"说，提出伤寒是由太阳传阳明，阳明传少阳，少阳传太阴，太阴传少阴，少阴传厥阴。朱肱的发挥对后世影响很大，首先影响成无己。成无己在《注解伤寒论》中提出"传经次第，则三日传遍三阳，至四日阳去入阴，不入阴者为欲解。其传阴经，第六日传遍三阴，为传经尽而当解。其不解，传为再经者，至九日又遍三阳，阳不传阴则解。"这种脱离临床的"传经"谬说终于形成了轮廓，并被其后的李杲、吴绶等阐释、发挥、传播，名目益多且离仲景原旨越远，变得既玄远又有些神秘。所以明末李中梓在《辨成氏再传之讹》与《六经七日病愈论》中指出："乃成氏云，六日厥阴为传经尽，七日当愈，七日不愈者，再自太阳，传至十二日，复至厥阴为传经尽，十三日当愈，十三日不愈者，谓之过经。其说谬矣。"此后，清代柯琴又明确指出"伤寒一日太阳，二日阳明，三日少阳者，是言见症之期，非传经之日也。"又曰："旧说伤寒日传一经，六日至厥阴，七日再传太阳，八日再传阳明，谓之再经，自此说行，而仲景之堂无门可入矣。"再后，吴贞（字坤安）再次指出："伤寒断无日传一经之理，仲景既无明文，其说始于误解经义。"近人李克绍先生对"传经"的谬说进行了断然否定。

⑤颇：略微，稍。

⑥若：或。躁烦：即烦躁。按，躁烦与烦躁义同，"辨太阳病篇"第48

条："其人躁烦"，同一条在《辨发汗后病脉证并治第十七》中复出时作"其人烦躁"。

⑦脉数（shuò）急者：脉数紧。数，脉象之一。一呼一吸脉来六至。急，此指"紧"。

【译文】

外邪侵袭人体，第一天太阳首先受邪，如果脉象不浮、不紧、不数，没有变化，这反映出机体没有变化，此时还没有发为太阳病；若其人略有呕吐，或伴有烦躁，脉象紧数，这时才发展为太阳病。[4]

伤寒二三日，阳明、少阳证不见者①，为不传也②。[5]

【注释】

①阳明、少阳证不见者：阳明，三阳之一，阳而曰"明"是阳气极盛的意思，在人体寓涵胃与大肠，阳气盛于中焦以腐熟水谷。少阳，三阳之一，阳气较少的意思，阳气充斥于表里之间，流布于三焦上下，对人体起着温煦长养的作用，又称少火。按，阳明证早期症状见"辨阳明病篇"第182条："身热，汗自出，不恶寒，反恶热也。"第184条："始虽恶寒，二日自止，此为阳明病也。"少阳证早期见"辨少阳病篇"第265条："伤寒，脉弦细，头痛发热者，属少阳。"

②不传：没有变化。

【译文】

外邪侵袭人体，第二日未出现阳明病症状，第三日未见少阳病症状，这是人体正气充沛，外邪自行消散，未能引发伤寒，此称为"不传"。[5]

太阳病，发热而渴，不恶寒者为温病①。若发汗已，身灼热者，名风温②。风温为病，脉阴阳俱浮，自汗出，身重，多眠睡，鼻息必鼾[③]，语言难出。若被下者，小便不利，直视失溲[④]。若被火者[⑤]，微发黄色，剧则如惊痫[⑥]，时瘛疭[⑦]。若火熏之[⑧]，一逆尚引日[⑨]，再逆促命期[⑩]。[6]

【注释】

①温病：古代热病的证候名。按，《黄帝内经·素问·热论篇第三十一》曰："今夫热病者，皆伤寒之类也。"在仲景时代及其以前，上至《黄帝内经》时代，温病是伤寒的一部分。《难经·五十八难》云："伤寒有五，有中风，有伤寒，有湿温，有热病，有温病。"《伤寒例第三》曰："冬时严寒，万类深藏，君子固密，则不伤于寒，触冒之者，乃名伤寒耳。""中而即病者，名为伤寒。不即病者，寒毒藏于肌肤，至春变为温病"。这些论述反映了仲景时代及其以前对温病的认识。古代的温病与明、清以后的温病既有联系，又有区别。

②风温：古代证候名。此处指"若发汗已"，温热之邪不仅不解，反而益加鼓荡，致使身热如灼，出现变证，对此，仲景命之曰"风温"。按，在本条文意中，"风温"不是明、清之后那种发于冬春，以发热、微恶风寒、咳嗽、口渴等肺卫症状为特点的风温。

③鼾（hān）：睡眠时鼻息粗重的呼噜声。

④失溲：大小便失禁。溲，通称二便。

⑤被火：此指用火法治疗。《伤寒论》中的火法包括烧针、灸、熏、熨等。

⑥惊痫（xián）：惊恐而手足肢体痉挛。按，不论阳虚还是阴虚，火法都极容易引发惊恐。《伤寒论》第112条："伤寒脉浮，医以火迫劫之，亡阳，必惊狂。"

⑦瘛疭（chì zòng）：痉挛，抽搐。瘛，同"瘈"。抽筋。按，《黄帝内

经·素问·玉机真藏论篇第十九》曰:"病筋脉相引而急,病名曰瘛。"

⑧若火熏之:《金匮玉函经》作"复以火熏之"。成无己谓:"先曾被火为一逆,若更以火熏之,是再逆也。"程郊倩则谓:"对微发黄色言,黄而加黑,津血为火热熯(hàn)枯也。"按,成无己解"若"为"如果",假设之辞。程郊倩解"若"为"好像"。所谓"熯枯",烘烤的意思。律以前后文义,《金匮玉函经》义胜。

⑨一逆尚引日:一次误治还只是延长病愈的时间。逆,此指误治。引,延长,延续。

⑩再:重复,继续。此指多次。

【译文】

在太阳病发病过程中,病人发热,伴见口渴而不恶寒,此属于温病。温病如果用发汗法,病人会由身发热变化为肢体灼热,这称为"风温"。风温病的表现是寸、关、尺三部脉俱浮,肢体不断地出汗,身体沉重,昏睡并伴有粗重的呼噜声,言语应答不利索。如果病人又被误治,运用了攻下法,则症见小便量少,目光呆滞,反应淡漠,大小便失禁。如果再误用火法治疗,病人皮肤会出现轻微发黄,严重时则会出现惊恐不省人事,手足时时抽搐。如果再一次用火熏的方法,则是一误再误,一次误治还只是延长病愈的时间,若继续多次误治,则危及病人的生命。[6]

病有发热恶寒者,发于阳也;无热恶寒者,发于阴也。发于阳,七日愈;发于阴,六日愈。以阳数七、阴数六故也①。[7]

【注释】

①"发于阳,七日愈"以下几句:此是以"计日"的方法对疾病的发展及预后进行判断。按,用"计日"的方法判断疾病预后及死

生，是仲景时代及其以前的流行做法。今天看来，这是古人从临证经验与象数推测相结合总结出来的约略预后，这在《黄帝内经》和《伤寒论》中多有记载。它是源于五行生克或象数之学。《周易·系辞上》用奇数一三五七九象天，偶数二四六八十象地。天为阳，地为阴，因以赋予数以阴阳属性。如《黄帝内经·素问·金匮真言论篇第四》曰："南方赤色，入通于心，开窍于舌，藏精于心……其味苦，其类火……其数七。北方黑色，入通于肾，开窍于二阴，藏精于肾……其味咸，其类水……其数六。"本条以七为阳数、六为阴数判断病愈，有古代象数文化背景。柯琴（字韵伯）依据象数理论在《伤寒论注》中释云："寒热者，水火之本体；水火者，阴阳之征兆。七日合火之成数，六日合水之成数。至此则阴阳自和，故愈。"

【译文】

伤寒发病，有发热并伴恶寒的，这属于阳证；有不发热而恶寒的，则属于阴证。发热恶寒的阳证，七日可愈；无热恶寒的阴证，六日可愈。因为七属于阳数，六属于阴数。[7]

太阳病，头痛至七日以上自愈者①，以行其经尽故也②。若欲作再经者③，针足阳明④，使经不传则愈⑤。[8]

【注释】

①头痛至七日以上自愈者：《伤寒例第三》引《黄帝内经·素问·热论篇第三十一》云："七日太阳病衰，头痛少愈也。"按，太阳病自始至衰是一个自然过程，所以称自愈。

②以行其经尽故也：此指太阳病从发病到自愈，邪气始于太阳，衰于太阳，大约在六七日之间，这个过程称为"经"。"经"是指"过

程”，“经尽”是言这个“过程”结束。按，自成无已《注解伤寒论》讲“日传一经”之后，所谓的“日传一经，七日六经传遍”的说法盛行。这不符合临床，属于谬解。关于“经”字，清代王朴庄《伤寒论注》说：“经者，常也。”“若过一经未愈，则为作再经，又当以六七日为期也。”近人章太炎先生说：“此以六日、七日为一经，犹女子月事以一月为经，乃自其期候言，非自其形质言矣。”

③若欲作再经者：此指太阳病经过七日未能自愈，有进入第二个六七日的趋势。作，进行。引申为“进入”。

④针足阳明：针刺足阳明经的穴位。《黄帝内经·灵枢·经水第十二》：“足阳明，五脏六腑之海也，其脉大血多。”由于阳明经多气多血，所以针刺足阳明经的穴位，可调气血；气平血和，正胜而邪衰，邪气不能继续深入，所以病证可自愈。

⑤使经不传：病势遏止，不再发展进入第二个过程。按，根据文理、文义与医理，《伤寒论》中某些“经”字如“到经”“过经”“再经”“行其经尽”“到后经中”“复过一经”等，这些“经”字，都是表述“过程”，也就是六天为一经。

【译文】

太阳病，头痛到了第七天时能够自愈的，这是人体经过七天正邪交争的过程，最终正盛邪衰。如果太阳病还有发展的趋势，有进入第二个六七天的可能，此时应当针足阳明经的穴位以调气血，鼓舞正气战胜邪气，遏止病势发展，使病势不进入第二个过程则愈。[8]

太阳病欲解时①，从巳至未上②。[9]

【注释】

①太阳病欲解时：太阳病正胜邪微、将解尚未解之际。

②从巳至未上：上午九时至下午三时，这段时间正是午前午后，丽日

中天，阳光普照，是一日中阳气最盛之时。太阳病解于此时，是人体阳气借天阳而盛于外，以达到助阳解表作用。按，西汉以后至东汉时期，最重要的计时方法是用十二时辰计时。十二时辰是指子、丑、寅、卯、辰、巳、午、未、申、酉、戌、亥。

【译文】

太阳病，当正胜邪微而处于将解尚未解的时候，将借天阳之助而解于上午九时至下午三时。［9］

风家①，表解而不了了者②，十二日愈③。［10］

【注释】

①风家：指感受外邪而有表证一类的病人。家，流别的意思。

②表解而不了了者：此指表邪虽然已解，而阴阳之气仍稍有不和，故身体仍有不清爽之感。了了，清楚。引申为清爽。

③十二日愈：因为身体仍有不清爽的感觉，须再待一候，当气血逐渐和顺之后则病愈。按，一经七日加一候五日为十二日，所以称“十二日愈”。古人五日为一候，《黄帝内经·素问·六节藏象论篇第九》曰：“五日为之候。”一年共七十二候。

【译文】

已经感受外邪的病人，表证解散之后，如果仍有轻微的疲劳感或头目不清爽，至十二日可愈。［10］

病人身太热①，反欲得衣者，热在皮肤②，寒在骨髓也③；身大寒，反不欲近衣者，寒在皮肤，热在骨髓也。［11］

【注释】

①太：同“大”。

②皮肤：此指外表。引申为“浅”。

③骨髓：此指内里。引申为“深”。

【译文】

病人肢体高热，却想身着厚衣，这是里寒而外热；病人虽然身感寒冷，但不欲加厚衣，此属外寒内热。[11]

太阳中风，阳浮而阴弱①，阳浮者，热自发，阴弱者，汗自出，啬啬恶寒②，淅淅恶风③，翕翕发热④，鼻鸣干呕者⑤，**桂枝汤**主之。方一。[12]

桂枝三两，去皮　芍药三两　甘草二两，炙⑥　生姜三两，切　大枣十二枚，擘⑦

右五味⑧，㕮咀三味⑨，以水七升，微火煮取三升，去滓，适寒温⑩，服一升。服已须臾⑪，啜热稀粥一升余⑫，以助药力。温覆令一时许⑬，遍身漐漐微似有汗者益佳⑭，不可令如水流漓⑮，病必不除。若一服汗出病差⑯，停后服，不必尽剂。若不汗，更服依前法。又不汗，后服小促其间⑰，半日许，令三服尽。若病重者，一日一夜服，周时观之⑱。服一剂尽，病证犹在者，更作服⑲。若汗不出，乃服至二三剂。禁生冷、粘滑、肉面、五辛、酒酪、臭恶等物⑳。

【注释】

①阳浮而阴弱：寸浮尺弱。按，与本篇第3条“脉阴阳俱紧”，第6条“脉阴阳俱浮”相对照，此处之“阴阳”是指寸口脉尺、寸而言。

②啬啬（sè）恶寒：蜷缩不展，持续恶寒。啬啬，肌体畏寒蜷缩貌。

③淅淅（xī）：寒凉的感觉。《黄帝内经·灵枢·百病始生第六十六》

曰:"毛发立则淅然。"

④翕翕(xī)发热:微微发热,发热不甚。"辨阳明病篇"第192条:"翕翕如有热状。"翕,《六书故》:"合翎也。"引申为鸟类羽毛聚合下的微温。

⑤鼻鸣:此指感受风寒后鼻音声重。干呕:胃中有气突发涌逆伴有呕啊之声。

⑥炙(zhì):本意是烤,此指炒。

⑦擘(bò):分开。

⑧右五味:原典文本是竖排,所以方后"右×味"。今本横排理应改为"上",为了保持原版特征,不予改动。

⑨㕮咀:对此二字的解释历来纷争不息,归纳起来约有三种:一是有人认为古人煎药之前把较大块的根皮类药材用口咬碎或咬细;二是有人认为㕮咀即"哺咀",并引《说文解字》得出结论:"咀的词义是嚼和尝",尝味是品尝药物味道,以鉴定药物优劣真伪,旨在审定药物质量;三是通过考查《五十二病方》《武威汉代医简》及《杂疗方》等文献,认为㕮咀的本义不是"将药物咬碎",而是用刀斧及砧板将药物砍剁成小块状或粒状,再锤碎。

⑩适寒温:药汤冷热适宜。

⑪须臾(yú):不一会儿,时间极短。

⑫啜(chuò):饮,喝。

⑬温覆:覆盖衣被使身体暖和。覆,盖。一时许:一个时辰左右。一个时辰相当于现在两个小时。许,约略之辞。

⑭漐漐(zhí):汗出徐徐,微汗潮润。

⑮漓:为体现版本特点,本条中的"漓"与《辨可发汗病脉证并治第十六》第2条"如水流离"之"离"并存。

⑯差:同"瘥(chài)"。病愈。

⑰小促其间:略微缩短两次服药间隔的时间。

⑱周时：一昼夜十二时辰。

⑲更：再，重复。作：用。《伤寒例第三》：“凡作汤药，不可避晨夜。”

⑳五辛：泛称辛辣味食物。医家五辛与佛家五辛略有不同。俗称蒜、葱、薤、韭、芸苔或兴渠。酪（lào）：《说文解字·酉部》：“乳浆也。”《六书故》：“酒类也。”

【译文】

太阳中风，寸脉浮尺脉弱，寸浮主发热，尺弱主自汗出，病人蜷缩怕冷，身上就像有冷风吹袭一样阵阵地起鸡皮疙瘩，用手切肤触摸，肌肤微微发热。病人鼻音深重，伴有干呕，选用桂枝汤治疗。方一。[12]

桂枝三两，去皮　芍药三两　甘草二两，炙　生姜三两，切　大枣十二枚，擘

以上五味药物，前三味切碎，用水七升，微火持续煮沸，煮取三升药汤，去掉药滓，温热适口服一升。服后略待一会儿，喝热稀粥一升多，以增加药力发汗。覆盖衣被一个时辰左右，使全身汗出徐徐潮润为最好状态，不可大汗淋漓，大汗淋漓病证必不能解除。如果服一次，病人汗出病愈，停服余下的药，不需要全部服尽。如果病人不出汗，依照前法再服一次。服后，如果病人仍不出汗，应当缩短服药的间隔时间，在半天中，分三次把一剂药服完。如果病证严重，日夜服药，十二个时辰观察。服完一剂后，如果病证仍然未解，再煎药继续服用。如果病人依然不出汗，可连续服二三剂。服药期间，禁食生冷、黏滑、肉面、五辛、酒酪、臭恶等食物。

太阳病，头痛发热，汗出恶风，**桂枝汤**主之。方二。用前第一方。[13]

【译文】

太阳病，头痛发热，汗出恶风，选用桂枝汤治疗。方二。用前第一方。[13]

太阳病，项背强几几[①]，反汗出恶风者，**桂枝加葛根汤**主之。方三。[14]

葛根四两　麻黄三两，去节　芍药二两[②]　生姜三两，切　甘草二两，炙　大枣十二枚，擘　桂枝二两，去皮

右七味，以水一斗，先煮麻黄、葛根，减二升，去上沫，内诸药[③]，煮取三升，去滓，温服一升，覆取微似汗，不须啜粥，余如桂枝法将息及禁忌[④]。臣亿等谨按[⑤]：仲景本论，太阳中风自汗用桂枝，伤寒无汗用麻黄，今证云汗出恶风，而方中有麻黄，恐非本意也。第三卷有葛根汤证云，无汗，恶风，正与此方同，是合用麻黄也。此云**桂枝加葛根汤**，恐是桂枝中但加葛根耳。

【注释】

①几几：金代成无己《注解伤寒论》读“殊殊”，释之为“引颈之貌。几，短羽鸟也，短羽之鸟，不能飞腾，动则先伸引其头尔，项背强者，动亦如之”。清代程应旄《伤寒论后条辨》改“几”为“兀”(wū)，清代程林《金匮要略直解》改“几”为无钩的“几”，读音为“殊”。王肯堂认为：“几几，绚貌。绚谓拘着舄屦头为行戒，状如刀衣，鼻在屦头。言拘者，取自拘持，使低目不妄顾视。按，此所以想见项背拘强之状。若作鸟羽释，则‘几’当音殊，而于拘强之意反不切矣。”王肯堂所说的“舄屦头”即是古人的“鞋鼻子”。今人钱超尘先生肯定了王肯堂的看法，认为成无己读音释意有误，指出“几几”当读为jǐn jǐn(紧紧)，拘紧貌。又，有学人认为，“强几几”读作“jiàng jǐ jǐ”，此是南阳一带的方言，在表达似疼非疼、似痒非痒、拘急不舒难以形容的感觉时，往往在名词的后面加“几几”(jǐ jǐ)来描述，如“疼几几”“麻几几”等。项背强几几，反映出风寒外袭，不仅项部肌腠闭塞而僵痛，而且背部肌腠亦板

滞拘紧。

②芍药二两："辨可发汗病篇"第30条作"芍药三两"。

③内（nà）：同"纳"。入。

④将息：调养休息。此引申为注意事项。

⑤臣亿等谨按：宋代仁宗嘉祐二年（1057），朝廷在编修院设置校正医书机构。以掌禹锡、林亿校理，张洞校勘，苏颂等并为校正；后又命孙奇、高保衡、孙兆同校正。校正自《黄帝内经》以下至唐代的大量医书。宋英宗治平二年（1065）由高保衡、孙奇、林亿等校正《伤寒论》并镂板印行。《伤寒论》中有若干条文方后注有"臣亿等谨按"，此以下的文字是林亿等校勘官员写的按语。

【译文】

太阳病，虽然项背部板滞拘紧，但汗出与恶风并见，选用桂枝加葛根汤治疗。方三。[14]

葛根四两　**麻黄**三两，去节　**芍药**二两　**生姜**三两，切　**甘草**二两，炙　**大枣**十二枚，擘　**桂枝**二两，去皮

以上七味药物，用水一斗，先煮麻黄、葛根，持续煮沸，使水减去二升，去掉浮沫，再放进桂枝、生姜、芍药、甘草、大枣，最终煮取三升药汤，去掉药滓，温热适口服一升，覆盖衣物保暖，使身体微微出汗，不需要喝热粥。其余的注意事项如同前文所讲过的桂枝汤方后的若干要求及禁忌。臣林亿等谨按：在仲景《伤寒论》中，太阳中风的诊治要点是"自汗用桂枝"，太阳伤寒的诊治要点是"无汗用麻黄"。本条言"汗出恶风"，而方中有麻黄，此有可能不是仲景本意。本论第三卷《辨太阳病脉证并治中第六》篇有葛根汤证，文曰："无汗，恶风"用葛根汤，而葛根汤与本方桂枝加葛根汤组成相同，方中都用麻黄。本方既称"桂枝加葛根汤"，应当是在桂枝汤中只加葛根。

太阳病，下之后，其气上冲者[①]，可与**桂枝汤**，方用前法[②]。若不上冲者，不得与之。四。[15]

【注释】

①气上冲：病人自感有气冲逆。此属表证未解，误用了攻下法，正气向上、向外的趋势虽受到顿挫，但郁而求伸的病机仍在。在本论中，气上冲有多种表现形式，如“辨太阳病篇”中第43条的“微喘”，第67条的“心下逆满，气上冲胸”，第117条的“气从少腹上冲心者”等。

②前法：指第12条桂枝汤方后注中的具体煎服药的要领及服药后的将息之法。

【译文】

太阳病，误用攻下法之后，病人胸腹内如果有气上冲的感觉，可选用桂枝汤治疗，注意事项仍按第12条桂枝汤方后注中的要求。如果没有气上冲的感觉，不宜服桂枝汤。四。[15]

太阳病三日，已发汗，若吐、若下、若温针①，仍不解者，此为坏病②，桂枝不中与之也③。观其脉症，知犯何逆④，随证治之。桂枝本为解肌⑤，若其人脉浮紧，发热汗不出者，不可与之也。常须识此⑥，勿令误也。五。[16]

【注释】

①温针：用针刺入选定穴位，以艾绒裹针柄适度烧热，使热感循针内传。此属古代急催发汗的方法。

②坏病：此指几经杂治，病情已经远离原本的脉症。坏，毁也。

③不中：不可以。中，可。本条后半节有“不可与之也”的说法。

④逆：此指误治后的病机。

⑤解肌：肌，肉也。肌肉与腠理相对应，肌与腠对比，肌深腠浅。肌腠与脏腑对比，肌腠属表，脏腑属里。《名医别录》称葛根疗伤寒

头痛，解肌，发表，开腠理。谓麻黄通腠理，疏伤寒头痛，解肌，泄邪恶气。在此，开、通腠理与解肌并列，说明二者之不同。桂枝汤的发汗力比麻黄汤要和缓得多，欲发汗，必须啜热稀粥，以助药力，温覆令一时许，这是一个氤氲过程。而对比之下，开腠理则是一个较急骤的过程。解肌与开腠相对应。解，开也，缓也，宽纵之意。解肌谓缓纵肌肉的紧张。开腠理，谓开启腠理的闭塞。

⑥识（zhì）：记住。

【译文】

太阳病三日，已用过发汗法，或者吐法、攻下法、温针法，病证仍然未能治愈，此是病机已经出现变异，不能再用桂枝汤了。应当观察病人脉象与症状，识别病机发生了哪些变化，根据证候的表现来治疗。桂枝汤的作用原本是解肌，如果病人脉象浮紧，虽发热而不出汗，此属于伤寒，这种证候不可用桂枝汤。必须时刻牢记这些，不能出差错。五。[16]

若酒客病①，不可与**桂枝汤**，得之则呕，以酒客不喜甘故也。[17]

【注释】

①酒客：嗜酒成癖的人。

【译文】

平素嗜酒成瘾的病人，即使有桂枝汤证，也不可以服桂枝汤，如果服用桂枝汤，会引发呕吐，因为嗜酒的人不喜欢甜的滋味。[17]

喘家，作**桂枝汤**①，加厚朴、杏子佳。六。[18]

【注释】

①作：使用。

【译文】

既往有咳喘病史的人，若有表证需要服用桂枝汤时，加厚朴、杏子，疗效更好。六。[18]

凡服**桂枝汤**吐者①，其后必吐脓血也②。[19]

【注释】

①凡：发语词。

②必：裴学海《古书虚字集释》卷十："必，犹可也。"吐：在本论中，可分为广义与狭义。狭义的"吐"是指从口排弃之物仅出于口或口腔。而广义的"吐"，则包括呕吐和咳吐。呕吐排弃之物源于胃。在《伤寒论》中，呕吐多简称为"呕"，有时也把呕吐简称为"吐"。如"辨太阳病篇"第74条，"渴欲饮水，水入则吐者"等。咳，若伴随上气咳逆而有痰涎、脓血咳呛于口中，则必须吐出，此称为咳吐。在仲景书中，虽经常以"吐"来泛指呕吐和咳吐，但是，吐、呕吐和咳吐是有区别的。本条"凡服桂枝汤吐者，其后必吐脓血也"是咳吐。当属早期肺痈，如果误服桂枝汤，必助其热，热伤脉络，则必动其血，血热结聚有蓄毒酿脓的可能。所以肺痈发病在"风伤皮毛"阶段时，若误服桂枝汤，可引发咳吐脓血。

【译文】

服桂枝汤咳吐的病人，在咳吐的过程中有可能吐脓血。[19]

太阳病，发汗，遂漏不止①，其人恶风，小便难②，四肢微急③，难以屈伸者，**桂枝加附子汤**主之。方七。[20]

桂枝三两，去皮　芍药三两　甘草三两④，炙　生姜三两，切

大枣十二枚，擘　附子一枚，炮⑤，去皮，破八片

右六味，以水七升，煮取三升，去滓，温服一升。本云**桂枝汤**⑥，今加附子。将息如前法。

【注释】

①漏：渗泄。此指汗出不止。

②小便难：小便量少不畅。

③微急：轻度痉挛。

④甘草三两："辨发汗后病篇"第9条作"甘草二两"。

⑤炮：中药炮制法之一，汉代最初是把生附子放在火炭上加热去皮，且剖裂数片。后用武火炒砂至热，置入整个附子，与热砂同炒，至附子色黄爆裂。

⑥本云桂枝汤，今加附子：此为林亿等宋臣校勘时，指认底本中前人原来的按语。按，赵开美翻刻宋本《伤寒论》原文中有多处大字"本云"按语，纵观全书，宋代林亿等人的校语均是小字，从这里可以推断，大字"本云"按语应当是林亿等宋臣所用底本或校本中原有的内容。自张仲景完成《伤寒杂病论》合十六卷继之散佚之后，据现有史料可知，只有晋代王叔和认真全面搜采整理过仲景遗论，据此可以推断，这些大字的"本云"按语是王叔和所作的可能性最大。可能是王叔和在整理过程中，记录其所见底本或传本中的实貌，并对有关方药进行加减。"今"后面的药物加减应当是王叔和整理的痕迹。

【译文】

太阳病，发汗，汗出不止，病人恶风，小便量少不畅，四肢轻微痉挛，屈伸不利，选用桂枝加附子汤治疗。方七。[20]

桂枝三两，去皮　芍药三两　甘草三两，炙　生姜三两，切　大枣十二枚，擘　附子一枚，炮，去皮，破八片以上六味药物，用水七升，持续煮沸，煮取三升药汤，去掉药滓，温热适口服一升。底本中是桂枝汤，现今加附子。服药后的注意事项同桂枝汤方后注。

太阳病，下之后，脉促[①]，胸满者[②]，**桂枝去芍药汤**主之。方八。促，一作纵。[21]

桂枝三两，去皮　甘草二两，炙　生姜三两，切　大枣十二枚，擘

右四味，以水七升，煮取三升，去滓，温服一升。本云**桂枝汤**，今去芍药。将息如前法。

【注释】

①脉促：此指寸口脉脉来急促、上壅两寸。《黄帝内经·素问·平人气象论篇第十八》云："寸口脉中手促上击者，曰肩背痛。"张介宾释之曰："脉来急促而上部击手者。"此属误下后正气反弹之象，这与后世所说"脉数动而时一止"不同。

②胸满：此指误下后，虽表邪未陷，表证仍在，但正气已显示出不同程度的挫伤，机体正气向上、向外的趋势受到反扯，胸阳因而受制之象。

【译文】

太阳病，误下之后，寸口脉上促两寸，胸中逆满，选用桂枝去芍药汤。方八。促，一作纵。[21]

桂枝三两，去皮　甘草二两，炙　生姜三两，切　大枣十二枚，擘

以上四味药物，用水七升，持续煮沸，煮取三升药汤，去掉药滓，温热适口服一升。底本中是桂枝汤，现今去芍药。服药后的注意事项同桂枝汤方后注。

若微寒者[1]，**桂枝去芍药加附子汤**主之。方九。[22]

桂枝三两，去皮　甘草二两，炙　生姜三两，切　大枣十二枚，擘　附子一枚，炮，去皮，破八片

右五味，以水七升，煮取三升，去滓，温服一升。本云**桂枝汤**，今去芍药加附子。将息如前法。

【注释】

①微寒：略微恶寒。微，稍，略。

【译文】

如果病人有轻微的恶寒，治疗时在桂枝去芍药汤的基础上再加附子。方九。[22]

桂枝三两，去皮　甘草二两，炙　生姜三两，切　大枣十二枚，擘　附子一枚，炮，去皮，破八片

以上五味药物，用水七升，持续煮沸，煮取三升药汤，去掉药滓，温热适口服一升。底本中是桂枝汤，现今去芍药加附子。服药后的注意事项同桂枝汤方后注。

太阳病，得之八九日，如疟状[1]，发热恶寒，热多寒少。其人不呕，清便欲自可[2]，一日二三度发[3]，脉微缓者[4]，为欲愈也。脉微而恶寒者，此阴阳俱虚，不可更发汗、更下、更吐也[5]。面色反有热色者[6]，未欲解也，以其不能得小汗出，身必痒，宜**桂枝麻黄各半汤**。方十。[23]

桂枝一两十六铢[7]，去皮　芍药　生姜切　甘草炙　麻黄各一两，去节　大枣四枚，擘　杏仁二十四枚，汤浸，去皮尖及两仁者

右七味，以水五升，先煮麻黄一二沸，去上沫，内诸药，

煮取一升八合[8]，去滓，温服六合。本云**桂枝汤**三合，**麻黄汤**三合，并为六合，顿服[9]。将息如上法。臣亿等谨按：**桂枝汤**方，桂枝、芍药、生姜各三两，甘草二两，大枣十二枚。**麻黄汤**方，麻黄三两，桂枝二两，甘草一两，杏仁七十个。今以算法约之，二汤各取三分之一，即得桂枝一两十六铢，芍药、生姜、甘草各一两，大枣四枚，杏仁二十三个零三分枚之一，收之得二十四个，合方。详此方乃三分之一，非各半也，宜云合半汤。

【注释】

①如疟状：此指一阵一阵的发热恶寒，发热恶寒间歇发作，不是寒与热交替发作。

②清便欲自可：大便正常。清，通“圊”。厕所，此处指大便。欲，裴学海《古书虚字集释》卷一：“欲，犹有也。”此处指存在、现状。

③度：次。

④脉微缓：比原来的脉浮紧显得略微缓和。微，缓，此二字均修饰脉浮紧的动态变化。

⑤“脉微而恶寒者”以下几句：此属自注句。脉微，脉象微弱。阴阳俱虚，表里俱虚。阴阳，此指表与里。更，再。

⑥热色：形容面色艳艳红赤。

⑦铢（zhū）：汉代重量单位，一两二十四铢。

⑧合（gě）：汉代容量单位，十合为一升。

⑨顿服：一次服尽。

【译文】

患太阳病，已经八九日，病人像得了“疟”一样，阵阵发热恶寒，发热明显，恶寒比较轻缓。病人不呕，大便正常，一日发作二三次，脉象比原来的浮紧略有缓和，此是将要痊愈的表现。假如病人脉象微弱且伴有恶寒,此属表里俱虚,不可再发汗、再用攻下法或吐法。此将要痊愈的病人,如果面色还有艳艳红赤的表现,说明表邪还有残留,这是因为病人没有经过轻微发汗,肢体可有痒感,选用桂枝麻黄各半汤治疗。方十。[23]

桂枝一两十六铢,去皮 芍药 生姜切 甘草炙 麻黄各一两,去节 大枣四枚,擘 杏仁二十四枚,汤浸,去皮尖及两仁者

以上七味药物,用水五升,先煮麻黄一二沸,去掉浮沫,再加入其他药物,持续煮沸,煮取一升八合药汤,去掉药滓,温热适口服六合。底本中此方是用桂枝汤三合,麻黄汤三合,合并为六合,一次服尽。服药后注意事项同前面的桂枝汤方后注。臣林亿等谨按:桂枝汤方用桂枝、芍药、生姜各三两,甘草二两,大枣十二枚。麻黄汤方用麻黄三两,桂枝二两,甘草一两,杏仁七十个。现今对方中的药量概略计算,桂枝汤与麻黄汤每味药物各取三分之一,即得桂枝一两十六铢,芍药、生姜、甘草各一两,大枣四枚,杏仁二十三个又三分之一,保留尾数取近似值得二十四个,合成一方。详察此方虽称“桂枝麻黄各半汤”,但并非是二方的“各半”相合,而是桂枝汤与麻黄汤各取三分之一的合方。亦即各取一少部分,所以宜称“合半汤”。

太阳病,初服**桂枝汤**①,反烦不解者,先刺风池、风府②,却与**桂枝汤**则愈③。十一。用前第一方。[24]

【注释】

①初服桂枝汤:桂枝汤煮取三升,第一次服用一升,称初服。按,本篇第12条桂枝汤方后注云:“以水七升,微火煮取三升,去滓,适寒温,服一升。”

②风池:足少阴经穴位,项后发际陷中,治热病汗不出。风府:督脉穴位,项后入发际一寸,治头项强痛。

③却与:然后给予。却,再。

【译文】

太阳病，服用桂枝汤，首服一升之后，病人出现心烦且表证不解时，应当先刺风池、风府，然后再服用桂枝汤则愈。十一。用前第一方。[24]

服**桂枝汤**，大汗出，脉洪大者[①]，与**桂枝汤**如前法。若形似疟，一日再发者，汗出必解，宜**桂枝二麻黄一汤**。方十二。[25]

桂枝一两十七铢，去皮　芍药一两六铢　麻黄十六铢，去节　生姜一两六铢，切　杏仁十六个，去皮尖　甘草一两二铢，炙　大枣五枚，擘

右七味，以水五升，先煮麻黄一二沸，去上沫，内诸药，煮取二升，去滓，温服一升，日再服。本云**桂枝汤**二分，**麻黄汤**一分，合为二升，分再服。今合为一方，将息如前法。臣亿等谨按：**桂枝汤**方：桂枝、芍药、生姜各三两，甘草二两，大枣十二枚。**麻黄汤**方：麻黄三两，桂枝二两，甘草一两，杏仁七十个。今以算法约之，**桂枝汤**取十二分之五，即得桂枝、芍药、生姜各一两六铢，甘草二十铢，大枣五枚。**麻黄汤**取九分之二，即得麻黄十六铢，桂枝十铢三分铢之二，收之得十一铢，甘草五铢三分铢之一，收之得六铢，杏仁十五个九分枚之四，收之得十六个。二汤所取相合，即共得桂枝一两十七铢，麻黄十六铢，生姜、芍药各一两六铢，甘草一两二铢，大枣五枚，杏仁十六个，合方。

【注释】

①洪：仲景脉象之一，以形象意。洪的意象就是洪水其来，逆流而视，波涛汹涌，其势浮盛浩大；洪水其去，顺流而视，宽阔满盈，其势平

展急落远逝。这种来去之势，被称之为来盛去衰，其实并无衰意。用洪水之形以象脉意，则是脉体阔大、滔滔满指、来盛去衰。

【译文】

病人服桂枝汤，汗出淋漓，虽然脉显洪大，如果太阳中风表证仍在，仍应当再服用桂枝汤，服用方法依桂枝汤方后注的要求。如果病人阵阵发热恶寒，一日发作两次，发汗则解，选用桂枝二麻黄一汤。方十二。[25]

桂枝一两十七铢，去皮　**芍药**一两六铢　**麻黄**十六铢，去节　**生姜**一两六铢，切　**杏仁**十六个，去皮尖　**甘草**一两二铢，炙　**大枣**五枚，擘

以上七味药物，用水五升，先煮麻黄一二个滚开，去掉浮沫，再加入其他药物，持续煮沸，煮取二升药汤，去掉药滓，温热适口服一升，一日两次。底本中是桂枝汤二份，麻黄汤一份，合并为二升，分两次服。现今合为一方，服药后注意事项同前面的桂枝汤方后注。臣林亿等谨按：桂枝汤方用桂枝、芍药、生姜各三两，甘草二两，大枣十二枚。麻黄汤方用麻黄三两，桂枝二两，甘草一两，杏仁七十个。现今对方中的药量概略计算，桂枝汤取十二分之五，即得桂枝、芍药、生姜各一两六铢，甘草二十铢，大枣五枚。麻黄汤取九分之二，即得麻黄十六铢，桂枝十铢又三分之二，保留尾数取近似值得十一铢，甘草五铢又三分之一，保留尾数取近似值得六铢，杏仁十五个又九分之四，保留尾数取近似值得十六个。上述二汤所取药物相合，即共得桂枝一两十七铢，麻黄十六铢，生姜、芍药各一两六铢，甘草一两二铢，大枣五枚，杏仁十六个，合成此方。

服**桂枝汤**，大汗出后，大烦渴不解[①]，脉洪大者，**白虎加人参汤**主之。方十三。[26]

知母六两　石膏一斤，碎，绵裹　甘草炙，二两　粳米六合　人参三两[②]

右五味，以水一斗，煮米熟汤成，去滓，温服一升，日三服。

【注释】

①大烦渴不解：非常口渴。烦，表示程度严重。不解，饮不解渴。

②人参三两："辨发汗后病篇"作"人参二两"

【译文】

服桂枝汤，汗不得法而如水流漓，病人大渴，饮不解渴，脉洪大，选用白虎加人参汤。方十三。[26]

知母六两　石膏一斤，碎，绵裹　甘草炙，二两　粳米六合　人参三两

以上五味药物，用水一斗，粳米煮熟则药汤煎成，去掉药滓，温热适口服一升，一日三次。

太阳病，发热恶寒，热多寒少[①]，脉微弱者，此无阳也[②]，不可发汗，宜**桂枝二越婢一汤**[③]。方十四。[27]

桂枝去皮　芍药　麻黄　甘草各十八铢，炙　大枣四枚，擘　生姜一两二铢，切　石膏二十四铢，碎，绵裹[④]

右七味，以水五升，煮麻黄一二沸，去上沫，内诸药，煮取二升，去滓，温服一升。本云当裁为**越婢汤**、**桂枝汤**，合之饮一升。今合为一方，**桂枝汤**二分，**越婢汤**一分。臣亿等谨按：**桂枝汤**方，桂枝、芍药、生姜各三两，甘草二两，大枣十二枚。**越婢汤**方，麻黄二两，生姜三两，甘草二两，石膏半斤，大枣十五枚。今以算法约之，**桂枝汤**取四分之一，即得桂枝、芍药、生姜各十八铢，甘草十二铢，大枣三枚。**越婢汤**取八分之一，即得麻黄十八铢，生姜九铢，甘草六铢，石膏二十四铢，大枣一枚八分之七，弃之。二汤所取相合，即共得桂枝、芍药、甘草、麻黄各十八铢，生姜一两三铢，石膏二十四铢，大枣四枚，合方。旧云，桂枝三，今取四分之一，即当云桂枝二也。**越婢汤**方，见《仲景杂方》中，《外台秘要》一云**起脾汤**。

【注释】

①发热恶寒，热多寒少：综观本条，此发热恶寒属微寒微热，热多寒少属对比而言。

②脉微弱者，此无阳也：脉微弱，此是指与大青龙汤证、麻黄汤证的脉浮紧而数相比较略微显“弱”象，略显缓和。无阳，表达阳郁的程度极轻、极微。本证是感邪之后，迁延日久，经过八九日，正邪交争乏力，与“辨太阳病篇”第38条大青龙汤证、第35条麻黄汤证、第12条桂枝汤证比较，症状是微热微寒。所谓“热多寒少”也是相对比而言。

③桂枝二越婢一汤：与大青龙汤、麻黄汤、越婢汤对比，本方中的麻黄、桂枝、石膏的用量非常少，从中可以得出结论，本方发越郁阳力量比较弱，只是一个轻疏微散的平剂。

④绵裹：用丝绵摊成的薄片包裹。

【译文】

太阳病，轻微的发热恶寒，发热略明显而伴有微微的恶寒，脉象与浮紧相比较显得微弱，此属肤表阳郁程度极轻微的表现，不可发汗，宜桂枝二越婢一汤轻疏微散。方十四。[27]

桂枝去皮　芍药　麻黄　甘草各十八铢，炙　大枣四枚，擘　生姜一两二铢，切　石膏二十四铢，碎，绵裹

以上七味药物，用水五升，先煮麻黄一二沸，去掉浮沫，再加入其余药物，持续煮沸，煮取二升药汤，去掉药滓，温热适口服一升，一日两次。底本中应当看作是越婢汤与桂枝汤二方相合，服一升。现今是合为一方，其中桂枝汤二份，越婢汤一份。臣林亿等谨按：桂枝汤方用桂枝、芍药、生姜各三两，甘草二两，大枣十二枚。越婢汤方用麻黄二两，生姜三两，甘草二两，石膏半斤，大枣十五枚。现今对方中的药量概略计算，桂枝汤取四分之一，即得桂枝、芍药、生姜各十八铢，甘草十二铢，大枣三枚。越婢汤取八分之一，即得麻黄十八铢，生姜九铢，甘草六铢，石膏二十四铢，大枣一枚又八分之七，舍去尾数约得一枚。上述

二汤所取药物相合，即共得桂枝、芍药、甘草、麻黄各十八铢，生姜一两三铢，石膏二十四铢，大枣四枚，合成此方。在所见传本中，有记载“桂枝三”，但通过计算，得出的结论是取桂枝汤的四分之一，实际上在本方中“桂枝汤药量占二份，越婢汤的药量占一份”，所以应当称“桂枝二越婢一汤”。越婢汤方见《仲景杂方》，此方在《外台秘要》中曾称其为“起脾汤”。

服**桂枝汤**，或下之[①]，仍头项强痛，翕翕发热，无汗，心下满微痛，小便不利者[②]，**桂枝去桂加茯苓白术汤**主之。方十五。[28]

芍药三两　甘草二两，炙　生姜切　白术　茯苓各三两　大枣十二枚，擘

右六味，以水八升，煮取三升，去滓，温服一升，小便利则愈。本云**桂枝汤**，今去桂枝，加茯苓、白术。

【注释】

①或：裴学海《古书虚字集释》卷二：“或，犹又也。”

②“仍头项强痛”以下几句：“仍”字以下若干症状是服桂枝汤之前就已经存在的。

【译文】

病人服桂枝汤之后，又用过下法，仍然头项板滞僵痛，发热，无汗，心下满闷微痛，小便量少，在此前所服用的桂枝汤方中去掉桂枝加茯苓白术。方十五。[28]

芍药三两　甘草二两，炙　生姜切　白术　茯苓各三两　大枣十二枚，擘

以上六味药物，用水八升，持续煮沸，煮取三升，去掉药滓，温热适口服一升，小便量多则愈。底本中是桂枝汤，现今去掉桂枝，加茯苓、白术。

伤寒脉浮，自汗出，小便数，心烦，微恶寒，脚挛急[①]，反与桂枝欲攻其表，此误也；得之便厥[②]，咽中干，烦躁，吐逆者，作**甘草干姜汤**与之，以复其阳；若厥愈足温者，更作**芍药甘草汤**与之，其脚即伸；若胃气不和，谵语者[③]，少与**调胃承气汤**；若重发汗[④]，复加烧针者[⑤]，**四逆汤**主之。方十六。[29]

甘草干姜汤方

甘草四两，炙　干姜二两

右二味，以水三升，煮取一升五合，去滓，分温再服。

芍药甘草汤方

白芍药[⑥]　甘草各四两，炙

右二味，以水三升，煮取一升五合，去滓，分温再服。

调胃承气汤方

大黄四两，去皮，清酒洗[⑦]　甘草二两，炙　芒硝半升

右三味，以水三升，煮取一升，去滓，内芒硝，更上火微煮令沸。少少温服之。

四逆汤方

甘草二两，炙　干姜一两半　附子一枚，生用，去皮，破八片

右三味，以水三升，煮取一升二合，去滓，分温再服。强人可大附子一枚，干姜三两。

【注释】

①脚：《说文解字·肉部》："胫也。"指小腿。

②厥：手足寒冷、冰凉。本书"辨厥阴病篇"第337条曰："厥者，手

足逆冷者是也。”

③评（zhān）语：神识不清状态下的胡言乱语。

④重（zhòng）发汗：重剂发汗。

⑤烧针：用火烧红的针，直刺选定的穴位。《黄帝内经·灵枢·官针第七》称“燔针”。

⑥白芍药：《金匮玉函经》卷七作芍药，是。按，《神农本草经》中，芍药不分赤白。故“白”字当为后世所衍。

⑦清酒：清淡的米酒。李时珍引古文献云：“酒之清者曰酿，浊者曰盎。”

【译文】

病人患伤寒，脉浮，自汗出，小便频数，心烦，略微怕冷，两小腿拘急不舒，反用桂枝汤发汗解肌，此属于误治；服汤后即手足寒冷，咽喉干燥，心烦不安，伴有呕吐，服用甘草干姜汤，以恢复阳气；服汤后如果手足温和，再服芍药甘草汤，病人的小腿拘急即可缓解；如果胃气不和，病人神志不清且胡言乱语，则选用少量的调胃承气汤；如果用重剂发汗，并又加用烧针，必大汗出，此时选用四逆汤以回阳。方十六。[29]

甘草干姜汤方

甘草四两，炙　干姜二两

以上二味药物，用水三升，持续煮沸，煮取一升五合，去掉药滓，温热适口分两次服。

芍药甘草汤方

白芍药　甘草各四两，炙

以上二味药物，用水三升，持续煮沸，煮取一升五合，去掉药滓，温热适口分两次服。

调胃承气汤方

大黄四两，去皮，清酒洗　甘草二两，炙　芒硝半升

以上三味药物，用水三升，持续煮沸，煮取一升，去掉药滓，加入芒

硝，再微火煮沸，温热适口缓缓服用。

四逆汤方

甘草二两，炙　干姜一两半　附子一枚，生用，去皮，破八片

以上三味药物，用水三升，持续煮沸，煮取一升二合，去掉药滓，温热适口分两次服。身高体格魁梧的人用大附子一枚，干姜可用三两。

问曰：证象阳旦，按法治之而增剧，厥逆，咽中干，两胫拘急而谵语①。师曰言：夜半手足当温，两脚当伸。后如师言，何以知此？

答曰：寸口脉浮而大，浮为风，大为虚。风则生微热，虚则两胫挛。病形象桂枝，因加附子参其间②，增桂令汗出。附子温经，亡阳故也。厥逆，咽中干，烦躁，阳明内结，谵语烦乱，更饮**甘草干姜汤**，夜半阳气还，两足当热；胫尚微拘急，重与**芍药甘草汤**，尔乃胫伸；以承气汤微溏，则止其谵语，故知病可愈③。［30］

【注释】

①“问曰”以下几句：根据前条和本条文义，“病形象桂枝，因加附子参其间”一句是对前条的第一段和本条第一句的进一步阐释，即病形虽像桂枝汤证（阳旦汤证），但却不是桂枝汤证，而是桂枝加附子汤证。阳旦，此指阳旦汤证。按，阳旦汤见《金匮要略·妇人产后病脉证治第二十一》，林亿注：“即桂枝汤。”法，此指桂枝汤方后注中强调的服药注意事项。

②因：裴学海《古书虚字集释》卷二：“因，用也。”

③“厥逆”以下几句：甘草干姜汤、芍药甘草汤与调胃承气汤并列，与前半条文字中罗列的若干症状，它们之间的关系在语法上是

"下文分承上文",是分别对应关系。阳明内结,此指大便干。尔乃,于是。溏,此指大便略稀薄。

【译文】

学生问道:上面讲的证像桂枝汤证,按照桂枝汤的服用法治疗,病情反而加重,病人出现四肢寒凉,咽喉干燥,两小腿拘挛,同时伴有神志不清与胡言乱语。老师认为,病人过了半夜手足会转温和,两腿会缓解伸展。后来,果然如老师所言,老师是怎么知道的呢?

老师回答说:寸口脉象浮大,脉浮为风邪在表,脉大为正气不足。风邪在表则身有微热,正气不足则两腿拘紧。病情看起来像是桂枝汤证,但屡次服用桂枝汤发汗,耗伤了阳气,此本来应当在桂枝汤中加附子,因为附子有温经扶阳的功效。病人若厥逆、咽中干、烦躁,服用甘草干姜汤,夜半以后阳气开始上升,两足当热。如果病人两小腿还略有拘急时,再重用芍药甘草汤,两小腿就会缓解伸展;如果病人大便干燥,伴见胡言乱语,精神烦乱,应当服用调胃承气汤,使大便略显溏薄,评语即止。所以可以判断其病可愈。[30]

卷第三

辨太阳病脉证并治中第六

合六十六法，方三十九首，并见太阳阳明合病法

【题解】

本篇在赵刻宋本《伤寒论》中列有九十七条（31—127），涉及（含上篇重复的）三十七个方剂。计有葛根汤、葛根加半夏汤、葛根黄芩黄连汤、麻黄汤、大青龙汤、小青龙汤、麻黄杏子甘草石膏汤、桂枝汤、桂枝甘草汤、桂枝加桂汤、桂枝加厚朴杏子汤、桂枝甘草龙骨牡蛎汤、茯苓桂枝甘草大枣汤、厚朴生姜半夏甘草人参汤、茯苓桂枝白术甘草汤、桂枝加芍药生姜各一两人参三两新加汤、芍药甘草附子汤、茯苓四逆汤、五苓散、茯苓甘草汤、栀子豉汤、栀子甘草豉汤、栀子生姜豉汤、栀子厚朴汤、栀子干姜汤、干姜附子汤、真武汤、四逆汤、小柴胡汤、小建中汤、大柴胡汤、柴胡加芒硝汤、调胃承气汤、桃核承气汤、柴胡加龙骨牡蛎汤、桂枝去芍药加蜀漆牡蛎龙骨救逆汤、抵当汤（丸）等。这一部分内容是对《辨太阳病脉证并治上第五》篇曾经有过论述但尚未展开的伤寒、中风证候的辨治进一步展开论述，如以第35条为中心对麻黄汤证以及太阳伤寒的兼证、夹证、变证进行了讨论，涉及麻黄汤、大青龙汤、小青龙汤、葛根汤等；对在《辨太阳病脉证并治上第五》篇中曾经讨论过的桂枝汤证进一步展开论述，重点在太阳中风变证的治法，如桂枝汤治疗“病人脏无他病，时发热自汗出而不愈者”与“病常自汗出者”为代表的营卫不和等。列出若

干条发汗法的应用，指出发汗法的禁忌。本篇还用较大篇幅论述了太阳病发病过程中由外邪勾牵诱发潜在因素引起的病证，即所谓内外合邪，或治疗过程中引发的病证，如虚烦、奔豚、火逆、蓄水、蓄血以及伤阴、伤阳等病证。

特别要指出的是，以第96条为核心的小柴胡汤证，以及其后有关小柴胡汤的若干条文，此是整个《伤寒论》全书集中论述柴胡汤证的文字，这在赵开美翻刻的宋本《伤寒论》中，是列在“辨太阳病篇”。在唐代孙思邈的《千金翼方》卷第九“伤寒上篇”中，是列为“太阳病用柴胡汤法第四”。这就是说，宋代林亿等人在校勘《伤寒论》时，他们所见到的底本或校本中，柴胡汤方证与法是列属太阳病系列，所以林亿等人在校勘《伤寒论》时，原原本本地把柴胡汤方证与法仍列在“辨太阳病篇”中。但是明代方有执把有关柴胡汤的条文都移到了“辨少阳病篇”，开启了后人改窜移易曲解之渐。方有执之后，喻嘉言、程应旄等注家多将有“小柴胡汤”字样的条文移窜于“辨少阳病篇”内。于是柴胡汤证和少阳病的关系开始混淆。至清代《医宗金鉴》时，作为一个时期的钦定教科书，把有关柴胡汤的条文都归并于“辨少阳病篇”内，影响及今。近七十年来的教科书依旧把有关柴胡汤证的条文和少阳病条文混编在一起，这显然违背了经典原始的文本精神。

早在清初的张隐庵即诘问道：“前人何据，谓小柴胡为少阳之主方耶?”关于这一点，陈修园阐发得更为明确。张隐庵、陈修园都认为小柴胡汤治疗的不是少阳病，而是太阳之气运行失调，强调小柴胡汤证不是少阳病。至近代，冉雪峰先生认为太阳病的柴胡证、阳明病的柴胡证，不可以和典型的少阳病相混。冉先生在解释“辨少阳病篇”第265条柴胡汤方药时指出“太阳有柴胡证、柴胡方”，“彼为太阳柴胡证，不是少阳病”。

太阳病，项背强几几，无汗恶风，**葛根汤**主之。第一。七味。

（31）

太阳、阳明合病，必自利，**葛根汤**主之。第二。用前第一方。一云用后第四方。（32）

太阳、阳明合病，不下利，但呕者，**葛根加半夏汤**主之。第三。八味。（33）

太阳病，桂枝证，医反下之，利不止，**葛根黄芩黄连汤**主之。第四。四味。（34）

太阳病，头痛发热，身疼，恶风，无汗而喘者，**麻黄汤**主之。第五。四味。（35）

太阳、阳明合病，喘而胸满，不可下，宜**麻黄汤**主之。第六。用前第五方。（36）

太阳病，十日以去，脉浮细而嗜卧者，外已解。设胸满痛，与**小柴胡汤**。脉但浮者，与**麻黄汤**。第七。用前第五方**小柴胡汤**，七味。（37）

太阳中风，脉浮紧，发热恶寒，身疼痛，不汗出而烦躁者，**大青龙汤**主之。第八。七味。（38）

伤寒，脉浮缓，身不疼但重，乍有轻时，无少阴证，**大青龙汤**发之。第九。用前第八方。（39）

伤寒表不解，心下有水气，干呕，发热而咳，**小青龙汤**主之。第十。八味，加减法附。（40）

伤寒，心下有水气，咳而微喘，**小青龙汤**主之。第十一。用前第十方。（41）

太阳病，外证未解，脉浮弱者，当以汗解，宜**桂枝汤**。第十二。五味。（42）

太阳病，下之，微喘者，表未解，**桂枝加厚朴杏子汤**主之。第十三。七味。（43）

太阳病，外证未解，不可下也，下之为逆，解外宜**桂枝汤**。第十四。用前第十二方。（44）

太阳病，先发汗不解，复下之，脉浮者，当解外，宜**桂枝汤**。第十五。用前第十二方。（45）

太阳病，脉浮紧，无汗发热，身疼痛，八九日不解，表证在，发汗已，发烦，必衄，**麻黄汤**主之。第十六。用前第五方。下有太阳病，并二阳并病四证。（46）

脉浮者，病在表，可发汗，宜**麻黄汤**。第十七。用前第五方，一法用**桂枝汤**。（51）

脉浮数者，可发汗，宜**麻黄汤**。第十八。用前第五方。（52）

病常自汗出，营卫不和也。发汗则愈，宜**桂枝汤**。第十九。用前第十二方。（53）

病人脏无他病，时自汗出，卫气不和也，宜**桂枝汤**。第二十。用前第十二方。（54）

伤寒，脉浮紧，不发汗，因衄，**麻黄汤**主之。第二十一。用前第五方。（55）

伤寒，不大便六七日，头痛有热，与承气汤。小便清者，知不在里，当发汗，宜**桂枝汤**。第二十二。用前第十二方。（56）

伤寒，发汗解，半日许复热烦，脉浮数者，可更发汗，宜**桂枝汤**。第二十三。用前第十二方。下别有三病证。（57）

下之后，复发汗，昼日烦躁不得眠，夜而安静，不呕，不渴，无表证，脉沉微者，**干姜附子汤**主之。第二十四。二味。（61）

发汗后，身疼痛，脉沉迟者，**桂枝加芍药生姜各一两人参三两新加汤**主之。第二十五。六味。(62)

发汗后，不可行**桂枝汤**，汗出而喘，无大热者，可与**麻黄杏子甘草石膏汤**。第二十六。四味。(63)

发汗过多，其人叉手自冒心，心悸欲得按者，**桂枝甘草汤**主之。第二十七。二味。(64)

发汗后，脐下悸，欲作奔豚，**茯苓桂枝甘草大枣汤**主之。第二十八。四味，下有作甘烂水法。(65)

发汗后，腹胀满者，**厚朴生姜半夏甘草人参汤**主之。第二十九。五味。(66)

伤寒，吐下后，心下逆满，气上冲胸，头眩，脉沉紧者，**茯苓桂枝白术甘草汤**主之。第三十。四味。(67)

发汗，病不解，反恶寒者，虚故也，**芍药甘草附子汤**主之。第三十一。三味。(68)

发汗，若下之，不解，烦躁者，**茯苓四逆汤**主之。第三十二。五味。(69)

发汗后，恶寒，虚故也。不恶寒，但热者，实也，与**调胃承气汤**。第三十三。三味。(70)

太阳病，发汗后，大汗出，胃中干，躁不能眠，欲饮水，小便不利者，**五苓散**主之。第三十四。五味，即**猪苓散**是。(71)

发汗已，脉浮数，烦渴者，**五苓散**主之。第三十五。用前第三十四方。(72)

伤寒，汗出而渴者，**五苓散**；不渴者，**茯苓甘草汤**主之。第三十六。四味。(73)

中风发热，六七日不解而烦，有表里证，渴欲饮水，水入则吐，名曰水逆，**五苓散**主之。第三十七。用前第三十四方。下别有三病证。(74)

发汗、吐下后，虚烦不得眠，心中懊侬，**栀子豉汤**主之；若少气者，**栀子甘草豉汤**主之；若呕者，**栀子生姜豉汤**主之。第三十八。**栀子豉汤**二味。**栀子甘草豉汤**、**栀子生姜豉汤**，并三味。(76)

发汗，若下之，烦热、胸中窒者，**栀子豉汤**主之。第三十九。用上初方。(77)

伤寒五六日，大下之，身热不去，心中结痛者，**栀子豉汤**主之。第四十。用上初方。(78)

伤寒下后，心烦腹满，卧起不安者，**栀子厚朴汤**主之。第四十一。三味。(79)

伤寒，医以丸药下之，身热不去，微烦者，**栀子干姜汤**主之。第四十二。二味，下有不可与**栀子汤**一证。(80)

太阳病，发汗不解，仍发热，心下悸，头眩，身瞤，**真武汤**主之。第四十三。五味，下有不可汗五证。(82)

汗家，重发汗，必恍惚心乱，**禹余粮丸**主之。第四十四。方本阙，下有吐蛔，先汗下二证。(88)

伤寒，医下之，清谷不止，身疼痛，急当救里；后身疼痛，清便自调，急当救表。救里宜**四逆汤**，救表宜**桂枝汤**。第四十五。**桂枝汤**用前第十二方。**四逆汤**三味。(91)

太阳病未解，脉阴阳俱停。阴脉微者，下之解，宜**调胃承气汤**。第四十六。用前第三十三方。一云用**大柴胡汤**。前有太阳病一证。(94)

太阳病，发热汗出，营弱卫强，故使汗出，欲救邪风，宜**桂枝汤**。第四十七。用前第十二方。(95)

伤寒五六日，中风，往来寒热，胸胁满，不欲食，心烦喜呕者，**小柴胡汤**主之。第四十八。再见柴胡汤，加减法附。(96)

血弱气尽，腠理开，邪气因入，与正气分争，往来寒热，休作有时，**小柴胡汤**主之。第四十九。用前方，渴者属阳明证附。下有柴胡不中与一证。(97)

伤寒四五日，身热恶风，项强，胁下满，手足温而渴者，**小柴胡汤**主之。第五十。用前方。(99)

伤寒，阳脉涩，阴脉弦，法当腹中急痛，先与**小建中汤**，不差者，**小柴胡汤**主之。第五十一。用前方。**小建中汤**六味。下有呕家不可用建中汤，并服小柴胡一证。(100)

伤寒二三日，心中悸而烦者，**小建中汤**主之。第五十二。用前第五十一方。(102)

太阳病，过经十余日，反二三下之，后四五日，柴胡证仍在，微烦者，**大柴胡汤**主之。第五十三。加大黄，八味。(103)

伤寒，十三日不解，胸胁满而呕，日晡发潮热，柴胡加芒硝汤主之。第五十四。八味。(104)

伤寒十三日，过经谵语者，**调胃承气汤**主之。第五十五。用前第三十二方。(105)

太阳病不解，热结膀胱，其人如狂，宜**桃核承气汤**。第五十六。五味。(106)

伤寒八九日，下之，胸满烦惊，小便不利，谵语，身重者，**柴胡加龙骨牡蛎汤**主之。第五十七。十二味。(107)

伤寒，腹满评语，寸口脉浮而紧，此肝乘脾也，名曰纵，刺期门。第五十八。（108）

伤寒发热，啬啬恶寒，大渴欲饮水，其腹必满；自汗出，小便利，此肝乘肺也，名曰横，刺期门。第五十九。下有太阳病二证。（109）

伤寒脉浮，医火劫之，亡阳必惊狂，卧起不安者，**桂枝去芍药加蜀漆牡蛎龙骨救逆汤**主之。第六十。七味。下有不可火五证。（112）

烧针被寒，针处核起，必发奔豚气，**桂枝加桂汤**主之。第六十一。五味。（117）

火逆。下之，因烧针烦躁者，**桂枝甘草龙骨牡蛎汤**主之。第六十二。四味。下有太阳四证。（118）

太阳病，过经十余日，温温欲吐，胸中痛，大便微溏，与**调胃承气汤**。第六十三。用前第三十三方。（123）

太阳病六七日，表证在，脉微沉，不结胸，其人发狂，以热在下焦，少腹满，小便自利者，下血乃愈，**抵当汤**主之。第六十四。四味。（124）

太阳病，身黄，脉沉结，少腹硬，小便自利，其人如狂者，血证谛也，**抵当汤**主之。第六十五。用前方。（125）

伤寒有热，少腹满，应小便不利，今反利者，有血也，当下之，宜**抵当丸**。第六十六。四味。下有太阳病一证。（126）

太阳病，项背强几几，无汗恶风，**葛根汤**主之。方一。[31]

葛根四两　麻黄三两，去节　桂枝二两，去皮　生姜三两，切　甘草二两，炙　芍药二两　大枣十二枚，擘右七味，以水一斗，先煮麻黄、葛根，减二升，去白沫，内诸药，煮取三升，去滓，温服一升，覆取微似汗，余如桂枝法将息及禁忌。诸汤皆仿此。

【译文】

太阳病，项背部僵滞拘紧，无汗怕风，选用葛根汤治疗。方一。[31]

葛根四两　麻黄三两，去节　桂枝二两，去皮　生姜三两，切　甘草二两，炙　芍药二两　大枣十二枚，擘

以上七味药物，用水一斗，先煮麻黄、葛根，持续煮沸，使水减去二升，去掉白沫，再加进桂枝、生姜、甘草、芍药、大枣，最终煮取三升，去掉药滓，温热适口服一升，覆盖衣物保暖，使肢体微微出汗，其余的注意事项同前文桂枝汤方后注的要求。后文讲到的各个汤方的服用方法及注意事项都仿效此法。

太阳与阳明合病者①，必自下利②，**葛根汤**主之。方二。用前第一方。一云用后第四方。[32]

【注释】

①合病：在太阳、阳明与少阳发病过程中，或是二阳同时发病，或是三阳同时发病，称为合病。

②必：如果。

【译文】

太阳与阳明同时发病，如果出现腹泻，选用葛根汤治疗。方二。用前第一方。一说用后第四方。[32]

太阳与阳明合病，不下利，但呕者，**葛根加半夏汤**主之。

方三。[33]

葛根四两　麻黄三两，去节　甘草二两，炙　芍药二两　桂枝二两，去皮　生姜二两，切　半夏半升，洗　大枣十二枚，擘

右八味，以水一斗，先煮葛根、麻黄，减二升，去白沫，内诸药，煮取三升，去滓，温服一升，覆取微似汗。

【译文】

太阳与阳明同时发病，不下利，只是呕吐的病人，选用葛根加半夏汤治疗。方三。[33]

葛根四两　麻黄三两，去节　甘草二两，炙　芍药二两　桂枝二两，去皮　生姜二两，切　半夏半升，洗　大枣十二枚，擘

以上八味药物，用水一斗，先煮葛根、麻黄，持续煮沸，使水减去二升，去掉白沫，再加进其余的药物，煮取三升药汤，去掉药滓，温热适口服一升，覆盖衣物保暖，使肢体微微出汗。

太阳病，桂枝证，医反下之，利遂不止，脉促者①，表未解也。喘而汗出者，**葛根黄芩黄连汤**主之。方四。促，一作纵。[34]

葛根半斤　甘草二两，炙　黄芩三两　黄连三两

右四味，以水八升，先煮葛根，减二升，内诸药，煮取二升，去滓，分温再服。

【注释】

①脉促：脉来急促，上壅两寸。

【译文】

太阳病，桂枝汤证，医生反而误用攻下法，引发病人腹泻不止，脉象

急促,此属表证未解。病人喘而汗出,选用葛根黄芩黄连汤治疗。方四。促,一作纵。[34]

葛根半斤　甘草二两,炙　黄芩三两　黄连三两

以上四味药物,用水八升,先煮葛根,持续煮沸,使水减去二升,再加入其余的药物,最终煮取二升药汤,去掉药滓,温热适口分二次服。

太阳病,头痛发热,身疼腰痛,骨节疼痛,恶风无汗而喘者,**麻黄汤**主之。方五。[35]

麻黄三两,去节　桂枝二两,去皮　甘草一两,炙　杏仁七十个,去皮尖

右四味,以水九升,先煮麻黄,减二升,去上沫,内诸药,煮取二升半,去滓,温服八合①,覆取微似汗,不须啜粥,余如桂枝法将息。

【注释】

①合(gě):古时容量单位,一升为十合。

【译文】

太阳病,头痛发热,身疼腰痛,骨节疼痛,怕风无汗而略有喘息的病人,选用麻黄汤治疗。方五。[35]

麻黄三两,去节　桂枝二两,去皮　甘草一两,炙　杏仁七十个,去皮尖

以上四味药物,用水九升,先煮麻黄,持续煮沸,使水减去二升,去掉浮沫,再加入其余的药物,最终煮取二升半药汤,去掉药滓,温热适口服八合。覆盖衣物保暖,微微发汗,不需要喝粥。其他注意事项参考桂枝汤的服用方法。

太阳与阳明合病,喘而胸满者,不可下,宜**麻黄汤**。六。

用前第五方。[36]

【译文】

太阳与阳明同时发病,微喘且伴胸满,不可用攻下法,选用麻黄汤。六。用前第五方。[36]

太阳病,十日以去,脉浮细而嗜卧者[①],外已解也。设胸满胁痛者,与**小柴胡汤**。脉但浮者,与**麻黄汤**。七。用前第五方。[37]

小柴胡汤方

柴胡半斤　黄芩　人参　甘草炙　生姜各三两,切　大枣十二枚,擘　半夏半升,洗

右七味,以水一斗二升,煮取六升,去滓,再煎取三升[②]。温服一升,日三服。

【注释】

①嗜:喜欢。

②煎:此处指浓缩。

【译文】

太阳病,已经过了十日,病人脉浮细而喜躺卧,此属外邪已解的表现。如果病人胸满,胁下疼痛,选用小柴胡汤治疗。脉只显浮象,则选用麻黄汤治疗。七。用前第五方。[37]

小柴胡汤方

柴胡半斤　黄芩　人参　甘草炙　生姜各三两,切　大枣十二枚,擘　半夏半升,洗

以上七味药物,用水一斗二升,持续煮沸,煮取六升药汤,去掉药滓

再浓缩为三升。温热适口服一升，一日三次。

太阳中风[①]，脉浮紧，发热恶寒，身疼痛，不汗出而烦躁者，**大青龙汤**主之。若脉微弱，汗出恶风者，不可服之，服之则厥逆[②]，筋惕肉瞤[③]，此为逆也。**大青龙汤**。方八。[38]

麻黄六两，去节　桂枝二两，去皮　甘草二两，炙　杏仁四十枚，去皮尖　生姜三两，切　大枣十枚，擘　石膏如鸡子大，碎

右七味，以水九升，先煮麻黄，减二升，去上沫，内诸药，煮取三升，去滓，温服一升，取微似汗。汗出多者，温粉粉之[④]。一服汗者，停后服。若复服，汗多亡阳遂一作逆虚，恶风烦躁，不得眠也。

【注释】

①太阳中风：此不同于前文桂枝汤证所论的“太阳中风”。《伤寒论》中的“伤寒”与“中风”，是张仲景对外感病表现的分类。这种分类方法如同《黄帝内经》中的“阴”“阳”一样，是古人认识事物最基本的分类方法之一，是古代两分法辩证逻辑在医学领域中的应用。“中风”与“伤寒”可见于三阳三阴各病，是古代的“两点论”在《伤寒论》中的应用。它是以涵括疾病整体属性的“象”为基础，把属于“动”的“象”分属于阳，属中风；把属于“静”的“象”分属于阴，属伤寒。本条症状是烦躁，病势属“动”，所以称之为“中风”；下文第39条的症状是“脉浮缓，身不疼、但重”，病势属“静”，所以称为“伤寒”。

②厥逆：此指肢体寒凉。

③肉瞤（shùn）：肌肉颤动。

④温粉：炒温热的细米粉。

【译文】

太阳中风，病人脉浮紧，发热恶寒，身体疼痛，无汗而烦躁，选用大青龙汤治疗。如果病人脉微弱，汗出怕风，不可服用此方，若误服，则会出现肢体寒凉，筋肉抽搐，四肢挛急，此属于错误的治疗。大青龙汤。方八。[38]

麻黄六两，去节　桂枝二两，去皮　甘草二两，炙　杏仁四十枚，去皮尖　生姜三两，切　大枣十枚，擘　石膏如鸡子大，碎

以上七味药物，用水九升，先煮麻黄，持续煮沸，使水减去二升，去掉浮沫，再加入其余的药物，最终煮取三升药汤，去掉药滓，温热适口服一升，微微发汗。如果汗出太多，用温粉搽敷。服一次出微汗后，不需要再服。如果再服，汗出太多可引发亡阳，病人会出现阳虚征象，怕风烦躁，不得安睡。

伤寒，脉浮缓①，身不疼、但重，乍有轻时②，无少阴证者③，**大青龙汤**发之④。九。用前第八方。[39]

【注释】

①浮缓：浮而不紧。缓，与紧相对应，不紧曰“缓”。

②乍：忽然。

③无少阴证：无少阴病阴阳两虚的症状。

④发：迅疾。此指大青龙汤发汗峻猛。

【译文】

伤寒，脉浮缓，肢体疼痛不明显，只是感到沉重，此种沉重感时有轻缓，病人无少阴病常见的阴阳两虚征象，选用大青龙汤猛力发汗。九。用前第八方。[39]

伤寒表不解，心下有水气①，干呕，发热而咳，或渴，或

利，或噎，或小便不利、少腹满，或喘者，**小青龙汤**主之。方十。[40]

麻黄去节　芍药　细辛　干姜　甘草炙[②]　桂枝各三两，去皮　五味子半升　半夏半升，洗[③]

右八味，以水一斗，先煮麻黄，减二升，去上沫，内诸药，煮取三升，去滓，温服一升。若渴，去半夏，加栝楼根三两；若微利，去麻黄，加荛花如一鸡子，熬令赤色[④]；若噎者，去麻黄，加附子一枚，炮；若小便不利、少腹满者，去麻黄，加茯苓四两；若喘，去麻黄，加杏仁半升，去皮尖。且荛花不治利[⑤]，麻黄主喘，今此语反之，疑非仲景意[⑥]。臣亿等谨按：**小青龙汤**，大要治水。又按：《本草》，荛花下十二水。若水去，利则止也。又按：《千金》，形肿者应内麻黄，乃内杏仁者，以麻黄发其阳故也[⑦]。以此证之，岂非仲景意也！

【注释】

①心下有水气：心，此指胸膈脘部位。按，“心”“心中”“心下”在《伤寒论》中，难以严格区分，三者之间是同中有异、异中有同，要理解它的含义，不能离开条文的语境，需要根据文理、义理与医理来确定。即使这样，有时也难以完整地、理想化地梳理清楚。概括起来，大体可分为以下几种情况：（一）心的形态属性与藏象属性。“心”这个字在《伤寒论》中出现频率很高，在赵刻宋本中出现百次以上。依据“心”字后面连缀词的不同，“心”可表达出不同的含义。《伤寒论》中的“心”不能简单和现代解剖学中的心相混淆。现代解剖学中的“心”，讲的是具体形态与结构。中医学中的“心”讲的是藏象，涵括的是功能与联系。“心”而能够称

“下”，这实际上是对“心”的间接定位。关于“心”的定位，这在包括《黄帝内经》在内的中医经典中，尚未能找到确凿的表述，但是通过有关经络循行的上膈、下膈，可以推论，作为“君主之官”的“心”居胸内膈上、人体正中。关于这一点，也被汉代的许慎证实。他在《说文解字》中说：“心，人心。”“在身之中，象形”。“心”，“在身之中”，这里的“中”是“中心，当中”的意思。归纳经典中有关论述，“心”在《黄帝内经》中被赋予两个重要的功能，一是主血、主脉，二是主神明、主藏神。主血、主脉主要是表达“心”的“形”与“脏”的属性；主神明、主藏神，主要是表达“心”的“神”与“象”的属性。（二）在《伤寒论》中，“心”有时是指主神明、主血脉的心；有时是指主神明、主藏神的心。如《辨脉法第一》：“阳反独留，形体如烟熏，直视摇头者，此为心绝也。”此处的“心”是指主血藏神、形神俱蕴的“心”；“辨太阳病篇”第29条、第169条和“辨少阴病篇”第310条等条文中的“心烦”，“辨阳明病篇”第221条中的“心愦愦反谵语”和“辨少阴病篇”第303条中的“心中烦”，“辨太阳病篇”第88条中的“必恍惚心乱”。这几处“心烦”“心愦愦”“心乱”的“心”是讲主神明的心。《平脉法第二》中“肾沉心洪”，此处的“心”是讲“脉有三部，尺、寸及关”，是指主血脉的“心”。“辨太阳病篇”第49条中的“身重、心悸”，第177条中的“心动悸”，第102条“心中悸而烦”，第82条中的“心下悸”，“辨厥阴病篇”第356条中的“厥而心下悸”，这里的“心悸”“心动悸”“心中悸”“心下悸”中的“心”主要是指主血、主脉的心。上述这些“心”的本义，首先都属于“君主之官”，有的倾向于“形”“藏”，有的倾向于“神”“象”，有的包含了“形”与“神”两层含义。（三）“心”有时是指藏象中的“胃”。在《伤寒论》条文中，“心”字的后面多缀表达范围的词如“中”“下”“内”以泛指被称为“水谷之海”的胃。如《平脉法第二》中的：“如怀卵物者,心痛也。”《平脉法第二》中的“气微者心内饥”,“辨厥阴病篇”第326条中的“心中疼热,饥而不欲食”等等,依据文理、文义把这些“心”理解为“水谷之海”的“胃”,显得更合乎医理。特别要强调的是,根据文理、义理与医理,在不同的语境下,“心烦”有时是表达胃内搅扰纠结、恶心欲吐的感觉,此时“心烦”之“心”是指胃。(四)“心”有时是指胸脘部位。此时多用“心下”“心中”泛指胸脘部位。如“辨太阳病篇”本条“心下有水气”,第67条“心下逆满”,第165条“心中痞硬”,“辨阳明病篇”第251条“心下硬”等等,这些“心下”“心中”的“心”,从文理、义理与医理上看,理解为胸脘部位显得更贴切。上述是对“心”之含义的大体分类。水气,人体正常的水液在外感邪气或内生邪气的影响下,运化失调而停蓄,以有形或无形,可见或不可见的方式弥漫或集聚的形态存在于体内,称为水气或水饮。在特定的语意背景下或指水肿。

②甘草炙:“辨可发汗病篇”甘草作二两。

③洗:早期对半夏的炮制方法。按,关于半夏的炮制,陶弘景在《名医别录》做出解释:“用之皆汤洗十过许,令滑尽,不尔戟人咽喉。”从中可知那个时代经过“洗”之后的半夏具有较为严重的麻辣涩感。从中也可见,仲景所用的“洗半夏”与今人所习用的“制半夏”不同。

④熬:《说文解字·火部》:“干煎也。”包括炒、烘、焙等使药物干燥或焦黄的方法。

⑤且:此,这。

⑥疑非仲景意:在赵刻宋本《伤寒论》中,在方后注标有“疑非仲景意”“疑非仲景方”的条文计有四条,分别是本条小青龙汤与“辨太阳病篇”第68条芍药甘草附子汤、第173条黄连汤,“辨阳明病篇”第233条蜜煎方。近人章太炎先生认为这四条方后注中的大

字按语“疑非仲景意”“疑非仲景方”,是出自王叔和之手。

⑦“形肿者应内麻黄”以下几句:语出《金匮要略·痰饮咳嗽病脉证并治第十二》。

【译文】

伤寒表证不解,胸脘部有水气,症见干呕,发热咳嗽,病人或口渴,或腹泻,或咽部噎塞不利,或小便量少不畅且少腹满,或喘息,选用小青龙汤治疗。方十。[40]

麻黄去节　芍药　细辛　干姜　甘草炙　桂枝各三两,去皮　五味子半升　半夏半升,洗

以上八味药物,用水一斗,先煮麻黄,持续煮沸,使水减去二升,去掉浮沫,再加入其余的药物,最终煮取三升,去掉药滓,温热适口服一升。如果口渴,去掉半夏,加栝楼根三两;如果微利,去掉麻黄,加如鸡蛋大小并炒成暗红色的荛花;如果咽部噎塞,则去掉麻黄,加一枚炮附子;如果小便量少、少腹满,去掉麻黄,加茯苓四两;如果病人喘息,则去掉麻黄,加杏仁半升,去皮尖。此处荛花原本并不治腹泻,麻黄原本是治喘的主药,这里有关荛花与麻黄加减的说法与此正相反,因此怀疑这不是仲景的本意。臣林亿等谨按:小青龙汤的主要功效是治水。《神农本草经》言,荛花“下十二水”。如果水邪被驱除,则下利必自止。《千金要方》又言“形肿者应内麻黄”,之所以去麻黄加杏仁,是因为麻黄发越阳气。从《神农本草经》与《千金要方》所言可以得到证实,此怎么可能不是仲景的本意呢!

伤寒,心下有水气,咳而微喘,发热不渴。服汤已渴者,此寒去欲解也。**小青龙汤**主之。十一。用前第十方。[41]

【译文】

伤寒,胸脘下有水气,病人咳嗽微喘,虽发热但口不渴。如果服用小青龙汤之后出现口渴,此属水寒邪气消散,病证将要痊愈的征象。选用

小青龙汤治疗。十一。用前第十方。[41]

太阳病，外证未解①，脉浮弱者，当以汗解，宜**桂枝汤**。方十二。[42]

桂枝去皮　芍药　生姜各三两，切　甘草二两，炙　大枣十二枚，擘

右五味，以水七升，煮取三升，去滓，温服一升，须臾，啜热稀粥一升，助药力，取微汗。

【注释】

①外证：与“里证”对比而言，不属于里证都称外证。外证比表证显得更为宽泛。

【译文】

太阳病，外邪引发的诸症仍在，脉象浮而稍弱的病人，应当用发汗的方法解散外邪，选用桂枝汤。方十二。[42]

桂枝去皮　芍药　生姜各三两，切　甘草二两，炙　大枣十二枚，擘

以上五味药物，用水七升，煮取三升药汤，去掉药滓，温热适口服一升，服后略待一会儿，再喝热稀粥一升，以增加药力，使遍身微微出汗。

太阳病，下之，微喘者，表未解故也，**桂枝加厚朴杏子汤**主之。方十三。[43]

桂枝三两，去皮　甘草二两，炙　生姜三两，切　芍药三两　大枣十二枚，擘　厚朴二两，炙，去皮　杏仁五十枚，去皮尖

右七味，以水七升，微火煮取三升，去滓，温服一升，覆取微似汗。

【译文】

太阳病，误用攻下法，病人微喘，此属表邪未解，选用桂枝加厚朴杏子汤治疗。方十三。[43]

桂枝三两，去皮　甘草二两，炙　生姜三两，切　芍药三两　大枣十二枚，擘　厚朴二两，炙，去皮　杏仁五十枚，去皮尖

以上七味药物，用水七升，微火煮取三升药汤，去掉药滓，温热适口服一升，覆盖衣物保暖，使全身微微出汗。

太阳病，外证未解，不可下也，下之为逆，欲解外者，宜**桂枝汤**。十四。用前第十二方。[44]

【译文】

太阳病，外邪引发的诸症仍在，不可以攻下，用攻下法是错误的治疗，欲要解散外邪，应选用桂枝汤。十四。用前第十二方。[44]

太阳病，先发汗不解，而复下之，脉浮者不愈。浮为在外，而反下之，故令不愈。今脉浮，故在外，当须解外则愈①，宜**桂枝汤**。十五。用前第十二方。[45]

【注释】

①当须：必须。

【译文】

太阳病，先用汗法，表邪不解，而又用攻下法，下之后脉仍浮，此是表证未愈。脉浮主外邪未解，而反用攻下法，所以病证不愈。现在脉象仍浮，反映出外邪仍在，必须解散外邪病证才能痊愈，选用桂枝汤。十五。用前第十二方。[45]

太阳病，脉浮紧，无汗发热，身疼痛，八九日不解，表证仍在，此当发其汗。服药已微除[①]，其人发烦目瞑[②]，剧者必衄，衄乃解。所以然者，阳气重故也。**麻黄汤**主之[③]。十六。用前第五方。[46]

【注释】

①微除：略微改变。此指表证略微轻缓。

②目瞑：此指视物不清。

③麻黄汤主之：此语意上承“此当发其汗”。

【译文】

太阳病，脉象浮紧，无汗发热，肢体疼痛，八九日病证仍在，表证不解，此仍应当发汗，选用麻黄汤治疗。服药之后，如果症状略有减缓，病人出现心烦且两眼视物模糊，严重时可见鼻出血，鼻血之后表证会随之消散。之所以会出现这种状况，是因为阳气郁闭比较严重的缘故。十六。用前第五方。[46]

太阳病，脉浮紧，发热，身无汗，自衄者，愈。[47]

【译文】

太阳病，脉象浮紧，发热，身无汗，如果鼻自行出血，病证可愈。[47]

二阳并病[①]，太阳初得病时，发其汗，汗先出不彻，因转属阳明[②]，续自微汗出，不恶寒。若太阳病证不罢者，不可下，下之为逆，如此可小发汗。设面色缘缘正赤者[③]，阳气怫郁在表[④]，当解之、熏之。若发汗不彻，不足言，阳气怫郁不得越，当汗不汗，其人躁烦[⑤]，不知痛处，乍在腹中，乍在四肢,按之不可得,其人短气但坐,以汗出不彻故也,更发汗则愈。何以知汗出不彻?以脉涩,故知也。[48]

【注释】

①并病:三阳三阴六病发病过程中,一病未愈,又出现另一病症状的状态。

②转属:三阳三阴六病发病过程中,一种病转变为另外一种病。按,在三阳三阴六病发病过程中,并病是转属的过程,转属是并病的最终结果。并病与转属都是表述不同病之间的横向发展。

③缘缘正赤:整个脸面赤红。缘,本指沿衣服边为装点美观所加的镶边。缘缘,此处指面色红扑扑的。

④怫(fú)郁:郁滞不畅。怫,郁结,滞留。

⑤躁烦:同“烦躁”。

【译文】

太阳与阳明并病,太阳初发病的时候,曾经用过发汗法,因为发汗不透彻,引发了由太阳病转变为阳明病的过程,继而出现微微自汗,不恶寒症状。如果太阳病证仍在,不可以用攻下法,此时用攻下法是错误的治疗,这种状况可以用轻缓的发汗法。如果病人满脸赤红,此属阳气郁滞在肤表,应当用汤药发汗或用熏法发汗以疏散郁滞肤表的阳气。如果发汗不透彻,达不到解散表邪的目的,阳气依然郁滞肤表,本应当出汗而汗不得出,引发病人烦躁,心神不宁,病人讲不清楚哪里不舒服,一会儿是腹痛,一会儿是四肢不适,触摸又找不到具体部位,病人喘息短气不得卧,只能箕坐,这是因为发汗不透彻而引发的,此时应当再次发汗则愈。怎么知道是汗出不透彻呢?因为病人脉象滞涩,所以知道啊。[48]

脉浮数者,法当汗出而愈。若下之,身重、心悸者[1],不可发汗,当自汗出乃解。所以然者,尺中脉微,此里虚,须表里实[2],津液自和,便自汗出愈。[49]

【注释】

①悸:病人自感“心”在胸中跳动,并伴有空虚与恐惧感。

②须表里实:等到表与里充实、正气恢复。须,等待。实,充实。

【译文】

表证脉显浮数,按治疗原则应当发汗,汗出则病愈。如果误用攻下法之后,病人身体沉重懈怠,心跳动不安,则不可发汗,应当待病人自汗出,病证可自解。所以会出现这种状况,是因为病人尺脉显微象,此是里虚的反映,待到表里正气充实,津液输布谐顺协调,病人则会自汗出而病愈。[49]

脉浮紧者,法当身疼痛,宜以汗解之。假令尺中迟者,不可发汗。何以知然[1]?以营气不足,血少故也。[50]

【注释】

①然:如此,这样。

【译文】

病人脉浮紧,按理应当有身疼痛这个症状,宜用发汗的方法治疗。假如病人尺脉显迟象,则不可以发汗。怎么知道不能发汗呢?因为尺中迟反映出病人的营气不足,津血亏虚。[50]

脉浮者[1],病在表,可发汗,宜**麻黄汤**。十七。用前第五方,一法用**桂枝汤**。[51]

【注释】

①浮：此指浮而不弱。按，“辨太阳病篇”第42条：“太阳病，外证未解，脉浮弱者，当以汗解，宜桂枝汤。”与本条对比，本证脉浮者，宜麻黄汤，此脉浮即使不浮紧，但必定是浮而不弱。

【译文】

伤寒脉浮，此属病在表，可用发汗法治疗，选用麻黄汤。十七。用前第五方，一法用桂枝汤。[51]

脉浮而数者[①]，可发汗，宜**麻黄汤**。十八。用前第五方。[52]

【注释】

①脉浮而数者：太阳伤寒的典型脉象之一。按，伤寒发病早期，初受风寒，肤表腠理紧束、闭塞，阳气趋于肤表不得宣泄，形成肤表阳郁，发热成为主要症状之一，这样的病机，反映在脉象上，必是浮紧而数。

【译文】

太阳伤寒，脉浮而数，可用发汗的方法，选用麻黄汤。十八。用前第五方。[52]

病常自汗出者，此为营气和[①]，营气和者，外不谐[②]，以卫气不共营气谐和故尔。以营行脉中，卫行脉外[③]。复发其汗，营卫和则愈，宜**桂枝汤**。十九。用前第十二方。[53]

【注释】

①和：正常。

②外不谐：卫气卫外功能失调，不与营气和谐。外，此指卫气。按，本证自汗出而不发热，此属卫弱，不能卫外为固。本证虽“营气和”，但由于“卫气弱”，不能卫外为固，营阴难以自守，所以“常自汗出”。从发病过程看，这里所说的“营气和”只是与“外不谐”对比而言，病常自汗出，营阴外泄日久，所谓“营气和”只是相对而言。

③以营行脉中，卫行脉外：语出《黄帝内经·灵枢·营卫生会第十八》：“人受气于谷，谷入于胃，以传与肺，五脏六腑皆以受气。其清者为营，浊者为卫。营在脉中，卫在脉外。”

【译文】

病人常常自汗，此属营气虽然尚能与卫气相安，但卫气弱，卫外功能失调，不能与营气协和而引发的。因为营气行于脉中，卫气行于脉外，此时再发汗，营气与卫气谐和则病愈，选用桂枝汤。十九。用前第十二方。[53]

病人脏无他病[①]，时发热，自汗出而不愈者，此卫气不和也。先其时发汗则愈[②]，宜**桂枝汤**。二十。用前第十二方。[54]

【注释】

①脏无他病：此泛指无里证。脏，在此泛指“内”或“里”。

②先其时发汗：此指病人在“脏无他病”的前提下，当出现“时发热，自汗出”的征兆时，免除了“按寸必及尺”“握手必及足”“人迎、趺阳三部必参”“动数发息必满五十”等常规诊断过程，急用桂枝汤发汗法。能够用“先其时”发汗法，关键是病人无“里证”。

【译文】

病人无里证，常常发热，伴自汗出多日不愈，此是因为卫气不能正常卫外引发的。在病人发热自汗之前，刚刚出现征兆时，急用桂枝汤发汗则可痊愈。二十。用前第十二方。[54]

伤寒，脉浮紧，不发汗，因致衄者，**麻黄汤**主之。二十一。用前第五方。[55]

【译文】

伤寒，脉浮紧，未能及时发汗，而引发鼻衄，选用麻黄汤。二十一。用前第五方。[55]

伤寒，不大便六七日，头痛有热者，与承气汤。其小便清者一云大便青，知不在里，仍在表也，当须发汗。若头痛者，必衄[①]。宜**桂枝汤**。二十二。用前第十二方。[56]

【注释】

①若头痛者，必衄：此属于自注句，是对前文"头痛有热者"的进一步诠解。若，如此。必，可能。

【译文】

伤寒，不大便六七日，头痛发热，误用承气汤。从病人小便仍清长而不黄，可以知道病不在里，仍属于表证，此应当发汗。如果头痛剧烈，可伴见鼻衄。选用桂枝汤。二十二。用前第十二方。[56]

伤寒，发汗已解，半日许复烦，脉浮数者，可更发汗，宜**桂枝汤**。二十三。用前第十二方。[57]

【译文】

伤寒，发汗后，表证已解，时过半日又感到烦热，病人脉浮数，可以再次发汗，选用桂枝汤。二十三。用前第十二方。[57]

凡病①，若发汗，若吐，若下②，若亡血、亡津液③，阴阳自和者，必自愈。[58]

【注释】

①凡病：此泛指广义伤寒。

②“若发汗”以下几句：或者用发汗法，或者用吐法，或者用攻下法。若，或然的意思。

③若亡血、亡津液：如果伤血耗津。若，如果。亡，丢失的意思，引申为耗伤。

【译文】

一般伤寒病证，或者用发汗法，或者用吐法，或者用攻下法，如果伤血耗津，而体内阴阳尚能够由不调和逐渐恢复为调和，那么病证可以自愈。[58]

大下之后，复发汗，小便不利者，亡津液故也。勿治之，得小便利，必自愈。[59]

【译文】

峻药攻下之后，又用发汗法，病人小便量少不畅，此属津液耗伤的缘故。不必服药，待病人小便量逐渐增多后，即可自行痊愈。[59]

下之后，复发汗，必振寒①，脉微细。所以然者，以内外俱虚故也。[60]

【注释】

①振寒：肢体寒冷而颤抖、振栗。

【译文】

病人用过攻下法之后，又发汗，可出现寒冷振栗，脉显微细。之所以会出现这种状况，是因为先攻下后发汗之后，内外俱虚的缘故。[60]

下之后，复发汗，昼日烦躁不得眠①，夜而安静，不呕，不渴，无表证，脉沉微，身无大热者，**干姜附子汤**主之。方二十四。[61]

干姜一两　附子一枚，生用，去皮，切八片

右二味，以水三升，煮取一升，去滓，顿服。

【注释】

①眠：此指躺卧。

【译文】

病人用过攻下法之后，又发汗，症见白天烦躁不能安卧，夜间反而安静，不呕吐，口不渴，无表证，脉显沉微，身有微热，选用干姜附子汤治疗。方二十四。[61]

干姜一两　附子一枚，生用，去皮，切八片

以上二味药物，用水三升，煮取一升药汤，去掉药滓，一次服尽。

发汗后，身疼痛，脉沉迟者，**桂枝加芍药生姜各一两人参三两新加汤**主之。方二十五。[62]

桂枝三两，去皮　芍药四两　甘草二两，炙　人参三两　大枣十二枚，擘　生姜四两

右六味，以水一斗二升，煮取三升，去滓，温服一升。本

云**桂枝汤**，今加芍药、生姜、人参。

【译文】

发汗之后，肢体疼痛，脉显沉迟，选用桂枝加芍药生姜各一两人参三两新加汤。方二十五。[62]

桂枝三两，去皮　芍药四两　甘草二两，炙　人参三两　大枣十二枚，擘　生姜四两

以上六味药物，用水一斗二升，持续煮沸，煮取三升药汤，去掉药滓，温热适口服一升。底本中讲，原是用桂枝汤，今加芍药、生姜、人参。

发汗后，不可更行**桂枝汤**①，汗出而喘，无大热者②，可与**麻黄杏仁甘草石膏汤**。方二十六。[63]

麻黄四两，去节　杏仁五十个，去皮尖　甘草二两，炙　石膏半斤，碎，绵裹

右四味，以水七升，煮麻黄，减二升，去上沫，内诸药，煮取二升，去滓，温服一升，本云黄耳柸③。

【注释】

①不可更行桂枝汤：此属倒装句，语意应上接“汗出而喘，无大热者”。更，再。行，用。

②无大热者：此与发汗前太阳病表证的发热对比而言。按，本证喘与出汗并见，持续出汗，热随汗泄，虽可见发热，但却不可能是大热。

③黄耳柸：汉代带双耳的椭圆形陶制、玉制或铜制浅容器，亦有漆器。柸，古同“杯”。

【译文】

发汗后，汗出而喘，发热略有轻缓的病人，不可再用桂枝汤，可选用

麻黄杏仁甘草石膏汤。方二十六。[63]

麻黄四两,去节 杏仁五十个,去皮尖 甘草二两,炙 石膏半斤,碎,绵裹

以上四味药物,用七升水,先煮麻黄,持续煮沸,使水减去二升,去掉浮沫,再加入其余的药物,最终煮取二升,去掉药滓,温热适口服一升。底本中是服一黄耳杯。

发汗过多,其人叉手自冒心[1],心下悸,欲得按者,**桂枝甘草汤**主之。方二十七。[64]

桂枝四两[2],去皮 甘草二两,炙

右二味,以水三升,煮取一升,去滓,顿服。

【注释】

①叉手自冒心:双手交叉按压胸脘动悸的部位,以求缓解空虚与动悸不安感。

②桂枝四两:“辨发汗后病篇”作“桂枝二两”

【译文】

发汗过多,病人胸脘部跳动不安,本能地两手交叉按抚胸脘,选用桂枝甘草汤治疗。方二十七。[64]

桂枝四两,去皮 甘草二两,炙

以上二味药物,用水三升,煮取一升药汤,去掉药滓,一次服尽。

发汗后,其人脐下悸者,欲作奔豚[1],**茯苓桂枝甘草大枣汤**主之。方二十八。[65]

茯苓半斤 桂枝四两,去皮 甘草二两,炙 大枣十五枚,擘

右四味,以甘烂水一斗[2],先煮茯苓,减二升,内诸药,煮取三升,去滓,温服一升,日三服。

作甘烂水法：取水二斗，置大盆内，以杓扬之[③]，水上有珠子五六千颗相逐，取用之。

【注释】

①奔豚：古证候名，始见于《黄帝内经·灵枢·邪气脏腑病形第四》。此表达有气从少腹上冲心胸，有如小猪奔跑。豚，小猪，属水畜，意象本证病机是水邪为患。

②烂：原作“澜”。泛指水波转流相连，此意象为“水上有珠子五六千颗相逐”。

③杓：即“勺”。

【译文】

发汗后，病人脐下有跳动不安的感觉，这是有发作“奔豚”的征兆，选用茯苓桂枝甘草大枣汤治疗。方二十八。[65]

茯苓半斤　桂枝四两，去皮　甘草二两，炙　大枣十五枚，擘

以上四味药物，用甘烂水一斗，先煮茯苓，持续煮沸，使水减去二升，加入其余的药物，再煮取三升药汤，去掉药滓，温热适口服一升，一日服三次。

做甘烂水的方法：取水二斗，放置于大盆内，用勺扬水，使水流转产生五六千颗水珠波澜相逐，此起彼落。取用此水煮药。

发汗后，腹胀满者，**厚朴生姜半夏甘草人参汤**主之。方二十九。[66]

厚朴半斤，炙，去皮　生姜半斤，切　半夏半升，洗　甘草二两　人参一两

右五味，以水一斗，煮取三升，去滓，温服一升，日三服。

【译文】

发汗后,腹部胀满的病人,选用厚朴生姜半夏甘草人参汤治疗。方二十九。[66]

厚朴半斤,炙,去皮　生姜半斤,切　半夏半升,洗　甘草二两　人参一两

以上五味药物,用水一斗,持续煮沸,煮取三升药汤,去掉药滓,温热适口服一升,一日服三次。

伤寒,若吐、若下后,心下逆满,气上冲胸,起则头眩[①],脉沉紧。发汗则动经,身为振振摇者[②]。**茯苓桂枝白术甘草汤**主之。方三十。[67]

茯苓四两　桂枝三两,去皮　白术　甘草各二两,炙

右四味,以水六升,煮取三升,去滓,分温三服。

【注释】

①起:立、动的意思。

②发汗则动经,身为振振摇者:此属仲景自注文,告诫如果误用发汗法,必动伤经气。振振摇,抖动、摇摆的样子。

【译文】

伤寒,或用吐法、或用攻下法之后,病人胃脘部气逆而满,有气上冲胸膈的感觉,起立或走动时,头目昏蒙眩晕,脉象沉紧。如果发汗则会动伤经气,引发肢体振颤抖动不能自持。选用茯苓桂枝白术甘草汤治疗。方三十。[67]

茯苓四两　桂枝三两,去皮　白术　甘草各二两,炙

以上四味药物,用水六升,持续煮沸,煮取三升药汤,去掉药滓,温热适口分三次服。

发汗，病不解，反恶寒者，虚故也，**芍药甘草附子汤**主之。方三十一。[68]

芍药　甘草各三两，炙　附子一枚，炮，去皮，破八片

右三味，以水五升，煮取一升五合，去滓，分温三服。疑非仲景方。

【译文】

发汗，不仅病证不解，反而更加怕冷，此属阴阳俱虚，选用芍药甘草附子汤治疗。方三十一。[68]

芍药　甘草各三两，炙　附子一枚，炮，去皮，破八片

以上三味药物，用水五升，持续煮沸，煮取一升五合药汤，去掉药滓，温热适口分三次服。怀疑这个不是仲景方。

发汗，若下之，病仍不解，烦躁者，**茯苓四逆汤**主之。方三十二。[69]

茯苓四两　人参一两　附子一枚，生用，去皮，破八片　甘草二两，炙　干姜一两半

右五味，以水五升，煮取三升，去滓，温服七合，日二服。

【译文】

发汗，或者用攻下法，病证仍未痊愈，病人出现烦躁，选用茯苓四逆汤治疗。方三十二。[69]

茯苓四两　人参一两　附子一枚，生用，去皮，破八片　甘草二两，炙　干姜一两半

以上五味药物，用水五升，持续煮沸，煮取三升药汤，去掉药滓，温热适口服七合，一日二次。

发汗后，恶寒者，虚故也。不恶寒，但热者，实也[①]，当和胃气，与**调胃承气汤**。方三十三。《玉函》云，与**小承气汤**。[70]

芒硝半升　甘草二两，炙　大黄四两，去皮，清酒洗

右三味，以水三升，煮取一升，去滓，内芒硝，更煮两沸[②]，顿服。

【注释】

①实：此指胃肠道实热。

②两沸：煎煮药沸腾两次。按，《伤寒论》中，有煎煮"一二沸""五六沸"乃至"七沸"等，此属通过控制火势大小，掌握煎煮药的时间，以避免煎煮过程中的持续沸腾，目的是根据药物质地特点，调节煎煮药的火候。

【译文】

发汗后，病人怕冷，此是阳气虚的缘故。如果病人不怕冷，只是发热，这是胃肠中有实热，应当调和胃气，选用调胃承气汤。方三十三。《玉函》说，用小承气汤。[70]

芒硝半升　甘草二两，炙　大黄四两，去皮，清酒洗

以上三味药物，用水三升，持续煮沸，煮取一升药汤，去掉药滓，再加入芒硝，煮开两次，温热适口一次服尽。

太阳病，发汗后，大汗出，胃中干，烦躁不得眠[①]，欲得饮水者，少少与饮之，令胃气和则愈。若脉浮，小便不利，微热，消渴者[②]，**五苓散**主之。方三十四。即**猪苓散**是。[71]

猪苓十八铢，去皮　泽泻一两六铢　白术十八铢　茯苓十八铢　桂枝半两，去皮

右五味，捣为散。以白饮和[③]，服方寸匕[④]，日三服。多饮暖水，汗出愈。如法将息。

【注释】

①烦躁不得眠：心不宁而烦，卧不安而躁。不得眠，不得卧的意思。

②消渴：口渴严重，饮不解渴。按，此处的"消渴"不同于今人对消渴的理解。今人凡见"消渴"二字，即理解为后世所谓"三消"中的消渴。非是。

③白饮：米汤或白开水。

④方寸匕：古代量取药末的器具。其状如正方一寸的刀匕。按，《名医别录》载："作匕正方一寸，抄散取不落为度。"

【译文】

太阳病，发汗之后，出汗太多，胃干口渴，烦躁不得安卧，如果病人想喝水，只能给予极少量水缓缓地喝，使胃气逐渐调和，则病证可愈。如果病人脉象显浮，小便量少，且微微发热，严重口渴，选用五苓散治疗。方三十四。[71]

猪苓十八铢，去皮　泽泻一两六铢　白术十八铢　茯苓十八铢　桂枝半两，去皮

以上五味药物，捣细为散。用米汤或白开水调和，服一方寸匕，一日服三次。多喝热水，病人出汗则愈。按常规注意事项调养。

发汗已，脉浮数，烦渴者[①]，**五苓散**主之。三十五。用前第三十四方。[72]

【注释】

①烦渴：严重口渴。烦，表达口渴的严重程度。

【译文】

发汗之后，脉显浮数，口渴严重的病人，选用五苓散治疗。三十五。用前第三十四方。[72]

伤寒，汗出而渴者，**五苓散**主之；不渴者，**茯苓甘草汤**主之。方三十六。[73]

茯苓二两　桂枝二两，去皮　甘草一两，炙　生姜三两[1]，切

右四味，以水四升，煮取二升，去滓，分温三服。

【注释】

①生姜三两："辨发汗后病篇"作"生姜一两"。

【译文】

伤寒，出汗且口渴，选用五苓散治疗；出汗而口不渴的病人，则选用茯苓甘草汤治疗。方三十六。[73]

茯苓二两　桂枝二两，去皮　甘草一两，炙　生姜三两，切

以上四味药物，用水四升，持续煮沸，煮取二升药汤，去掉药滓，温热适口分三次服。

中风发热，六七日不解而烦[1]，有表里证[2]，渴欲饮水，水入则吐者，名曰水逆[3]，**五苓散**主之。三十七。用前第三十四方。[74]

【注释】

①烦：此指胃脘内搅扰翻腾难忍、恶心欲吐的感觉。

②有表里证：此指太阳中风经过六七日的自汗，一方面发热、出汗、恶风等表证仍在，同时因持续自汗引发气津升散紊乱，水停三焦

等里证。

③水逆：此指水停三焦，津液不能正常输布，虽渴欲饮水，但饮水后机体却不受纳，随即为宿水排斥、格拒于外，而水入则吐的病状。

【译文】

太阳病中风发热，六七日不愈而伴见恶心，病人既有发热恶风等表证，又有水停三焦的里证，虽然渴欲饮水，但饮水后随即呕吐，此证称作"水逆"，选用五苓散治疗。三十七。用前第三十四方。[74]

未持脉时①，病人手叉自冒心②，师因教试令咳而不咳者，此必两耳聋无闻也。所以然者，以重发汗③，虚故如此。发汗后，饮水多必喘，以水灌之亦喘④。[75]

【注释】

①持脉：诊脉。持，把握。

②冒：覆盖。

③重（zhòng）发汗：发汗过度。

④灌：淋、浇的意思。

【译文】

还未诊脉的时候，看到病人双手交叉着按抚在胸脘部位，先生试探着让病人咳嗽几声，病人没有反应，这可能是病人两耳聋没有听见。之所以会出现这种状况，是因为发汗太过，导致阳虚的缘故。发汗之后，饮水太多会引发喘证，用水淋灌也会引发喘证。[75]

发汗后，水药不得入口为逆，若更发汗，必吐、下不止。发汗、吐、下后，虚烦不得眠①，若剧者，必反复颠倒音到，下同，心中懊侬②上乌浩、下奴冬切，下同，**栀子豉汤**主之；若少气者[③]，**栀子甘草豉汤**主之；若呕者，**栀子生姜豉汤**主之。三十八。[76]

栀子豉汤方

栀子十四个，擘　香豉四合，绵裹

右二味，以水四升，先煮栀子，得二升半，内豉，煮取一升半，去滓，分为二服。温进一服，得吐者，止后服。

栀子甘草豉汤方

栀子十四个，擘　甘草二两，炙　香豉四合，绵裹

右三味，以水四升，先煮栀子、甘草，取二升半，内豉，煮取一升半，去滓，分二服。温进一服，得吐者，止后服。

栀子生姜豉汤方

栀子十四个，擘　生姜五两　香豉四合，绵裹

右三味，以水四升，先煮栀子、生姜，取二升半，内豉，煮取一升半，去滓，分二服。温进一服，得吐者，止后服。

【注释】

①虚烦：胃脘部搅扰纠结、空虚恶心、欲吐不吐的感觉。按，恶心这个术语出现得比较晚，《黄帝内经》与张仲景书中不见。就可检文献，当首见于隋唐年间巢元方《诸病源候论·恶心候》第二十一。在《伤寒论》与《金匮要略》中，依据文理、医理与义理，“烦”有时是表达“恶心”。《金匮要略·水气病脉证并治第十四》又讲：“医以为留饮而大下之，气击不去，其病不除，后重吐之，胃家虚烦，咽燥欲饮水。”这里的“胃家虚烦”，说明了“虚烦”的部位在“胃家”，不是所谓的神志症状，而是胃失和降，受纳腐熟功能失调。这里的“虚”是胃脘中的空虚感，这里的“烦”，表达的是

“恶心”，是胃脘内搅扰纠结的感觉。

②心中懊憹：胃脘“嘈杂”感。心，此指胃脘。按，在“辨阳明病篇”第221条中，“心中懊憹”与“胃中空虚”并列，第228条“心中懊憹”与“饥不能食”并列，这反映出“懊憹”和胃的关联。《伤寒论·辨不可发汗病脉证并治第十五》曰：“伤寒头痛，翕翕发热，形象中风，常微汗出，自呕者，下之益烦，心懊憹如饥。”这里的“心懊憹如饥”讲清楚了能引发饥饿感的部位是“心”，此处的“心”是指“胃”而言。同时“懊憹”的感觉是“如饥”。胃脘部的“懊憹如饥”，只能是“嘈杂”感，而不可能是所谓的烦躁不宁或其他什么症状。

③少气：语无后音，底气不足，语言声低气馁无力。

【译文】

发汗之后，水与药入口即吐，此属于治疗不当，如果再次发汗，可能引发呕吐与腹泻交作不止。发汗或呕吐或泄下之后，轻则病人胃脘搅扰恶心，不得安卧，甚则辗转反侧，卧不安席，胃脘嘈杂，选用栀子豉汤治疗；如果病人说话声低气馁，语无后音，选用栀子甘草豉汤治疗；如果病人呕吐症状严重，选用栀子生姜豉汤治疗。三十八。[76]

栀子豉汤方

栀子十四个，擘　香豉四合，绵裹

以上二味药物，用水四升，先煮栀子，持续煮沸，煮取二升半时，加入香豉，再煮取一升半药汤，去掉药滓，温热适口分二次服。服一次后，如果病人呕吐，则停后服。

栀子甘草豉汤方

栀子十四个，擘　甘草二两，炙　香豉四合，绵裹

以上三味药物，用水四升，先煮栀子、甘草，持续煮沸，煮取二升半时，加入香豉，再煮取一升半药汤，去掉药滓，温热适口分二次服。服一次后，如果病人呕吐，则停后服。

栀子生姜豉汤方

栀子十四个，擘　生姜五两　香豉四合，绵裹

以上三味药物，用水四升，先煮栀子、生姜，持续煮沸，煮取二升半，加入香豉，再煮取一升半药汤，去掉药滓，温热适口分二次服。服一次后，如果病人呕吐，则停后服。

发汗，若下之，而烦热[①]，胸中窒者[②]，**栀子豉汤**主之。三十九。用上初方。[77]

【注释】

①烦热：此指胃脘内恶心、嘈杂与灼热感。

②胸中窒：此指胸脘内有痞满窒塞感，欲嗳气而不能。

【译文】

发汗或用攻下法，病人胃脘内恶心、嘈杂、灼热，胸膈内有痞满、窒塞感，选用栀子豉汤治疗。三十九。用上初方。[77]

伤寒五六日，大下之后，身热不去，心中结痛者[①]，未欲解也，**栀子豉汤**主之。四十。用上初方。[78]

【注释】

①心中结痛者：此指胃脘内痞塞疼痛感。心，此指胃脘。

【译文】

病人患伤寒五六日，用过峻下药之后，身躯仍发热不退，胃脘内痞塞疼痛，表证仍然未解，选用栀子豉汤治疗。四十。用上初方。[78]

伤寒下后，心烦腹满[①]，卧起不安者，**栀子厚朴汤**主之。

方四十一。[79]

栀子十四个，擘　厚朴四两，炙，去皮　枳实四枚，水浸，炙令黄

右三味，以水三升半，煮取一升半，去滓，分二服。温进一服，得吐者，止后服。

【注释】

①心烦：此指胃脘内搅扰纠结、恶心欲呕的感觉。

【译文】

伤寒用攻下法之后，病人胃脘内搅扰纠结，恶心欲吐且伴有腹满，坐卧不安，选用栀子厚朴汤治疗。方四十一。[79]

栀子十四个，擘　厚朴四两，炙，去皮　枳实四枚，水浸，炙令黄

以上三味药物，用水三升半，持续煮沸，煮取一升半药汤，去掉药滓，温热适口分二次服。服一次后，如果病人呕吐，则停后服。

伤寒，医以丸药大下之[1]，身热不去，微烦者[2]，**栀子干姜汤**主之。方四十二。[80]

栀子十四个，擘　干姜二两

右二味，以水三升半，煮取一升半，去滓，分二服。温进一服，得吐者，止后服。

【注释】

①丸药：此指前医让病人服用的成分不明的泻下丸药。

②微烦：轻微恶心。

【译文】

病人患伤寒，医生用丸药峻猛攻下之后，病人躯体仍发热，并伴有轻微恶心，选用栀子干姜汤治疗。方四十二。[80]

栀子十四个，擘　干姜二两

以上二味药物，用水三升半，持续煮沸，煮取一升半药汤，去掉药滓，温热适口分二次服。服一次后，如果病人呕吐，则停服。

凡用**栀子汤**，病人旧微溏者，不可与服之。[81]

【译文】

使用栀子汤时，如果病人平素大便稀溏，则不可服。[81]

太阳病发汗，汗出不解，其人仍发热，心下悸，头眩①，身瞤动②，振振欲擗一作僻地者③，**真武汤**主之。方四十三。[82]

茯苓　芍药　生姜各三两，切　白术二两　附子一枚，炮，去皮，破八片

右五味，以水八升，煮取三升，去滓，温服七合，日三服。

【注释】

①头眩：天旋地转、眩晕目黑。

②身瞤（shùn）动：肌肉蠕然颤动。

③振振欲擗地：身体站立不稳，不能自持，摇动欲倒。振振，谓身体摇动，不能自持。擗，通“躃（bì）”。仆倒。

【译文】

太阳病发汗后，虽然出汗，但病证不愈，病人仍然发热，自感心慌不安，头晕目眩，肢体肌肉颤动，站立不稳，摇动欲倒，选用真武汤治疗。方四十三。[82]

茯苓　芍药　生姜各三两，切　白术二两　附子一枚，炮，去皮，破八片

以上五味药物，用水八升，持续煮沸，煮取三升药汤，去掉药滓，温热适口服七合，一日三次。

咽喉干燥者，不可发汗。[83]

【译文】

伤寒发病，咽喉干燥的病人，不可用发汗法。[83]

淋家[①]，不可发汗，发汗必便血。[84]

【注释】

①淋家：小便滴沥不畅或疼痛一类的病人。家，流辈的意思。此指一类人。

【译文】

小便滴沥涩疼一类的病人，即使有表证，也不可径直发汗，如果误发汗，可引发尿血。[84]

疮家，虽身疼痛，不可发汗，汗出则痓[①]。[85]

【注释】

①痓（chì）：筋脉拘挛强直一类病证。

【译文】

新伤金疮或久患疮痍一类的病人，虽然有身疼痛症状，也不可以径直发汗，如果误发汗，则可能引发肢体拘挛、强急等痓证。[85]

衄家，不可发汗，汗出必额上陷脉急紧[①]，直视不能眴音唤[②]，又胡绢切，下同。一作瞬，不得眠。[86]

【注释】

①额上陷脉:指额上两侧凹陷处搏动的动脉。陷脉,见《黄帝内经·灵枢·九针十二原第一》和《小针解第三》:"针陷脉,则邪气出。"

②直视不能眴(xuàn):此指目睛呆滞无神,转动不灵活。眴,闭目。

【译文】

鼻出血一类的病人,不可以径直发汗,如果误发汗,可引发额头两侧凹陷处的脉搏急剧搏动,病人目睛呆滞无神,夜不能安睡。[86]

亡血家①,不可发汗,发汗则寒栗而振。[87]

【注释】

①亡血家:泛指失血一类的病人。亡,丢失的意思。

【译文】

有出血倾向或出血病史的病人,不可以径直发汗,如果误发汗,则能引发病人寒战颤抖。[87]

汗家,重发汗①,必恍惚心乱②,小便已阴疼,与**禹余粮丸**③。四十四。方本阙。[88]

【注释】

①重(chóng)发汗:再发汗。

②恍惚心乱:此指心有空虚感而神思游移、迷惑不定。恍惚,神思不定。乱,迷惑。

③禹余粮丸:阙如,方药不可确考。

【译文】

平素自汗过多一类的病人,如果再发汗,能够引发心神游移,迷惑不定，小便后尿道疼痛，选用禹余粮丸。四十四。方本阙。[88]

病人有寒①，复发汗②，胃中冷，必吐蛔一作逆。[89]

【注释】

①有寒：此指病人有阴寒痼冷的征象。

②复：反。

【译文】

病人有阴寒痼冷的征象，反而发汗，引发胃中虚寒，病人有可能出现吐蛔现象。[89]

本发汗，而复下之，此为逆也；若先发汗，治不为逆。本先下之，而反汗之，为逆；若先下之，治不为逆。[90]

【译文】

本来应当发汗，而反用攻下法，此属于误治；如果先发汗，则是正确的治法。原本应当先用攻下法，而反发汗，也是误治；如果先用攻下法，才是正确的治疗。[90]

伤寒，医下之，续得下利，清谷不止①，身疼痛者，急当救里；后身疼痛②，清便自调者，急当救表③。救里宜**四逆汤**，救表宜**桂枝汤**。四十五。用前第十二方。[91]

【注释】

①清谷：大便排泄不消化的食物。清，通“圊（qīng）”。厕所，此指大便。

②后：后续，之后。

③救表：治疗表证。救，治疗。

【译文】

伤寒，医生用攻下法，引发腹泻，泻下未消化的食物，伴有肢体疼痛，此应当先治疗腹泻；之后肢体仍疼痛，腹泻已止，再治疗身体疼痛的表证。治疗腹泻应当选用四逆汤，治疗表证身疼应当选用桂枝汤。四十五。用前第十二方。[91]

病发热头痛，脉反沉[1]，若不差[2]，身体疼痛，当救其里。[92]

四逆汤方

甘草二两，炙　干姜一两半　附子一枚，生用，去皮，破八片

右三味，以水三升，煮取一升二合，去滓，分温再服。强人可大附子一枚、干姜三两。

【注释】

①脉反沉：此指脉由"浮"变化为"不浮"。按，典型的太阳病，脉象应当是"浮"。本证脉象本当是"浮"，此显不浮，故曰"沉"。此"沉"是对比而言。《平脉法第二》曰："若表有病者，脉当浮大，今脉反沉迟，故知愈也。"这从一个侧面印证文中"脉反沉"是讲脉由"浮"变化为"不浮"。

②若不差（chài）：此系假设之辞，"差"与"不差"在两可之间。差，同"瘥"。病愈。

【译文】

伤寒，发热头痛，脉由浮变化为不浮，此属于病证将愈的表现。如果病证不愈，身体疼痛，脉浮不起来，此应当治疗里虚里寒。选用四逆汤。

[92]

四逆汤方

甘草二两，炙　干姜一两半　附子一枚，生用，去皮，破八片

以上三味药物，用水三升，持续煮沸，煮取一升二合药汤，去掉药滓，温热适口分二次服。身高体格魁梧的人可以用大附子一枚、干姜三两。

太阳病，先下而不愈，因复发汗，以此表里俱虚，其人因致冒[①]，冒家汗出自愈。所以然者，汗出表和故也。里未和，然后复下之。[93]

【注释】

①冒：覆盖。此指头目蒙蔽，如有物蒙盖。

【译文】

太阳病，先用攻下法而病证不愈，随后又用发汗法，引发表里俱虚，病人头目昏蒙不清，此类病人能够通过自汗出而病愈。之所以会出现这种状况，是因为病人在自汗的过程中，营卫逐渐和谐。表解之后，如果胃肠有积滞，再用攻下法治疗。[93]

太阳病未解，脉阴阳俱停一作微[①]，必先振栗汗出而解[②]。但阳脉微者[③]，先汗出而解；但阴脉微一作尺脉实者[④]，下之而解。若欲下之，宜**调胃承气汤**。四十六。用前第三十三方。一云用**大柴胡汤**。[94]

【注释】

①脉阴阳俱停：此指寸、关、尺三部脉浮而无力，按之则无。无，其象为“停”。

②振栗汗出：战汗。从症状方面说是出汗过程的一种形象，表述病人在出汗时，伴有振颤战栗的样子。从病机方面说，属正邪交争，正气驱邪乏力的病机状态。按，《辨脉法第一》第14条曰："其人本虚，是以发战；以脉浮，故当汗出而解也。"

③阳脉微：此指寸脉浮势已减，表邪已衰。

④阴脉微：此指表解之后，尺脉由浮变为不浮。

【译文】

太阳病表证未解，寸、关、尺三部脉浮而无力，按之则无，病人可能出现战汗而解的现象。当病人寸脉浮势已减，可自汗出而表解；病人表解之后，尺脉由浮变为不浮时，如果有"里未和"征象，下之可愈。如果用攻下法，选用调胃承气汤。四十六。用前第三十三方。一说用大柴胡汤。[94]

太阳病，发热汗出者，此为营弱卫强①，故使汗出，欲救邪风者②，宜**桂枝汤**。四十七。方用前法。[95]

【注释】

①营弱卫强：本篇第53条曰："以营行脉中，卫行脉外。"营为阴，内守而主濡养。营弱于内，不能内守而外泄，可见汗出。卫为阳，卫外而主固密。卫气浮盛于外，所以发热。强，盛的意思。

②邪风：虚邪贼风。《黄帝内经·素问·上古天真论篇第一》曰："虚邪贼风，避之有时。"清代高士宗释曰："四时不正之气，皆谓之虚邪贼风。"此泛指由营弱卫强引发的表证。

【译文】

太阳病，发热出汗，此属于营气弱卫气强而不和谐，因此病人自汗出，应当解散表邪，选用桂枝汤。四十七。方用前法。[95]

伤寒五六日，中风，往来寒热[①]，胸胁苦满[②]，嘿嘿不欲饮食[③]，心烦喜呕[④]，或胸中烦而不呕，或渴，或腹中痛，或胁下痞硬，或心下悸、小便不利，或不渴、身有微热，或咳者，**小柴胡汤**主之[⑤]。方四十八。[96]

柴胡半斤[⑥]　黄芩三两　人参三两　半夏半升，洗　甘草炙　生姜各三两，切　大枣十二枚，擘

右七味，以水一斗二升，煮取六升，去滓，再煎取三升。温服一升，日三服。若胸中烦而不呕者，去半夏、人参，加栝楼实一枚；若渴，去半夏，加人参合前成四两半、栝楼根四两；若腹中痛者，去黄芩，加芍药三两；若胁下痞硬，去大枣，加牡蛎四两；若心下悸、小便不利者，去黄芩，加茯苓四两；若不渴，外有微热者，去人参，加桂枝三两，温覆，微汗愈；若咳者，去人参、大枣、生姜，加五味子半升、干姜二两。

【注释】

①往来寒热：指医生按切病人肌肤感觉到发热，但“病人自己感觉”却是身体寒冷，不感觉发热，此时属病人发热恶寒阶段；而当“病人自己感觉”身体发热时，则又不感觉寒冷，此属病人发热不恶寒阶段，这种发热恶寒与发热不恶寒的交替，即形成了往来寒热状态。

②胸胁苦满：胸胁胀满难忍。苦，苦闷，困扰，难受。满，胀满。

③嘿嘿（mò）：表情冷漠，对外界事物反应淡漠。嘿，同“默”。

④心烦喜呕：胃脘内恶心欲呕。心烦，此指胃中搅扰纠结、恶心欲吐的感觉。心，此处指胃脘部。烦，恶心的感觉。喜呕，按捺不住的恶心感。喜，多的意思，不是主观上的喜好。

⑤小柴胡汤主之：本条小柴胡汤证是太阳病的一个具体过程，不是少阳病。按，自成无己把本条解释为“邪在半表半里之间”，方有执认为“所谓半表半里，少阳所主之部位”，至喻昌则把《伤寒论》中有关小柴胡汤方证的条文都移并于“辨少阳病篇”内，此后，程应旄、舒驰远以及《医宗金鉴》等，都把《伤寒论》中有关小柴胡汤的条文归并于“辨少阳病篇”。由此而来，在《伤寒论》研究史上就产生了这样一种思维定势即小柴胡汤证就是少阳病，从而形成了一个比较顽固的“误读传统”。

⑥柴胡半斤：小柴胡汤另见《辨阴阳易差后劳复病脉证并治第十四》篇第394条，药物用量不同，其中除了柴胡仍用半斤、半夏仍用半升外，人参、黄芩、甘草、生姜各作二两，此属仲景小柴胡汤之轻剂。

【译文】

伤寒五六日，也包括中风，发热恶寒与发热不恶寒交替出现，胸胁胀满难忍，病人表情冷漠，不愿意进食，恶心欲呕，或者胸中烦躁而不呕，或者口渴，或者腹部疼痛，或者两胁胀满不舒，触之而略有硬感，或者自觉心慌、心下跳动不安并伴小便量少不畅，或者病人不渴、肢体微有发热，或者咳嗽，选用小柴胡汤治疗。方四十八。[96]

柴胡半斤　黄芩三两　人参三两　半夏半升，洗　甘草炙　生姜各三两，切　大枣十二枚，擘

以上七味药物，用水一斗二升，持续煮沸，煮取六升药汤，去掉药滓，再煎煮浓缩为三升，温热适口服一升，日服三次。如果病人胸内烦而不呕吐，去掉半夏、人参，加栝楼实一枚；病人如果口渴，去掉半夏，加人参合原方的用量成四两半、栝楼根四两；病人如果腹中疼痛，去掉黄芩，加芍药三两；病人如果胁下胀满不舒，触之而略有硬感，则去掉大枣，加牡蛎四两；如果病人自觉心慌、胸脘部动悸不安并伴小便量少或不畅，去掉黄芩，加茯苓四两；病人如果口不渴，并伴肢体微发热，则去掉人参，加桂

枝三两，覆盖衣物保暖，微微发汗则愈；病人如果咳嗽，去掉人参、大枣、生姜，加五味子半升、干姜二两。

血弱气尽[①]，腠理开，邪气因入，与正气相搏，结于胁下。正邪分争，往来寒热，休作有时，嘿嘿不欲饮食。脏腑相连，其痛必下[②]，邪高痛下[③]，故使呕也一云脏腑相违，其病必下，胁膈中痛。**小柴胡汤**主之。服柴胡汤已，渴者，属阳明，以法治之。四十九。用前方。[97]

【注释】

①血弱气尽：此泛指机体抗病能力减弱。

②脏腑相连，其痛必下：这两句概括了脏腑乃至经络之间的整体联系。按，或然症看起来是可能出现，也可能不出现，但它和所谓的主症在总的病机方面，在动态变化和整体联系上则是不可分离的。本证尽管就某一个具体症状来说可能是或然的，或出现或不出现，但是作为病机上的一个相关联整体，决定了或然症与主症之间的关系是具有内在的必然联系。对这种联系，仲景用“脏腑相连”表述，这里的“脏腑”，非指具体的某脏某腑。痛，此泛指苦楚、不适，包括呕、渴、小便不利等，非仅指疼痛。

③邪高痛下：高，远的意思，引申为外。下，里的意思。在此“高”与“下”表达的是病因或病机与症状之间的距离感。正因为有这种“距离”，所以才会有或然症，才会存在某些症状的“有”和“无”的不确定性。

【译文】

当机体抗病能力减弱时，肤表腠理疏松，外邪会乘势侵入，与体内正气相争，搏结于胁下。由于正气与邪气相争，症见发热恶寒与发热不恶寒交替出现，时作时歇，病人对外界反应淡漠，不愿进食。人体的脏腑是一个相互关联的整体，所以正气与邪气相争，会引发某些症状的“有”和“无”的不确定性，因此出现像呕吐这样的全身性苦楚与不适。选用小柴胡汤治疗。服小柴胡汤之后，如果病人口渴，此是病势已转属阳明，应当根据脉症，采取相应的治疗方法治疗。四十九。用前方。[97]

得病六七日，脉迟浮弱，恶风寒，手足温[①]。医二三下之，不能食[②]，而胁下满痛，面目及身黄，颈项强，小便难者，与柴胡汤，后必下重[③]。本渴饮水而呕者，柴胡汤不中与也[④]。食谷者哕[⑤]。[98]

【注释】

①手足温：此是与手足冷对比，不凉曰“温”。按，三阳发病，属热证、实证，故手足当热。手足温在三阳病是与手足热对比，此属阳气不达或里热尚未或已不炽盛，在此是不热曰“温”，故温而不热。三阴发病，属虚证、寒证，因虚寒的程度不同，可有手足温与手足寒的区别。手足温多见于太阴脾阳不足，而手足寒则多见于少阴肾阳虚衰。

②不能食：纳呆，不欲进食。

③后必下重：此指大便后的肛门下坠感。

④本渴饮水而呕者，柴胡汤不中与也：此是对前文误“与柴胡汤”一句的注文。

⑤食谷者哕（yuě）：在文气上与前文“后必下重”相贯。哕，呃忒。

【译文】

得病六七日，病人脉象迟而浮弱，恶风寒，手足不凉。医生反误用下法二三次，下后，病人不愿进食，且胁下满闷胀痛，面部、白睛以及全身皮肤发黄，颈项僵滞不舒，小便量少不畅，此时如果误用柴胡汤，必大便后重坠不爽，进食后呃忒连连。本证病人口渴欲饮且呕吐，根本就不应当用柴胡汤。[98]

伤寒四五日，身热恶风，颈项强，胁下满，手足温而渴者，**小柴胡汤**主之。五十。用前方。[99]

【译文】

伤寒四五日，病人肢体发热怕风，颈项僵滞而不柔和，胁下胀满，手足温和而不发热且伴有口渴，选用小柴胡汤治疗。五十。用前方。[99]

伤寒，阳脉涩，阴脉弦①，法当腹中急痛②，先与**小建中汤**；不差者，**小柴胡汤**主之。五十一。用前方。[100]

小建中汤方

桂枝三两，去皮　甘草二两，炙　大枣十二枚，擘　芍药六两　生姜三两，切　胶饴一升

右六味，以水七升，煮取三升，去滓，内饴，更上微火消解。温服一升，日三服。呕家不可用建中汤，以甜故也。

【注释】

①“伤寒”以下几句：太阳伤寒本应脉浮紧或浮数，如果伤寒脉见寸涩、尺弦，这说明本证不是典型的太阳伤寒，而是证候已由实转虚，由表趋里。阳脉，此指寸脉。阴脉，此指尺脉。

②急痛：痉挛性疼痛。急，拘急，痉挛。

【译文】

病人患伤寒，寸脉显涩象，尺脉显弦象，常见腹中痉挛性疼痛，先

选用小建中汤；如果腹痛不解，再选用小柴胡汤治疗。五十一。用前方。[100]

小建中汤方

桂枝三两，去皮　甘草二两，炙　大枣十二枚，擘　芍药六两　生姜三两，切　胶饴一升

以上六味药物，用水七升，持续煮沸，煮取三升药汤，去掉药滓，加入饴糖，再用微火溶化。温热适口服一升，一日服三次。有呕吐病史的病人不可服用小建中汤，因为此汤味甜的缘故。

伤寒中风，有柴胡证，但见一症便是[①]，不必悉具。凡柴胡汤病证而下之，若柴胡证不罢者，复与柴胡汤，必蒸蒸而振[②]，却复发热汗出而解。[101]

【注释】

①有柴胡证，但见一症便是：证、症，古字作“證”。近、现代以来，证、症从“證”字分化出来，《现代汉语词典》把“證”作为证、症的繁体字或异体字。在中医学中以“证”字表述证候，含病机、症状、脉象等；以“症”字表述具体的症状。基于简化字的规范应用，那么，“有柴胡證，但见一證便是”中二个“證”字，依条文表述和医理，“柴胡證”之“證”，是指证候而言，所以应当用“证”字，而“但见一證便是”中的“證”，是指一个具体的“症状”，如头痛、发热、胸胁苦满等，所以此处用“症”字，才符合条文本意与医理。

②蒸蒸而振：此指发热而战汗的状态。蒸蒸，表达热自内发的态势。振，振颤。此指振栗战汗的样子。

【译文】

伤寒或中风过程中，如果出现小柴胡汤适应证，只要见到一个能反

映小柴胡汤证病机的症状就可以使用，不必所有的症状全部出现。凡是小柴胡汤病证而误用攻下法，如果攻下后小柴胡证仍在，应当再服用小柴胡汤，服汤后，可能出现战栗现象，且伴随病人发热出汗而病解。[101]

伤寒二三日，心中悸而烦者，**小建中汤**主之。五十二。用前第五十一方。[102]

【译文】

伤寒发病才二三日，病人即出现心悸不安，心烦不宁，选用小建中汤治疗。五十二。用前第五十一方。[102]

太阳病，过经十余日①，反二三下之，后四五日，柴胡证仍在者，先与**小柴胡**。呕不止，心下急②一云呕止小安，郁郁微烦者③，为未解也，与**大柴胡汤**，下之则愈。方五十三。[103]

柴胡半斤　黄芩三两　芍药三两　半夏半升，洗　生姜五两，切　枳实四枚，炙　大枣十二枚，擘

右七味，以水一斗二升，煮取六升，去滓再煎。温服一升，日三服。一方加大黄二两，若不加，恐不为**大柴胡汤**④。

【注释】

①过经：此指过了六天。按，徐灵胎曰："伤寒六日，经为一经。""辨太阳病篇"第8条："行其经尽故也"，第105条："过经谵语者"，第114条："到经不解"，第123条："过经十余日"，"辨阳明病篇"第217条："过经乃可下之"，"辨霍乱病篇"第384条："所以然者，经尽故也。""到后经中，颇能食，复过一经能食，过之一日当愈"等，在这里，"经"是指伤寒发病以六日为一过程。李时珍在《本草

纲目·人部·女子月水》中有这样一段解释："女子，阴类也，以血为主。其血上应太阴，下应海潮。月有盈亏，潮有朝夕，月事一月一行，与之相符，故谓之月水、月信、月经。经者，常也，有常轨也。"

②心下急：此指胃脘痞硬、满闷中隐有拘挛疼痛的感觉。急，在此有拘急、痉挛的意思。

③郁郁微烦者：心中沉闷难言。郁郁，闭结，沉闷。

④"一方加大黄二两"以下几句：《金匮玉函经》卷七大柴胡汤中有大黄。方后注曰："一方无大黄，然不加不得名大柴胡汤也。"

【译文】

太阳病，虽然已经过了六日乃至十多日，但外证未解，反而多次运用攻下法，攻下后四五日，如果柴胡汤证仍在，仍应当先服小柴胡汤。服汤后，如果呕吐不止，胃脘部痞满拘挛，隐隐疼痛，心中沉闷难言，此属外证未解，选用大柴胡汤疏解通下则愈。方五十三。[103]

柴胡半斤　黄芩三两　芍药三两　半夏半升，洗　生姜五两，切　枳实四枚，炙　大枣十二枚，擘

以上七味药物，用水一斗二升，持续煮沸，煮取六升药汤，去掉药滓再煎，温热适口服一升，一日服三次。另一方中有大黄二两，若不加大黄，恐难以称为大柴胡汤。

伤寒，十三日不解，胸胁满而呕，日晡所发潮热[①]，已而微利。此本柴胡证，下之以不得利，今反利者，知医以丸药下之，此非其治也[②]。潮热者，实也。先宜服**小柴胡汤**以解外，后以**柴胡加芒硝汤**主之。五十四。[104]

柴胡二两十六铢　黄芩一两　人参一两　甘草一两，炙　生姜一两，切　半夏二十铢，本云五枚，洗　大枣四枚，擘　芒硝

二两

右八味,以水四升,煮取二升,去滓,内芒硝,更煮微沸。分温再服,不解更作。臣亿等谨按:《金匮玉函》方中无芒硝[③]。别一方云,以水七升,下芒硝二合、大黄四两、桑螵蛸五枚,煮取一升半,服五合,微下即愈。本云,柴胡再服,以解其外,余一升加芒硝、大黄、桑螵蛸也[④]。

【注释】

①日晡(bū)所发潮热:下午四时前后,病人感觉到在持续发热的同时,会有一阵阵像潮水上涌的烘热感,这时病人发热会有所加重,反映出里热外蒸的病势。这种发热现象,可以不定时出现,由于天人相应关系的影响,以午后四时前后尤为明显。日晡,申时,下午三时至五时。所,表示约略数。按,今人承袭成无己的解说,解潮热为"定时发热,如潮水之汛定时而至"或"发热如大海涨潮一样,多于午后定时而发"。这种解释不符合临床所见。潮热,除本条之外,还见于"辨太阳病篇"第137条"日晡所小有潮热";"辨阳明病篇"第201条"必潮热,发作有时";第208条"有潮热者,此外欲解";第209条"阳明病,潮热";第212条"日晡所发潮热,不恶寒";第214条"阳明病,谵语,发潮热";第215条"阳明病,谵语,有潮热";第220条"二阳并病,太阳证罢,但发潮热";第229条"阳明病,发潮热,大便溏";第231条"阳明中风""胁下及心痛""一身及目悉黄,小便难,有潮热"。另第208条"其热不潮,未可与承气汤。"从这些条文中的潮热可以归纳出三点,一是潮热不等于发热。即发热时,不一定有潮热现象,所以有"其热不潮"之说;二是不论有无潮热现象,这些病证都有发热症状。即潮热是在发热症状持续存在状况下一种特殊的发热现象。三

是虽文中多处提到“日晡所发潮热”,但日晡所发热并非都是潮热。同时,潮热也并非都发于日晡所,而且潮热也不是定时而发。所谓“必潮热发作有时”,并不是说发热定时发作就是潮热,而是言潮热现象有时发作,有时不发作。因此可以得出结论:潮热并不是表述发热如大海涨潮一样,午后定时发作。而且潮热不含有发热与时间的关系,而是表述病人发热时出现的阵阵烘热感。

②“此本柴胡证”以下几句:此是仲景自注句。后文“潮热者,实也”,文气与“日晡所发潮热,已而微利”相贯。丸药,药物组成今不可确考。按,“丸药”另见于本篇第80条、第105条。许叔微谓巴豆小丸药,王肯堂认为是“所谓神丹甘遂也,或作巴豆”。然而,《伤寒例第三》曰:“则神丹安可以误发,甘遂何可以妄攻!”可见神丹似属发散之剂。从条文中有关服“丸药”下后出现的症状看,多有通便但不泄热的功效。

③《金匮玉函》方中无芒硝:此指林亿等校定《金匮玉函经》之前的传本。按,今见林亿等于治平三年(1066)校勘完成之后的《金匮玉函经》传本,本方中有芒硝。

④“别一方云”以下几句:见今本《金匮玉函经》卷七。文字略有差异。按,此方在今本《金匮玉函经》中称“柴胡加大黄芒硝桑螵蛸汤”。

【译文】

伤寒发病,虽已十三日,但病证仍不得痊愈,证见胸胁胀满且伴呕吐,病人不仅发热,而且下午四时左右,头面肢体会有阵阵像潮水上涌似的烘热感,旋即会出现轻微的泻利。本证原本是柴胡汤证,即使用攻下法也不会泻利,现今病人反而出现腹泻,从中可以知道,此是医生用了峻猛的“丸药”攻下所引发的,此属误治。病人出现阵阵烘热感,此属热证实证。应当先服小柴胡汤解散外邪,再服柴胡加芒硝汤以清泄里热。五十四。[104]

柴胡二两十六铢　**黄芩**一两　**人参**一两　**甘草**一两，炙　**生姜**一两，切　**半夏**二十铢，本云五枚，洗　**大枣**四枚，擘　**芒硝**二两

以上八味药物，用水四升，持续煮沸，煮取二升药汤，去掉药滓，加入芒硝，再微沸溶化芒硝，温热适口分二次服，病若不愈，再煮一剂。臣林亿等谨按：此方在所见到的《金匮玉函经》中无芒硝。在其另一方的方后注中有记载："用水七升，加入芒硝二合、大黄四两、桑螵蛸五枚，煮取一升半药汤，服五合，大便微溏其病即愈。传本中是先煎小柴胡汤，两服，以解散外邪，其后用余下的二升药汤加芒硝、大黄、桑螵蛸再煎。

伤寒十三日，过经谵语者，以有热也，当以汤下之。若小便利者，大便当硬①，而反下利，脉调和者②，知医以丸药下之，非其治也。若自下利者，脉当微厥③，今反和者，此为内实也，**调胃承气汤**主之。五十五。用前第三十三方。[105]

【注释】

①大便当硬：此指大便成形。"硬"与"溏"对比而言，非指大便坚硬。

②脉调和：脉象与"谵语""有热"相符合。

③脉当微厥：此指脉当显虚象。厥，逆也，不顺。按，本证原本大便硬，医误以丸药下之，导致大便虽溏，但里热留滞。如果此"下利"是因虚寒引发的，那么，其脉当显虚象。

【译文】

伤寒发病已经十三日，经过了"两个六天"，证见谵语，此属里热积聚，应当用具有清下功效的汤药清下里热。如果小便量多，大便应当成形，而反见溏泻，脉象与谵语发热相应，可以知道此是医生误用了"丸药"攻下，这种方法虽能通便，但却不能泄热。如果是虚寒腹泻，脉应当显虚象，现今脉象与谵语发热相符合，此属肠道里热实证，选用调胃承气

汤治疗。五十五。用前第三十三方。[105]

太阳病不解，热结膀胱，其人如狂，血自下，下者愈。其外不解者，尚未可攻，当先解其外；外解已，但少腹急结者，乃可攻之，宜**桃核承气汤**。方五十六。后云，解外宜**桂枝汤**。[106]

桃仁五十个，去皮尖　大黄四两　桂枝二两，去皮　甘草二两，炙　芒硝二两

右五味，以水七升，煮取二升半，去滓，内芒硝，更上火，微沸下火。先食温服五合，日三服。当微利。

【译文】

太阳病不解，热势内迫下焦膀胱，病人神志迷乱如狂，如果血热并下，下后热清而病愈。如果病人外证不解，还不可以用攻下法，应当先解散外邪；待外邪已解，只有少腹拘急挛疼时，方可用攻下法，选用桃核承气汤。方五十六。后云，解外宜桂枝汤。[106]

桃仁五十个，去皮尖　大黄四两　桂枝二两，去皮　甘草二两，炙　芒硝二两

以上五味药物，用水七升，持续煮沸，煮取二升半药汤，去掉药滓，加入芒硝，再煮微沸溶化芒硝。进食前，温热适口服五合，一日服三次。服后病人大便应当微溏。

伤寒八九日，下之，胸满烦惊，小便不利，谵语，一身尽重，不可转侧者，**柴胡加龙骨牡蛎汤**主之。方五十七。[107]

柴胡四两 龙骨 黄芩 生姜切 铅丹 人参 桂枝去皮 茯苓各一两半 半夏二合半，洗 大黄二两 牡蛎一两半，熬 大枣六枚，擘

右十二味，以水八升，煮取四升，内大黄，切如棋子，更煮一两沸，去滓，温服一升。本云柴胡汤，今加龙骨等。

【译文】

伤寒虽已八九日，但表证未解，医生误用攻下法，病人胸膈满闷，心烦惊怖，小便量少不畅，神志昏蒙，语言混乱，肢体沉重、转侧不利，选用柴胡加龙骨牡蛎汤治疗。方五十七。[107]

柴胡四两 龙骨 黄芩 生姜切 铅丹 人参 桂枝去皮 茯苓各一两半 半夏二合半，洗 大黄二两 牡蛎一两半，熬 大枣六枚，擘

以上十二味药物，用水八升，持续煮沸，煮取四升药汤，加入切成棋子大小的大黄，再煎煮一两沸，去掉药滓，温热适口服一升。底本中用柴胡汤，今加龙骨等。

伤寒，腹满谵语，寸口脉浮而紧，此肝乘脾也[①]，名曰纵[②]，刺期门[③]。五十八。[108]

【注释】

①寸口脉浮而紧，此肝乘脾也：这是表达在五行框架图式中，人体五脏之间关系失序在脉象上的反映。五行循环相克是生理上的制衡，是克而有制。若克而无制，此属于过度克伐，称“乘”不称“克”。乘，欺凌，压制。

②纵：木（肝）与土（脾）在生理上是相克的顺序，这种相克是克而有制。“肝乘脾”是木对土的过度克伐，已成欺凌、压制的病理态

势，是对“克”的过度放纵，所以称为“纵”。

③期门：肝的募穴，在乳下第六肋间隙。

【译文】

伤寒发病，病人腹胀满，神志昏蒙，语言混乱，寸口脉象浮紧，此属于肝木旺克伐脾土，称为“纵”，选用刺期门的方法治疗。五十八。[108]

伤寒发热，啬啬恶寒，大渴欲饮水，其腹必满；自汗出，小便利，其病欲解。此肝乘肺也，名曰横①，刺期门。五十九。[109]

【注释】

①横：逆。此指肝气旺，反侮肺金。按，在正常的五行关系中是“金克木”，今肝木与肺金处于五行中的逆向戕伐关系“肝乘肺”，所以概括为“横”。

【译文】

伤寒发病，病人发热，畏缩怕冷，大渴极想饮水，且伴有腹满；如果病人自汗出，小便量多，此是病证将自愈的征兆。这种现象属肝木逆侮肺金，称为“横”，选用刺期门的方法治疗。五十九。[109]

太阳病二日，反躁，凡熨其背而大汗出①。大热入胃一作二日内烧瓦熨背，大汗出，火气入胃，胃中水竭，躁烦必发谵语；十余日，振栗自下利者，此为欲解也。故其汗从腰以下不得汗，欲小便不得，反呕，欲失溲，足下恶风，大便硬，小便当数，而反不数及不多②。大便已③，头卓然而痛④，其人足心必热，谷气下流故也⑤。[110]

【注释】

①凡熨：屡次运用熨法。凡，屡次，多次。熨，此指古人把瓦烧热，绵裹或布包温熨发汗。

②"故其汗从腰以下不得汗"以下几句：此节是对前文"熨其背"变证的补述，语意上接"躁烦必发谵语"。

③大便已：文意上承"振栗自下利者"。

④头卓然而痛：头巅显得特别沉坠疼痛。卓然，突出，特别。

⑤谷气：此指气、水、热等谷食之气。

【译文】

太阳发病仅有二日，病人即出现烦躁症状，医生屡用熨法而出大汗。火热入里，胃中津液亏乏，病人神志不宁，烦躁谵语；十多日之后，病人战栗而下利，此是正气驱邪外出，病证欲解的征兆。先前医生误用熨法之后，病人虽出大汗，但从腰以下不出汗，小便量少不畅，反而呕吐，同时还屡屡有小便不禁的感觉，脚底寒凉；大便形硬，小便本应当量多，今反而小便次数不多，尿量也少。病人战栗下利之后，头部感到特别的沉坠而空痛，此时病人脚心可有热感，这是正胜邪退，体内气、水、热等谷食精微之气流布，气机趋向畅达的缘故。[110]

太阳病中风，以火劫发汗①，邪风被火热，血气流溢，失其常度。两阳相熏灼②，其身发黄，阳盛则欲衄，阴虚小便难，阴阳俱虚竭，身体则枯燥，但头汗出，剂颈而还③，腹满微喘，口干咽烂，或不大便。久则谵语，甚者至哕，手足躁扰，捻衣摸床④；小便利者，其人可治。[111]

【注释】

①火劫：古代常用火针、温针、火熏、瓦熨等火热方法劫迫发汗，此法

虽能催迫发汗，但有违因势利导原则，并且火法具有火热炽盛易于乱气动血的弊端，所以称为“火劫”。

②两阳：此指太阳中风，误用火热的熨法，以热得热，相互熏灼。

③剂颈而还：此指汗出以脖颈为限。剂，截。

④捻衣摸床：此指病人幻觉幻视，手足躁扰不宁，摆弄衣角，循摸床边等无意识动作。

【译文】

太阳中风，用火法劫迫发汗，外邪郁表的热势受到火法炽热的熏灼，气血运行紊乱，失去了稳定的有约束的运行法度。肤表郁热受到火热熏灼，蒸变流溢之血而引发身躯发黄，阳热燔灼营血，血热则可见鼻血，热灼津亏则会出现小便艰涩不畅，阴阳气血均受到火热的煎灼而虚损，肢体显得枯燥，病人只是脖颈以上头部出汗，伴腹满喘息，口舌干燥，口咽糜烂，或不大便。病情迁延日久，病人则会神迷语乱，甚则呃忒连连，出现手足躁扰不宁、摆弄衣角、循摸床边等无意识动作；如果病人小便由量少逐渐增多，说明病人还有一线转机。[111]

伤寒脉浮，医以火迫劫之[①]，亡阳[②]，必惊狂，卧起不安者，**桂枝去芍药加蜀漆牡蛎龙骨救逆汤**主之。方六十。[112]

桂枝三两，去皮　甘草二两，炙　生姜三两，切　大枣十二枚，擘　牡蛎五两，熬　蜀漆三两，洗去腥　龙骨四两

右七味，以水一斗二升，先煮蜀漆，减二升，内诸药，煮取三升，去滓，温服一升。本云**桂枝汤**，今去芍药加蜀漆、牡蛎、龙骨。

【注释】

①以火迫劫：此指用火针、温针、火熏、瓦熨等火热方法从内向外劫迫发汗。

②亡阳：耗失阳气。亡，丢失。阳，此指心阳。

【译文】

伤寒发病，脉显浮象，医生用火法迫劫夺汗，汗出耗伤心阳，可引发病人惊狂不宁，坐卧不安，选用桂枝去芍药加蜀漆牡蛎龙骨救逆汤治疗。方六十。[112]

桂枝三两，去皮　甘草二两，炙　生姜三两，切　大枣十二枚，擘　牡蛎五两，熬　蜀漆三两，洗去腥　龙骨四两

以七味药物，用水一斗二升，先煮蜀漆，持续煮沸，减去二升，再加入其余的药物，煮取三升，去掉药滓，温热适口服一升。底本中是桂枝汤，今去芍药加蜀漆、牡蛎、龙骨。

形作伤寒[①]，其脉不弦紧而弱[②]，弱者必渴。被火必谵语[③]。弱者，发热脉浮，解之当汗出愈。[113]

【注释】

①形作伤寒：表现好像是伤寒。形，表现，样子。

②其脉不弦紧而弱：此指脉象"只浮不紧"。弱，是对比而言，是对脉象"不弦不紧"的概括。

③被火：施加火法。被，施加 。

【译文】

从症状表现看，好像是伤寒，但脉不弦紧而只显浮象，此脉象只浮不弦紧的病人伴见口渴。如果对此病人施用火法治疗，可引发谵语。本证病人只是发热，脉浮而不弦紧，欲解散邪热，应当用发汗法，出汗则愈。[113]

太阳病，以火熏之，不得汗，其人必躁，到经不解[①]，必清血，名为火邪[②]。［114］

【注释】

①到经不解：此指本证虽已病至七日，但仍不解。

②火邪：从发病方面看，本证缘于火熏，从病机方面看，本证缘于邪火内攻，所以“火邪”即“邪火”。

【译文】

太阳病，用火熏法治疗，未能达到发汗的目的，病人可能出现烦躁，经过了七日，表证仍然不解，病人可出现大便下血，这种变证称为“火邪”。［114］

脉浮热甚，而反灸之，此为实。实以虚治，因火而动[①]，必咽燥吐血。［115］

【注释】

①动：变。

【译文】

脉浮与高热并见，医生反而用灸法治疗，此本属于实证，医生却把实证误当成虚证治疗，因灸而火炽热盛，病人可出现口咽干燥而吐血。［115］

微数之脉[①]，慎不可灸，因火为邪，则为烦逆[②]。追虚逐实，血散脉中，火气虽微，内攻有力，焦骨伤筋，血难复也[③]。脉浮，宜以汗解，用火灸之，邪无从出，因火而盛，病从腰以下必重而痹，名火逆也[④]。欲自解者，必当先烦，烦乃有汗而解。何以知之？脉浮，故知汗出解。[116]

【注释】

①微数：稍数。此是对数脉脉形、脉率的描述。

②烦逆：严重的变证。烦，表达变证的严重程度。逆，此指变证。

③“追虚逐实”以下几句：此属自注句，是对前文“因火为邪，则为烦逆”的解释。追虚逐实，火邪逼迫，追逐阴虚则阴更虚；火邪逼迫，追逐内热则热益甚。虚，此指阴虚。实，此指内热。血散脉中，此指火邪内攻，血游溢流散而不濡养。火气虽微，内攻有力，此指艾灸时的火热，虽然看起来不盛大，但热聚力锐，内攻势猛。

④火逆：因火灸而引发的变证。

【译文】

脉略显数象，这种状况，应当小心，不可应用火灸，因为火邪能引发严重的变证。火邪逼迫，追逐阴虚则阴更虚；火邪逼迫，追逐内热则热更甚，引发血游溢流散而不濡养，艾灸时的火热，虽然看起来火势不大，但热聚力锐，内攻势猛，损伤筋骨，耗伤津血。病人脉浮本应当用药物发汗解散外邪，而用火灸，邪不能外散，由于火灸而使邪热炽盛，病人从腰以下沉重而麻木，这是火邪引发的变证，称为“火逆”。这种病证若有自愈的趋势，可见病人先有烦躁症状，因烦而自汗出，邪热随汗而外散。为什么能判断出这样的预后呢？因为病人的脉象由“不浮”而变为“浮”，此属阴阳自和、气血和顺的表现，所以可以知道病人会出汗而解。[116]

烧针令其汗①，针处被寒，核起而赤者，必发奔豚。气从少腹上冲心者，灸其核上各一壮②，与**桂枝加桂汤**，更加桂二两也。方六十一。[117]

桂枝五两，去皮　芍药三两　生姜三两，切　甘草二两，炙

大枣十二枚，擘

右五味，以水七升，煮取三升，去滓，温服一升。本云**桂枝汤**，今加桂满五两。所以加桂者，以能泄奔豚气也。

【注释】

①烧针：用火烧红的针，直刺选定的穴位。《黄帝内经·灵枢·官针第七》称“燔针”。

②壮：此指用艾炷火灸过程中的计数单位。每灸一个艾炷，称为一壮。

【译文】

用烧针的方法劫迫发汗，针孔感受寒邪，引发针孔处出现红色肿块，可能引发“奔豚”。病人感到有气从少腹上冲心胸，治疗方法是在各个红色肿块上灸一个艾炷，再选用桂枝加桂汤治疗，也就是在桂枝汤原方中再加桂枝二两。方六十一。[117]

桂枝五两，去皮　芍药三两　生姜三两，切　甘草二两，炙　大枣十二枚，擘

以上五味药物，用水七升，持续煮沸，煮取三升，去掉药滓，温热适口服一升。底本中是桂枝汤，今再加桂枝满五两。加重桂枝的用量，是为了降泄从少腹上窜心胸的冲气。

火逆，下之，因烧针烦躁者[①]，**桂枝甘草龙骨牡蛎汤**主之。方六十二。[118]

桂枝一两，去皮　甘草二两，炙　牡蛎二两，熬　龙骨二两

右四味，以水五升，煮取二升半，去滓，温服八合，日三服。

【注释】

①“火逆”以下几句：“下之，因烧针烦躁者”一句，是张仲景自注文，

是对前文“火逆”的注释。从文气上看，本条正文是“火逆，桂枝甘草龙骨牡蛎汤主之”。这与《金匮要略·惊悸吐衄下血胸满瘀血病脉证治第十六》篇中的“火邪者，桂枝去芍药加蜀漆牡蛎龙骨救逆汤主之”同例。用现代语法表述，“下之，因烧针烦躁者”是“火逆”的同位语。

【译文】

火逆，先用攻下法，再用烧针，因此引发的烦躁，选用桂枝甘草龙骨牡蛎汤治疗。方六十二。[118]

桂枝一两，去皮　甘草二两，炙　牡蛎二两，熬　龙骨二两

以上四味药物，用水五升，持续煮沸，煮取二升半，去掉药滓，温热适口服八合，一日三次。

太阳伤寒者，加温针必惊也①。[119]

【注释】

①加：施行。

【译文】

太阳病伤寒证，如果施行温针方法治疗，病人有可能出现惊狂。[119]

太阳病，当恶寒发热，今自汗出，反不恶寒发热，关上脉细数者，以医吐之过也。一二日吐之者，腹中饥，口不能食；三四日吐之者，不喜糜粥，欲食冷食，朝食暮吐。以医吐之所致也①。此为小逆②。[120]

【注释】

①“一二日吐之者”以下几句：是对前一句“以医吐之过也”的自

注文。口不能食，没有食欲。糜粥，粥。糜，《说文解字·米部》："糁也。"稠粥。

②小逆：比较轻微的变证。

【译文】

太阳病，应当怕冷发热，现今病人自汗出，反而没有怕冷发热这个症状，寸口脉只显关上细数，这是医生误用吐法的过错。如果发病一二日误用吐法，病人腹内虽有饥饿感，但不愿进食；如果发病三四日误用吐法，病人不愿进食热粥，而喜欢吃冷食，并且早上吃的食物到了晚上就会呕吐出来。这是医生误用吐法所引发的。对比而言，此属于误治的轻微变证。[120]

太阳病吐之，但太阳病当恶寒，今反不恶寒，不欲近衣，此为吐之内烦也。[121]

【译文】

太阳病误用吐法，凡是太阳病本当恶寒，现今病人反而不恶寒，且不欲添加衣服，这是因为病人误用吐法之后，伤津化燥化热，因热生烦。[121]

病人脉数，数为热，当消谷引食，而反吐者，此以发汗，令阳气微，膈气虚[①]，脉乃数也。数为客热[②]，不能消谷。以胃中虚冷，故吐也。[122]

【注释】

①膈气：此指胸中之阳气。

②客热：此指假热。按，数脉原本主热，但本证的脉数与病机对照，文中的数脉只是暂时的"假热"之象，不可能持久地持续存在。

客，寄。引申为短暂。

【译文】

病人脉数，数脉本为主热，应当消谷善饥，胃纳多食，今病人反而呕吐，此是因为发汗不当，损伤阳气，胸中阳虚不固，气衰不摄，脉象显数。这里的数脉反映的是短暂的假象，假热不能腐熟消化食物。因为胃中虚寒，所以病人出现呕吐。[122]

太阳病，过经十余日，心下温温欲吐①，而胸中痛，大便反溏，腹微满，郁郁微烦②。先此时自极吐、下者③，与**调胃承气汤**。若不尔者④，不可与。但欲呕，胸中痛，微溏者，此非柴胡汤证，以呕故知极吐、下也。**调胃承气汤**。六十三。用前第三十三方。[123]

【注释】

①温温（yùn）：形容恶心欲吐不吐的感觉。温，通"蕴"。

②郁郁：心情不舒畅的感觉。

③先此时自极吐、下者：此前用过大吐、大下的方法。先此时，此前。自，用。

④尔：如此，这样。

【译文】

太阳病，经过六七日之后，已到了十多日了，病人感到胃脘部泛泛恶心欲吐，且伴胸中疼痛，大便凸显稀溏，腹部微微胀满，心情不舒畅且微烦。这是病人此前曾用过大吐、大下的药物，今选用调胃承气汤治疗。如果不是大吐、大下引发的这些症状，则不可用调胃承气汤。本证仅见恶心欲呕，胸中疼痛，大便微微稀溏，这不是柴胡汤证，从病人的呕吐症状中可以知道此证是大吐、大下引发的。六十三。用前第三十三方。[123]

太阳病六七日，表证仍在，脉微而沉[①]，反不结胸，其人发狂者，以热在下焦，少腹当硬满，小便自利者[②]，下血乃愈。所以然者，以太阳随经[③]，瘀热在里故也，**抵当汤**主之。方六十四。[124]

水蛭熬　虻虫各三十个，去翅足，熬　桃仁二十个，去皮尖　大黄三两，酒洗

右四味，以水五升，煮取三升，去滓，温服一升，不下更服。

【注释】

①脉微而沉：此是与原本太阳病脉浮而有力或浮紧或浮数对比而言，是对脉由原本的浮而有力或浮紧或浮数变化为不那么有力、不紧、不数的表述。不紧、不数曰“微”，这里的“微”表达的是脉势的变化。脉由原本的“浮”变化为“不浮”，“不浮”曰“沉”，这是对脉位变化的表述。

②小便自利：此指小便正常。

③经：此指经络。

【译文】

太阳病六七日，表证不解，脉由原本的浮紧、浮数变为不紧、不数、不浮，这种脉症反而不会出现“结胸”，如果病人出现发狂症状，这是因为邪热结在下焦，少腹应当硬满而小便正常，此应当用攻下瘀血的方法，热随血泄则愈。之所以会出现这样的症状，是因为太阳邪热循经络深入下焦，与血互结于少腹的缘故，选用抵当汤治疗。方六十四。[124]

水蛭熬　虻虫各三十个，去翅足，熬　桃仁二十个，去皮尖　大黄三两，酒洗

以上四味药物，用水五升，持续煮沸，煮取三升，去掉药滓，温热适口服一升，如果不下血，再服。

太阳病，身黄，脉沉结[1]，少腹硬；小便不利者，为无血也；小便自利[2]，其人如狂者，血证谛也[3]，**抵当汤**主之。六十五。用前方。[125]

【注释】

①沉结：此与原本的太阳病脉“浮”对比而言。太阳病的脉象由浮变为不浮，相对而言显“沉”，且有往来结涩感，反映出本证邪热外滞于肤表，内结于下焦血分的病机。

②小便自利：此指小便正常。

③谛：清楚，明确。

【译文】

太阳病，身躯肤色发黄，脉象由浮变为不浮，而显沉象，且有往来结涩感，伴有少腹硬满；如果病人小便量少不畅，此不属于血证；只有在小便正常畅利，病人时有轻缓神迷发狂症状时，才可以明确诊断为血证，选用抵当汤治疗。六十五。用前方。[125]

伤寒有热，少腹满，应小便不利；今反利者[1]，为有血也，当下之，不可余药[2]，宜**抵当丸**[3]。方六十六。[126]

水蛭二十个，熬　虻虫二十个，去翅足，熬　桃仁二十五个，去皮尖　大黄三两

右四味，捣分四丸。以水一升，煮一丸，取七合服之。晬时[4]，当下血；若不下者，更服。

【注释】

①利：此指小便正常通利。

②不可余药：一是煮取的七合药汤，要全部服尽，不可剩余，体现出

"足量急治"的寓意。二是由于抵当丸是以水煮丸,所以破碎后的药丸残滓细末也不可剩余。按,"辨阳明病篇"第208条大承气汤方后曰:"得下,余勿服。""辨少阴病篇"第306条桃花汤方后亦云:"右三味,以水七升,煮米令熟,去滓,温服七合,内赤石脂末方寸匕,日三服。若一服愈,余勿服。"仲景在此明言,本方可以一日服三次,但根据病情变化,若服一次病愈,那么就不需要再服药了,因此"余勿服"是说"余药勿服",也就是剩余的药物不再服用。此与本条"不可余药"对照,二者恰是正反两个方面。"不可余药"正是"药不可余"的意思。

③抵当丸:抵当丸是由抵当汤改制而成。按,抵当丸与抵当汤对比,水蛭、虻虫各由汤剂的三十个减为二十个,桃仁由汤剂的二十个增加为二十五个,大黄用量不变。各味药物和合分制为四丸,以水一升,煮一丸,煮取七合,一次服尽。以一次的服用量计算,抵当丸一丸中的水蛭、虻虫的用量(各含五个),相当于抵当汤一升(各含十个)的二分之一;从药物用量、用法以及服用量方面看,抵当丸比抵汤的药力要和缓一些。

④晬(zuì)时:一天的某一时辰至次日的同一时辰。指一昼夜。晬,满一周期。

【译文】

太阳伤寒,发热伴少腹胀满,小便本应量少不畅;今病人反而小便正常,此是瘀血的表现,应当攻下,选用抵当丸,足量服用。方六十六。[126]

水蛭二十个,熬　虻虫二十个,去翅足,熬　桃仁二十五个,去皮尖　大黄三两

以上四味药物,捣细分制四丸。用水一升,煮一丸,持续煮沸,煮取七合内服。服药后一昼夜,病人应当下血;如果不下血,再煮服一丸。

太阳病，小便利者[①]，以饮水多，必心下悸；小便少者，必苦里急也[②]。[127]

【注释】

①小便利：此指小便量多。

②小便少者，必苦里急也：此指小便量少，滴沥涩疼难忍。按，“小便少”与“里急”并见，病人的症状应当是尿意频频，但小便滴沥艰涩，尿急且痛，此证“苦”在“里急”。

【译文】

太阳病，小便量多，这是饮水过多引起的，此可引发病人胸脘内跳动不安；如果小便量少滴沥，可因尿急、涩疼而痛苦难忍。[127]

卷第四

辨太阳病脉证并治下第七

合三十九法，方三十首，并见太阳少阳合病法

【题解】

本篇在赵刻宋本《伤寒论》中列有五十一条（128—178）。涉及（含上、中篇重复的）二十九个方剂。计有大陷胸汤（丸）、小陷胸汤、文蛤散、五苓散、白散、小柴胡汤、大柴胡汤、柴胡桂枝汤、柴胡桂枝干姜汤、十枣汤、大黄黄连泻心汤、附子泻心汤、半夏泻心汤、生姜泻心汤、甘草泻心汤、旋覆代赭汤、赤石脂禹余粮汤、麻黄杏子甘草石膏汤、桂枝人参汤、桂枝汤、瓜蒂散、白虎汤、白虎加人参汤、黄芩加半夏生姜汤、黄连汤、桂枝附子汤、去桂加白术汤、甘草附子汤、炙甘草汤。这一部分内容主要是继续讨论太阳病发病过程中所形成的兼夹证，如结胸、气痞、痞硬、协热利、水饮、风湿痹证以及部分热证。本篇特别强调妇人在外感病过程中，特有的"热入血室"证的诊断、病机与方药。

因为人有男妇老幼、身体强弱的不同，有的人既往有潜在的疾病，如果这些宿疾单独发病，则属于内伤杂病。人体感受外邪之后，会勾牵起这些潜在的因素，从而形成内外合邪。当这些潜在的宿疾，在伤寒的发病过程中被勾牵起来时，则表现为伤寒的夹证、兼证以及不典型的变证。通过对这些复杂证候的辨证治疗，从各个不同侧面，阐释上篇中第16条所提出的"观其脉症，知犯何逆，随证治之"动态辨证的原则与灵活性。

太阳病上、中、下三篇通过对不同特点的表证治疗，对不同夹证、兼证的治疗，展现了发汗、清疏、宣透、行水、散饮、化浊、驱湿、活血、逐瘀等丰富多彩的治疗法则与加减化裁用药的“活法”。

结胸，项强，如柔痓状，下则和，宜**大陷胸丸**。第一。六味。前后有结胸、脏结病六证。(131)

太阳病，心中懊憹，阳气内陷，心下硬，**大陷胸汤**主之。第二。三味。(134)

伤寒六七日，结胸热实，脉沉紧，心下痛，**大陷胸汤**主之。第三。用前第二方。(135)

伤寒十余日，热结在里，往来寒热者，与**大柴胡汤**。第四。八味。水结附。(136)

太阳病，重发汗，复下之，不大便五六日，舌燥而渴，潮热，从心下至少腹，满痛不可近者，**大陷胸汤**主之。第五。用前第二方。(137)

小结胸病，正在心下，按之痛，脉浮滑者，**小陷胸汤**主之。第六。三味。下有太阳病二证。(138)

病在阳，应以汗解，反以水潠，热不得去，益烦不渴，服**文蛤散**；不差，与**五苓散**。寒实结胸，无热证者，与三物**小陷胸汤**，**白散**亦可服。第七。**文蛤散**一味。**五苓散**五味。**小陷胸汤**用前第六方。**白散**三味。(141)

太阳、少阳并病，头痛，眩冒，心下痞者，刺肺俞、肝俞，不可发汗。发汗则谵语，谵语不止，当刺期门。第八。(142)

妇人中风，经水适来，热除脉迟，胁下满，谵语，当刺期门。第九。(143)

妇人中风七八日，寒热。经水适断，血结，如疟状，**小柴胡汤**主之。第十。七味。（144）

妇人伤寒，经水适来，谵语，无犯胃气及上二焦，自愈。第十一。（145）

伤寒六七日，发热，微恶寒，支节疼，微呕，心下支结，**柴胡桂枝汤**主之。第十二。九味。（146）

伤寒五六日，已发汗，复下之，胸胁满，小便不利，渴而不呕，头汗出，往来寒热，心烦，**柴胡桂枝干姜汤**主之。第十三。七味。（147）

伤寒五六日，头汗出，微恶寒，手足冷，心下满，不欲食，大便硬，脉细者，为阳微结，非少阴也，可与**小柴胡汤**。第十四。用前第十方。（148）

伤寒五六日，呕而发热，以他药下之，柴胡证仍在，可与柴胡汤，蒸蒸而振，却发热汗出解。心满痛者，为结胸。但满而不痛，为痞，宜**半夏泻心汤**。第十五。七味。下有太阳并病并气痞二证。（149）

太阳中风，下利，呕逆，表解乃可攻之，**十枣汤**主之。第十六。三味。下有太阳一证。（152）

心下痞，按之濡者，**大黄黄连泻心汤**主之。第十七。二味。（154）

心下痞，而复恶寒汗出者，**附子泻心汤**主之。第十八。四味。（155）

心下痞，与泻心汤，不解者，**五苓散**主之。第十九。用前第七证方。（156）

伤寒，汗解后，胃中不和，心下痞，**生姜泻心汤**主之。第二十。

八味。(157)

伤寒中风,反下之,心下痞,医复下之,痞益甚,**甘草泻心汤**主之。第二十一。六味。(158)

伤寒服药,利不止,心下痞,与理中,利益甚,宜**赤石脂禹余粮汤**。第二十二。二味。下有痞一证。(159)

伤寒发汗,若吐下,心下痞,噫不除者,**旋覆代赭汤**主之。第二十三。七味。(161)

下后,不可更行**桂枝汤**,汗出而喘,无大热者,可与**麻黄杏子甘草石膏汤**。第二十四。四味。(162)

太阳病,外未除,数下之,遂协热而利,**桂枝人参汤**主之。第二十五。五味。(163)

伤寒大下后,复发汗,心下痞,恶寒者,不可攻痞,先解表,表解乃可攻痞。解表宜**桂枝汤**,攻痞宜**大黄黄连泻心汤**。第二十六。泻心汤用前第十七方。(164)

伤寒发热,汗出不解,心中痞,呕吐下利者,**大柴胡汤**主之。第二十七。用前第四方。(165)

病如桂枝证,头不痛,项不强,寸脉浮,胸中痞,气上冲不得息,当吐之,宜**瓜蒂散**。第二十八。三味。下有不可与瓜蒂散证。(166)

病胁下素有痞,连脐痛引少腹者,此名脏结。第二十九。(167)

伤寒,若吐、下后不解,热结在里,恶风,大渴,**白虎加人参汤**主之。第三十。五味。下有不可与白虎证。(168)

伤寒无大热,口燥渴,背微寒者,**白虎加人参汤**主之。第三十一。用前方。(169)

伤寒脉浮,发热无汗,表未解,不可与**白虎汤**。渴者,**白虎加**

人参汤主之。第三十二。用前第三十方。(170)

太阳、少阳并病,心下硬,颈项强而眩者,刺大椎、肺俞、肝俞,慎勿下之。第三十三。(171)

太阳、少阳合病,自下利,**黄芩汤**;若呕,**黄芩加半夏生姜汤**主之。第三十四。黄芩汤四味。加半夏生姜汤六味。(172)

伤寒,胸中有热,胃中有邪气,腹中痛,欲呕者,**黄连汤**主之。第三十五。七味。(173)

伤寒八九日,风湿相搏,身疼烦,不能转侧,不呕,不渴,脉浮虚而涩者,**桂枝附子汤**主之。大便硬一云脐下、心下硬,小便自利者,**去桂加白术汤**主之。第三十六。桂附汤、加术汤并五味。(174)

风湿相搏,骨节疼烦,掣痛不得屈伸,汗出短气,小便不利,恶风,或身微肿者,**甘草附子汤**主之。第三十七。四味。(175)

伤寒脉浮滑,此表有热,里有寒,**白虎汤**主之。第三十八。四味。(176)

伤寒脉结代,心动悸,**炙甘草汤**主之。第三十九。九味。(177)

问曰:病有结胸[①],有脏结[②],其状何如?

答曰:按之痛,寸脉浮,关脉沉[③],名曰结胸也。[128]

【注释】

①结胸:证候名。按,结胸就是"胸结"。"胸"是部位,"结"是病机,是"热"与"水"结在胸胁,最常见的症状是胸膈撑胀疼痛等。

②脏结:证候名。按,"脏"是部位,"结"是病机,是邪结脏间。脏结的共同特点是胸、脘、腹或少腹疼胀硬满,且有按痛。如本篇第167条:"病胁下素有痞,连在脐傍,痛引少腹,入阴筋者,此名

脏结，死。”“辨太阴病篇”第273条太阴病：“若下之，必胸下结硬。”“辨厥阴病篇”第340条：“小腹满、按之痛者，此冷结在膀胱、关元也。”

③寸脉浮，关脉沉：此表述脉由“浮”变“沉”的动态过程。虽然“关”脉以下显“沉”象，反映出邪热入里的病机，但是“寸”脉仍显“浮”象，这是太阳病原本浮脉的残留迹象。

【译文】

问道：病有结胸证，有脏结证，它们的症状有什么表现呢？

答道：触按胸脘时病人有疼痛感，且寸脉显浮，关脉显沉，此称为结胸证。[128]

何谓脏结？

答曰：如结胸状，饮食如故，时时下利，寸脉浮，关脉小、细、沉、紧①，名曰脏结。舌上白胎滑者，难治。[129]

【注释】

①关脉小、细、沉、紧：此泛指能反映阴寒结聚的一切脉象。按，“小、细”属虚脉，难以与“紧”象同显，所以，“小、细、沉、紧”应当属于或然脉象。由于脏结不是一个具体的病证，而是一类病证，所以阴寒结聚，寒痰水饮结于不同的部位或脏腑，可有不同的表现，可显不同的脉象。

【译文】

什么叫脏结呢？

答道：和结胸证相似，饮食方面没有明显变化，经常腹泻，寸脉显浮，关脉或小、细或沉、紧，此称为脏结。脏结如果舌上显白滑苔，属难治的病证。[129]

脏结无阳证[①]，不往来寒热一云寒而不热，其人反静[②]，舌上胎滑者，不可攻也。[130]

【注释】

①无阳证：此一方面是指脏结的病机特点是阳虚里寒、阴寒结聚，另一方面是指脏结外无阳热症状。

②反静：强调不烦躁。反，在此是“凸显”“特别”的意思。

【译文】

脏结证内无热结，外无热象，没有往来寒热症状，病人不烦躁，舌苔白滑，不可用攻下的方法。[130]

病发于阳，而反下之，热入因作结胸；病发于阴，而反下之一作汗出，因作痞也[①]。所以成结胸者，以下之太早故也。结胸者，项亦强，如柔痓状[②]，下之则和，宜**大陷胸丸**。方一。[131]

大黄半斤　葶苈子半升，熬　芒硝半升　杏仁半升，去皮尖，熬黑

右四味，捣筛二味，内杏仁、芒硝，合研如脂，和散。取如弹丸一枚[③]，别捣甘遂末一钱匕，白蜜二合，水二升，煮取一升。温顿服之，一宿乃下，如不下，更服，取下为效。禁如药法[④]。

【注释】

①痞：证候名。此指心下满，气阻不通的感觉。

②柔痓（chì）：证候名。颈项强急，发热汗出而不恶寒。按，柔痓见

本书《辨痓湿暍脉证第四》,又见《金匮要略·痓湿暍病脉证第二》。

③弹丸:原指以弓弦激使及远的大小不一圆球形石“弹”,此处指“合研如脂,和散”后所赋的剂型。其后又逐渐赋于规范的药量,一个弹丸大约如十六个梧桐子的量。按,本方虽曰大黄半斤、葶苈半升、芒硝半升、杏仁半升,但是制作后仅取弹丸一枚,并非用其全量。而且甘遂末与白蜜合煮,甘遂得白蜜以减其毒、缓其性;又甘遂与白蜜二合、水二升,合煮取一升,煎煮时间较长,其意在峻药缓攻。

④禁如药法:禁忌遵循用药常规。

【译文】

病发于发热恶寒的表证,反用攻下法,邪热内陷而引发为结胸证;病发于无热恶寒的里证,反用攻下法,只能引发痞证而不可能形成结胸证。之所以能引发结胸证,是因为表证未解而用攻下法太早的缘故。结胸证也有颈项部僵滞不柔和的感觉,此与“柔痓”证相似,运用下法则能缓解,选用大陷胸丸治疗。方一。[131]

大黄半斤　葶苈子半升,熬　芒硝半升　杏仁半升,去皮尖,熬黑

以上四味药物,大黄与葶苈子捣细过筛,把杏仁、芒硝放进臼中,混合研磨如膏,与研细成散的大黄、葶苈子混和。制取像“弹丸”大小的药丸一枚,另外捣甘遂末“一钱匕”,加入白蜜二合,水二升,煮取一升药汤。温热适口冲服药丸,一次服尽,一宿水便俱下,如果不下,再服,得大便泻下才能取效。禁忌事项遵循用药常规。

结胸证,其脉浮大者,不可下,下之则死。[132]

【译文】

结胸证,脉象浮大,不可用攻下法,如果攻下则会引发病情加重或导

致死亡。[132]

结胸证悉具，烦躁者亦死。[133]

【译文】

结胸证当全部典型症状都已具备时，病人出现烦躁，此亦属病笃危象。[133]

太阳病，脉浮而动数①，浮则为风②，数则为热，动则为痛③，数则为虚④，头痛发热，微盗汗出，而反恶寒者，表未解也。医反下之，动数变迟⑤，膈内拒痛⑥一云头痛即眩，胃中空虚，客气动膈，短气躁烦，心中懊侬，阳气内陷，心下因硬，则为结胸，**大陷胸汤**主之。若不结胸，但头汗出，余处无汗，剂颈而还，小便不利，身必发黄。**大陷胸汤**。方二。[134]

大黄六两，去皮　芒硝一升　甘遂一钱匕

右三味，以水六升，先煮大黄，取二升，去滓，内芒硝，煮一两沸，内甘遂末。温服一升，得快利，止后服。

【注释】

①动数：脉数而躁动坚急，此主变。动，在此不是指动脉，而是对数脉形态的描述。

②风：此泛指外邪。

③动则为痛：此指病机由表入里、由浅积深，病情由缓而渐急、由轻变重的态势。痛，甚、极的意思。此泛指症状加剧、严重。

④数则为虚：此指太阳病，不论热郁肤表，还是热深入里，反映在脉象上都是"数"。此时的数脉只是反映散漫的邪热，还达不到

“里实”的程度，此“虚”是与“里实”对比而言。按，里实的脉象如同本篇第135条的“脉沉而紧”，“辨阳明病篇”第208条的“脉迟”。

⑤动数变迟：脉由浮变沉，由数变迟，由躁动、快利、坚急变为艰涩迟滞。

⑥膈内拒痛：胸膈内支撑疼痛。拒，在此训为“支”，可引申为撑、胀。拒痛，是表述由内向外的支痛、撑痛或胀痛。《黄帝内经·素问·六元正纪大论篇第七十一》曰：“厥阴所至，为支痛。”王冰注曰：“支，柱妨也。”柱，通“拄”。拄妨，支撑的意思。

【译文】

太阳病，脉浮数而躁动坚急，脉浮是因为外邪未解，脉数是因为热郁肤表。数脉显得躁动而坚急，反映出病势与症状加剧、严重，脉数还反映出邪热尚处于弥漫态势，尚未聚积成“里实”的程度，病人头痛发热，微微盗汗，且更突出恶寒症状，此属表邪未解。医生误用攻下法，脉由数变迟，由躁动变为滞涩，病人胸膈内支撑疼痛，胃脘空虚，有饥饿感。此属外邪内陷结于胸膈，病人短气烦躁，胃脘内有嘈杂感，邪热内陷，胃脘部硬满，从而形成结胸证，选用大陷胸汤治疗。如果误用攻下法之后未形成结胸，病人凸显头部出汗，其他部位无汗，出汗只限于颈项部以上，小便量少不畅，出现此种状况时，病人的身躯皮肤有发黄的可能。方二。[134]

大黄六两，去皮　芒硝一升　甘遂一钱匕

以上三味药物，用水六升，先煮大黄，持续煮沸，煮取二升药汤，去掉药滓，加入芒硝，煮一两沸，再加入甘遂末。温热适口服一升，服药后，大便畅利稀薄，停后服。

伤寒六七日，结胸热实[1]，脉沉而紧，心下痛，按之石硬者，**大陷胸汤**主之。三。用前第二方。[135]

【注释】

①热实：此指热与水互结。

【译文】

伤寒六七日，热与水互结形成结胸，脉显沉紧，胸脘部疼痛，触按有坚硬感，选用大陷胸汤治疗。三。用前第二方。[135]

伤寒十余日，热结在里，复往来寒热者，与**大柴胡汤**；但结胸，无大热者[1]，此为水结在胸胁也，但头微汗出者，**大陷胸汤**主之。四。用前第二方。[136]

大柴胡汤方

柴胡半斤 枳实四枚，炙 生姜五两，切 黄芩三两 芍药三两 半夏半升，洗 大枣十二枚，擘

右七味，以水一斗二升，煮取六升，去滓，再煎。温服一升，日三服。一方加大黄二两，若不加，恐不名**大柴胡汤**。

【注释】

①无大热：此指热结在里，热势未呈现散漫或外蒸。

【译文】

伤寒十多日，邪热结于里，又有往来寒热症状，选用大柴胡汤治疗；如果只是胸脘撑疼，身热不明显，此是水与热结在胸胁，凸显头部微汗，选用大陷胸汤治疗。四。用前第二方。[136]

大柴胡汤方

柴胡半斤 枳实四枚，炙 生姜五两，切 黄芩三两 芍药三两 半夏半升，洗 大枣十二枚，擘

以上七味药物，用水一斗二升，持续煮沸，煮取六升药汤，去掉药滓，再浓缩煎取三升。温热适口服一升，一日服三次。另有传本，此方中有

大黄二两，如果不加大黄，恐不能称为大柴胡汤。

太阳病，重发汗而复下之，不大便五六日，舌上燥而渴，日晡所小有潮热一云，日晡所发心胸大烦，从心下至少腹，硬满而痛不可近者，**大陷胸汤**主之。五。用前第二方。[137]

【译文】

太阳病，大发汗之后又用攻下法，病人不大便五六日，舌燥口渴，下午四时前后，自觉热势自胸内上涌头面，有轻微的阵阵烘热感，从胸脘以下至少腹硬满而疼痛，不可触按，选用大陷胸汤治疗。五。用前第二方。[137]。

小结胸病，正在心下①，按之则痛，脉浮滑者，**小陷胸汤**主之。方六。[138]

黄连一两　半夏半升，洗　栝楼实大者一枚

右三味，以水六升，先煮栝楼，取三升，去滓，内诸药，煮取二升，去滓，分温三服。

【注释】

①正在心下：仅仅在胃脘部。正，只，仅仅。按，小结胸证“正在心下”与大结胸证“从心下至少腹，硬满而痛不可近”对比，“按之则痛”这个症状只是在“心下”。“正”是与大结胸证上至颈项胸脘，下至少腹，症状广泛对比，小结胸证的症状比较局限。

【译文】

小结胸病，症状仅仅局限在胃脘部，胃脘部有触痛感，脉显浮滑，选用小陷胸汤治疗。方六。[138]

黄连一两　半夏半升，洗　栝楼实大者一枚

以上三味药物，用水六升，先煮栝楼，持续煮沸，煮取三升药汤，去掉药滓，再加入其他药物，煮取二升，去掉药滓，温热适口分三次服。

太阳病，二三日，不能卧，但欲起[①]，心下必结，脉微弱者[②]，此本有寒分也[③]。反下之，若利止，必作结胸；未止者，四日复下之，此作协热利也[④]。[139]

【注释】

①不能卧，但欲起：意指只能取强迫坐姿。

②脉微弱者：此指脉浮之势略有弱象。微，略微。

③寒分：此指水饮之类，而有别于其他。寒，指水饮。分，别，类。

④协热利：证候名。此指邪热内陷于大肠，外连于肌表的下利。

【译文】

太阳病，发病二三日，不能仰卧，只能取强迫坐姿，这样的病人胸脘部必有结塞壅满感，脉象比发病初期的浮势略有缓和，这是原本就有水饮。医生误用攻下法，如果一利而泻止，此有引发结胸的可能；如果下利不止，第四日又用攻下法，则会引发邪热内陷的协热利。[139]

太阳病，下之，其脉促一作纵[①]，不结胸者，此为欲解也。脉浮者，必结胸。脉紧者，必咽痛。脉弦者，必两胁拘急。脉细数者，头痛未止。脉沉紧者，必欲呕。脉沉滑者，协热利。脉浮滑者，必下血。[140]

【注释】

①脉促：此指脉来急促上壅两寸。按，本证脉促，反映出太阳病虽经

误下，但气血仍有向上、向外之机，所以表证仍在，此属于表邪未陷欲解之象。

【译文】

太阳病，误用攻下法，病人脉来有急促上壅两寸之象，如果未引发结胸，此是表证将要解散的表现。病人脉浮，有可能引发结胸。脉紧，可能会出现咽痛。脉弦，可能有两胁拘急的感觉。脉细数的病人，头痛仍持续不止。脉沉紧，可能有恶心欲呕的症状。脉沉滑，可见邪热内陷的协热利。脉浮滑的病人，有可能大便下血。[140]

病在阳，应以汗解之，反以冷水潠之[①]，若灌之，其热被劫不得去，弥更益烦，肉上粟起[②]，意欲饮水，反不渴者，服**文蛤散**；若不差者，与五苓散。寒实结胸，无热证者，与三物小陷胸汤用前第六方，**白散**亦可服[③]。七。一云与三物小白散。[141]

文蛤散方

文蛤五两

右一味为散，以沸汤和一方寸匕服，汤用五合。

五苓散方

猪苓十八铢，去黑皮　白术十八铢　泽泻一两六铢　茯苓十八铢　桂枝半两，去皮

右五味为散，更于臼中治之。白饮和方寸匕服之，日三服，多饮暖水，汗出愈。

白散方

桔梗三分　巴豆一分，去皮心，熬黑，研如脂　贝母三分

右三味为散，内巴豆，更于臼中杵之。以白饮和服，强

人半钱匕，羸者减之。病在膈上必吐，在膈下必利，不利，进热粥一杯，利过不止，进冷粥一杯。身热，皮粟不解，欲引衣自覆[④]。若以水潠之洗之，益令热却不得出，当汗而不汗则烦[⑤]。假令汗出已，腹中痛，与芍药三两如上法。

【注释】

①潠（sùn）：喷洒。

②肉上粟起：肌肤上如粟粒一样的耸立凸起，俗称“鸡皮疙瘩”。

③与三物小陷胸汤，白散亦可服：林亿等注曰：“一云与三物小白散。”《千金翼方》卷九作：“寒实结胸无热证者，与三物小白散。”无“陷胸汤”三字；《金匮玉函经》卷六亦作“与三物小白散”，亦无“陷胸汤”三字。依校当从之。近人章太炎认为：“林亿等校定《伤寒论》，据开宝中节度使高继冲所进上者，以文理舛错，施以校雠，而校语亦为成注本所删。”

④“身热”以下几句：此是对原文“肉上粟起”的自注文，补充病人另有恶寒症状。

⑤“若以水潠之洗之”以下几句：此是对原文“弥更益烦”的自注文，指出“烦”的原因。

【译文】

病属太阳表证，本应当用汗法解表，反而用冷水喷洒，或用冷水浇淋，表热被寒水郁遏而不得散，病人更加烦躁，肌肤上形成如粟粒一样的“鸡皮疙瘩”，病人口干，虽欲饮水，但口不渴，选用文蛤散治疗；服药后病证不愈，再选用五苓散。如果“潠”“灌”引发水寒凝滞的寒实结胸，病人无阳热证候，选用三物白散治疗。七。一云与三物小白散。[141]

文蛤散方

文蛤五两

以上文蛤一味，捣筛制成散，用煮开的水五合，调和一方寸匕内服。

五苓散方

猪苓十八铢，去黑皮　白术十八铢　泽泻一两六铢　茯苓十八铢　桂枝半两，去皮

以上五味药物，再用臼捣细，制作成散，用白开水或米汤调和一方寸匕内服，一日三次，多饮热水，出汗则病愈。

白散方

桔梗三分　巴豆一分，去皮心，熬黑，研如脂　贝母三分

以上桔梗、贝母制作成散，与巴豆同置臼中，捣研调和。用白开水或米汤调和内服，身高体格魁梧的人服半钱匕，体弱的人减量。痰饮凝滞膈上的病人，服药后必呕吐，痰饮凝滞膈下的病人，服药后必下利，服药后如果不下利，喝热粥一杯，如果下利太过不止，喝冷粥一杯。病人身热，肌肤有鸡皮疙瘩不解，恶寒而欲用衣物覆盖身躯。如果用水喷洒、浇淋，会使表热更加难散。本证应发汗而未发汗，所以病人烦躁。如果出汗后，病人腹中痛，用芍药三两制作成散，白开水调服。

太阳与少阳并病，头项强痛，或眩冒，时如结胸，心下痞硬者，当刺大椎第一间、肺俞、肝俞①，慎不可发汗。发汗则谵语、脉弦，五日谵语不止，当刺期门。八。［142］

【注释】

①大椎第一间：督脉穴位，位于第七颈椎与第一胸椎之间。肺俞：膀胱经穴位，位于第三胸椎棘突下，旁开1.5寸。肝俞：膀胱经穴位，位于第九胸椎棘突下，旁开1.5寸。

【译文】

太阳病未愈又发生少阳病，病人头项僵滞疼痛，或视物昏蒙不清，时如结胸那样胸内撑疼，胸脘下塞闷满硬，治疗应当针刺大椎穴、肺俞穴、

肝俞穴，万不可用发汗法。如果误用发汗法，病人可出现谵语、脉弦。如果病人谵语五日不止，应当用针刺期门穴的方法治疗。八。[142]

妇人中风，发热恶寒，经水适来，得之七八日，热除而脉迟身凉，胸胁下满，如结胸状，谵语者，此为热入血室也①。当刺期门，随其实而取之。九。[143]

【注释】

①血室：胞宫，又称女子胞、子宫。按，血室，有人认为是肝，有人认为是冲脉等，诸说纷纭，这些说法都难以与原典相符。血室，在张仲景《金匮要略·妇人妊娠病脉证并治第二十》中又称子脏，另见《神农本草经》"槐实"条下。"子宫"一词，初见于《神农本草经》紫石英条："女子风寒在子宫，绝育十年无子。"《金匮要略·妇人杂病脉证并治第二十二》："妇人少腹满如敦状，小便微难而不渴，生后者，此为水与血俱结在血室也。"本证的"少腹满如敦状"是水与血结于血室的局部症状。就本条本证而言，"少腹满如敦状"，只能发生在子宫或子脏而不可能发生于冲脉、肝或血海。从这里可以看出，在张仲景的理论思路中，血室是子宫。而依据文理、文义与医理，《黄帝内经·素问·五脏别论篇第十一》中的女子胞当是与血室、子宫同一含义，只是表达术语不同。

【译文】

妇人患太阳中风，发热恶寒，恰逢月经来潮，中风病证持续七八日，热势渐退且脉由浮变化为滞涩不利，身躯由发热变化为凉和不热，病人胸胁胀满，有如结胸那样的撑痛，伴有神志不清，语言混乱，此是邪热乘血室空虚之际下陷于血室，称为"热入血室"。治疗应当针刺期门穴，据其邪热而泻其实。九。[143]

妇人中风七八日，续得寒热发作有时。经水适断者，此为热入血室，其血必结，故使如疟状，发作有时，**小柴胡汤**主之。方十。[144]

柴胡半斤　黄芩三两　人参三两　半夏半升，洗　甘草三两　生姜三两，切　大枣十二枚，擘

右七味，以水一斗二升，煮取六升，去滓，再煎取三升。温服一升，日三服。

【译文】

妇人月经来潮之际，恰患太阳中风，引发经水非正常停止，此是邪热陷入血室，热与血结聚。七八日后，病人由持续的发热恶寒，变化为发热恶寒间歇发作，出现如疟状，发作有时。选用小柴胡汤治疗。方十。[144]

柴胡半斤　黄芩三两　人参三两　半夏半升，洗　甘草三两　生姜三两，切　大枣十二枚，擘

以上七味药物，用水一斗二升，持续煮沸，煮取六升药汤，去掉药滓，再煎煮浓缩为三升。温热适口服一升，一日服三次。

妇人伤寒，发热，经水适来，昼日明了，暮则谵语，如见鬼状者①，此为热入血室。无犯胃气及上二焦②，必自愈。十一。[145]

【注释】

①如见鬼状者：此指幻觉、幻视。

②无犯胃气及上二焦：此泛指不可滥治。

【译文】

妇人患太阳伤寒，症见发热，恰逢月经来潮，病人白昼神志清醒，日落后则神志昏蒙，语言混乱，出现幻觉、幻视症状，此属“热入血室”证。不可以滥治，待热随经泄，热泄血和，则必自愈。十一。[145]

伤寒六七日，发热，微恶寒，支节烦疼[①]，微呕，心下支结[②]，外证未去者，**柴胡桂枝汤**主之。方十二。[146]

桂枝去皮[③]　黄芩一两半　人参一两半　甘草一两，炙　半夏二合半，洗　芍药一两半　大枣六枚，擘　生姜一两半，切　柴胡四两

右九味，以水七升，煮取三升，去滓，温服一升。本云**人参汤**，作如桂枝法；加半夏、柴胡、黄芩复如柴胡法。今用人参，作半剂。

【注释】

①支节烦疼：四肢关节疼痛严重。支，通“肢”。烦，此表达疼痛严重的程度。

②心下支结：胃脘部支撑满闷。支，拄，撑。

③桂枝：赵刻宋本本方中桂枝用量阙，本书《辨可发汗病脉证并治第十六》《辨发汗后病脉证并治第十七》并作“桂枝一两半，去皮”当从。

【译文】

伤寒六七日，病人发热，微微恶寒，四肢关节疼痛严重，伴有轻微的恶心呕吐，胃脘部撑胀满闷，表证仍在，选用柴胡桂枝汤治疗。方十二。[146]

桂枝去皮　黄芩一两半　人参一两半　甘草一两，炙　半夏二合半，洗

芍药一两半　大枣六枚，擘　生姜一两半，切　柴胡四两

以上九味药物，用水七升，持续煮沸，煮取三升药汤，去掉药滓，温热适口服一升。底本中是人参汤，参考桂枝汤的思路与方法；加半夏、柴胡、黄芩则是又参考了柴胡汤的思路与方法。今加人参是小柴胡汤与桂枝汤各作半剂的合方。

伤寒五六日，已发汗而复下之，胸胁满、微结，小便不利，渴而不呕，但头汗出，往来寒热，心烦者[①]，此为未解也，**柴胡桂枝干姜汤**主之。方十三。[147]

柴胡半斤　桂枝三两，去皮　干姜二两　栝楼根四两　黄芩三两　牡蛎二两，熬　甘草二两，炙

右七味，以水一斗二升，煮取六升，去滓，再煎取三升。温服一升，日三服。初服微烦，复服汗出便愈。

【注释】

①心烦：此指胃脘搅扰恶心。

【译文】

伤寒五六日，发汗后又用攻下法，引发病人胸胁胀满痞塞，小便量少不畅，口渴不呕，凸显头部出汗，往来寒热，恶心，此属病证未愈，选用柴胡桂枝干姜汤治疗。方十三。[147]

柴胡半斤　桂枝三两，去皮　干姜二两　栝楼根四两　黄芩三两　牡蛎二两，熬　甘草二两，炙

以上七味药物，用水一斗二升，持续煮沸，煮取六升药汤，去掉药滓，再煎煮浓缩为三升。温热适口服一升，一日服三次。病人初服药后，会略微烦躁，再服，出汗则愈。

伤寒五六日，头汗出，微恶寒，手足冷，心下满，口不欲食，大便硬，脉细者，此为阳微结①，必有表，复有里也②。脉沉，亦在里也。汗出为阳微③，假令纯阴结④，不得复有外证，悉入在里，此为半在里半在外也⑤。脉虽沉紧，不得为少阴病。所以然者，阴不得有汗，今头汗出，故知非少阴也，可与**小柴胡汤**。设不了了者⑥，得屎而解。十四。用前第十方。［148］

【注释】

①阳微结：此指里热初始结聚，阳郁初成的病机。按，心下满、口不欲食、大便硬三个症状并见，说明外邪开始逐渐深入，但还未到大满、大实、里热炽盛的程度，所以称为“阳微结”。

②必有表，复有里也：此指表证未解，阳郁已成。必，一定。

③汗出为阳微：此指里热初始结聚，阳郁初成，郁热熏蒸头面，头汗濈濈。阳微，此指阳郁轻微。按，此句与前文“头汗出”“阳微结”相呼应。

④纯阴结：此指阴寒结聚，无热恶寒的病机。在证候上又指少阴病。

⑤此为半在里半在外也：此指“必有表，复有里”，表证未解，阳郁已成，也就是“既有表，又有里”的意思。按，成无己把“半在里半在外”解释为“表里之间”的“半表半里”，也就是“既不是表，也不是里”，这是违背文本原意的错误解释。

⑥不了了：不彻底。了了，清楚。此处引申为彻底。

【译文】

伤寒五六日，病人头部出汗，微微恶寒，手足寒冷，胃脘部满闷，食欲不振，大便成形不溏，脉细，此属里热开始结聚，阳郁初步形成，此种状况必是表证未解，里热初结。脉沉也是少阴病的表现。出汗是因为阳虚，假如是少阴病阴寒结聚，那么不可能还有表证，应当完全显示出阴寒里证，本证属表证未解，阳郁已成，是既有表证，又有里证。因此，脉象虽显沉紧，也不能把它看成是少阴病。之所以会得出这样的判断，是因为阴寒证不可能有汗，现今病人头部出汗，从中可以知道此不是少阴病，可选用小柴胡汤。如果外邪宣散而郁热未净，身仍违和，则应当和胃通腑，大便通畅则病愈。十四。用前第十方。[148]

伤寒五六日，呕而发热者，柴胡汤证具，而以他药下之，柴胡证仍在者，复与柴胡汤。此虽已下之，不为逆[1]，必蒸蒸而振，却发热汗出而解。若心下满而硬痛者，此为结胸也，**大陷胸汤**主之。但满而不痛者，此为痞，柴胡不中与之，宜**半夏泻心汤**。方十五。[149]

半夏半升，洗　黄芩　干姜　人参　甘草炙，各三两　黄连一两　大枣十二枚，擘

右七味，以水一斗，煮取六升，去滓，再煎取三升。温服一升，日三服。须**大陷胸汤**者，方用前第二法。一方用半夏一升。

【注释】

①不为逆：没有形成坏病。逆，此指误治后的坏病。

【译文】

伤寒五六日，呕吐发热并见，此属小柴胡汤证，而医生反误用攻下法，攻下后小柴胡汤证仍在，此还需选用小柴胡汤。因为本证已经用过攻下法，虽然还没有形成坏病，但病人服小柴胡汤后，可能发生振栗战汗，伴随发热出汗而邪散病愈。如果用攻下法之后，病人胸脘胀满而硬痛，此属于结胸证，选用大陷胸汤治疗。如果只是胃脘部塞满而不痛，此

属于痞证，不可用小柴胡汤，应当选用半夏泻心汤。方十五。[149]

半夏半升，洗 黄芩 干姜 人参 甘草炙，各三两 黄连一两 大枣十二枚，擘

以上七味药物，用水一斗，持续煮沸，煮取六升药汤，去掉药滓，再煎煮浓缩为三升。温热适口服一升，一日服三次。需要用大陷胸汤的病人，方用前第二法。

太阳、少阳并病，而反下之，成结胸，心下硬，下利不止，水浆不下[①]，其人心烦[②]。[150]

【注释】

①水浆：此泛指流质饮食。

②心烦：此指胃脘搅扰翻腾难忍、恶心欲吐的感觉。心，此指胃脘部。烦，恶心。

【译文】

太阳病未解又并发少阳病，医生误用攻下法，而引发结胸证，症见胃脘硬满，腹泻不止，病人恶心，连稀薄的饮食也难以下咽。[150]

脉浮而紧，而复下之[①]，紧反入里[②]，则作痞。按之自濡[③]，但气痞耳[④]。[151]

【注释】

①复：《金匮玉函经》卷三作“反”，义胜。

②紧反入里：此以脉象揭示误用攻下法后的病机变化，从脉由紧变化为不紧或沉，阐述表邪内陷的病势。

③自：仍旧，依然。

④气痞：胃脘部满塞妨闷，无胀无痛，按之无形而有空虚感。气，引

申为无形、空虚。

【译文】

脉浮而紧，医生反误用下法，病人脉象由“紧”变化为“不紧”，而引发“痞”证。胃脘部触按依然柔软空虚，此只是“气痞”罢了。[151]

太阳中风，下利，呕逆，表解者，乃可攻之。其人漐漐汗出①，发作有时，头痛，心下痞硬满，引胁下痛，干呕短气，汗出不恶寒者，此表解里未和也②，**十枣汤**主之。方十六。[152]

芫花熬　甘遂　大戟

右三味，等分，各别捣为散。以水一升半，先煮大枣肥者十枚，取八合，去滓，内药末。强人服一钱匕，羸人服半钱，温服之，平旦服。若下少，病不除者，明日更服，加半钱。得快下利后，糜粥自养。

【注释】

①漐漐（zhí）：汗水绵绵不断，微汗潮润。

②里未和：此指水停胸胁。

【译文】

太阳中风，症见腹泻，呕吐，只有在表证解除之后，才可以运用攻下法。如果病人微微出汗，阵阵发作，头痛，胸脘部塞闷硬满，牵引两侧胁肋处疼痛，干呕短气，汗出不恶寒，此属表证已解而水饮未除，选用十枣汤治疗。方十六。[152]

芫花熬　甘遂　大戟

以上三味药物，各取相同的分量，分别捣细为散。用水一升半，先煮饱满肉多的大枣十个，持续煮沸，煮取八合枣汤，去掉枣滓，加入药末。身高体格魁梧的人服一钱匕，瘦弱之人服半钱，清晨时，温热适口服用。

如果泻下水便较少，症状仍在，次日再服时，增加半钱药末。病人得大泻后，食粥调养。

太阳病，医发汗，遂发热恶寒[①]，因复下之，心下痞，表里俱虚，阴阳气并竭[②]，无阳则阴独[③]。复加烧针，因胸烦，面色青黄，肤瞤者[④]，难治。今色微黄[⑤]，手足温者，易愈。［153］

【注释】

①遂发热恶寒：发热恶寒症状更加严重。遂，继续，引申为进一步、更加。

②阴阳气并竭：此泛指正气虚衰。按，本证先汗后下，阳气虚衰，阴寒内盛，所以其证必由发热恶寒而变为无热恶寒。

③无阳则阴独：此是对阳虚寒盛、正气衰败的概括和表述。按，从本证的症状和病机看，虽正气已衰但尚未至真正“无阳”和“阴独”的程度，所以此处的“无阳则阴独”，属形容之辞。

④肤瞤（shùn）：肌肉蠕蠕跳动。

⑤色微黄：此是与面色“青黄”比较而言，意指不是“青黄”。按，病人手足由冷转温，面色不是“青黄”而是“微黄”，说明病证虽危，但胃气尚存，所以后文仲景曰：“易愈。”

【译文】

太阳病，医生发汗不当，汗后病人发热恶寒更加严重，继而又用攻下法，引发病人胃脘部胀满塞闷，表里俱衰竭，正气大虚，阳虚寒盛。医生又用烧针方法治疗，引发胸中烦乱，病人面色青黄，肌肉蠕蠕跳动，此属难治的病证。现今病人面色不是青黄而是微微发黄，且手足不凉而温，此种情况预后相对良好。［153］

心下痞，按之濡，其脉关上浮者，**大黄黄连泻心汤**主之。方十七。[154]

大黄二两　黄连一两

右二味，以麻沸汤二升渍之[1]，须臾，绞去滓，分温再服。臣亿等看详：**大黄黄连泻心汤**，诸本皆二味；又，后**附子泻心汤**，用大黄、黄连、黄芩、附子。恐是前方中亦有黄芩，后但加附子也。故后云"**附子泻心汤**，本云加附子"也。

【注释】

①以麻沸汤二升渍之：用滚开的沸水二升浸泡。麻沸汤，烧开滚动细小水泡的沸水。渍，浸泡。

【译文】

胃脘部满闷不舒，触按软而不硬，病人关脉显浮，选用大黄黄连泻心汤治疗。方十七。[154]

大黄二两　黄连一两

以上二味药物，用滚开的沸水二升浸泡片刻，然后挤压，去掉药滓，温热适口分两次服。臣林亿等反复校读，发现大黄黄连泻心汤在底本与各校本中均是大黄黄连二味；又，后文第155条中的附子泻心汤，用大黄、黄连、黄芩、附子，从中可以推测，大黄黄连泻心汤方中也有黄芩，而附子泻心汤只是在大黄黄连泻心汤中加附子而已。所以，后文第157条"生姜泻心汤"的方后注中说："附子泻心汤，本云加附子"。

心下痞，而复恶寒汗出者，**附子泻心汤**主之。方十八。[155]

大黄二两　黄连一两　黄芩一两　附子一枚，炮，去皮，破，别煮取汁[1]

右四味，切三味，以麻沸汤二升渍之，须臾，绞去滓，内附子汁，分温再服。

【注释】

①别煮取汁：另外煎煮取汁。

【译文】

胃脘部满闷不舒，而又有恶寒出汗症状的病人，选用附子泻心汤治疗。方十八。[155]

大黄二两　黄连一两　黄芩一两　附子一枚，炮，去皮，破，别煮取汁

以上四味药物，把大黄、黄连、黄芩三味切细，用滚开的沸水二升浸泡片刻，挤压，去掉药滓，然后加入另外煮取的附子汁，温热适口分两次服。

本以下之[①]，故心下痞。与泻心汤，痞不解。其人渴而口燥烦[②]，小便不利者，**五苓散**主之。十九。一方云，忍之一日乃愈。用前第七证方。[156]

【注释】

①本：此指“下之”以前的证。

②口燥烦：口渴严重。烦，在此表达口燥的严重程度。

【译文】

原本不宜攻下的病证而误用攻下法，引发胃脘部满闷堵塞。医生给服泻心汤治疗，而满闷堵塞不解。病人凸显口舌燥渴，小便量少不畅，选用五苓散治疗。十九。另有一种说法是等待一日，病证就会慢慢好起来。用前第七证方。[156]

伤寒，汗出解之后，胃中不和，心下痞硬，干噫食臭[①]，

胁下有水气，腹中雷鸣下利者，**生姜泻心汤**主之。方二十。[157]

生姜四两，切　甘草三两，炙　人参三两　干姜一两　黄芩三两　半夏半升，洗　黄连一两　大枣十二枚，擘

右八味，以水一斗，煮取六升，去滓，再煎取三升。温服一升，日三服。**附子泻心汤**，本云加附子，**半夏泻心汤**，**甘草泻心汤**，同体别名耳。**生姜泻心汤**，本云**理中人参黄芩汤**，去桂枝、术，加黄连，并泻肝法。

【注释】

①干噫食臭：从胃中嗝出不消化食物的腐臭味。干，空，此指没有实物，只是气体。噫，打嗝。

【译文】

伤寒，出汗表邪解散之后，胃中不适，胃脘部满闷堵塞，触按略有抵抗感，病人嗝气腐臭，胁下有气过水声，腹中沥沥肠鸣伴有腹泻，选用生姜泻心汤治疗。方二十。[157]

生姜四两，切　甘草三两，炙　人参三两　干姜一两　黄芩三两　半夏半升，洗　黄连一两　大枣十二枚，擘

以上八味药物，用水一斗，持续煮沸，煮取六升药汤，去掉药滓，再煎煮浓缩为三升。温热适口服一升，一日服三次。关于附子泻心汤，底本中加附子，此与半夏泻心汤、甘草泻心汤，基本上是同属一个药方，只是名称不同罢了。关于生姜泻心汤，底本中是理中人参黄芩汤去桂枝、白术，加黄连，其中寓涵有泻肝的思路。

伤寒中风，医反下之，其人下利，日数十行，谷不化，腹中雷鸣，心下痞硬而满，干呕心烦不得安[1]。医见心下痞，谓

病不尽，复下之，其痞益甚。此非结热，但以胃中虚，客气上逆[②]，故使硬也。**甘草泻心汤**主之。方二十一。[158]

甘草四两，炙　黄芩三两　干姜三两　半夏半升，洗　大枣十二枚，擘　黄连一两

右六味，以水一斗，煮取六升，去滓，再煎取三升，温服一升，日三服。臣亿等谨按：上**生姜泻心汤**法，本云**理中人参黄芩汤**，今详泻心以疗痞。痞气因发阴而生[③]，是半夏、生姜、甘草泻心三方，皆本于理中也。其方必各有人参，今甘草泻心中无者，脱落之也。又按：《千金》并《外台秘要》，治伤寒䘌食，用此方皆有人参[④]，知脱落无疑。

【注释】

①心烦：恶心。心，此指胃。烦，胃中搅扰恶心的感觉。

②客气：泛指邪气。此指壅遏于胃脘的湿热。客，外来的，与“主”相对。

③痞气因发阴而生：语出《辨太阳病脉证并治下第七》篇第131条。

④“《千金》并《外台秘要》”以下几句：《千金》，此指《千金要方》。按，《千金翼方》卷九载甘草泻心汤，方后有大字注文“一方有人参三两”。此当指《千金要方》卷第十“伤寒不发汗变成狐惑病”，“食于上者，泻心汤主之”，“泻心汤兼治下痢不止，腹中愊（bì）坚而呕吐肠鸣者方。半夏半升，黄芩、人参、干姜各三两，黄连一两，甘草三两，大枣十二枚”。此方中有人参。林亿等人依据方剂结构、药物组成，在方后的小字注文中，指出此“泻心汤”在“仲景名半夏泻心，《要略》用甘草泻心”。此处林亿等人言“仲景名半夏泻心”，当是说此方在《伤寒论》中是“半夏泻心汤”。然据其文理、证候，“半夏泻心汤”与《千金要方》治“狐惑

病”“食于上者”的“泻心汤”大异，而《金匮要略》治“狐惑病”用甘草泻心汤与《千金要方》“食于上者”的“泻心汤”大同，所以林亿等人认定此“泻心汤”应当是甘草泻心汤，从而确认甘草泻心汤方中有人参。《外台秘要》，见该书卷二“伤寒狐惑病方”。䘌（nì）食，虫咬损伤引发的病。食，通“蚀”。此指狐惑病，“蚀于喉为惑，蚀于阴为狐”。

【译文】

伤寒中风，医生反用攻下法，病人腹泻，一日数十次，大便纯是未消化的食物，腹中沥沥肠鸣，胃脘部满闷堵塞，触按略有抵抗感，干呕恶心，烦躁不安。医生见到病人胃脘满闷堵塞，认为是里实未能下尽，于是再次运用攻下法，引发病人胃脘满闷堵塞感更加严重。此原本不是有形的里实热结，只是由于胃气虚，壅遏的湿热邪气上逆，而引发胃脘满闷堵塞感。选用甘草泻心汤治疗。方二十一。[158]

甘草四两，炙　黄芩三两　干姜三两　半夏半升，洗　大枣十二枚，擘　黄连一两

以上六味药物，用水一斗，持续煮沸，煮取六升药汤，去掉药滓，再煎煮浓缩为三升，温热适口服一升，一日三次。臣林亿等谨按：在前文第157条生姜泻心汤方后注的按语中曾说过，生姜泻心汤在底本中作“理中人参黄芩汤”，今校读泻心汤治疗痞证的有关条文，本论中有言“病发于阴，而反下之，因作痞也”，用半夏泻心汤、生姜泻心汤、甘草泻心汤三方，此三方皆本于理中汤，所以方中一定各有人参，今见甘草泻心汤中无人参，此是传抄过程中脱落的缘故。另见《千金要方》与《外台秘要》治伤寒“狐惑病”，用甘草泻心汤皆有人参，所以毫无疑问，本条甘草泻心汤无人参，是因为在传抄过程中脱落了。

伤寒服汤药，下利不止，心下痞硬。服泻心汤已[①]。复以他药下之，利不止；医以理中与之，利益甚。理中者，理中

焦，此利在下焦，**赤石脂禹余粮汤**主之。复不止者，当利其小便。**赤石脂禹余粮汤**。方二十二。[159]

赤石脂一斤，碎　太一禹余粮一斤，碎

右二味，以水六升，煮取二升，去滓，分温三服。

【注释】

①服泻心汤已：此属仲景自注句。假设之辞，意指上述诸症本应当服泻心汤，必定能治愈。已，停止、消除之意。

【译文】

伤寒服汤药之后，腹泻不止，胃脘部满闷堵塞，触按略有抵抗感。本来应当服用泻心汤腹泻必止。而医生又用其他的药物攻下，致使腹泻不止；于是医生又改用理中汤治疗，病人的腹泻更加严重。理中汤的功效本是调理中焦，而此病人腹泻病机在下焦，应选用赤石脂禹余粮汤治疗。服药后如果腹泻仍然不止，应当给病人利小便以止泻。赤石脂禹余粮汤。方二十二。[159]

赤石脂一斤，碎　太一禹余粮一斤，碎

以上二味药物，用水六升，持续煮沸，煮取二升药汤，去掉药滓，温热适口分三次服。

伤寒吐、下后，发汗，虚烦①，脉甚微，八九日心下痞硬，胁下痛，气上冲咽喉，眩冒，经脉动惕者②，久而成痿③。[160]

【注释】

①虚烦：此指胃脘部搅扰饥饿空虚感，欲吐不吐、恶心之状。虚，此指胃脘部空虚，按之软。烦，胃脘搅动、恶心。

②经脉动惕者：指筋肉抽动。

③痿：证候名。肌肉麻痹萎缩，肢体痿软无力。

【译文】

伤寒用过吐法、攻下法之后，又施以发汗法，引发病人恶心欲吐，脉象显极度微弱，经过八九日后，病人胃脘部满闷堵塞，触按略有抵抗感，两胁下疼痛，胸中有气上逆，直冲咽喉，视物昏蒙不清，身躯筋肉抽动挛缩，这种状况日久不愈，会引发肢体痿软无力，肌肉麻痹萎缩的痿证。［160］

伤寒发汗，若吐、若下，解后，心下痞硬，噫气不除者，**旋覆代赭汤**主之。方二十三。［161］

旋覆花三两　人参二两　生姜五两　代赭一两　甘草三两，炙　半夏半升，洗　大枣十二枚，擘

右七味，以水一斗，煮取六升，去滓，再煎取三升，温服一升，日三服。

【译文】

伤寒发汗，或用吐法、攻下法杂治，表证虽解，但病人胃脘部满闷堵塞，触按略有抵抗感，虽然嗝气频作，但心下痞硬不减，选用旋覆代赭汤治疗。方二十三。［161］

旋覆花三两　人参二两　生姜五两　代赭一两　甘草三两，炙　半夏半升，洗　大枣十二枚，擘

以上七味药物，用水一斗，持续煮沸，煮取六升药汤，去掉药滓，再煎煮浓缩为三升，温热适口服一升，一日服三次。

下后，不可更行**桂枝汤**[①]，若汗出而喘，无大热者[②]，可

与**麻黄杏子甘草石膏汤**。方二十四。[162]

麻黄四两　杏仁五十个，去皮尖　甘草二两，炙　石膏半斤，碎，绵裹

右四味，以水七升，先煮麻黄，减二升，去白沫，内诸药，煮取三升，去滓，温服一升，本云黄耳杯。

【注释】

①不可更行桂枝汤：此属倒装句，语意应上接“若汗出而喘，无大热者”。

②无大热：本证邪热壅肺，里热蒸迫，本应大热，但本证又连续不断出汗，热随汗泄，所以本证也可见热而不甚。

【译文】

太阳病用过攻下法之后，如果病人连续不断出汗伴见喘息，不发高热，不可再用桂枝汤发汗，选用麻黄杏子甘草石膏汤治疗。方二十四。[162]

麻黄四两　杏仁五十个，去皮尖　甘草二两，炙　石膏半斤，碎，绵裹

以上四味药物，用水七升，先煮麻黄，持续煮沸，使水减去二升，去掉白沫，再加入其余的药物，最终煮取三升，去掉药滓，温热适口服一升。底本中是服一黄耳杯的量。

太阳病，外证未除，而数下之，遂协热而利。利下不止，心下痞硬，表里不解者，**桂枝人参汤**主之。方二十五。[163]

桂枝四两，别切　甘草四两，炙　白术三两　人参三两　干姜三两

右五味，以水九升，先煮四味，取五升，内桂，更煮取三升，去滓，温服一升，日再，夜一服。

【译文】

太阳病，表证不解，而屡用攻下法，于是引发表邪未解的阳虚里寒下利。病人腹泻不止，胃脘部满闷堵塞，触按时略有抵抗感，表邪未解，里寒凝聚，选用桂枝人参汤治疗。方二十五。[163]

桂枝四两，别切　甘草四两，炙　白术三两　人参三两　干姜三两

以上五味药物，用水九升，先煮甘草、白术、人参、干姜四味，煮取五升药汤，再加入桂枝，煮取三升，去掉药滓，温热适口服一升，昼服两次，夜服一次。

伤寒大下后，复发汗，心下痞，恶寒者，表未解也。不可攻痞，当先解表，表解乃可攻痞。解表宜**桂枝汤**，攻痞宜**大黄黄连泻心汤**。二十六。泻心汤用前第十七方。[164]

【译文】

伤寒，峻下之后，又发其汗，引发胃脘部满闷堵塞，病人仍感恶寒，此属于表证未解。此时不可以治“痞”，应当先解表，表解之后，才可以治“痞”。解表选用桂枝汤，治“痞”选用大黄黄连泻心汤。二十六。泻心汤用前第十七方。[164]

伤寒发热，汗出不解，心中痞硬，呕吐而下利者，**大柴胡汤**主之。二十七。用前第四方。[165]

【译文】

伤寒发热，发汗后，病人发热仍然不解，且胃脘部满闷堵塞，触按时略有抵抗感，呕吐且腹泻，选用大柴胡汤治疗。二十七。用前第四方。[165]

病如桂枝证[1]，头不痛，项不强，寸脉微浮，胸中痞硬，气上冲喉咽不得息者[2]，此为胸有寒也[3]，当吐之，宜**瓜蒂散**。方二十八。[166]

瓜蒂一分，熬黄　赤小豆一分

右二味，各别捣筛，为散已，合治之，取一钱匕。以香豉一合，用热汤七合煮作稀糜，去滓，取汁和散，温顿服之。不吐者，少少加，得快吐乃止[4]。诸亡血虚家，不可与**瓜蒂散**。

【注释】

①如桂枝证：此言虽不是桂枝证，但却有与桂枝证相似之处。条文既然说本证"头不痛，项不强"，那么，所谓"如桂枝证"，只能是发热、恶寒、自汗等症状。

②气上冲喉咽不得息者：此指胸中有气上逆，冲击喉咽，呼吸不畅而憋气的感觉。

③胸有寒：此指寒痰水饮盘踞胸中。

④快：急疾。

【译文】

病证的表现如桂枝汤证，但头不痛，颈项部也没有板滞感，寸脉略微显浮，胸脘满闷堵塞，触按时略有抵抗感，病人自感胸中有气上逆冲击喉咽，呼吸不畅，这是因为胸中停聚寒痰水饮，应当用吐法，选用瓜蒂散治疗。方二十八。[166]

瓜蒂一分，熬黄　赤小豆一分

以上二味药物，分别捣细过筛，制成细粉之后，混合调匀，取一钱匕。另用豆豉一合，加热水七合煮成稀粥，去掉豉滓，取豉汁调和瓜蒂、赤小豆细粉，温热适口一次服完。服后如果不呕吐，再微微增加用量，待病人畅快呕吐，则停服。各种津少血亏等阴虚的病人，不可服用瓜蒂散。

病胁下素有痞，连在脐傍，痛引少腹，入阴筋者[1]，此名脏结，死。二十九。[167]

【注释】

①痛引少腹，入阴筋者：此指阴茎缩入，其痛难忍且有恐惧感。

【译文】

病人胁下素有可触及的包块，累扯脐旁，疼痛牵引少腹，引发外阴内缩，此名"脏结"，属危重证候。二十九。[167]

伤寒，若吐、若下后，七八日不解，热结在里，表里俱热，时时恶风，大渴，舌上干燥而烦，欲饮水数升者，**白虎加人参汤**主之。方三十。[168]

知母六两　石膏一斤，碎　甘草二两，炙　人参二两[1]　粳米六合

右五味，以水一斗，煮米熟汤成，去滓，温服一升，日三服。此方立夏后、立秋前乃可服，立秋后不可服。正月、二月、三月尚凛冷，亦不可与服之，与之则呕、利而腹痛。诸亡血虚家亦不可与，得之则腹痛、利者，但可温之，当愈。

【注释】

①人参二两：《辨发汗吐下后病脉证并治第二十二》篇第37作"人参三两"。

【译文】

伤寒，或用过吐法，或用过攻下法，经过七八日病证不愈，表邪逐渐化热，邪热结聚于里，表里俱热，病人时时恶风，口燥渴难忍，饮不解渴，选用白虎加人参汤治疗。方三十。[168]

知母六两 **石膏**一斤，碎 **甘草**二两，炙 **人参**二两 **粳米**六合

以上五味药物，用水一斗，煮粳米熟则药汤煎成，去掉药滓，温热适口服一升，一日服三次。本方立夏之后、立秋之前可以服，立秋之后不可服用。正月、二月、三月正是严寒时节，也不可给病人服用，服之则可出现呕吐、腹泻与腹痛。各种津枯血亏等阴虚一类病人也不可服用，如果服后出现腹痛腹泻，只要用温法治疗，便可治愈。

伤寒无大热①，口燥渴，心烦，背微恶寒者②，**白虎加人参汤**主之。三十一。用前方。[169]

【注释】

①无大热：火热结于内，热势内郁，不能弛张于表，则外无大热。

②背微恶寒者：火热结于内，热势内郁，不能温敷于背。

【译文】

伤寒发热不甚，口舌干燥而渴，心烦不宁，背部微微恶寒，选用白虎加人参汤。三十一。用前方。[169]

伤寒脉浮，发热无汗，其表不解，不可与**白虎汤**。渴欲饮水，无表证者，**白虎加人参汤**主之。三十二。用前方。[170]

【译文】

伤寒寸口脉显浮象，症见发热无汗，此属表邪未解，不可服用白虎汤。只有在病人口渴欲饮水，无表证时，方可选用白虎加人参汤治疗。三十二。用前方。[170]

太阳、少阳并病，心下硬，颈项强而眩者，当刺大椎、肺俞、肝俞，慎勿下之。三十三。[171]

【译文】

太阳病未罢又并发少阳病，病人胃脘部满闷，触按略有抵触感，颈项僵滞且伴有视物昏花，应当针刺大椎、肺俞、肝俞等穴位，切不可用攻下法。三十三。[171]

太阳与少阳合病，自下利者①，与**黄芩汤**；若呕者，**黄芩加半夏生姜汤**主之。三十四。[172]

黄芩汤方

黄芩三两　芍药二两　甘草二两，炙　大枣十二枚，擘

右四味，以水一斗，煮取三升，去滓，温服一升，日再，夜一服。

黄芩加半夏生姜汤方

黄芩三两　芍药二两　甘草二两，炙　大枣十二枚，擘　半夏半升，洗　生姜一两半，一方三两，切

右六味，以水一斗，煮取三升，去滓，温服一升，日再、夜一服。

【注释】

①自：自我。引申为“原发”。

【译文】

太阳与少阳同时发病，症见腹泻，选用黄芩汤；如发呕吐，选用黄芩加半夏生姜汤治疗。三十四。[172]

黄芩汤方

黄芩三两　芍药二两　甘草二两，炙　大枣十二枚，擘

以上四味药物，用水一斗，持续煮沸，煮取三升药汤，去掉药滓，温热适口服一升，昼服两次，夜服一次。

黄芩加半夏生姜汤方

黄芩三两　芍药二两　甘草二两，炙　大枣十二枚，擘　半夏半升，洗　生姜一两半，一方三两，切

以上六味药物，用水一斗，持续煮沸，煮取三升药汤，去掉药滓，温热适口服一升，昼服两次，夜服一次。

伤寒，胸中有热①，胃中有邪气②，腹中痛，欲呕吐者，**黄连汤**主之。方三十五。[173]

黄连三两　甘草三两，炙　干姜三两　桂枝三两，去皮　人参二两　半夏半升，洗　大枣十二枚，擘

右七味，以水一斗，煮取六升，去滓，温服，昼三夜二。疑非仲景方。

【注释】

①胸中有热：寒邪入里，其深入胸中者，传而为热。此与第166条“胸有寒”对看，可见寒邪深入，既可传而为热，显“胸中有热”之征，也可传而不化，而呈“胸有寒”之象。

②胃中有邪气：寒邪入里，深入胃脘，传而不化，凝结中焦。

【译文】

伤寒，胸中有邪热，胃中有寒气，腹中疼痛，恶心欲呕，选用黄连汤治疗。方三十五。[173]

黄连三两　甘草三两，炙　干姜三两　桂枝三两，去皮　人参二两　半夏

半升，洗　大枣十二枚，擘

以上七味药物，用水一斗，持续煮沸，煮取六升药汤，去掉药滓，温热适口昼服三次，夜服二次。怀疑本方有可能不是出自张仲景。

伤寒八九日，风湿相搏，身体疼烦[①]，不能自转侧，不呕，不渴，脉浮虚而涩者，**桂枝附子汤**主之。若其人大便硬一云脐下、心下硬，小便自利者[②]，**去桂加白术汤**主之。三十六。[174]

桂枝附子汤方

桂枝四两，去皮　附子三枚，炮，去皮，破　生姜三两，切　大枣十二枚，擘　甘草二两，炙

右五味，以水六升，煮取二升，去滓，分温三服。

去桂加白术汤方

附子三枚，炮，去皮，破　白术四两　生姜三两，切　甘草二两，炙　大枣十二枚，擘

右五味，以水六升，煮取二升，去滓，分温三服。初一服，其人身如痹，半日许复服之，三服都尽，其人如冒状[③]，勿怪。此以附子、术，并走皮内，逐水气未得除，故使之耳。法当加桂四两，此本一方二法，以大便硬，小便自利，去桂也；以大便不硬，小便不利，当加桂。附子三枚恐多也，虚弱家及产妇，宜减服之。

【注释】

①疼烦：表述疼痛剧烈难忍。烦，表达疼痛剧烈。

②若其人大便硬，小便自利者：此指大便成形，小便正常。从此假设

句中可知，本证应当还有“大便溏，小便不利”症状。

③冒状：视物似被蒙蔽住一般模糊不清。

【译文】

伤寒八九日，风湿相合缠摩，病人肢体剧烈疼痛，自身不能随意转动，不呕，不渴，脉象浮虚兼涩，选用桂枝附子汤治疗。如果其人大便成形，小便正常，则选用去桂加白术汤治疗。三十六。[174]

桂枝附子汤方

桂枝四两，去皮　附子三枚，炮，去皮，破　生姜三两，切　大枣十二枚，擘　甘草二两，炙

以上五味药物，用水六升，持续煮沸，煮取二升药汤，去掉药滓，温热适口分三次服。

去桂加白术汤方

附子三枚，炮，去皮，破　白术四两　生姜三两，切　甘草二两，炙　大枣十二枚，擘

以上五味药物，用水六升，持续煮沸，煮取二升药汤，去掉药滓，温热适口分三次服。第一次服后，病人身体会有如同麻木一样的感觉，半日左右再服一次，三次全部服完之后，病人会略有昏蒙视物不清的感觉，不必惊怪。这是因为附子、白术，并走肌腠，驱逐水气还未能尽除，所以会出现这种状况。依据病情变化加桂枝四两，此原本是一个方二种用法，根据大便成形，小便正常，去桂枝；大便溏薄，小便量少，加桂枝。附子三枚，用量恐偏多，正气不足的病人与产妇，应适当减量。

风湿相搏，骨节疼烦，掣痛不得屈伸，近之则痛剧，汗出短气，小便不利，恶风不欲去衣，或身微肿者，**甘草附子汤**主之。方三十七。[175]

甘草二两，炙　附子二枚，炮，去皮，破　白术二两　桂枝四

两，去皮

右四味，以水六升，煮取三升，去滓，温服一升，日三服。初服得微汗则解。能食，汗止复烦者，将服五合；恐一升多者，宜服六七合为始。

【译文】

风寒湿邪相互摩荡黏着，骨节疼痛难忍，筋脉牵拉疼痛，屈伸不利，触按则疼痛剧烈，出汗短气，小便量少，恶风喜暖，或者身躯轻微浮肿，选用甘草附子汤治疗。方三十七。[175]

甘草二两，炙　附子二枚，炮，去皮，破　白术二两　桂枝四两，去皮

以上四味药物，用水六升，持续煮沸，煮取三升，去掉药滓，温热适口服一升，一日服三次。第一次服药后，得微汗则疼止。如果病人能进食，微汗停止后，病人骨节疼痛加重，继续再服五合；如果担心服用一升用量有些多，可从六七合开始逐渐加量。

伤寒脉浮滑，此以表有热，里有寒[①]，**白虎汤**主之。方三十八。[176]

知母六两　石膏一斤，碎　甘草二两，炙　粳米六合

右四味，以水一斗，煮米熟汤成，去滓，温服一升，日三服。臣亿等谨按：前篇云，热结在里，表里俱热者，**白虎汤**主之[②]。又云，其表不解，不可与**白虎汤**[③]。此云，脉浮滑，表有热，里有寒者，必表里字差矣。又，阳明一证云，脉浮迟，表热里寒，**四逆汤**主之[④]。又，少阴一证云，里寒外热，**通脉四逆汤**主之[⑤]。以此表里自差，明矣。《千金翼》云**白通汤**[⑥]。非也。

【注释】

①里有寒：此处“里有寒”与“白虎汤主之”证治不符，所以引发注家注解纷纭。虽各曲尽其解，但都不免牵强。本条《金匮玉函经》卷三作“白通汤”，《千金翼方》与宋本同，康平本无“此以表有热，里有寒”八字。对照“辨阳明病篇”第219条三阳合病之用白虎汤，与“辨厥阴病篇”第350条“伤寒，脉滑而厥者，里有热，白虎汤主之”，本证治以白虎汤辛凉重剂，必是表里俱热，若里有寒，决非白虎汤所宜。存疑。

②“热结在里”以下几句：语出《辨太阳病脉证并治下第七》篇第168条。按，原文作“白虎加人参汤主之”。

③其表不解，不可与白虎汤：语出《辨太阳病脉证并治下第七》篇第170条。

④“脉浮迟”以下几句：语出《辨阳明病脉证并治第八》篇第225条。

⑤里寒外热，通脉四逆汤主之：语出《辨少阴病脉证并治第十一》篇第317条。

⑥《千金翼》云白通汤：今本《千金翼方》卷九作白虎汤。林亿按语未详。按，《金匮玉函经》卷三作“白通汤”，疑林亿等将《金匮玉函经》误作《千金翼方》。

【译文】

伤寒脉显浮滑，此属表里俱热，选用白虎汤治疗。方三十八。[176]

知母六两　**石膏**一斤，碎　**甘草**二两，炙　**粳米**六合

以上四味药物，用水一斗，持续煮沸，煮至粳米熟则药汤煎成，去掉药滓，温热适口服一升，一日服三次。臣林亿等谨按：前第168条讲，热结在里，表里俱热者，“白虎汤”主之。第170条又讲，“其表不解，不可与白虎汤”。本条则说“脉浮滑，表有热，里有寒者”用白虎汤，此必是“表”与“里”二字出现差错。又，“辨阳明病篇”第225条讲，“脉浮迟，表热里寒，四逆汤主之”。再，“辨少阴病篇”第317条讲，“里寒外热，通脉四逆汤主之”。据此可以证明“表”与“里”二字出现

了差错。本条在《千金翼方》中曾用“白通汤”,有违文理与医理。

伤寒脉结代[1],心动悸[2],**炙甘草汤**主之。方三十九。[177]

甘草四两,炙　生姜三两,切　人参二两　生地黄一斤　桂枝三两,去皮　阿胶二两　麦门冬半升,去心　麻仁半升　大枣三十枚,擘

右九味,以清酒七升,水八升,先煮八味,取三升,去滓,内胶烊消尽[3]。温服一升,日三服。一名**复脉汤**。

【注释】

①脉结代:结脉与代脉都是间歇脉。本篇第178条:“脉按之来缓,时一止复来者,名曰结。”“脉来动而中止,不能自还,因而复动者,名曰代”。结脉,又见《辨脉法第一》第9条。

②动悸:病人自身能感受到“心的跳动”,伴有惶惶不安的感觉。按,有生命的人,虽然“心”都在不停地“跳动”,但健康人在正常平静状态下感受不到“心”在“跳动”,一旦感受到“心”在“跳动”,会有惶惶不安的感觉。

③烊(yáng):溶化。

【译文】

伤寒脉显结代,心中惶惶不安,选用炙甘草汤治疗。方三十九。[177]

甘草四两,炙　生姜三两,切　人参二两　生地黄一斤　桂枝三两,去皮　阿胶二两　麦门冬半升,去心　麻仁半升　大枣三十枚,擘

以上九味药物,用清酒七升,兑水八升,先煮八味药物,持续煮沸,煮取三升,去掉药滓,加入阿胶溶化。温热适口服一升,一日服三次。本方

另一名称为复脉汤。

脉按之来缓，时一止复来者[①]，名曰结。又脉来动而中止，更来小数，中有还者反动[②]，名曰结，阴也。脉来动而中止，不能自还，因而复动者[③]，名曰代，阴也。得此脉者，必难治。[178]

【注释】

①时一止复来者：脉来迟缓的过程中，时有脉搏突然歇止的现象，且止无定数，其歇止短暂一刹，不足一至，随即下一至脉搏接续而来。

②中有还者反动：脉搏跳动过程中，时有中止，其中止的间隔时间微微略长，其续来的脉搏躁动而数，从而补偿了由于中止而缺如的至数。

③“脉来动而中止”以下几句：脉搏中止后，脉气不续，“不能自还”，所以在脉率上缺少一至，寸口脉在指下，显得间歇时间较长才“复动”。

【译文】

指下脉象显缓，有时歇止短暂一刹，不足一至，随即下一至脉搏接续而来，此称为结脉。又有脉搏跳动过程中，时有中止，歇止时间比上述结脉微微略长，续来的脉搏躁动而数，从而补偿了由于中止而缺如的至数，此也称为结脉，此属阴性脉。脉搏中止后，脉气不续，“不能自还”，所以在脉率上缺少一至，显得歇止时间较长才“复动”，此称为代脉，此属阴性脉。病人出现这种脉象，属难治的病证。[178]

卷第五

辨阳明病脉证并治第八

合四十四法，方一十首，一方附，并见阳明、少阳合病法

【题解】

阳明属于三阳之一。《黄帝内经·素问·至真要大论篇第七十四》曰："阳明，何谓也？岐伯曰，两阳合明也。""两阳合明"表达的是阳气极盛，所以又称盛阳。阳明或盛阳都是从具体的事物中抽象提取共同的、带有本质性的特征。在这里，这个"具体"就是指胃肠纳藏腐熟水谷、化生营卫气血的功能。这在五脏六腑中，体现在胃与大肠的纳化与传导过程，所以在本篇中是以"胃家实"作为阳明病的典型表现。

在《伤寒论》六病诸篇中，"辨阳明病篇"的文字数量仅次于"辨太阳病篇"，共有84条，约占三阴三阳六病诸篇及"辨霍乱病篇"与"辨阴阳易差后劳复病篇"两篇总共八篇398条的21%。其中涉及（含"辨太阳病篇"曾出现过的）21个方剂，约占此八篇总共113方的19%，在《伤寒论》全篇中占据重要分量。

阳明病从阳明表证向阳明里证发展过程中，受素体潜存因素影响，有的化热迅速，有的化热迟缓，从而可形成阳明中风证或阳明中寒证。阳明病从"热"与"实"的角度，可分为以白虎汤证为代表的阳明热证，和以大承气汤证为代表的阳明实证，从而构建起具有阳明病典型特征的两大类型。

阳明病，不吐不下，心烦者，可与**调胃承气汤**。第一。三味。前有阳明病二十七证。(207)

阳明病，脉迟，汗出不恶寒，身重，短气，腹满，潮热，大便硬，**大承气汤**主之。若腹大满不通者，与**小承气汤**，第二。大承气四味。小承气三味。(208)

阳明病，潮热，大便微硬者，可与**大承气汤**。若不大便六七日，恐有燥屎，与**小承气汤**；若不转失气，不可攻之，后发热复硬者，**小承气汤**和之。第三。用前第二方[1]。下有二病证。(209)

伤寒，若吐、下不解，至十余日，潮热，不恶寒，如见鬼状，微喘直视，**大承气汤**主之。第四。用前第二方。(212)

阳明病，多汗，胃中燥，大便硬，谵语，**小承气汤**主之。第五。用前第二方。(213)

阳明病，谵语，潮热，脉滑疾者，**小承气汤**主之。第六。用前第二方。(214)

阳明病，谵语，潮热，不能食，胃中有燥屎，宜**大承气汤**下之。第七。用前第二方。下有阳明病一证。(215)

汗出谵语，有燥屎在胃中，过经乃可下之，宜**大承气汤**。第八。用前第二方。下有伤寒病一证。(217)

三阳合病，腹满身重，谵语遗尿，**白虎汤**主之。第九。四味。(219)

二阳并病，太阳证罢，潮热汗出，大便难，谵语者，宜**大承气汤**。第十。用前第二方。(220)

阳明病，脉浮紧，咽燥口苦，腹满而喘，发热汗出，恶热身重。若下之，则胃中空虚，客气动膈，心中懊憹，舌上胎者，**栀子豉汤**主

之。第十一。二味。(221)

若渴欲饮水,舌燥者,**白虎加人参汤**主之。第十二。五味。(222)

若脉浮,发热,渴欲饮水,小便不利者,**猪苓汤**主之。第十三。五味。下有不可与**猪苓汤**一证。(223)

脉浮迟,表热里寒,下利清谷者,**四逆汤**主之。第十四。三味。下有二病证。(225)

阳明病,下之,外有热,手足温,不结胸,心中懊侬,不能食,但头汗出,**栀子豉汤**主之。第十五。用前第十一方。(228)

阳明病,发潮热,大便溏,胸满不去者,与**小柴胡汤**。第十六。七味。(229)

阳明病,胁下满,不大便而呕,舌上胎者,与**小柴胡汤**。第十七。用上方。(230)

阳明中风,脉弦浮大,短气腹满,胁下及心痛,鼻干,不得汗,嗜卧,身黄,小便难,潮热而哕,与**小柴胡汤**。第十八。用上方。(231)

脉但浮,无余症者,与**麻黄汤**。第十九。四味。(232)

阳明病,自汗出,若发汗,小便利,津液内竭,虽硬不可攻之,须自大便,蜜煎导而通之。若土瓜根、猪胆汁。第二十。一味。猪胆方附,二味。(233)

阳明病,脉迟,汗出多,微恶寒,表未解,宜**桂枝汤**。第二十一。五味。(234)

阳明病,脉浮,无汗而喘,发汗则愈,宜**麻黄汤**。第二十二。用前第十九方。(235)

阳明病,但头汗出,小便不利,身必发黄,**茵陈蒿汤**主之。第

二十三。三味。(236)

阳明证,喜忘,必有畜血,大便黑,宜**抵当汤**下之。第二十四。四味。(237)

阳明病,下之,心中懊侬而烦;胃中有燥屎者,宜**大承气汤**。第二十五。用前第二方。下有一病证。(238)

病人烦热,汗出解。如疟状,日晡发热。脉实者,宜**大承气汤**;脉浮虚者,宜**桂枝汤**。第二十六。**大承气汤**用前第二方。**桂枝汤**用前第二十一方。(240)

大下后,六七日不大便,烦不解,腹满痛,本有宿食,宜**大承气汤**。第二十七。用前第二方。(241)

病人小便不利,大便乍难乍易,时有微热,宜**大承气汤**。第二十八。用前第二方。(242)

食谷欲呕,属阳明也,**吴茱萸汤**主之。第二十九。四味。(243)

太阳病,发热汗出,恶寒不呕,心下痞,此以医下之也。如不下,不恶寒而渴,属阳明。但以法救之,宜**五苓散**。第三十。五味。下有二病证。(244)

趺阳脉浮而涩,小便数,大便硬,其脾为约,**麻子仁丸**主之。第三十一。六味。(247)

太阳病三日,发汗不解,蒸蒸热者,**调胃承气汤**主之。第三十二。用前第一方。(248)

伤寒吐后,腹胀满者,与**调胃承气汤**。第三十三。用前第一方。(249)

太阳病,若吐下,发汗后,微烦,大便硬,与**小承气汤**和之。第三十四。用前第二方。(250)

得病二三日，脉弱，无太阳柴胡证，烦躁，心下硬，小便利，屎定硬，宜**大承气汤**。第三十五。用前第二方。(251)

伤寒六七日，目中不了了，睛不和，无表里证，大便难，宜**大承气汤**。第三十六。用前第二方。(252)

阳明病，发热汗多者，急下之，宜**大承气汤**。第三十七。用前第二方。(253)

发汗不解，腹满痛者，急下之，宜**大承气汤**。第三十八。用前第二方。(254)

腹满不减，减不足言，当下之，宜**大承气汤**。第三十九。用前第二方。(255)

阳明、少阳合病，必下利，脉滑而数，有宿食也，当下之，宜**大承气汤**。第四十。用前第二方。(256)

病人无表里证，发热七八日，脉数，可下之。假令已下，不大便者，有瘀血，宜**抵当汤**。第四十一。用前第二十四方。下有二病证。(257)

伤寒七八日，身黄如橘色，小便不利，**茵陈蒿汤**主之。第四十二。用前第二十三方。(260)

伤寒，身黄发热，**栀子柏皮汤**主之。第四十三。三味。(261)

伤寒，瘀热在里，身必黄，**麻黄连轺赤小豆汤**主之。第四十四。八味。(262)

【注释】

①用前第二方：中国中医科学院藏本（中医古籍出版社1997年6月影印）、台北“故宫博物院”藏本（日本东洋医学会2009年9月影印），并作“第一方”；“辨阳明病篇”第209条正文作“第二方”。

按，第215条、第217条、第240条、241条、242条中之大承气汤，均作“用前第二方”。第248条、第249条中之调胃承气汤，均作“用前第一方”。律以上下文例，此处当作“第二方”是。据改。

问曰：病有太阳阳明，有正阳阳明，有少阳阳明[①]，何谓也？答曰：太阳阳明者，脾约一云络是也；正阳阳明者，胃家实是也；少阳阳明者，发汗、利小便已，胃中燥烦实[②]，大便难是也。[179]

【注释】

①“病有太阳阳明”以下几句：此是依据发病、病机、症状特点，对阳明病的分类。按，太阳阳明是指“脾约”而言。脾约证见第247条。正阳阳明是指“胃家实”而言。胃家实见第180条。少阳阳明，在《金匮玉函经》卷三中作“微阳阳明”，是指机体感受外邪发病之后，由于发汗、利小便等伤及津液，致使津液暂时不足，引发肠道干、热、积为特点，症见大便难，欲便而不能。

②胃中燥烦实：肠内干燥，粪便滞积，腹内不舒适感。胃，此指肠道。烦，乱、搅动的意思。此处引申为肠道内不适感。

【译文】

问道：阳明病分为太阳阳明，正阳阳明，少阳阳明，是什么意思呢？

答道：太阳阳明是指“脾约”而言；正阳阳明是指“胃家实”而言；少阳阳明是指发汗、利小便后，引发胃肠中津枯燥涩、大便结实，排便困难。[179]

阳明之为病，胃家实一作寒是也[①]。[180]

【注释】

①胃家实:里热炽盛、肠道结滞。胃家,此指肠道。实,此指有形的结滞。按,有注家认为胃家实"概括里热炽盛弥漫内外,但未与有形积滞相结的白虎汤证,和里热炽盛与宿食粪便相结,阻碍肠道的承气汤证",非是。胃家实是典型的阳明病,这在第179条讲得很清楚,正阳阳明才是胃家实。此处以"胃家实"来揭示典型阳明病的病机,而不是概括阳明病病机的全部。

【译文】

阳明病,典型的表现是胃家实。[180]

问曰:何缘得阳明病?

答曰:太阳病,若发汗,若下,若利小便,此亡津液,胃中干燥,因转属阳明。不更衣①,内实②,大便难者③,此名阳明也。[181]

【注释】

①不更衣:此处指不大便而无所苦的太阳阳明脾约证。更衣,古人如厕的雅称,即上厕所的委婉表达。

②内实:此指"热"与"滞"俱盛的正阳阳明"胃家实"。

③大便难者:此指欲大便而苦于不能下的少阳阳明证。

【译文】

问道:为什么会得阳明病呢?

答道:太阳病,如果发汗不当,或误用攻下法,或误用利小便的方法,这会耗伤津液,引发胃肠津枯热燥,从而转化为阳明病。或表现为无便意的"不大便",或表现为胃肠热结便干的"胃家实",或表现为排便困难的"大便难",此总称为阳明病。[181]

问曰：阳明病，外证云何[①]？

答曰：身热，汗自出，不恶寒，反恶热也。[182]

【注释】

①外证：此处的“外证”是与第180条的“胃家实”相对应。按，“胃家实”是热与实俱盛，里热炽盛于内，热势蒸达于外，所以其外证是身热灼手而不恶寒反恶热，里热迫津外越而症见自汗出。

【译文】

问道：阳明病，外证的表现是什么呢？

答道：身躯发热，自汗出，不恶寒，反而怕热。[182]

问曰：病有得之一日，不发热而恶寒者，何也？

答曰：虽得之一日，恶寒将自罢，即自汗出而恶热也[①]。[183]

【注释】

①“虽得之一日”以下几句：阳明病表证可见恶寒，如本篇第234条、第235条以及第208条都论及阳明病表证。阳明病是化热、化燥的一个总过程，在这个过程中，恶寒逐渐由较明显变化为轻微，由轻微而逐渐消散。同时，里热逐渐由轻而盛而炽。当里热达到炽盛的程度时，热势外蒸，病人会出现恶热症状，同时热势迫津外越而汗出。

【译文】

问道：阳明病发病第一天时，病人不发热而怕冷，这是为什么呢？

答道：虽然初发病时怕冷，但怕冷症状在很短时间就会消散，随即就会出现自汗出而怕热症状。[183]

问曰：恶寒何故自罢？

答曰：阳明居中，主土也，万物所归，无所复传[①]。始虽恶寒，二日自止，此为阳明病也。[184]

【注释】

①"阳明居中"以下几句：此从阳明的五行属性以及五行运化的义理来解答为什么恶寒自罢。阳明在五行属土，在方位居中，在脏腑主胃肠，在六气主燥。伤寒发病，不论在太阳、阳明、少阳，还是三阴，"恶寒"这个症状普遍存在。但是，在阳明发病早期，"恶寒"这个症状较轻微，而且持续时间短暂。这是因为阳明主燥，其性属热。张仲景用阳明居中主土，土载万物于其上的五行道理，以比喻阳明发病的典型过程，即不论是寒邪、热邪，皆从燥化；这个过程由发病早期的"始虽恶寒，二日自止"，逐渐热化、燥化而成大热大实，从而形成自身的发病规律。所谓"无所复传"，即是强调阳明病早期"恶寒"这个症状能够"自罢"。

【译文】

问道："恶寒"这个症状为什么会自行消散呢？

答道：阳明属土，在五行中居于中央，是万物所归的方向，经过燥化、热化之后不再变化。阳明发病，开始时，病人虽然有怕冷的感觉，但二日之后，怕冷的感觉自行消散，这是典型阳明病发病与传化的基本轨迹。[184]

本太阳，初得病时，发其汗，汗先出不彻[①]，因转属阳明也。伤寒发热，无汗，呕不能食，而反汗出濈濈然者[②]，是转属阳明也。[185]

【注释】

①不彻：不透彻。彻，透的意思。

②濈濈（jí）：形容汗出绵绵，自然平和的样子。

【译文】

原本是太阳病，初得病时，为病人发汗，因为汗出不透彻，所以由太阳病转变为阳明病。如果太阳伤寒发热，无汗，呕吐而不能进食，病人逐渐绵绵地自汗出，这也是由太阳伤寒转变为阳明病的过程。［185］

伤寒三日，阳明脉大。［186］

【译文】

伤寒发病三日，脉象由“浮”而逐渐变化为“大”，此是转入阳明的早期表现。［186］

伤寒脉浮而缓，手足自温者[①]，是为系在太阴[②]。太阴者，身当发黄；若小便自利者，不能发黄；至七八日，大便硬者，为阳明病也。［187］

【注释】

①手足自温者：与手足热对比，不热曰“温”。按，伤寒发病，三阳病多手足热，少阴病多手足凉，太阴病多手足温。此“手足自温”，既是与三阳病手足热比较，不热曰“温”；也是与少阴病手足凉对比，不凉亦曰“温”。

②系在太阴：虽然看起来像太阴伤寒，但却不是典型的太阴伤寒。此表述本证伤寒有发展为太阴病的可能，但还不是典型的太阴伤寒，而只是太阴伤寒发病的一个早期过程。按，“伤寒系在太阴”

又见“辨太阳病篇”第278条。“至七八日”后，不是“大便硬者，为阳明病”，而是“虽暴烦下利，日十余行，必自止，以脾家实，腐秽当去故也。”此属正胜邪溃，驱邪外出。

【译文】

太阳伤寒，脉浮而缓，手足不热而“温”，此有可能发展为太阴病。如果发展为太阴病，面目肢体有发黄的可能；如果小便量多，则不能发黄；“伤寒系在太阴”经过七八天后，如果大便干涩，则是已经发展为阳明病了。[187]

伤寒转系阳明者，其人濈然微汗出也。[188]

【译文】

太阳伤寒转属为阳明病时，病人由不出汗逐渐变化为绵绵地微微汗出。[188]

阳明中风[①]，口苦咽干，腹满微喘，发热恶寒，脉浮而紧；若下之，则腹满小便难也。[189]

【注释】

①阳明中风：此指阳明发病进程中，由阳明病表证发展为典型的阳明病里证的一个过程，特点是由表而里，由热渐而至热盛，它的总体趋势是向里热、里实发展。

【译文】

阳明中风证，口苦咽干，腹胀满伴微微喘息，发热恶寒，脉浮而紧；如果误用攻下法，则少腹满而小便量少或艰涩滴沥。[189]

阳明病，若能食[①]，名中风[②]；不能食[③]，名中寒[④]。[190]

【注释】

①能食:此指尚能进食,纳食正常。

②中风:此是依据阳明病发病过程的阴阳属性,把化热、化燥迅速的过程称为阳明中风。

③不能食:此指食欲不振,不欲食。按,“能食”与“不能食”只是相对而言。能食,不是说食欲特别旺盛,而是对“不能食”而言。

④中寒:此是依据阳明病发病过程的阴阳属性,把化热迟缓、化燥无能的过程称为阳明中寒。按,阳明中风与阳明中寒是对阳明病发病过程中,化热、化燥的程度与进程的迟速按阴阳属性进行的归纳。胃阳较盛,能食者,为中风;胃阳相对不足,不能食者,为中寒。此阳明中风,不是说阳明中了风邪;所谓阳明中寒,也不是说阳明中了寒邪。

【译文】

阳明病过程中,如果纳食尚属正常,此称为阳明“中风”;如果食欲不振,不欲食,此称为阳明“中寒”。[190]

阳明病,若中寒者,不能食,小便不利,手足濈然汗出,此欲作固瘕[①],必大便初硬后溏。所以然者,以胃中冷,水谷不别故也。[191]

【注释】

①固瘕(jiǎ):溏便中夹杂的干硬粪块。按,《金匮玉函经》卷三作“坚瘕”。

【译文】

阳明病,如果属“中寒”,病人会出现不欲进食,小便量少,手足绵绵汗出等一系列症状,这是有作“固瘕”的趋势,会出现大便初头干硬,其后稀溏的状况。所以会出现这样的变化,此是因为病人胃阳相对不足,水谷不能泌别的缘故。[191]

阳明病,初欲食,小便反不利,大便自调,其人骨节疼,翕翕如有热状,奄然发狂①,濈然汗出而解者,此水不胜谷气,与汗共并②,脉紧则愈③。[192]

【注释】

①奄然:忽然。

②此水不胜谷气,与汗共并:此指正邪交争,最终正胜邪却,邪随汗出而散。水,泛指阴寒邪气。谷气,泛指正气。

③脉紧:此时脉紧与发狂并见,属正气抗争的反映。

【译文】

阳明病,初时尚有进食的欲望,小便量少,大便正常,病人骨节疼痛,微微发热,继而随着病势的发展,如果病人突然发狂,伴随着绵绵汗出而热退疼止,此是正气战胜阴寒邪气,邪气随汗出而散,其时脉显紧象则预后良好。[192]

阳明病欲解时,从申至戌上①。[193]

【注释】

①申至戌:这一段时间正是天阳由日中隆盛之后,随日西而渐至日入,再至暮夜来临,阳气逐渐敛束、潜降的时间段;同时,阴气由午时初生之后,随未时、申时、戌时而伸长。因此,在这一时间段内,阳明病在热、实大势已去之际,其残余邪热可随大自然的阳气敛束、潜降而消散,随大自然的阴气伸长、布漫而清解。申,十五点至

十七点。戌,十九点至二十一点。

【译文】

阳明病,在将解未解之际,解于午后三时至九时。[193]

阳明病,不能食,攻其热必哕。所以然者,胃中虚冷故也。以其人本虚,攻其热必哕。[194]

【译文】

阳明病,在不欲饮食的状态下,误用攻下法泄热,病人可能出现呃忒连连。所以会出现这样的状况,是因为胃中虚冷的缘故。由于病人原本胃阳不足,而妄泄其热会引发呃忒频作。[194]

阳明病,脉迟,食难用饱,饱则微烦头眩①,必小便难,此欲作谷瘅②。虽下之,腹满如故,所以然者,脉迟故也。[195]

【注释】

①烦:恶心。

②谷瘅:证候名。瘅,古同"疸"。此指食积不化生热,湿邪郁久亦必生热,湿热相蒸而蕴黄。按,谷瘅不是单纯的虚寒证,有湿无热不能发黄。本证谷瘅的形成,由于热郁不甚,热势不张,所以仅能勉强形成郁热蒸湿而发黄,却不能继续热化为阳热实证,因此只能形成寒湿发黄证。在本证中,湿热郁蒸只是一个相对短暂而有限的过程导致了发黄的结果。

【译文】

阳明病,脉迟,饮食不能饱餐,饱则恶心且头昏眼花,可见小便短少而涩，此有发作谷瘅的趋势。虽然用过攻下法，但仍然腹满不减，之所以会出现这种状况，是因为脉显迟象，证属虚寒的缘故。[195]

阳明病，法多汗，反无汗，其身如虫行皮中状者，此以久虚故也。[196]

【译文】

阳明病，本应当多汗，今反而无汗，病人身痒有如小虫在肌肤爬行的感觉，这是原本阳气相对不足的缘故。[196]

阳明病，反无汗而小便利，二三日呕而咳，手足厥者，必苦头痛[①]。若不咳不呕，手足不厥者，头不痛。一云冬阳明。[197]

【注释】

①苦头痛：头痛难忍。苦，困扰，难受。

【译文】

阳明病，反而无汗且小便量多，二三天后症见呕吐、咳嗽，手足寒凉，病人可出现剧烈的头痛。如果病人不咳嗽不呕吐，手足不寒凉，则不会出现头痛。[197]

阳明病，但头眩，不恶寒，故能食。而咳其人咽必痛，若不咳者，咽不痛。一云冬阳明。[198]

【译文】

阳明病，只是头目昏蒙，没有怕冷的感觉，所以食欲正常。病人如果咳嗽,咽喉必疼。如果不咳嗽,咽喉则不疼。[198]

阳明病,无汗,小便不利,心中懊侬者,身必发黄。[199]

【译文】

阳明病,无汗,小便量少,胃中嘈杂,病人身躯有发黄的可能。[199]

阳明病,被火,额上微汗出,而小便不利者,必发黄。[200]

【译文】

阳明病,遭遇火法误治,额头微微出汗,而且小便量少的病人,有发黄的可能。[200]

阳明病,脉浮而紧者,必潮热,发作有时。但浮者①,必盗汗出。[201]

【译文】

①但:凡。

【译文】

阳明病,脉浮而紧的病人,有可能时时出现"潮热"现象。病人脉象由浮紧变化为只浮不紧,躯体会隐隐出汗。[201]

阳明病,口燥,但欲漱水不欲咽者,此必衄。[202]

【译文】

阳明病,口中燥渴,只是用水漱口而不欲饮的病人,有出现鼻出血的可能。[202]

阳明病,本自汗出[①],医更重发汗,病已差,尚微烦不了了者,此必大便硬故也。以亡津液,胃中干燥,故令大便硬。当问其小便日几行,若本小便日三四行,今日再行,故知大便不久出。今为小便数少,以津液当还入胃中,故知不久必大便也。[203]

【注释】

①本自汗出:此属阳明病表证出汗。按,本篇第234条:"阳明病,脉迟,汗出多,微恶寒者,表未解也,可发汗,宜桂枝汤。"即属阳明病表证汗出。

【译文】

阳明病,原本是表证自汗,医生反而又发其汗,病人恶寒虽然已解,但还有微微烦躁,此有可能是大便干硬的缘故。因为发汗耗伤津液,胃中干燥,所以会引发大便干硬。医生应当问病人一日小便几次,如果原本一日小便三四次,现今一日二次,从中可以知道病人不久大便可下。现今小便次数减少,是因为津液回还肠中,所以知道不久病人大便就会通畅。[203]

伤寒呕多,虽有阳明证,不可攻之。[204]

【译文】

伤寒发病,呕吐症状特别突出时,虽有阳明病可攻下的症状,也不可用攻下法。[204]

阳明病，心下硬满者，不可攻之。攻之，利遂不止者死，利止者愈。[205]

【译文】

阳明病，胃脘部硬满，不可用攻下法。如果误用攻下法，会引发腹泻不止，此属病情危重；如果腹泻即止，病证预后良好。[205]

阳明病，面合色赤①，不可攻之。必发热，色黄者，小便不利也。[206]

【注释】

①面合色赤：满面通红。合，全部，整个。

【译文】

阳明病，满面通红，不可用攻下法。误用攻下法后必更加发热，如果肤色发黄，小便必是量少而不畅。[206]

阳明病，不吐不下，心烦者，可与**调胃承气汤**。方一。[207]

甘草二两，炙　芒硝半升　大黄四两，清酒洗

右三味，切，以水三升，煮二物至一升，去滓，内芒硝，更上微火一二沸。温顿服之，以调胃气。

【译文】

阳明病，欲吐不吐，欲下不下，嘈杂恶心，选用调胃承气汤治疗。方一。[207]

甘草二两，炙　芒硝半升　大黄四两，清酒洗

以上三味药物，切细，用水三升，先煮甘草、大黄，持续煮沸，煮取一升药汤，去掉药滓，加入芒硝，再放微火上煮一二沸。温热适口一次服尽，以调和胃气。

阳明病，脉迟，虽汗出不恶寒者，其身必重，短气，腹满而喘，有潮热者，此外欲解，可攻里也[①]。手足濈然汗出者，此大便已硬也[②]，**大承气汤**主之。若汗多，微发热恶寒者，外未解也一法与**桂枝汤**，其热不潮，未可与承气汤。若腹大满不通者，可与**小承气汤**，微和胃气，勿令至大泄下。**大承气汤**。方二。[208]

大黄四两，酒洗　厚朴半斤，炙，去皮　枳实五枚，炙　芒硝三合

右四味，以水一斗，先煮二物，取五升，去滓，内大黄，更煮取二升，去滓，内芒硝，更上微火一两沸。分温再服，得下，余勿服。

小承气汤方

大黄四两　厚朴二两，炙，去皮　枳实三枚大者，炙

右三味，以水四升，煮取一升二合，去滓，分温二服，初服汤，当更衣，不尔者，尽饮之；若更衣者，勿服之。

【注释】

①“阳明病”以下几句：此表述阳明病从表证向里证发展的过程。按，本篇第234条：“阳明病，脉迟，汗出多，微恶寒者，表未解也。”本条“阳明病，脉迟，虽汗出不恶寒者”，“此外欲解”。此是阳明病由表证脉浮（见第235条），而变化为“不浮”，并且呈现迟滞有

力的脉象，反映出阳明病由“外欲解”向里热发展，由“初盛”而趋向“渐盛”。由于里热壅滞脉道，所以脉象迟滞有力。

②手足濈（jí）然汗出者，此大便已硬也：阳明病原本是“汗出多”，当病发展至热与实俱盛的程度时，阴津匮竭，无津作汗，所以由“汗出多”而逐渐变化为仅手足心出汗。这说明肠道干涩已很严重，大便坚硬，此时才可放手应用大承气汤。

【译文】

阳明病，脉象迟滞，虽然出汗，但不恶寒，病人身体沉重，短气腹满而喘，出现阵阵“潮热”，此表明阳明表证即将解散，可考虑运用攻下法。只有当病人出现手足绵绵不断地出汗时，这才是大便已经干硬的征象，选用大承气汤攻下。如果病人汗多，伴有轻微的发热恶寒，此是表证还未解的表现，其时病人还未出现“潮热”现象，因此还不可用承气汤攻下。如果病人腹胀满严重，气滞不通，可选用小承气汤，缓调胃气，不可造成病人大泄。方二。[208]

大承气汤

大黄四两，酒洗　厚朴半斤，炙，去皮　枳实五枚，炙　芒硝三合

以上四味药物，用水一斗，先煮厚朴、枳实，持续煮沸，煮取五升药汤，去掉药滓，加入大黄再煮取二升，去掉大黄滓，再加入芒硝，放微火上煮一两沸。温热适口分两次服，如果大便通下，剩下的药汤不再服用。

小承气汤方

大黄四两　厚朴二两，炙，去皮　枳实三枚大者，炙

以上三味药物，用水四升，持续煮沸，煮取一升二合，去掉药滓，温热适口分两次服，服第一次药之后，病人应当大便，如果仍不大便，则把余下的药汤全部服尽；如果大便已通，不得再服。

阳明病，潮热，大便微硬者，可与**大承气汤**；不硬者，不可与之。若不大便六七日，恐有燥屎[①]，欲知之法，少与**小**

承气汤，汤入腹中，转失气者[2]，此有燥屎也，乃可攻之。若不转失气者，此但初头硬，后必溏，不可攻之，攻之必胀满不能食也，欲饮水者，与水则哕。其后发热者，必大便复硬而少也，以**小承气汤**和之。不转失气者，慎不可攻也。**小承气汤**。三。用前第二方。［209］

【注释】

①燥屎：干硬的粪块。不同于大便硬。按，"大便硬"是言大便干硬，可因大便干硬而不大便（如第212条）或因大便干硬而排便困难（如第220条）；"燥屎"是肠道中形成的坚涩粪块，虽也能引起大便困难，但可以乍难乍易（如第242条）；由于粪块容易梗塞肠道，所以腹痛发作有时（如第239条、第241条）。

②转失气：即古代俗语"放屁"。失气，亦作"矢气"。

【译文】

阳明病，病人阵阵潮热，大便稍微干硬，可选用大承气汤；大便不干硬，不可用大承气汤。如果不大便六七日，怀疑肠中有干硬的粪块，测试的方法，是给病人服用少量的小承气汤，服汤之后，如果转失气，这是肠中有干硬的粪块，可用攻下法。如果病人不转失气，这只是大便初头干硬，后段必是稀溏粪便，不可用攻下法，如果误用攻下法，必腹胀满不欲进食，病人虽想饮水，但饮水后则呃忒连连。如果攻下之后病人又有发热，这必定是肠中又产生新的少量硬便，选用小承气汤微调缓下。如果病人不转失气，此时应当审慎，不可妄用攻下法。小承气汤。三。用前第二方。［209］

夫实则谵语[1]，虚则郑声[2]。郑声者，重语也。直视、谵语、喘满者死，下利者亦死。［210］

【注释】

①谵语：指病人神志不清而说胡话，往往声高妄言。

②郑声：此指病人发音轻、细、低、柔，重复嘟囔之意，或间有秽语不雅之辞。

【译文】

谵语出现在实证，郑声发生在虚证。所谓郑声，就是语言重复嘟囔，声音低微。如果病人目光呆滞无神、神志不清、声高妄言、喘满，此属濒危难治的病证，泻利不止也属于危证。[210]

发汗多，若重发汗者，亡其阳[①]；谵语，脉短者死[②]，脉自和者，不死。[211]

【注释】

①亡其阳：此指损伤心阳。

②脉短：寸、关、尺三部，脉来短绌。吴崑曰："（脉）不及本位，来去乖张，曰短，阴也。"

【译文】

如果用重剂大发汗，发汗过多，耗散阳气，引发病人神志不清，声高妄言，脉来短绌，此属危重证候；如果脉来和缓，尚属生机未灭。[211]

伤寒，若吐、若下后不解，不大便五六日，上至十余日，日晡所发潮热，不恶寒，独语如见鬼状[①]。若剧者，发则不识人[②]，循衣摸床，惕而不安一云顺衣妄撮，怵惕不安，微喘直视，脉弦者生，涩者死。微者，但发热谵语者，**大承气汤**主之；若一服利，则止后服。四。用前第二方。[212]

【注释】

①如见鬼状：此指病人的幻觉幻视。

②不识人：此指病人神志不清。

【译文】

伤寒，或用过吐法，或用过攻下法，病证仍未治愈，病人不大便五六日，甚至十多日，下午四时前后阵阵烘热如潮，不怕冷，病人自言自语，出现幻觉幻视如见鬼状。如果病情严重，发作时神志不清，两手循捏衣角，抚摸床边，惊恐不安，微微喘息，目光呆滞，此时如果病人脉显弦象，是有生机的表现，如果脉显涩象，此属濒危的重证。如果病情比较轻缓，只是发热、谵语，选用大承气汤治疗；如果服一次汤药之后，病人大便通利，则停止服药。四。用前第二方。[212]

阳明病，其人多汗，以津液外出，胃中燥[1]，大便必硬，硬则谵语，**小承气汤**主之。若一服谵语止者，更莫复服。五。用前第二方。[213]

【注释】

①胃：此泛指肠道。

【译文】

阳明病，病人多汗，导致津液外出，使肠道中干燥，大便必然结硬，大便干硬，热不得泄，则扰心谵语，选用小承气汤治疗。如果服一次汤药之后，谵语即止，则不再服第二次。五。用前第二方。[213]

阳明病，谵语，发潮热，脉滑而疾者，**小承气汤**主之。因与承气汤一升[1]，腹中转气者[2]，更服一升；若不转气者，勿更与之。明日又不大便，脉反微涩者，里虚也，为难治，不可更与承气汤也。六。用前第二方。[214]

【注释】

①与承气汤一升：仲景对小承气汤的常规用量见第208条，小承气汤方后注："右三味，以水四升，煮取一升二合，去滓，分温二服。"即每服六合。今服一升，是加大用量，代替大承气汤。按，阳明病，脉滑而疾，脉来一息七八次，反映出里热炽盛，真阴不足。阳明病，"谵语，发潮热"，是里热里实壅盛，此本属大承气汤证，但大承气汤证脉当沉实或沉迟有力，今本证"脉滑而疾"，说明证属虚实夹杂，为防范阴竭阳脱，所以张仲景不用大承气汤，而改用小承气汤加大用量至一升。

②转气：即"转失气"。指放屁。

【译文】

阳明病，病人神志不清、声高妄言，伴阵阵烘热如潮，脉显滑疾，选用小承气汤治疗。与服小承气汤一升代替大承气汤，服汤后，如果病人腹中转气，再服一升；如果不转气，则不可再服。次日仍不大便，脉象反显微涩，此是里虚的表现，属于难治的证候，不可再与小承气汤。六。用前第二方。[214]

阳明病，谵语，有潮热，反不能食者[①]，胃中必有燥屎五六枚也[②]；若能食者，但硬耳。宜**大承气汤**下之。七。用前第二方。[215]

【注释】

①反：更。

②胃中必有燥屎五六枚：胃，此泛指肠道。五六枚，泛指燥屎的量较

多，病情较严重。

【译文】

阳明病，神志不清、声高妄言，伴阵阵烘热如潮，特别没有食欲，病人肠中必积有一定量干涩坚硬的燥屎；如果病人尚有食欲，那只是大便干硬而不是燥屎。选用大承气汤攻下。七。用前第二方。[215]

阳明病，下血、谵语者，此为热入血室。但头汗出者，刺期门，随其实而写之[①]，濈然汗出则愈。[216]

【注释】

①写：古同“泻”。

【译文】

阳明病，大便下血，病人神志不清、声高妄言，此属热入血室。病人只是头部出汗，针刺期门穴，依据血热实证而用清泻法，病人绵绵汗出则病愈。[216]

汗汗一作卧出谵语者，以有燥屎在胃中，此为风也[①]。须下者，过经乃可下之。下之若早，语言必乱，以表虚里实故也[②]。下之愈，宜**大承气汤**[③]。八。用前第二方，一云**大柴胡汤**。[217]

【注释】

①风：此一则泛指表邪；二则风性疏泄，意象前文的“汗出”，同时又与后文“表虚”相呼应。

②“下之若早”以下几句：此属仲景自注文，是对“须下者，过经乃可下之”的进一步强调。表虚，与“里实”对比而言，此指以“汗

出”为代表的残存表邪。里实,此指肠中的燥屎。

③下之愈,宜大承气汤:此句与前文“过经乃可下之”相贯。

【译文】

阳明病,出汗伴见谵语,此是肠道中有燥屎,而表邪尚未解。欲运用攻下法,必须经过七日后方可施行。如果攻下太早,会引发病人语言错乱,此是因为虽然肠中燥屎已成,但表邪未解。攻下燥屎可愈,选用大承气汤治疗。八。用前第二方,一云大柴胡汤。[217]

伤寒四五日,脉沉而喘满[①],沉为在里,而反发其汗,津液越出,大便为难,表虚里实[②],久则谵语。[218]

【注释】

①脉沉:此不是真正意义上的“沉”脉,而是与脉“浮”对比而言,“不浮”即曰“沉”。脉由“浮”而至“不浮”反映了表邪入里化热的过程。下文“沉为在里”,“里”与“表”相对而言,其意是表达脉“不浮”,病不在表。

②表虚:此指“津液越出”而肤表空疏。

【译文】

伤寒四五日,病人脉由“浮”变化为“不浮”,伴见气息喘憋而胸满。脉不浮,所以病不在表,医生反而为病人发汗,津液外泄,引发大便干涩,排便困难,此属于表虚里实,日久病人会出现神志不清、声高妄言现象。[218]

三阳合病[①],腹满身重,难以转侧,口不仁[②],面垢又作枯,一云向经,谵语,遗尿。发汗则谵语,下之则额上生汗,手足逆冷。若自汗出者,**白虎汤**主之[③]。方九。[219]

知母六两　石膏一斤，碎　甘草二两，炙　粳米六合

右四味，以水一斗，煮米熟汤成，去滓，温服一升，日三服。

【注释】

①三阳合病：此指太阳、阳明、少阳同时发病。按，此属伤寒发病，证候表现既不是太阳病，又不是阳明病，也不是少阳病，而是机体在外邪作用下同时发生的整体性反应，表现为热势燎原的三阳俱热。

②口不仁：口中黏腻不爽，口感不敏。

③若自汗出者，白虎汤主之：此节在文气上与前文“谵语，遗尿”相贯。

【译文】

太阳、阳明、少阳同时发病，病人腹部胀满，身体沉重，肢体转侧不利，口中黏腻不爽，面色污垢不润，病人神志不清、声高妄言，小便失禁。此种情况下，发汗则引发神志不清、声高妄言的谵语更加严重，攻下则郁热内结，额头出汗，郁热不达四末手足寒凉。如果病人自汗出，选用白虎汤治疗。方九。[219]

知母六两　石膏一斤，碎　甘草二两，炙　粳米六合

以上四味药物，用水一斗，持续煮沸，煮至米熟汤成，去掉药滓，温热适口服一升，一日服三次。

二阳并病，太阳证罢，但发潮热，手足漐漐汗出，大便难而谵语者，下之则愈，宜**大承气汤**。十。用前第二方。[220]

【译文】

太阳病未罢，又发阳明病，当太阳病证已经消散之后，病人凸显阵阵

烘热，手足连续不断出汗，大便困难且伴有神志不清、声高妄言时，运用攻下法则愈，选用大承气汤治疗。十。用前第二方。[220]

阳明病，脉浮而紧，咽燥口苦，腹满而喘，发热汗出，不恶寒反恶热，身重。若发汗则躁，心愦愦公对切反谵语[1]。若加温针，必怵惕[2]，烦躁不得眠。若下之，则胃中空虚，客气动膈，心中懊侬，舌上胎者，**栀子豉汤**主之。方十一。[221]

肥栀子十四枚，擘　香豉四合，绵裹

右二味，以水四升，煮栀子取二升半，去滓，内豉，更煮取一升半，去滓，分二服。温进一服，得快吐者[3]，止后服。

【注释】

①心愦愦：心烦乱不安。愦愦，烦乱。

②怵惕（chù tì）：惊恐。怵，恐的意思。惕，忧惧。

③快：急剧。

【译文】

阳明病，脉浮而紧，咽燥口苦，腹胀满伴有喘息，发热出汗，病人不怕冷反而怕热，身体沉重。此种状况如果发汗则躁扰不宁，心中烦乱不安，甚则神识昏蒙，胡言乱语；如果运用温针，病人会出现惊慌恐惧，烦躁不得安睡。如果误用攻下法，则胃中空虚，邪热内陷胸膈，胃脘内灼热嘈杂，舌苔黄腻或黄白相兼，选用栀子豉汤治疗。方十一。[221]

肥栀子十四枚，擘　香豉四合，绵裹

以上二味药物，用水四升，先煮栀子取二升半药汤，去掉栀子滓，加香豉，再煮取一升半药汤，去掉香豉滓，温热适口分二次服。服第一次之后，如果病人出现急剧呕吐，则停后服。

若渴欲饮水，口干舌燥者，**白虎加人参汤**主之。方十二。[222]

知母六两　石膏一斤，碎　甘草二两，炙　粳米六合　人参三两

右五味，以水一斗，煮米熟汤成，去滓，温服一升，日三服。

【译文】

如果病人渴欲饮水，口干舌燥，选用白虎加人参汤治疗。方十二。[222]

知母六两　石膏一斤，碎　甘草二两，炙　粳米六合　人参三两

以上五味药物，用水一斗，煮粳米熟则药汤煎成，去掉药滓，温热适口服一升，一日服三次。

若脉浮，发热，渴欲饮水，小便不利者，**猪苓汤**主之。方十三。[223]

猪苓去皮　茯苓　泽泻　阿胶　滑石碎，各一两

右五味，以水四升，先煮四味，取二升，去滓，内阿胶烊消。温服七合，日三服。

【译文】

如果脉浮，发热，渴欲饮水，小便量少或涩疼，选用猪苓汤治疗。方十三。[223]

猪苓去皮　茯苓　泽泻　阿胶　滑石碎，各一两

以上五味药物，用水四升，先煮猪苓、茯苓、泽泻、滑石四味，持续煮沸，煮取二升，去掉药滓，加入阿胶溶化。温热适口服七合，一日服三次。

阳明病，汗出多而渴者，不可与**猪苓汤**；以汗多胃中燥，**猪苓汤**复利其小便故也。[224]

【译文】

阳明病，病人出汗多而渴，不可服用猪苓汤；因为出汗多，胃中津液亏乏，而猪苓汤又能利小便的缘故。[224]

脉浮而迟，表热里寒，下利清谷者，**四逆汤**主之。方十四。[225]

甘草二两，炙　干姜一两半　附子一枚，生用，去皮，破八片

右三味，以水三升，煮取一升二合，去滓，分温二服。强人可大附子一枚、干姜三两。

【译文】

脉浮而迟，表有热里有寒，腹泻，完谷不化，选用四逆汤治疗。方十四。[225]

甘草二两，炙　干姜一两半　附子一枚，生用，去皮，破八片

以上三味药物，用水三升，持续煮沸，煮取一升二合，去掉药滓，温热适口分二次服。身高体格魁梧的人可用大附子一枚、干姜三两。

若胃中虚冷，不能食者，饮水则哕。[226]

【译文】

如果胃中虚寒，食欲不振，病人饮水多则会出现呃忒连连。[226]

脉浮发热，口干鼻燥，能食者则衄。[227]

【译文】

阳明病,脉浮发热,口干鼻燥,食欲正常,这样的病人有发生鼻出血的可能。[227]

阳明病,下之,其外有热,手足温[①],不结胸[②],心中懊侬,饥不能食,但头汗出者,**栀子豉汤**主之。十五。用前第十一方。[228]

【注释】

①手足温:此是与"其外有热"对举而言,阳明病经过误用攻下法之后,手足由"热"而变为"温",说明其在外的热势大减。

②结胸:指邪气结于胸中的病症。

【译文】

阳明病,攻下法运用不当,弥漫之热残留于外,手足由热变温,病人无结胸症状,胃脘部有灼热嘈杂感,饥不能食,凸显头部热汗蒸蒸,选用栀子豉汤治疗。十五。用前第十一方。[228]

阳明病,发潮热,大便溏[①],小便自可[②],胸胁满不去者,与**小柴胡汤**。方十六。[229]

柴胡半斤　黄芩三两　人参三两　半夏半升,洗　甘草三两,炙　生姜三两,切　大枣十二枚,擘

右七味,以水一斗二升,煮取六升,去滓,再煎取三升。温服一升,日三服。

【注释】

①大便溏:此指大便黏而不爽,是热滞,不是虚寒的稀便。

②小便自可：此是与小便量多比较而言。按，本证若小便量多，则大便必硬，此反映出本证病机是阳明热而未实。

【译文】

阳明病，烘热阵阵如潮，大便黏而不爽，小便尚属正常，胸胁满症状自发病初起即持续存在，选用小柴胡汤治疗。方十六。[229]

柴胡半斤　黄芩三两　人参三两　半夏半升，洗　甘草三两，炙　生姜三两，切　大枣十二枚，擘

以上七味药物，用水一斗二升，持续煮沸，煮取六升药汤，去掉药滓，再浓缩煎取三升。温热适口服一升，一日服三次。

阳明病，胁下硬满，不大便而呕，舌上白胎者，可与**小柴胡汤**；上焦得通，津液得下，胃气因和，身濈然汗出而解[①]。十七。用上方。[230]

【注释】

①"上焦得通"以下几句：此处讲的是用小柴胡汤后的病机变化。胃，泛指胃肠道。按，《难经·三十一难》曰："三焦者，水谷之道路，气之所终始也。"如果上焦郁结不通，水不行则津不布，津液不能畅达于胃肠以济肠燥，则大便涩而不下。气不行则气机益加郁结，所以由"胸胁苦满"而发展为"胁下硬满"。本条治以小柴胡汤意在宣调气机，通利三焦；上焦得通，则气行水布，津液化生，身濈然汗出而热退身凉。

【译文】

阳明病，胁下硬满，不大便而呕，舌上白苔，选用小柴胡汤；上焦宣通，津液敷布，胃肠得津液润泽而调和，躯体周身绵绵汗出而病解。十七。用上方。[230]

阳明中风，脉弦浮大而短气，腹都满[①]，胁下及心痛[②]，久按之气不通，鼻干，不得汗，嗜卧，一身及目悉黄，小便难，有潮热，时时哕，耳前后肿，刺之小差。外不解，病过十日，脉续浮者，与**小柴胡汤**。十八。用上方。[231]

【注释】

①腹都满：满腹胀满。都，总、全部的意思。

②心：此指胃脘。

【译文】

阳明中风，脉弦浮大而短气，病人大腹胀满，胁下及胃脘疼痛，长时间的按摩推揉，仍胀满而不转失气，鼻孔干燥，身不出汗，喜卧，全身及眼中白睛发黄，小便量少不畅，时有烘热阵阵如潮，呃忒连连，耳前耳后肿，此证选用刺法，病情会略有缓解。病人外证不解，虽然病证已过十日，但脉仍显浮象，选用小柴胡汤。十八。用上方。[231]

脉但浮，无余症者[①]，与**麻黄汤**。若不尿，腹满加哕者，不治。**麻黄汤**。方十九。[232]

麻黄三两，去节　桂枝二两，去皮　甘草一两，炙　杏仁七十个，去皮尖

右四味，以水九升，煮麻黄，减二升，去白沫，内诸药，煮取二升半，去滓，温服八合，覆取微似汗。

【注释】

①余症：本条上承前条。此是指后文中的“若不尿，腹满加哕者”。按，对于第231条中的“一身及目悉黄”来说，“腹满”“不尿”“哕”等都属于“余症”。

【译文】

如果寸口脉只显浮象，没有腹满、不尿、哕等症状，选用麻黄汤。如果病人无尿，腹满伴呃忒连连，此属濒危之证。麻黄汤。方十九。[232]

麻黄三两，去节　桂枝二两，去皮　甘草一两，炙　杏仁七十个，去皮尖

以上四味药物，先用水九升，煮麻黄，持续煮沸减二升，去白沫，再加入其余各药，煮取二升半药汤，去掉药滓，温热适口服八合，覆盖衣被微微取汗。

阳明病，自汗出，若发汗，小便自利者[①]，此为津液内竭，虽硬不可攻之，当须自欲大便，宜蜜煎导而通之。若土瓜根及大猪胆汁，皆可为导。二十。[233]

蜜煎方

食蜜七合[②]

右一味，于铜器内，微火煎，当须凝如饴状，搅之勿令焦著[③]，欲可丸，并手捻作挺[④]，令头锐，大如指，长二寸许。当热时急作，冷则硬。以内谷道中[⑤]，以手急抱，欲大便时乃去之。疑非仲景意，已试甚良。

又，大猪胆一枚，泻汁，和少许法醋[⑥]，以灌谷道内，如一食顷，当大便出宿食恶物，甚效。

【注释】

①小便自利者：此指小便正常。

②食蜜：蜂蜜。

③焦著：此指煎糊了蜂蜜。

④挺：直的意思。引申为直状、栓状。

⑤谷道：此指肛门。

⑥法醋："醋"字，汉代少用，多用"酢"。据《齐民要术》载，北魏年间制醋方法已多达二十余种。仲景书另有"苦酒"，如本篇苦酒汤、《金匮要略》黄芪芍药桂枝苦酒汤等。"苦酒"与醋略有不同。后世多把醋与苦酒混同，有失偏颇。按原料与制做方法以及口味分类，苦酒只能算是醋的一种。《辨阴阳易差后劳复病脉证并治第十四》篇第393条中的"清浆水"当属醋的另一种。本条特称"法醋"，"法"是一种规范，法醋表达的是对"醋"的质量要求。意在使用遵古而合于成法所酿之"标准醋"。

【译文】

阳明病，原本自汗出，如果再发汗，尽管小便还仍然正常，因发汗会暂时耗伤津液，所以大便虽然干硬，也不可用峻攻法，应当在病人自觉有便意时，选用蜜煎栓剂导出硬便。或者选用土瓜根以及大猪胆汁纳入肛内，这些方法都可以导出硬便。二十。[233]

蜜煎方

食蜜七合

以上一味药物，于铜器内，微火煎熬，当食蜜浓缩黏稠时，搅拌食蜜，避免焦糊，像制做药丸一样，双手捻做条状栓形，一头稍锐细，大小如手指，长二寸左右。务必趁热时急做，如果食蜜稍冷则变硬。把它放入肛内，用手紧紧地扶持着，当病人有大便的急迫感时去掉。怀疑此法不是仲景原意，但已经试用过，效果良好。

又，选大猪胆一枚，泻去部分胆汁，加入少许法醋调和，灌入肛内，大约一顿饭的时间，会便出恶臭粪便，此法已试用过，效果甚佳。

阳明病，脉迟，汗出多，微恶寒者，表未解也，可发汗，宜**桂枝汤**。二十一。[234]

桂枝三两，去皮　芍药三两　生姜三两　甘草二两，炙　大枣十二枚，擘

右五味，以水七升，煮取三升，去滓，温服一升，须臾，啜热稀粥一升，以助药力取汗。

【译文】

阳明病，脉迟，出汗多，轻微怕冷，此是表证未解，可用发汗法，选用桂枝汤。二十一。[234]

桂枝三两，去皮　芍药三两　生姜三两　甘草二两，炙　大枣十二枚，擘

以上五味药物，用水七升，持续煮沸，煮取三升药汤，去掉药滓，温热适口服一升，略待一会儿，喝热稀粥一升，以增进药物的发汗力。

阳明病，脉浮，无汗而喘者，发汗则愈，宜**麻黄汤**。二十二。用前第十九方。[235]

【译文】

阳明病，脉浮，无汗且伴有喘息，发汗则可治愈，选用麻黄汤。二十二。用前第十九方。[235]

阳明病，发热汗出者，此为热越[①]，不能发黄也。但头汗出，身无汗，剂颈而还，小便不利，渴引水浆者[②]，此为瘀热在里[③]，身必发黄，**茵陈蒿汤**主之。方二十三。[236]

茵陈蒿六两　栀子十四枚，擘　大黄二两，去皮

右三味，以水一斗二升，先煮茵陈，减六升；内二味，煮取三升，去滓，分三服。小便当利[④]，尿如皂荚汁状，色正赤，一宿腹减，黄从小便去也。

【注释】

①热越:邪热向外发散。越,扬也,散也。此指消散的意思。

②引:导,取。引申为"连续不断"。水浆:清稀的饮食、饮料。

③瘀热:瘀血与邪热互结。按,本证外在症状是"身必发黄",内在病机是"瘀热在里"。"瘀热"又见于"辨太阳病篇"第124条:"以太阳随经,瘀热在里故也,抵当汤主之。""瘀"必是瘀血,而非"郁"的假借。从中可见,本证发黄的病机蕴涵"瘀血"的因素。

④当:必。

【译文】

阳明病,发热出汗,此属邪热向外透散,这种状况病人不能发黄。仅有头部出汗,身躯无汗,出汗只到颈部,小便量少不畅,口渴,欲饮汤水,此属于瘀热在里,周身可见发黄,选用茵陈蒿汤治疗。方二十三。[236]

茵陈蒿六两　栀子十四枚,擘　大黄二两,去皮

以上三味药物,用水一斗二升,先煮茵陈,持续煮沸,减去六升;再加入栀子、大黄,煮取三升药汤,去掉药滓,分三次服。服药后小便必量多而畅,尿色赤黄如同皂荚汁,经过一宿的时间,腹胀满减轻,黄从小便排泄出去。

阳明证,其人喜忘者[①],必有畜血[②];所以然者,本有久瘀血,故令喜忘。屎虽硬,大便反易,其色必黑者,宜**抵当汤**下之。方二十四。[237]

水蛭熬　虻虫去翅足,熬,各三十个　大黄三两,酒洗　桃仁二十个,去皮尖及两人者[③]

右四味,以水五升,煮取三升,去滓,温服一升,不下更服。

【注释】

①喜忘:好(hào)忘事。

②畜(xù):同"蓄"。积聚。

③人:果实之心。后作"仁"。

【译文】

阳明证,病人善忘,此可能有瘀血;之所以会出现这种状况,是因为原本就有陈旧性瘀血,所以使人好忘事。大便虽然干硬,但排便却容易,大便必是黑色,选用抵当汤攻下。方二十四。[237]

水蛭熬 **虻虫**去翅足,熬,各三十个 **大黄**三两,酒洗 **桃仁**二十个,去皮尖及两仁者

以上四味药物,用水五升,持续煮沸,煮取三升药汤,去掉药滓,温热适口服一升,若仍不大便,再服。

阳明病,下之,心中懊侬而烦。胃中有燥屎者,可攻;腹微满,初头硬,后必溏,不可攻之。若有燥屎者,宜**大承气汤**①。二十五。用前第二方。[238]

【注释】

①若有燥屎者,宜大承气汤:文意上承前文"胃中有燥屎者,可攻"。

【译文】

阳明病,攻下之后,胃脘灼热嘈杂且伴恶心。只有肠道中有燥屎的病人,方可再用攻下法;腹微满,大便初头干硬,其后稀溏的病人,不可用攻下法。如果诊断为燥屎,选用大承气汤。二十五。用前第二方。[238]

病人不大便五六日,绕脐痛,烦躁发作有时者①,此有燥屎,故使不大便也。[239]

【注释】

①有时：间或未定的意思。

【译文】

病人不大便五六日，绕脐疼痛，阵阵烦躁，这是有燥屎的征象，因此导致病人不大便。[239]

病人烦热[1]，汗出则解。又如疟状[2]，日晡所发热者，属阳明也。脉实者，宜下之；脉浮虚者[3]，宜发汗。下之与**大承气汤**，发汗宜**桂枝汤**。二十六。**大承气汤**用前第二方。**桂枝汤**用前第二十一方。[240]

【注释】

①烦热：高热。烦，表达热的程度严重。

②如疟状：指发热恶寒间歇发作，属表邪已衰而未尽的现象。按，此表述在“日晡所发热”的同时，仍时时恶寒，此属太阳表邪仍有残留。

③脉浮虚：虚，是相比较而言，此指脉浮而不大、不盛、不迟涩有力，此属表证未解之象。

【译文】

病人发高热，汗出表邪则解。如果病人发热恶寒间歇发作，下午四时前后，发热更明显，此是转属阳明病的过程。如果脉实，宜用攻下法；如果脉浮虚，宜用发汗法。攻下选用大承气汤，发汗选用桂枝汤。二十六。大承气汤用前第二方。桂枝汤用前第二十一方。[240]

大下后，六七日不大便，烦不解，腹满痛者，此有燥屎也。所以然者，本有宿食故也，宜**大承气汤**。二十七。用前第二方。[241]

【译文】

峻猛攻下之后，病人六七日不大便，仍心烦不安，腹满胀痛，此属有燥屎的征象。之所以会形成燥屎，是因为原本肠道就有积食的缘故，选用大承气汤治疗。二十七。用前第二方。[241]

病人小便不利，大便乍难乍易[①]，时有微热，喘冒一作怫郁不能卧者[②]，有燥屎也，宜**大承气汤**。二十八。用前第二方。[242]

【注释】

①大便乍难乍易：大便时而困难，时而通畅。按，燥屎内结，阻滞肠道时，则排便困难；如果气暂得上下，燥屎粪块得以间断排出或气机紊乱，结者自结，未结者旁流而下，则会大便“乍易”。只是在有了“乍易”现象之后，才显示出“乍难”的存在。

②喘冒：喘息伴有头目昏蒙。

【译文】

病人小便不利，大便有时困难，有时顺畅，且身躯时有轻微发热，喘息而伴有头目昏蒙，不能安卧，此是有燥屎的征象，选用大承气汤治疗。二十八。用前第二方。[242]

食谷欲呕，属阳明也，**吴茱萸汤**主之。得汤反剧者，属上焦也[①]。**吴茱萸汤**。方二十九。[243]

吴茱萸一升，洗　人参三两　生姜六两，切　大枣十二枚，擘

右四味，以水七升，煮取二升，去滓，温服七合，日三服。

【注释】

①得汤反剧者,属上焦也:此是仲景自注句。本证原本恶心欲呕,食"谷"尚且"欲呕",所以得药"汤"之后,恶心欲呕的感觉更加明显。此剧呕不仅反映出中焦胃寒气逆,而且更突出服吴茱萸汤之后,胃中寒浊溃散壅塞于上焦的病机变化。

【译文】

进食之后即有恶心欲呕的感觉,此属阳明中寒,选用吴茱萸汤治疗。病人服吴茱萸汤后,欲呕的感觉反而更加严重了,此是胃中寒浊溃散于上焦的缘故。吴茱萸汤。方二十九。[243]

吴茱萸一升,洗　人参三两　生姜六两,切　大枣十二枚,擘

以上四味药物,用水七升,持续煮沸,煮取二升药汤,去掉药滓,温热适口服七合,一日服三次。

太阳病,寸缓、关浮、尺弱,其人发热汗出,复恶寒,不呕,但心下痞者,此以医下之也。如其不下者,病人不恶寒而渴者,此转属阳明也。小便数者,大便必硬,不更衣十日,无所苦也①。渴欲饮水,少少与之,但以法救之,渴者,宜**五苓散**②。方三十。[244]

猪苓去皮　白术　茯苓各十八铢　泽泻一两六铢　桂枝半两,去皮

右五味,为散。白饮和服方寸匕,日三服。

【注释】

①"如其不下者"以下几句:此属仲景自注句,是对前文"但心下痞者,此以医下之也"一句的注文。意在阐释本条前文所述的太阳中风若不经误下,有转属为阳明病脾约证的可能。

②“渴欲饮水”以下几句：语意、文气上承“但心下痞者”。从原文中能够看出此本是发热、汗出、恶寒的太阳中风，因为误用攻下法，正气受挫，所以脉由浮缓变化为关浮尺弱，寸脉已无浮象，只显脉缓。误下后，气机紊乱，水不化气，正津不布，故症见“渴欲饮水”。治当通阳化气，仲景治以五苓散，外以化气解表，内以利水消痞。

【译文】

太阳病，寸脉缓、关脉浮、尺脉弱，病人发热出汗，同时恶寒，不呕，胃脘感觉特别满闷不舒，此属医生误用攻下法引发的“坏病”。如果未经过误下，病人不恶寒而口渴，本证有转化为阳明病的可能。如果小便频数量多，大便必然干硬，十余日不大便，也没有痛苦。病人发热出汗，同时恶寒，不呕，只是胃脘满闷不舒。这样的病人口渴欲饮水时，可以少量饮水，依据病证的变化，按常规方法救治，选用五苓散。方三十。[244]

猪苓去皮　白术　茯苓各十八铢　泽泻一两六铢　桂枝半两，去皮

以上五味药物，为散。清水调和，服方寸匕，一日服三次。

脉阳微[①]，而汗出少者，为自和一作如也[②]；汗出多者，为太过[③]。阳脉实[④]，因发其汗，出多者，亦为太过。太过者，为阳绝于里[⑤]，亡津液，大便因硬也。[245]

【注释】

①脉阳微：此指脉浮弱。按，在此，脉浮取为阳。

②自和：此指“汗出少”，津液未伤的状态。按，此处“自和”是与后文的“因发其汗，出多者，亦为太过”相比较而言。

③太过：此指津液耗伤。

④阳脉实：此指脉浮而有力。

⑤阳绝于里：此指出汗太过，亡津液。按，津液为阳气所化，大汗伤津即寓“阳绝于里”。

【译文】

病人脉轻取浮而弱，如果出汗不多，此属津液未伤；如果出汗多，此属津液耗伤。病人脉浮而有力，为其发汗，如果发汗太过，也耗伤津液。津液耗伤的病人，寓有“阳绝于里”的病机，津枯液竭，会引发肠燥大便干硬。[245]

脉浮而芤，浮为阳[①]，芤为阴[②]，浮芤相搏，胃气生热，其阳则绝[③]。[246]

【注释】

①浮为阳：浮，反映里热鸱张。阳，有余为阳，此指热盛。

②芤（kōu）为阴：芤，反映津液销铄。阴，不足为阴。此指津亏。

③其阳则绝：此指津液亏竭。按，津液为阳气所化，热炽津竭即寓“阳绝”的机理。

【译文】

脉浮而芤，脉浮反映里热炽盛，脉芤反映阴津亏乏，浮芤并显，则反映出阳明里热鸱张益盛，津液亏竭。[246]

趺阳脉浮而涩，浮则胃气强[①]，涩则小便数，浮涩相搏，大便则硬，其脾为约[②]，**麻子仁丸**主之。方三十一。[247]

麻子仁二升　芍药半斤　枳实半斤，炙　大黄一斤，去皮　厚朴一尺，炙，去皮　杏仁一升，去皮尖，熬，别作脂

右六味，蜜和丸如梧桐子大。饮服十丸，日三服，渐加，以知为度[③]。

【注释】

①胃气强：此指阳明热盛，燥化功能亢奋。

②其脾为约：太阴主湿，主运化，运化主要体现在津液输布的过程。阳明主燥，功在燥化，燥化主要体现在津液调节、消耗的过程。如果脾的运化功能正常，津液虽得以输布，但由于阳明燥化太过，加速了津液的消耗和排泄，所以反映在症状上就是小便数、大便硬，反映在脉象上则是趺阳脉浮而涩。与阳明燥化亢奋对比，太阴脾的正常运化功能却显得相对不足，脾的运化、津液的输布受到阳明燥化功能的制约，仲景把这个过程或病机概括为“其脾为约”。

③以知为度：以有欲排便的感觉为限度。知，感觉。度，标准，分寸。

【译文】

趺阳脉浮而涩，浮反映出阳明热盛，涩是尿多津伤在脉象上的反映，脉浮与脉涩并显，反映出阳明燥化伤津，必大便干硬。此属脾的运化、津液的输布受到阳明燥化功能的制约，选用麻子仁丸治疗。方三十一。[247]

麻子仁二升　芍药半斤　枳实半斤，炙　大黄一斤，去皮　厚朴一尺，炙，去皮　杏仁一升，去皮尖，熬，别作脂

以上六味药物，用蜂蜜调和为丸，如梧桐子大。每次饮服十丸，一日服三次，逐渐加量，以有欲排便的感觉为度。

太阳病三日，发汗不解，蒸蒸发热者[①]，属胃也，**调胃承气汤**主之。三十二。用前第一方。[248]

【注释】

①蒸蒸：形容热势由内而外，像蒸笼热气升腾隆盛。

【译文】

太阳病三日，虽发汗但病证仍未痊愈，病人热势蒸腾，此是病已由太

阳转属为阳明，选用调胃承气汤治疗。三十二。用前第一方。[248]

伤寒吐后，腹胀满者，与**调胃承气汤**。三十三。用前第一方。[249]

【译文】

伤寒用过吐法之后，病人腹胀满，选用调胃承气汤治疗。三十三。用前第一方。[249]

太阳病，若吐、若下、若发汗后，微烦，小便数，大便因硬者，与**小承气汤**，和之愈。三十四。用前第二方。[250]

【译文】

太阳病，或用吐法、或用下法、或用汗法之后，病人微微烦躁，小便量多，因而大便干硬，选用小承气汤，调和胃气则愈。三十四。用前第二方。[250]

得病二三日，脉弱①，无太阳柴胡证，烦躁，心下硬②，至四五日，虽能食③，以**小承气汤**，少少与④，微和之，令小安，至六日，与承气汤一升⑤。若不大便六七日，小便少者，虽不受食一云不大便⑥，但初头硬，后必溏，未定成硬，攻之必溏；须小便利，屎定硬，乃可攻之，宜**大承气汤**。三十五。用前第二方。[251]

【注释】

①脉弱：此指脉搏尚未至沉实有力的程度，说明里热、里实刚刚形

成，尚未至盛实。弱，属比较之辞。

②心下硬：此指“硬”的范围还比较局限，其证还未至腹大满不通的程度。

③虽能食：此指里热熏灼还未至“不能食”的程度。

④少少与：此强调本证不能用峻猛的大承气汤攻下，即使使用小承气汤，也只能给予低于六合的常规量，少量服用，以达到微和小安的目的。按，小承气汤的常规服用量见第208条，每服六合。

⑤与承气汤一升：此指在小承气汤常规用量六合的基础上加大用量至一升。

⑥不受食：不能食，厌食。

【译文】

得病二三日，脉尚未至沉实有力的程度，无太阳病柴胡证，烦躁，仅仅心下硬满，至四五日，病人还未至不能食的程度，选用小承气汤，给以少于常规的用量，微微调和胃气，以使病情稳定，至六日，再选用小承气汤加大用量至一升。如果病人不大便六七日，小便量少，虽然不愿进食，但是大便只是初头硬，其后稀溏，未完全结成干硬，此时如果运用攻下法，病人必大便溏泻；应当在小便量多，大便完全结成干硬时，才可以放手应用攻下法，选用大承气汤。三十五。用前第二方。[251]

伤寒六七日，目中不了了，睛不和[①]，无表里证[②]，大便难，身微热者，此为实也，急下之，宜**大承气汤**。三十六。用前第二方。[252]

【注释】

①目中不了了，睛不和：目光散漫、混浊不清澈、呆滞无神。

②无表里证：此指既无太阳伤寒表证恶寒，亦无阳明病里证腹满而

喘、烦躁谵语。

【译文】

伤寒六七日，病人目光散漫混浊、呆滞无神，无表里证，大便干涩，身躯微微发热，此为肠道燥屎阻遏，当急用攻下法，选用大承气汤。三十六。用前第二方。[252]

阳明病，发热汗出多者，急下之，宜**大承气汤**。三十七。用前第二方。一云**大柴胡汤**。[253]

【译文】

阳明病，发热，出汗不止，急需峻下，选用大承气汤。三十七。用前第二方。一云大柴胡汤。[253]

发汗不解①，腹满痛者，急下之，宜**大承气汤**。三十八。用前第二方。[254]

【注释】

①发汗不解：此指阳明病表证发汗不当，其病未愈。按，阳明病表证本当汗出而解，如第234条："阳明病，脉迟，汗出多，微恶寒者，表未解也，可发汗，宜桂枝汤。"第235条："阳明病，脉浮，无汗而喘者，发汗则愈，宜麻黄汤。"本条"发汗不解"是言发汗不彻或大汗淋漓等，鼓荡热势深入，煎灼津液，肠道干涩，燥屎结聚。

【译文】

发汗而病证不愈，病人腹满痛剧，急需峻下，选用大承气汤。三十八。用前第二方。[254]

腹满不减，减不足言，当下之，宜**大承气汤**。三十九。用前第二方。[255]

【译文】

阳明病腹满，虽经攻下，但缓解甚微，此属燥屎，应当急用攻下法，选用大承气汤。三十九。用前第二方。[255]

阳明、少阳合病，必下利，其脉不负者，为顺也①。负者，失也，互相克贼，名为负也②。脉滑而数者，有宿食也，当下之，宜**大承气汤**。四十。用前第二方。[256]

【注释】

①其脉不负者，为顺也：在五行关系上，阳明属土，少阳属木。本证阳明、少阳合病，如果下利与弦脉并见，则说明少阳气盛火炽，证偏少阳，反映在五行关系上属木乘土，张仲景把这种关系称之为"负"。而本证虽下利，但其脉不弦而是滑数，此属阳明气盛热炽，证偏阳明。因其脉不弦，所以反映在五行上则不存在克贼关系，张仲景把这种关系概括为"其脉不负"，故"为顺也"。

②"负者"以下几句：此属自注句，是对前文"其脉不负者，为顺也"的解释。强调"负"在这里的含义是"互相克贼"，是少阳气盛火炽，少阳木乘阳明土。负，背也，违也，引申为"逆"，与"顺"相对应。失，错也，乱也，引申为少阳木与阳明土的关系错乱。

【译文】

阳明与少阳合病，可见下利，如果病人脉显滑数而不见弦象，这在五行运化中，无克贼关系，此属"顺证"。"负"属"逆"证，是少阳木与阳明土的关系错乱。病人脉滑而数，反映出肠道积聚糟粕，应当用攻下法，选用大承气汤。四十。用前第二方。[256]

病人无表里证[1]，发热七八日，虽脉浮数者，可下之。假令已下，脉数不解，合热则消谷喜饥[2]。至六七日不大便者，有瘀血[3]，宜**抵当汤**。四十一。用前第二十四方。[257]

【注释】

①无表里证：此指既不是阳明病表证，所以不可依第234条、第235条用桂枝汤或麻黄汤；也不是典型的阳明病里证，所以不可依第208条、第209条用大承气汤或小承气汤。

②合热：此指血分伏热内聚，与阳明热相合。合，聚也。消谷喜饥：此指有饥饿感。

③有瘀血：此不仅是言病机，而且也是言症状，意指病人表现出瘀血症状。

【译文】

病人既无阳明表证也无阳明里证，发热七八日，虽然脉显浮数，但可用攻下法治疗。假使已用过攻下法，数脉依然存在，此属血分伏热与阳明热相合，病人可有明显的饥饿感。经过六七日，病人仍不大便，此属瘀血证，选用抵当汤治疗。四十一。用前第二十四方。[257]

若脉数不解[1]，而下不止，必协热便脓血也。[258]

【注释】

①若脉数不解：此句上承第257条"虽脉浮数者，可下之"。指出下后"脉数不解"的另一种变局。

【译文】

如果用攻下法后脉数不解，不是合热消谷喜饥，而是下利不止，此有可能挟合热下注，而大便下脓血。[258]

伤寒发汗已，身目为黄，所以然者，以寒湿一作温在里，不解故也。以为不可下也，于寒湿中求之。[259]

【译文】

伤寒发汗之后，身躯皮肤与眼内白睛发黄，所以如此，是因为寒湿郁滞在里不解的缘故。这种状况不可以用攻下法，应当从寒湿的机理中寻求治疗大法。[259]

伤寒七八日，身黄如橘子色，小便不利，腹微满者，**茵陈蒿汤**主之。四十二。用前第二十三方。[260]

【译文】

伤寒七八日，身躯皮肤发黄如橘子色，小便量少，腹微满，选用茵陈蒿汤治疗。四十二。用前第二十三方。[260]

伤寒，身黄发热，**栀子柏皮汤**主之。方四十三。[261]

肥栀子十五个，擘　甘草一两，炙　黄柏二两

右三味，以水四升，煮取一升半，去滓，分温再服。

【译文】

伤寒，周身皮肤发黄伴发热，选用栀子柏皮汤治疗。方四十三。[261]

肥栀子十五个，擘　甘草一两，炙　黄柏二两

以上三味药物，用水四升，持续煮沸，煮取一升半，去掉药滓，温热适

口分二次服。

伤寒，瘀热在里[1]，身必黄[2]，**麻黄连轺赤小豆汤**主之。方四十四。[262]

麻黄二两，去节　连轺二两[3]，连翘根是　杏仁四十个，去皮尖　赤小豆一升　大枣十二枚，擘　生梓白皮切，一升　生姜二两，切　甘草二两，炙

右八味，以潦水一斗[4]，先煮麻黄再沸，去上沫，内诸药，煮取三升，去滓，分温三服，半日服尽。

【注释】

①瘀热：本证发黄的病机中，既有血瘀的因素，又有热郁的因素。按，瘀，非“郁”的假借。

②必：如果。

③连轺（yáo）：即连翘。按，《千金要方》《千金翼方》并作连翘。

④潦水：雨水。

【译文】

伤寒，瘀热在里，身躯皮肤如果发黄，选用麻黄连轺赤小豆汤治疗。方四十四。[262]

麻黄二两，去节　连轺二两，连翘根是　杏仁四十个，去皮尖　赤小豆一升　大枣十二枚，擘　生梓白皮切，一升　生姜二两，切　甘草二两，炙

以上八味药物，用雨水一斗，先煮麻黄二沸，去掉浮沫，再加入其余的药物，持续煮沸，煮取三升药汤，去掉药滓，温热适口分三次服，半日全部服尽。

辨少阳病脉证并治第九

方一首，并见三阳合病法

【题解】

本篇在赵刻宋本《伤寒论》中仅有十条，涉及的方剂只有小柴胡汤。少阳与太阳、阳明比起来，是阳气较少的意思，寓少火之象。在生理上，少火温煦条达，生机勃勃而不亢烈，这在《黄帝内经·素问·阴阳应象大论篇第五》中称为"少火生气"。如果少火郁而失于条达，复感外邪以激荡，发病时，则郁而火壮，上窜空窍，症见口苦、咽干、目眩，发为少阳病。本篇第271条说："伤寒三日，少阳脉小者，欲已也。"此间接说明伤寒三日，若脉不小，则将发展成为典型的少阳病。少阳病经过三日的早期过程，便进入典型症状期，出现口苦、咽干、目眩（第263条）。若发为少阳伤寒，则脉弦细，头痛发热（第265条）；发为少阳中风，则两耳无所闻，目赤，胸中满而烦（第264条）。其转归，或由于正胜邪衰，疏泄通利而气机畅，风火出表而自愈，或由于邪正纷争，正虚邪馁而病情迁延。

赵刻宋本《伤寒论》中，"辨少阳病篇"只有十条，这是《伤寒论》流传史上形成的。我们今天研究《伤寒论》，应当以敬畏之心与文本精神正视这个现实，不能因为本篇条文少，就把"辨太阳病篇"中有关柴胡汤证的条文移到"辨少阳病篇"中，这看起来好像"辨少阳病篇"的内容丰富了，实质上混淆了柴胡汤证与少阳病的关系，歪曲了《伤寒论》原典的文本精神。

太阳病不解，转入少阳，胁下硬满，干呕不能食，往来寒热，尚未吐下，脉沉紧者，与**小柴胡汤**。第一。七味。(266)

少阳之为病，口苦，咽干，目眩也。[263]

【译文】

少阳病，典型的表现是口苦，咽干，目光混浊，视物不清。[263]

少阳中风[①]，两耳无所闻，目赤，胸中满而烦者，不可吐、下，吐、下则悸而惊。[264]

【注释】

①少阳中风：属少阳发病的分类之一。按，伤寒、中风作为张仲景对疾病的分类方法，它是以比较为基础，对发病过程的差异进行分类。在《伤寒论》中，不仅仅指称"辨太阳病篇"中的麻黄汤证（太阳伤寒）和桂枝汤证（太阳中风），而且在"辨阳明病篇"中还有阳明中风、阳明中寒（伤寒），在"辨太阴病篇"中有太阴中风、太阴伤寒等。这种对疾病的分类方法与《黄帝内经》中的阴阳两分法类同，是古代的两分法辩证逻辑在医学领域中的应用。它是以疾病整体属性的"象"为基础的，即热者（热极者）、动者属阳，属中风；寒者（热微者）、静者属阴，属伤寒。

【译文】

少阳中风，病人两耳听力下降，两眼白睛红赤，胸中满闷，心烦不安，不可用吐法与攻下法，若误用吐法和攻下法，可引发心悸、惊恐。[264]

伤寒，脉弦细，头痛发热者，属少阳。少阳不可发汗，发汗则评语，此属胃。胃和则愈，胃不和，烦而悸一云躁[1]。[265]

【注释】

①烦：此指恶心。

【译文】

伤寒，病人脉弦细，头痛发热，此属少阳病。少阳病不可以发汗，如果发汗则可能出现神昏妄语，此属胃气不和。这种状况，只有胃气和才能痊愈，如果胃气不和，病人还会出现恶心伴见心中动悸不安。[265]

本太阳病不解，转入少阳者[1]，胁下硬满，干呕不能食，往来寒热，尚未吐、下[2]，脉沉紧者，与**小柴胡汤**。方一。[266]

柴胡八两　人参三两　黄芩三两　甘草三两，炙　半夏半升，洗　生姜三两，切　大枣十二枚，擘

右七味，以水一斗二升，煮取六升，去滓，再煎取三升。温服一升，日三服。

【注释】

①转入：转属。此指由太阳病变化为少阳病。

②尚：尝，曾。

【译文】

原本是太阳病不解，转变为少阳病，病人胁下痞硬满闷，频频干呕不能进食，发热恶寒与发热不恶寒交替出现，病人未曾用过吐法、攻下法，脉象沉紧，选用小柴胡汤。方一。[266]

柴胡八两　人参三两　黄芩三两　甘草三两，炙　半夏半升，洗　生姜三两，切　大枣十二枚，擘

以上七味药物，用水一斗二升，持续煮沸，煮取六升，去掉药滓，再浓缩煎取三升药汤。温热适口服一升，一日服三次。

若已吐、下、发汗、温针，谵语，柴胡汤证罢，此为坏病。知犯何逆，以法治之。[267]

【译文】

如果已经用过吐法、下法、汗法或温针，引发病人谵语，原本柴胡汤证的病机以及若干症状已经消失，此属于“坏病”。应当探究此“坏病”的病机，以确定相应的治疗法则。[267]

三阳合病，脉浮大，上关上①，但欲眠睡②，目合则汗。[268]

【注释】

①上关上：此指脉来端直而长，脉显弦势。关上，指关脉。

②但欲眠睡：特别显得昏昏然迷糊欲睡的样子。

【译文】

太阳、阳明、少阳三阳同时发病，脉象浮大，端直而长，病人特别表现出昏昏欲睡的状态，睡下即出汗。[268]

伤寒六七日，无大热①，其人躁烦者②，此为阳去入阴故也③。[269]

【注释】

①无大热：热势不明显。按，本证伤寒，经过六七日，虽恶寒不止，但

热势渐减，而显“无大热”的态势，此属正气不足，阳气日渐不支，抗邪无力的表现。

②躁烦：同“烦躁”。

③阳去入阴：此指伤寒由表证经过六七日而发展为无热恶寒的少阴病。

【译文】

伤寒六七日，热势渐减，病人略显烦躁，此为伤寒将要发展为无热恶寒的少阴病的缘故。[269]

伤寒三日，三阳为尽①，三阴当受邪。其人反能食而不呕②，此为三阴不受邪也③。[270]

【注释】

①三阳为尽：此指人体感受外邪后，太阳病、阳明病、少阳病发病时间已过。按，“辨太阳病篇”第4条：“伤寒一日，太阳受之。”第5条云：“伤寒二三日，阳明、少阳证不见者，为不传也。”伤寒三日后，若不发为三阳病，即为“三阳为尽”。

②能食：食欲正常。

③三阴不受邪：此指太阴、少阴、厥阴不发病。按，伤寒三日之前，未发展为三阳病，称为“三阳为尽”。三日之后，未发展为太阴病、少阴病、厥阴病，此属“三阴不受邪”。

【译文】

伤寒三日，如果太阳、阳明、少阳三阳均未发病，那么，太阴、少阴、厥阴当受邪发病。如果病人食欲正常而不呕，此属太阴、少阴、厥阴三阴不受邪，因而也不发病。[270]

伤寒三日，少阳脉小者[1]，欲已也。[271]

【注释】

①少阳脉小：此脉“小”是与少阳脉“端直而长”对比而言。

【译文】

伤寒三日，本应发展为少阳病，如果病人脉象弦势不明显，此属外邪已经消散，因此不能发展为少阳病。[271]

少阳病欲解时，从寅至辰上[1]。[272]

【注释】

①寅至辰：从凌晨三时至上午九时。按，寅时是三时至五时，辰时是七时至九时。这一段时间正是日出日升时刻，天阳正处于舒展、升发趋势。

【译文】

少阳病在将解未解之际，少阳郁火随天阳舒展、升发之势而解于三时至九时。[272]

卷第六

辨太阴病脉证并治第十

合三法，方三首

【题解】

太阴，泛指阴气较多，在藏象中太阴主脾，主运化，主输布津液。本篇在赵刻宋本《伤寒论》中共八条，涉及的方剂有桂枝汤、桂枝加芍药汤、桂枝加大黄汤以及四逆辈。

太阴以阳气为贵，若素体脾阳不足，运化无能，感受外邪后，机体的典型反应是吐利、腹满、腹痛，形成太阴病。太阴病经过四五日的早期过程，即进入典型症状期。“自利不渴者，属太阴”（第277条），出现“腹满而吐，食不下，自利益甚，时腹自痛”（第273条）。其转归期，下利止而能食则愈。或“虽暴烦下利，日十余行，必自止”（第278条）。下利后，精神爽慧而病愈。在太阴中风，则“四肢烦疼，阳微阴涩而长者，为欲愈”（第274条）。阳脉转微，示外邪已衰；阴脉虽涩，但指下迢长，正胜邪却则病愈。

典型的太阴病是虚寒证，本篇中特别指出太阴病也有实证，这就是第279条所说的“大实痛”。此属寒气客于脾络、血滞不通的实证。此与阳明病无涉。

太阴病，脉浮，可发汗，宜**桂枝汤**。第一。五味。前有太阴病三

证。(276)

自利不渴者,属太阴,以其脏寒故也,宜服四逆辈。第二。下有利自止一证。(277)

本太阳病,反下之,因腹满痛,属太阴,**桂枝加芍药汤**主之;大实痛者,**桂枝加大黄汤**主之。第三。**桂枝加芍药汤**五味,加大黄汤六味。减大黄芍药法附。(279)

太阴之为病,腹满而吐,食不下,自利益甚,时腹自痛。若下之,必胸下结硬[1]。[273]

【注释】

①胸下:此指胃脘。

【译文】

太阴病,典型的表现是腹满,呕吐,不欲食,腹泻逐渐加重,时时腹痛隐隐。如果误用攻下法,可出现胃脘痞塞硬满。[273]

太阴中风,四肢烦疼[1],阳微阴涩而长者[2],为欲愈。[274]

【注释】

①烦疼:疼的程度严重。

②阳微:此指轻取脉由浮变化为略微不浮。阳,此指浮取。阴,此指沉取。

【译文】

太阴中风,四肢严重疼痛,轻取脉的浮势减弱,由浮转为略微不浮,沉取脉涩而迢长,此属病势有将愈的趋势。[274]

太阴病欲解时，从亥至丑上[①]。[275]

【注释】

①亥至丑上：亥时是从夜间二十一时至二十三时，子时是从夜间二十三时至次日凌晨一时，丑时是从凌晨一时至三时。从夜间二十一时至次日凌晨三时，正是夜半前后，此属阴极阳生时刻。

【译文】

太阴病在将解未解之际，而解于夜间二十一时至次日凌晨三时。[275]

太阴病，脉浮者[①]，可发汗，宜**桂枝汤**。方一。[276]

桂枝三两，去皮　芍药三两　甘草二两，炙　生姜三两，切　大枣十二枚，擘

右五味，以水七升，煮取三升，去滓，温服一升，须臾，啜热稀粥一升，以助药力，温覆取汗。

【注释】

①太阴病，脉浮者：此属太阴病表证。

【译文】

太阴病，脉浮的病人，可用发汗法，选用桂枝汤。方一。[276]

桂枝三两，去皮　芍药三两　甘草二两，炙　生姜三两，切　大枣十二枚，擘

以上五味药物，用水七升，持续煮沸，煮取三升药汤，去掉药滓，温热适口服一升，略待一会儿，喝热稀粥一升，以增进药物的发汗力，覆盖衣被续续发汗。

自利不渴者，属太阴，以其脏有寒故也，当温之，宜服四

逆辈。二。[277]

【译文】

病人大便清稀而口不渴，此属太阴病，因此病人素禀脾阳虚，阴寒内盛，所以应当用温阳祛寒方法治疗，选用四逆汤一类的方药。二。[277]

伤寒，脉浮而缓，手足自温者①，系在太阴②。太阴当发身黄，若小便自利者，不能发黄。至七八日，虽暴烦下利，日十余行，必自止，以脾家实③，腐秽当去故也。[278]

【注释】

①手足自温者：三阳发病的典型表现，基本上都有发热恶寒，手足应当热，如果手足不热曰“温”。三阴发病的典型表现，基本上都有无热恶寒，手足应当寒冷，如果手足不冷亦曰“温”。

②系在太阴：此是表述本证伤寒有发展为太阴病的可能，但还不是典型的太阴伤寒，而只是太阴伤寒发病的一个早期过程。按，“伤寒系在太阴”又见“辨阳明病篇”第187条“至七八日”后，不是“暴烦下利，日十余行”，而是“大便硬者，为阳明病也”。

③以脾家实：本证伤寒系在太阴，经过七八日，不仅小便利，不发黄，而且随着湿从燥化的进程，太阴湿邪逐渐从尿而泄；随着正气日渐来复，病人会骤然急剧下利，反映出脾阳从衰困中争搏而盛，此即所谓“脾家实”。

【译文】

太阳伤寒，脉浮而缓，手足不热而温，这有可能发展为太阴病。如果发展为太阴病，身躯肤表可见黄染；如果病人小便量多，则不能发黄。至七八日，即使病人突发烦躁，一天腹泻十余次，但必自行停止，这是因为脾阳从衰困中争搏而盛，肠道中的寒湿腐秽被驱除的缘故。[278]

本太阳病，医反下之，因尔腹满时痛者[①]，属太阴也，**桂枝加芍药汤**主之；大实痛者[②]，**桂枝加大黄汤**主之。三。[279]

桂枝加芍药汤方

桂枝三两，去皮　芍药六两　甘草二两，炙　大枣十二枚，擘　生姜三两，切

右五味，以水七升，煮取三升，去滓，温分三服。本云**桂枝汤**，今加芍药。

桂枝加大黄汤方

桂枝三两，去皮　大黄二两　芍药六两　生姜三两，切　甘草二两，炙　大枣十二枚，擘

右六味，以水七升，煮取三升，去滓，温服一升，日三服。

【注释】

①尔：如此，这样。

②大实痛：气血凝滞，脾络不通，腹痛峻剧而持续。

【译文】

病人原本是太阳病，医生误用攻下法，引发病人时时腹满阵痛，此已转属为太阴病，选用桂枝加芍药汤治疗；如果病人腹痛剧烈而持续，选用桂枝加大黄汤治疗。三。[279]

桂枝加芍药汤方

桂枝三两，去皮　芍药六两　甘草二两，炙　大枣十二枚，擘　生姜三两，切

以上五味药物，用水七升，持续煮沸，煮取三升药汤，去掉药滓，温热适口分三次服。底本中是用桂枝汤，今加芍药。

桂枝加大黄汤方

桂枝三两，去皮 **大黄**二两 **芍药**六两 **生姜**三两，切 **甘草**二两，炙 **大枣**十二枚，擘

以上六味药物，用水七升，持续煮沸，煮取三升，去掉药滓，温热适口服一升，一日服三次。

太阴为病，脉弱，其人续自便利[①]，设当行大黄、芍药者，宜减之，以其人胃气弱，易动故也。下利者，先煎芍药三沸。[280]

【注释】

①续自便利：文意上承前条因而“腹满时痛”和“大实痛”。

【译文】

太阴病，脉弱，病人尽管有“腹满时痛”和“大实痛”诸症，因为泻利不止，所以，即使需用大黄、芍药，也应适当减量，因为这样的病人胃气虚弱，经不起大黄、芍药开破力的挫动。下利严重的病人，可以先煎芍药，煮沸三次后再加其余的药物。[280]

辨少阴病脉证并治第十一

合二十三法，方一十九首

【题解】

本篇在赵刻宋本《伤寒论》中有四十五条，涉及十九个方剂（含“辨太阳病篇”“辨阳明病篇”曾出现过的）。计麻黄细辛附子汤、麻黄附子甘草汤、黄连阿胶汤、附子汤、桃花汤、吴茱萸汤、猪肤汤、甘草汤、桔梗汤、苦酒汤、半夏散及汤、白通汤、白通加猪胆汁汤、真武汤、通脉四逆汤、四逆散、猪苓汤、大承气汤、四逆汤。

少阴，泛指阴气较少，当人体少阴水火衰惫时，机体会出现全身性虚弱，抗病能力低下。少阴发病，经过五六日的早期过程之后，即进入典型症状期，出现脉微细，但欲寐，自利而渴，形成典型的少阴病（第281、282条）。进入转归期，至七八日“自下利，脉暴微，手足反温。脉紧反去者，为欲解也，虽烦，下利必自愈”（第287条），此属少阴病向愈的一面。但是，少阴病的基本病机是全身性的衰惫，因此，少阴病多危笃，死证较多。少阴病的这些死证，均死于阴精耗竭、阳气脱散。在少阴中风，则“心中烦，不得卧”（第303条）；“八九日，一身手足尽热者”（第293条）。其转归，“脉阳微阴浮者，为欲愈”（第290条），其预后多良好。

本篇特别列出少阴急下证，突出了虚中夹实的证治，与阳明急下证形成对比。阳明急下证属实中有虚，阳明热盛，热炽铄阴，阴津有竭涸之势，急下的目的是泄热护阴，祛邪顾正。少阴急下证属虚中有实，少阴水竭，热炽肠燥，急下的目的是撤火救阴以求生机。

少阴病，始得之，发热，脉沉者，**麻黄细辛附子汤**主之。第一。三味。前有少阴病二十证。(301)

少阴病，二三日，**麻黄附子甘草汤**微发汗。第二。三味。(302)

少阴病，二三日以上，心烦，不得卧，**黄连阿胶汤**主之。第三。五味。(303)

少阴病，一二日，口中和，其背恶寒，**附子汤**主之。第四。五味。(304)

少阴病，身体痛，手足寒，骨节痛，脉沉者，**附子汤**主之。第五。用前第四方。(305)

少阴病，下利便脓血者，**桃花汤**主之。第六。三味。(306)

少阴病，二三日至四五日，腹痛，小便不利，便脓血者，**桃花汤**主之。第七。用前第六方。下有少阴病一证。(307)

少阴病，吐利，手足逆冷，烦躁欲死者，**吴茱萸汤**主之。第八。四味。(309)

少阴病，下利，咽痛，胸满，心烦者，**猪肤汤**主之。第九。三味。(310)

少阴病二三日，咽痛，与**甘草汤**，不差，与**桔梗汤**。第十。**甘草汤**一味。**桔梗汤**二味。(311)

少阴病，咽中生疮，不能语言，声不出者，**苦酒汤**主之。第十一。三味。(312)

少阴病，咽痛，**半夏散及汤**主之。第十二。三味。(313)

少阴病，下利，**白通汤**主之。第十三。三味。(314)

少阴病，下利，脉微，与**白通汤**。利不止，厥逆无脉，干呕者，**白通加猪胆汁汤**主之。第十四。**白通汤**用前第十三方。加猪胆汁汤五味。(315)

少阴病，至四五日，腹痛，小便不利，四肢沉重疼痛，自下利，**真武汤**主之。第十五。五味。加减法附。(316)

少阴病，下利清谷，里寒外热，手足厥逆，脉微欲绝，恶寒，或利止脉不出，**通脉四逆汤**主之。第十六。三味。加减法附。(317)

少阴病，四逆，或咳，或悸，**四逆散**主之。第十七。四味。加减法附。(318)

少阴病，下利六七日，咳而呕渴，烦不得眠，**猪苓汤**主之。第十八。五味。(319)

少阴病二三日，口燥咽干者，宜**大承气汤**。第十九。四味。(320)

少阴病，自利清水，心下痛，口干者，宜**大承气汤**。第二十。用前第十九方。(321)

少阴病，六七日，腹满，不大便，宜**大承气汤**。第二十一。用前第十九方。(322)

少阴病，脉沉者，急温之，宜**四逆汤**。第二十二。三味。(323)

少阴病，食入则吐，心中温温欲吐，手足寒，脉弦迟，当温之，宜**四逆汤**。第二十三。用前第二十二方。下有少阴病一证。(324)

少阴之为病，脉微细，但欲寐也①。[281]

【注释】

①欲寐：精神萎靡不振。

【译文】

少阴病,典型的表现是脉微细,特别凸显精神萎靡不振。[281]

少阴病,欲吐不吐,心烦[①],但欲寐,五六日自利而渴者,属少阴也。虚故引水自救。若小便色白者[②],少阴病形悉具。小便白者,以下焦虚,有寒,不能制水,故令色白也。[282]

【注释】

①心烦:"心烦"与"欲吐不吐"并见,此"心烦"是恶心的意思。心,此指胃脘。烦,胃脘搅扰、纠结的感觉。

②小便色白:此指小便清冷,与"小便黄赤"相对应。

【译文】

少阴病,欲吐不吐,恶心,精神明显萎靡不振。五六日之后,腹泻伴有口渴,此属少阴病。因为阳虚不能蒸化,口干乏润,所以欲饮水。如果小便清长,那么少阴病的症状就齐备了。小便清长,是因为下焦阳虚寒盛,阳虚不能蒸腾,水不能化气,所以小便澄彻清长。[282]

病人脉阴阳俱紧,反汗出者,亡阳也,此属少阴,法当咽痛而复吐利。[283]

【译文】

病人寸、关、尺三部脉俱紧,反见身躯或额头出冷汗,这是虚阳外越,此属少阴病证,常见咽痛、呕吐、腹泻等症状。[283]

少阴病,咳而下利。谵语者,被火气劫故也,小便必难,以强责少阴汗也。[284]

【译文】

少阴病,咳嗽、腹泻。如果症见神昏,语言错乱,此属误用火法迫汗引发的变证,病人可见小便量少涩疼,这是因为强发少阴汗,津液耗伤的缘故。[284]

少阴病,脉细沉数①,病为在里,不可发汗。[285]

【注释】

①脉细沉数:本证脉沉主里,脉数主热,脉细为少阴阴亏水虚之象。按,此属少阴病水虚火旺、阴亏有热证。

【译文】

少阴病,脉细沉数,此属里证,不可用发汗法。[285]

少阴病,脉微①,不可发汗,亡阳故也。阳已虚,尺脉弱涩者,复不可下之。[286]

【注释】

①脉微:脉来极细极软,若有若无,似绝非绝。此种情况反映阳气大虚。

【译文】

少阴病,脉来微弱,不可用发汗法,这是因为阳气已经大衰的缘故。阳气已经虚衰,尺脉弱涩的病人,更不可用攻下法。[286]

少阴病,脉紧,至七八日,自下利,脉暴微,手足反温。脉紧反去者①,为欲解也。虽烦,下利必自愈。[287]

【注释】

①脉紧反去者：此指脉由“紧”变为“不紧”，由“不紧”而直至脉“微”。

【译文】

少阴病，脉紧，至七八天后，出现腹泻，脉象在短暂的时间内急疾地由“紧”变化为“微”，手足反显温而不凉。脉由“紧”变为“不紧”，由“不紧”而直至变化为“微”，此属病情欲解之象。即使心烦，但腹泻可自愈。[287]

少阴病，下利，若利自止，恶寒而蜷卧，手足温者，可治。[288]

【译文】

少阴病，腹泻，如果泻利自止，虽症见恶寒而蜷卧，但手足温而不凉，预后良好。[288]

少阴病，恶寒而蜷，时自烦，欲去衣被者，可治。[289]

【译文】

少阴病，恶寒而蜷卧，病人时有心烦燥热的感觉，不愿盖厚被加衣，预后良好。[289]

少阴中风，脉阳微阴浮者①，为欲愈。[290]

【注释】

①脉阳微阴浮者：寸脉由“不微”而变化为“微”，尺脉由“不浮”而

变化为“浮”。按，寸脉由“不微”而变化为“微”，此是少阴虚火敛降，属火降之象。尺脉由“不浮”而变化为“浮”，此是少阴阴气来复，属水升之象。

【译文】

少阴中风，寸脉由“不微”而变化为“微”，尺脉由“不浮”而变化为“浮”，此为“水”升“火”降，预后良好。[290]

少阴病欲解时，从子至寅上①。[291]

【注释】

①从子至寅上：从夜间二十三时至次日凌晨一时，属子时；凌晨三时至五时，属寅时。按，阳气生于子时夜半，所以子时阳气萌动。子时以后，至寅时，阳气由萌动而伸展，由始生而初长。

【译文】

少阴病在将解未解之时，人体阳气借助天阳的萌动生长之势，驱逐阴寒余邪而病解于夜间十一时至次日凌晨五时。[291]

少阴病，吐利，手足不逆冷①，反发热者，不死。脉不至者至一作足②，灸少阴七壮。[292]

【注释】

①手足不逆冷：此指手足温。

②脉不至者：此指脉搏微弱，脉气不续。

【译文】

少阴病，虽然呕吐、下利交作，但病人手足尚温，肢体反而发热，此尚不属危证。脉来微细如游丝，灸少阴经的穴位七壮。[292]

少阴病，八九日，一身手足尽热者，以热在膀胱，必便血也。[293]

【译文】

少阴病，得之八九日，病人身躯手足俱发热，此属虚热下注膀胱，所以会出现尿血。[293]

少阴病，但厥无汗，而强发之，必动其血[1]。未知从何道出，或从口鼻，或从目出者，是名下厥上竭[2]，为难治。[294]

【注释】

①动：扰乱。

②下厥上竭：此指下焦虚阳浮越，拔根于下，阴血妄窜口、鼻、目而逆乱于上。按，此属阳浮血逆，阴阳有离决之势。

【译文】

少阴病，凡是身寒肢冷而无汗的病人，如果勉强发汗，必扰乱气血。或从口出血，或从鼻出血，或从目出血，具体难以判断，此称为“下厥上竭”，属难治的病证。[294]

少阴病，恶寒，身蜷而利，手足逆冷者，不治。[295]

【译文】

少阴病，恶寒，身躯蜷卧伴有腹泻，手足寒凉，属危重证候。[295]

少阴病，吐利，躁烦[1]，四逆者，死。[296]

【注释】

①躁烦：同“烦躁”。

【译文】

少阴病，呕吐、下利交作，烦躁不安，手足寒凉，属危重证候，预后不良。[296]

少阴病，下利止而头眩，时时自冒者[①]，死。[297]

【注释】

①冒：蒙蔽。此指神蒙昏厥。

【译文】

少阴病，下利虽止但头目眩晕，病人阵阵神蒙昏厥，此属濒危重证。[297]

少阴病，四逆，恶寒而身蜷，脉不至[①]，不烦而躁者，死[②]。一作吐利而躁逆者，死。[298]

【注释】

①脉不至：此指寸、关、尺三部脉气断续，指下似有似无。

②不烦而躁者：此指神志不清状态下的手足挥动或循衣摸床等无意识动作。

【译文】

少阴病，四肢寒凉，病人怕冷而身躯蜷缩，寸、关、尺三部脉气断续，指下似有似无，神靡昏蒙，手足躁动，循衣摸床，此属濒危重证。[298]

少阴病，六七日，息高者[①]，死。[299]

【注释】

①息高：气息浅表。此指病人濒危之际，引颈张口的"吃"气状，俗谓"倒气"。

【译文】

少阴病，六七日后，病人气息浅表，引颈张口"吃"气，此属濒危重症。[299]

少阴病，脉微细沉，但欲卧，汗出不烦[①]，自欲吐，至五六日自利，复烦躁不得卧寐者，死。[300]

【注释】

①不烦：此指病人神情安静。按，"烦"是症状，而"不烦"则不是症状，此处强调"不烦"，是与后文"复烦躁"相对照。

【译文】

少阴病，脉微细沉，病人精神明显萎靡不振，虽出汗而不烦躁，恶心欲吐，五六日后，腹泻不止，病人反而烦躁不能安卧，不得睡眠，此属濒死危症。[300]

少阴病，始得之，反发热[①]，脉沉者，**麻黄细辛附子汤**主之。方一。[301]

麻黄二两，去节　细辛二两　附子一枚，炮，去皮，破八片

右三味，以水一斗，先煮麻黄，减二升，去上沫，内诸药，煮取三升，去滓，温服一升，日三服。

【注释】

①反发热：典型的少阴病本不当发热。此"反发热"反映出本证虽

阳虚，但仍有与邪相争之势。

【译文】

少阴病，发病初始，反而发热，脉沉的病人，选用麻黄细辛附子汤治疗。方一。[301]

麻黄二两，去节　细辛二两　附子一枚，炮，去皮，破八片

以上三味药物，用水一斗，先煮麻黄，持续煮沸，减去二升，去掉浮沫，加入其他药物，再煮取三升药汤，去掉药滓，温热适口服一升，一日服三次。

少阴病，得之二三日，**麻黄附子甘草汤**微发汗。以二三日无证[①]，故微发汗也。方二。[302]

麻黄二两，去节　甘草二两，炙　附子一枚，炮，去皮，破八片

右三味，以水七升，先煮麻黄一两沸，去上沫，内诸药，煮取三升，去滓，温服一升，日三服。

【注释】

①无证：《金匮玉函经》作“无里证”，义胜。

【译文】

少阴病，得了二三日，选用麻黄附子甘草汤轻微发汗。因为发病后，虽已过二三日，但里证不明显，所以运用微发汗法。方二。[302]

麻黄二两，去节　甘草二两，炙　附子一枚，炮，去皮，破八片

以上三味药物，用水七升，先煮麻黄一两沸，去掉浮沫，加入其余的药物，再煮取三升药汤，去掉药滓，温热适口服一升，一日服三次。

少阴病，得之二三日以上，心中烦，不得卧，**黄连阿胶汤**主之。方三。[303]

黄连四两　黄芩二两　芍药二两　鸡子黄二枚　阿胶三两，一云三挺

右五味，以水六升，先煮三物，取二升，去滓，内胶烊尽，小冷，内鸡子黄，搅令相得。温服七合，日三服。

【译文】

少阴病，发病二三日以上，心中烦，卧不安寐，选用黄连阿胶汤治疗。方三。[303]

黄连四两　黄芩二两　芍药二两　鸡子黄二枚　阿胶三两，一云三挺

以上五味药物，用水六升，先煮黄连、黄芩、芍药，煮取二升药汤，去掉药滓，加入阿胶溶化，略微凉一会儿，加入鸡子黄，搅拌匀和，温热适口服七合，一日服三次。

少阴病，得之一二日，口中和①，其背恶寒者，当灸之，**附子汤**主之。方四。[304]

附子二枚，炮，去皮，破八片　茯苓三两　人参二两　白术四两　芍药三两

右五味，以水八升，煮取三升，去滓，温服一升，日三服。

【注释】

①口中和：口中清爽。口中不干、不燥、不腻。和，平和，平常。

【译文】

少阴病，发病一二日，病人口中不燥、不腻，背部怕冷，适合运用灸法，并选用附子汤治疗。方四。[304]

附子二枚，炮，去皮，破八片　茯苓三两　人参二两　白术四两　芍药三两

以上五味药物，用水八升，持续煮沸，煮取三升药汤，去掉药滓，温热

适口服一升，一日服三次。

少阴病，身体痛，手足寒，骨节痛，脉沉者，**附子汤**主之。五。用前第四方。[305]

【译文】

少阴病，肢体疼痛，手足寒凉，骨节疼痛，脉沉的病人，选用附子汤治疗。五。[305]

少阴病，下利便脓血者，**桃花汤**主之。方六。[306]

赤石脂一斤，一半全用，一半筛末　干姜一两　粳米一升

右三味，以水七升，煮米令熟，去滓，温服七合，内赤石脂末方寸匕，日三服。若一服愈，余勿服。

【译文】

少阴病，腹泻伴有脓血，选用桃花汤治疗。方六。[306]

赤石脂一斤，一半全用，一半筛末　干姜一两　粳米一升

以上三味药物，用水七升，煮至粳米熟后，去掉药滓，取七合，加入赤石脂粉末方寸匕，温热适口一日服三次。如果服一次腹泻即止，无脓血，停服余下的药汤。

少阴病，二三日至四五日，腹痛，小便不利，下利不止，便脓血者，**桃花汤**主之。七。用前第六方。[307]

【译文】

少阴病，发病二三日至四五日，腹部疼痛，小便量少，腹泻伴脓血，选

用桃花汤治疗。七。用前第六方。[307]

少阴病,下利便脓血者,可刺。[308]

【译文】

少阴病,大便稀溏伴脓血,可用刺法。[308]

少阴病,吐利,手足逆冷,烦躁欲死者①,**吴茱萸汤**主之。方八。[309]

吴茱萸一升　人参二两　生姜六两,切　大枣十二枚,擘

右四味,以水七升,煮取二升,去滓,温服七合,日三服。

【注释】

①欲死:此表述痛苦难忍的程度剧甚,病人呼号欲死。此非濒危死证。

【译文】

少阴病,呕吐、泻利交作,手足寒凉,病人烦躁呼号欲死,选用吴茱萸汤治疗。方八。[309]

吴茱萸一升　人参二两　生姜六两,切　大枣十二枚,擘

以上四味药物,用水七升,持续煮沸,煮取二升药汤,去掉药滓,温热适口服七合,一日服三次。

少阴病,下利,咽痛,胸满,心烦,**猪肤汤**主之。方九。[310]

猪肤一斤

右一味,以水一斗,煮取五升,去滓,加白蜜一升;白粉五合,熬香;和令相得。温分六服。

【译文】

少阴病，腹泻伴咽痛，胸满，心烦，选用猪肤汤治疗。方九。[310]

猪肤一斤

以上一味药物，用水一斗，持续煮沸，煮取五升药汤，去掉药滓，加白蜜一升，再加入炒香的米粉五合，调和均匀。温热适口分六次服。

少阴病二三日，咽痛者，可与**甘草汤**；不差，与**桔梗汤**。十。[311]

甘草汤方

甘草二两

右一味，以水三升，煮取一升半，去滓，温服七合，日二服。

桔梗汤方

桔梗一两　甘草二两

右二味，以水三升，煮取一升，去滓，温分再服。

【译文】

少阴病，发病后二三日，咽痛，可选用甘草汤治疗；如果不愈，选用桔梗汤。十。[311]

甘草汤方

甘草二两

以上一味药物，用水三升，持续煮沸，煮取一升半药汤，去掉药滓，温热适口服七合，一日服二次。

桔梗汤方

桔梗一两　甘草二两

以上二味药物，用水三升，持续煮沸，煮取一升药汤，去掉药滓，温热适口分二次服。

少阴病，咽中伤，生疮，不能语言，声不出者，**苦酒汤**主之。方十一。[312]

半夏洗，破如枣核，十四枚　鸡子一枚，去黄，内上苦酒，着鸡子壳中

右二味，内半夏著苦酒中[①]，以鸡子壳置刀环中[②]，安火上，令三沸，去滓，少少含咽之，不差，更作三剂。

【注释】

①著（zhuó）苦酒中：放置于醋中。苦酒，相当于今之“醋”，味酸，《名医别录》主消痈肿。按，依原料与制做方法以及口味分类，苦酒只能算是醋的一种。另外《辨阴阳易差后劳复病脉证并治第十四》中第393条之“清浆水”，当属醋的另一种。

②刀环：此指古刀币柄上的圆环。

【译文】

少阴病，咽喉部溃破、肿疡，说话则疼痛，声音嘶哑或不能发声的病人，选用苦酒汤治疗。方十一。[312]

半夏洗，破如枣核，十四枚　鸡子一枚，去黄，内上苦酒，着鸡子壳中

以上二味药物，先把苦酒放进只有鸡子白的鸡子壳内，再加入半夏，把鸡子壳放置在刀环上，安放在火上煮鸡子壳内的苦酒三沸，去掉半夏滓，用少量的苦酒汤含咽，如果病证不愈，再作三剂。

少阴病，咽中痛，**半夏散及汤**主之。方十二。[313]

半夏洗　桂枝去皮　甘草炙

右三味，等分，各别捣筛已，合治之。白饮和服方寸匕，日三服。若不能散服者，以水一升，煎七沸，内散两方寸匕，更煮三沸，下火令小冷，少少咽之。半夏有毒，不当散服。

【译文】

少阴病，咽中疼痛，选用半夏散及汤治疗。方十二。[313]

半夏洗　桂枝去皮　甘草炙

以上三味药物，各等份，分别捣筛后，混合均匀。白开水调和服一方寸匕的量，一日服三次。如果病人不能服“散”，用水一升，煮七个滚开，加入半夏散两方寸匕的量，再煮三个滚开，撤下火，让药汤稍冷，慢慢含咽。半夏有毒，不应当制成散剂服用。

少阴病，下利，**白通汤**主之。方十三。[314]

葱白四茎　干姜一两　附子一枚，生，去皮，破八片

右三味，以水三升，煮取一升，去滓，分温再服。

【译文】

少阴病，腹泻，选用白通汤治疗。方十三。[314]

葱白四茎　干姜一两　附子一枚，生，去皮，破八片

以上三味药物，用水三升，煮取一升药汤，去掉药滓，温热适口分二次服。

少阴病，下利，脉微者，与**白通汤**。利不止，厥逆无脉[①]，干呕烦者[②]，**白通加猪胆汁汤**主之。服汤，脉暴出者死，微续者生。**白通加猪胆汤**。方十四。**白通汤**用上方。[315]

葱白四茎　干姜一两　附子一枚，生，去皮，破八片　人尿五合　猪胆汁一合

右五味，以水三升，煮取一升，去滓，内胆汁、人尿，和令相得。分温再服。若无胆，亦可用。

【注释】

①无脉：此指寸、关、尺三部脉指下沉伏难寻。

②烦：此指恶心。

【译文】

少阴病，腹泻，脉微的病人，选用白通汤治疗。服汤后腹泻不止，通体寒凉，脉伏难寻，恶心干呕的病人，选用白通加猪胆汁汤治疗。服汤后，脉由指下难寻而骤然暴出，此属濒死危证；脉由指下难寻，而徐徐来复、脉来和缓的病人，预后良好。白通加猪胆汤。方十四。[315]

葱白四茎　干姜一两　附子一枚，生，去皮，破八片　人尿五合　猪胆汁一合

以上五味药物，用水三升，持续煮沸，煮取一升药汤，去掉药滓，加入猪胆汁、人尿，搅和均匀。温热适口分二次服。如果无猪胆，此方也可应用。

少阴病，二三日不已，至四五日，腹痛，小便不利，四肢沉重疼痛，自下利者，此为有水气。其人或咳，或小便利，或下利，或呕者，**真武汤**主之。方十五。[316]

茯苓三两　芍药三两　白术二两　生姜三两，切　附子一枚，炮，去皮，破八片

右五味，以水八升，煮取三升，去滓，温服七合，日三服。若咳者，加五味子半升、细辛一两、干姜一两；若小便利者，去茯苓；若下利者，去芍药，加干姜二两；若呕者，去附子，加生姜，足前为半斤。

【译文】

少阴病，二三日后仍不愈，至四五日，出现腹痛，小便量少，四肢沉重

疼痛，腹泻，此属水气内停。其人也可出现咳嗽，或者小便清长，或者大便稀溏，或者呕吐不止，选用真武汤治疗。方十五。[316]

茯苓三两　芍药三两　白术二两　生姜三两，切　附子一枚，炮，去皮，破八片

以上五味药物，用水八升，持续煮沸，煮取三升药汤，去掉药滓，温热适口服七合，一日服三次。如果咳嗽，加五味子半升、细辛一两、干姜一两；如果小便清长，去茯苓；如果大便稀溏，去芍药，加干姜二两；如果呕吐，去附子，加生姜至半斤。

少阴病，下利清谷①，里寒外热，手足厥逆，脉微欲绝，身反不恶寒，其人面色赤②，或腹痛，或干呕，或咽痛，或利止脉不出者，**通脉四逆汤**主之。方十六。[317]

甘草二两，炙　附子大者一枚，生用，去皮，破八片　干姜三两，强人可四两

右三味，以水三升，煮取一升二合，去滓，分温再服。其脉即出者愈。面色赤者，加葱九茎；腹中痛者，去葱，加芍药二两；呕者，加生姜二两；咽痛者，去芍药，加桔梗一两；利止脉不出者，去桔梗，加人参二两。病皆与方相应者，乃服之。

【注释】

①清谷：大便完谷不化。清，通“圊”。厕所，此处指大便。

②面色赤：此属虚阳浮越。

【译文】

少阴病，腹泻，大便完谷不化，手足寒凉，脉微弱似有似无，身躯反而不怕冷，病人面色红赤，或腹痛，或干呕，或咽喉疼痛，或者腹泻虽止而脉象仍显沉伏微弱，选用通脉四逆汤治疗。方十六。[317]

甘草二两，炙　附子大者一枚，生用，去皮，破八片　干姜三两，强人可四两

以上三味药物，用水三升，持续煮沸，煮取一升二合，去掉药滓，温热适口分二次服。服药后病人脉搏由微弱变化为不微弱，指下有力，此属可治之象。如果病人面色红赤，加葱白九根；如果病人腹中疼痛，去葱，加芍药二两；如果病人呕吐，加生姜二两；如果病人咽痛，去芍药，加桔梗一两；如果病人腹泻虽止而脉象仍显微弱似有似无，去桔梗，加人参二两。方药加减与病证相对应时，才可服用。

少阴病，四逆[①]，其人或咳，或悸，或小便不利，或腹中痛[②]，或泄利下重者[③]，**四逆散**主之。方十七。[318]

甘草炙　枳实破，水渍，炙干　柴胡　芍药

右四味，各十分，捣筛。白饮和服方寸匕，日三服。咳者，加五味子、干姜各五分，并主下利；悸者，加桂枝五分；小便不利者，加茯苓五分；腹中痛者，加附子一枚，炮令坼；泄利下重者，先以水五升，煮薤白三升，煮取三升，去滓，以散三方寸匕，内汤中，煮取一升半。分温再服。

【注释】

①四逆：手足寒凉。按，此属阳气被阴寒水湿所阻，阳气郁结不能外达四末。

②腹中痛：此属阴寒水湿结聚。

③泄利下重者：大便稀溏不爽，便后肛内有重坠感。

【译文】

少阴病，四肢寒凉，病人或咳，或心动不安，或小便量少，或腹中痛，或腹泻里急后重，选用四逆散治疗。方十七。[318]

甘草炙　枳实破，水渍，炙干　柴胡　芍药

以上四味药物，各十分，捣细过筛。白开水调和内服方寸匕的量，一日服三次。咳嗽的病人，加五味子、干姜各五分，并治疗腹泻；心动不安的病人，加桂枝五分；小便量少的病人，加茯苓五分；腹中痛的病人，加一枚烘焙至裂开的附子；腹泻重坠不爽的病人，先用水五升，煮薤白三升，煮取三升药汤，去掉药滓，把三方寸匕量的散加入药汤中，再煮取一升半药汤，温热适口分二次服。

少阴病，下利六七日，咳而呕渴，心烦不得眠者，**猪苓汤**主之。方十八。[319]

猪苓去皮　茯苓　阿胶　泽泻　滑石各一两

右五味，以水四升，先煮四物，取二升，去滓，内阿胶烊尽。温服七合，日三服。

【译文】

少阴病，腹泻六七日，咳嗽伴有呕吐、口渴，心烦而不得安眠的病人，选用猪苓汤治疗。方十八。[319]

猪苓去皮　茯苓　阿胶　泽泻　滑石各一两

以上五味药物，用水四升，先煮猪苓、茯苓、泽泻、滑石四物，持续煮沸，煮取二升药汤，去掉药滓，加入阿胶溶化。温热适口服七合，一日服三次。

少阴病，得之二三日，口燥咽干者，急下之，宜**大承气汤**。方十九。[320]

枳实五枚，炙　厚朴半斤，去皮，炙　大黄四两，酒洗　芒硝三合

右四味，以水一斗，先煮二味，取五升，去滓，内大黄，

更煮取二升；去滓，内芒硝，更上火，令一两沸。分温再服，一服得利，止后服。

【译文】

少阴病，得病二三日，口燥咽干的病人，应急速攻下，选用大承气汤。方十九。[320]

枳实五枚，炙　厚朴半斤，去皮，炙　大黄四两，酒洗　芒硝三合

以上四味药物，用水一斗，先煮枳实、厚朴二味，煮取五升药汤，去掉药滓，加入大黄，再煮取二升药汤；去掉大黄滓，加入芒硝，再放置火上，煮一两滚开。温热适口分二次服，服一次即排大便，则停后服。

少阴病，自利清水①，色纯青，心下必痛，口干燥者，可下之，宜**大承气汤**。二十。用前第十九方。一法用大柴胡。[321]

【注释】

①清水：大便粪水。清，通“圊”。此处指大便。

【译文】

少阴病，泻下黑色粪水，病人胃脘时有疼痛，口中干燥，可用攻下法，选用大承气汤。二十。用前第十九方。一法用大柴胡。[321]

少阴病，六七日，腹胀，不大便者，急下之，宜**大承气汤**。二十一。用前第十九方。[322]

【译文】

少阴病，六七日，腹胀满，不大便，当急速攻下，选用大承气汤。二十一。用前第十九方。[322]

少阴病，脉沉者，急温之，宜**四逆汤**。方二十二。[323]

甘草二两，炙　干姜一两半　附子一枚，生用，去皮，破八片

右三味，以水三升，煮取一升二合，去滓，分温再服。强人可大附子一枚、干姜三两。

【译文】

少阴病，脉沉的病人，应当急用温阳法治疗，选用四逆汤。方二十二。[323]

甘草二两，炙　干姜一两半　附子一枚，生用，去皮，破八片

以上三味药物，用水三升，持续煮沸，煮取一升二合，去掉药滓，温热适口分二次服。身高体格魁梧的人可用大附子一枚、干姜三两。

少阴病，饮食入口则吐，心中温温欲吐[1]，复不能吐。始得之，手足寒，脉弦迟者，此胸中实[2]，不可下也，当吐之。若膈上有寒饮，干呕者，不可吐也，当温之，宜**四逆汤**。二十三。方依上法。[324]

【注释】

①心中：此指胃脘。温温（yùn）：形容恶心、欲吐不吐的感觉。温，通“蕴”。

②实：此指有形痰涎。

【译文】

少阴病，进食后即呕吐，胃脘内泛泛恶心欲吐，但是又吐不出来。如果发病初始，即手足寒凉，脉显弦迟，此属胸内痰涎壅遏，不可攻下，应当用吐法。如果属膈上寒饮停聚，干呕，此不可涌吐，应当运用温法，选用四逆汤。二十三。方依上法。[324]

少阴病，下利，脉微涩，呕而汗出，必数更衣反少者[①]，当温其上[②]，灸之。《脉经》云，灸厥阴可五十壮。[325]

【注释】

①数更衣反少：虽然肛门下坠，便意频频，屡屡登厕，但大便量少。按，此颇似"里急后重"之感。

②上：此指巅上。见《黄帝内经·素问·骨空论篇第六十》。《针灸甲乙经》称百会穴。

【译文】

少阴病，腹泻，脉显微涩，呕吐伴见汗出，病人可出现大便里急后重症状，此应当用灸法温熏巅上穴。《脉经》云，可以灸厥阴五十壮。[325]

辨厥阴病脉证并治第十二

厥利呕哕附　合一十九法，方一十六首

【题解】

本篇在赵刻宋本《伤寒论》中共五十六条，其中论述厥阴病的条文只有第326条、第327条、第328条与第329条共四条。其余的五十二条都是论述"厥利呕哕"的证治。全篇涉及十六个方剂（含"辨太阳病篇""辨阳明病篇"曾出现过的），计乌梅丸、白虎汤、当归四逆汤、当归四逆加吴茱萸生姜汤、四逆汤、瓜蒂散、茯苓甘草汤、麻黄升麻汤、干姜黄芩黄连人参汤、通脉四逆汤、白头翁汤、桂枝汤、小承气汤、栀子豉汤、吴茱萸汤、小柴胡汤。

《黄帝内经·素问·至真要大论篇第七十四》讲，厥阴是"两阴交尽"。太阴、少阴是阴气多少之两极，而"交尽"之后，便成为多、少、衰变三极。两阴交尽而衰变后的厥阴，只能算是微阴，包涵有阴气主退、物极必反、阳生于阴、阴中有阳之意，因此厥阴寓阴尽阳生之象。在人体则表现为阴阳之间的关系趋于不稳定状态，虚火浮动则被外邪激化，煎灼津液，病发消渴，气上撞心，心中疼热，饥而不欲食，成为典型的厥阴病。

上世纪，陆渊雷先生由于没有找到解开"辨厥阴病篇"大门的钥匙，因此提出"伤寒厥阴篇竟是千古疑案"。此后乃至当今，又有人把原本的"辨厥阴病篇"是"千古疑案"歪曲成"厥阴病"成了"千古疑案"，于是谬解为“千古疑案厥阴病”,这就更是谬上加谬了。

本篇在宋代林亿等校定的宋本《伤寒论》中,篇目之下原有“厥利呕哕附”五个小字。由于赵刻宋本《伤寒论》与明代赵开美翻刻宋本《伤寒论》长期未能得到广泛流传,客观上导致了成无已《注解伤寒论》从元明以后即主导了《伤寒论》诠解的话语权,明清以后几乎所有有关《伤寒论》的著述都是以《注解伤寒论》所载原文为底本。而成无已《注解伤寒论》中的“辨厥阴病脉证并治篇”的篇目下删除了“厥利呕哕附”五个小字,从而造成了《伤寒论》中“辨厥阴病篇”内容的紊乱,形成了流传至今的误读传统。而近现代以来的《伤寒论》教材仍是以《注解伤寒论》所载原文为框架,忽略了“厥利呕哕附”五个小字,从而铸就了当今《伤寒论》教材“辨厥阴病篇”讲解的一误再误。

李克绍先生曾在不同场合强调:《伤寒论》的“辨厥阴病篇”论述厥阴病的只有四条。指出:“读《伤寒论》的厥阴篇,首先必须分清什么是厥阴病,什么是一般伤寒。”这句话指出除了前四条是论述厥阴病的发病与痊愈过程,该篇其余的条文都是讨论伤寒发病过程中的常见症状,也即先生所说的“一般伤寒”。

“辨厥阴病脉证并治篇”中前四条以下的“厥利呕哕”诸多内容,在《伤寒论》另一传本《金匮玉函经》中,是作为独立一篇单列为《辨厥利呕哕病形证治第十》存在的。同时,“利呕哕”诸多条文还散见于《金匮要略》“呕吐哕下利病篇”中。

关于“厥”,《伤寒论》第337条曰:“凡厥者,阴阳气不相顺接便为厥。厥者,手足逆冷者是也。”这是张仲景对厥的症状与病机的表述。《伤寒论》为什么要重点讨论厥?中国农业科技史与中国饮食史证明,粟类是汉代人赖以生存的主食,但当时产量很低,因为食物匮乏,平民每天一般只吃两顿粥。文献研究表明,汉代,对于普通人来说,肉类不容易获得。饮食结构决定了汉代人热量不足。从汉代人的饮食结构、服装特点、居住条件、劳作强度以及气候特点,可以想到汉代人对寒冷非常敏感。因此,“手足逆冷”与“手足温热”成为普通人日常生活中测试人的体质状况、发病状况与判断病重危笃预后的常识,也是医生诊断阳虚寒盛、阴阳离决、阳气外亡的标志性症状。在三阳三阴六病诸篇中,不论有没有关于“厥”的条文,在伤寒发病的不同阶段中,都可能出现“阴阳气不相顺接”的病机。尽管“阴阳气不相顺接”的原因很多,但《伤寒论》中,最凸显的则是“寒厥”。在三阳发病过程中出现“寒厥”,凸显出阶段性或局部的阳气虚衰;在三阴发病过程中出现“寒厥”,凸显出持续性或全身性的阴寒肆虐。在“辨厥阴病篇”后附“厥”的内容,意在重点深化讨论“厥”的病机与不同的表现,从而凸显“厥”在若干症状中的特异性。“厥”是外感病发病过程中,阴阳在进退失衡之间经常会出现的“不相顺接”的反映。因此“厥”是“伤寒”发病过程中的常见症状,对“伤寒”发病过程中虚实、寒热的诊断以及预后判断具有标志性与警示意义。

有关“利”的论述,自第360条至第375条的十六条中,有十四条见于《金匮要略·呕吐哕下利病脉证并治第十七》,另外第369条、373条见于《金匮玉函经·辨厥利呕哕病形证治第十》。有关“呕”的论述,自第376条至第379条的四条全部见于《金匮要略·呕吐哕下利病脉证并治第十七》。有关“哕”的论述只有两条,即第380条与第381条,其中第380条见于《金匮玉函经·辨厥利呕哕病形证治第十》,第381条见于《金匮要略·呕吐哕下利病脉证并治第十七》。有关“利”“呕”“哕”的内容总共二十一条,其中只有三条(第369、373、380条)不见于《金匮要略·呕吐哕下利病脉证并治第十七》,但都见于《金匮玉函经·辨厥利呕哕病形证治第十》。

纵观《伤寒论》“辨厥阴病篇”有关“利”“呕”“哕”的内容与《金匮要略》“呕吐哕下利病篇”内容,可以发现二者之间存在着高度的重叠。这个现象,同赵刻宋本《伤寒论》“辨痓湿暍篇”与《金匮要略》“痓湿暍病脉证治篇”内容的高度重叠,在性质上是一致的。这是仲景书在历史流传中,由十六卷《伤寒杂病论》被动地被分拆为《伤寒论》与《金匮要略》时所遗留下的痕迹。这也从一个侧面证明,“辨厥阴病篇”有关“厥”“利”“呕”“哕”的内容,不论是附在《伤寒论》的“辨厥阴病篇”,还是成为《金匮玉函经》独立的一篇,都不是“辨厥阴病篇”的固有内容。

厥,作为“厥利呕哕附”的重要内容,在这里得到展开,得到进一步深入的论述,补充了六病各篇对“厥”“述而未论”的不足。民以食为天,要想生存,离不开“吃”的行为。吃饱肚子,免于饥饿,一直都是古今人类赖以生存的基本需求,这对古代人类显得更为重要。由于汉代人的饮食结构、生活条件、气候环境等因素的影响,与“吃”有关联的“利”“呕”“哕”成为最常见的杂病症状之一。《黄帝内经·素问·评热病论篇第三十三》讲:“邪之所凑,其气必虚。”几乎所有的外感病本质上都是内外合邪。在伤寒发病的不同过程中,勾牵起潜在的宿疾,形成具有个体特征的病证,这是伤寒发病难以避免的病变趋势。“利”“呕”“哕”在杂病中,属于个体宿疾;在伤寒发病过程中,则是一个具有特征性的“证”。这样一来,以“利”“呕”“哕”为代表的消化道病证像一条线一样贯穿于三阴三阳六病,而成为伤寒发病的最主要症状群之一。

翻检赵刻宋本《伤寒论》的目录与全书可以发现,“厥利呕哕”不仅仅是附在“辨厥阴病篇”后,更确切地说是附在三阳病三阴病六病之后。是对伤寒发病中具有标志性意义的“厥”,以及贯穿于三阴三阳六病与“吃”有关联的常见症状“利”“呕”“哕”,进行的集中、深入讨论。

伤寒病,蛔厥,静而时烦,为脏寒,蛔上入膈,故烦,得食而呕,吐蛔者,**乌梅丸**主之。第一。十味。前后有厥阴病四证,厥逆一十九证。(338)

伤寒,脉滑而厥,里有热,**白虎汤**主之。第二。四味。(350)

手足厥寒,脉细欲绝者,**当归四逆汤**主之。第三。七味。(351)

若内有寒者，宜**当归四逆加吴茱萸生姜汤**。第四。九味。(352)

大汗出，热不去，内拘急，四肢疼，下利，厥逆恶寒者，**四逆汤**主之。第五。三味。(353)

大汗，若大下，利而厥冷者，**四逆汤**主之。第六。用前第五方。(354)

病人手足厥冷，脉乍紧，心下满而烦，宜**瓜蒂散**。第七。三味。(355)

伤寒，厥而心下悸，宜先治水，当服**茯苓甘草汤**。第八。四味。(356)

伤寒六七日，大下后，寸脉沉迟，手足厥逆，**麻黄升麻汤**主之。第九。十四味。下有欲自利一证。(357)

伤寒本自寒下，医复吐下之，若食入口即吐，**干姜黄芩黄连人参汤**主之。第十。四味。下有下利一十病证。(359)

下利清谷，里寒外热，汗出而厥者，**通脉四逆汤**主之。第十一。三味。(370)

热利下重者，**白头翁汤**主之。第十二。四味。(371)

下利，腹胀满，身疼痛者，先温里，乃攻表。温里宜**四逆汤**，攻表宜**桂枝汤**。第十三。**四逆汤**用前第五方。**桂枝汤**五味。(372)

下利，欲饮水者，以有热也，**白头翁汤**主之。第十四。用前第十二方。(373)

下利，谵语者，有燥屎也，宜**小承气汤**。第十五。三味。(374)

下利后更烦，按之心下濡者，虚烦也，宜**栀子豉汤**。第十六。二味。(375)

呕而脉弱，小便利，身有微热，见厥者难治，**四逆汤**主之。第十七。用前第五方。前有呕脓一证。（377）

干呕，吐涎沫，头痛者，**吴茱萸汤**主之。第十八。四味。（378）

呕而发热者，**小柴胡汤**主之。第十九。七味。下有哕二证。（379）

厥阴之为病，消渴[①]，气上撞心[②]，心中疼热，饥而不欲食，食则吐蛔[③]，下之利不止。[326]

【注释】

①消渴：口干思饮，饮不解渴，饮后仍思饮，是一种严重的口渴。

②心：此指胃脘部。

③则：或，偶。王引之《经传释词》卷八："则，犹或也。"。裴学海《古书虚字集释》卷八："则，犹偶也。"

【译文】

厥阴病，典型的表现是口干思饮，饮不解渴，病人自感有气自下而上顶撞胃脘，阵阵发作，胃中有热辣灼疼感，虽然感到饥饿，但不愿进食，如果勉强进食，偶有吐蛔虫的现象。此证候若用攻下法，则腹泻不止。[326]

厥阴中风，脉微浮为欲愈[①]，不浮为未愈。[327]

【注释】

①微浮：此指脉由不浮而转为略有浮象。

【译文】

厥阴中风，脉由不浮而转变为略有浮象，此属正胜邪衰，病证有向愈的趋势,如果脉不显浮象,则反映出病证没有向愈的转机。[327]

厥阴病欲解时,从丑至卯上[1]。[328]

【注释】

①丑至卯上:丑时是从凌晨一时至三时,卯时是从凌晨五时至清晨七时。从丑时至卯时这一段时间,正是阳气生长的时刻。

【译文】

厥阴病在将解未解之时,而解于凌晨一时至清晨七时。[328]

厥阴病,渴欲饮水者,少少与之愈。[329]

【译文】

厥阴病,由严重“消渴”而转为轻微口渴欲饮水时,少量饮水滋润可促进病愈。[329]

厥利呕哕附

诸四逆厥者[1],不可下之,虚家亦然。[330]

【注释】

①诸:众多。此泛指多数四肢厥冷病证。按,在《伤寒论》中,四肢厥冷虽有寒热虚实的区别,但以寒证为多,多属阳虚不能温达四末所致。

【译文】

各种因虚寒引发的四肢寒凉,不可用攻下法,身体虚弱一类的病人也同样如此。[330]

伤寒，先厥后发热而利者，必自止，见厥复利。[331]

【译文】

伤寒，病人先肢体寒凉，而后发热腹泻，此腹泻能自愈。如果病人肢体又见寒凉，腹泻可再次发作。[331]

伤寒，始发热六日，厥反九日而利。凡厥利者，当不能食[①]，今反能食者[②]，恐为除中一云消中[③]。食以索饼[④]，不发热者，知胃气尚在，必愈，恐暴热来出而复去也。后日脉之，其热续在者，期之旦日夜半愈[⑤]。所以然者，本发热六日，厥反九日，复发热三日，并前六日，亦为九日，与厥相应，故期之旦日夜半愈。后三日脉之而脉数，其热不罢者，此为热气有余，必发痈脓也。[332]

【注释】

①不能食：没有食欲，不想进食。

②反能食：此指食欲反常亢进，进食量反常增加。

③除中：证候名。除，去、驱逐的意思。引申为“消亡”“衰败”。中，中气。此属中气衰败。

④索饼：东汉时代的条索状面食。按，“饼”是汉代及汉代之前饮食中流行的面食。“索”是言其形。

⑤旦日：次日。按，文中“后日脉之，其热续在者，期之旦日夜半愈”，在此是“后日”的“次日”。

【译文】

伤寒，初始先发热六天，其后身寒肢冷反而九天，而且伴见腹泻。一般说来，病人身寒肢冷与腹泻并见，应当没有食欲，不愿进食，现今病人食量反而特别增大，此可能是除中证一云消中。试给病人进食索饼，如果不发热，可以判断胃气尚存，其病证可痊愈，最担心的是食后突然发热，随后又突然热退。三天后再诊脉，如果仍然发热，期盼次日夜半后病情可有缓解。之所以有这样的判断，是因为本证发热六天，身寒肢冷反而九天，又发热三天，合并前面的六天，发热也是九天，发热的时间与身寒肢冷的时间相对应，所以预知次日夜半病情可以缓解。三天之后再次诊脉，如果脉显数象，病人仍然发热，此属阳热太过，病人有发痈脓的可能。［332］

伤寒脉迟六七日，而反与**黄芩汤**彻其热[①]。脉迟为寒，今与**黄芩汤**复除其热，腹中应冷，当不能食，今反能食，此名除中，必死。［333］

【注释】

①彻：除，治。

【译文】

伤寒脉迟已经六七日，医生反而给予黄芩汤清热。病人脉迟反映出病机属寒，现今服黄芩汤反清其热，病人感到腹中冷，本应当不愿进食，今反而食量较大，此称除中，属濒危重证，预后不良。［333］

伤寒，先厥后发热，下利必自止；而反汗出，咽中痛者，其喉为痹。发热无汗，而利必自止；若不止，必便脓血，便脓血者，其喉不痹。［334］

【译文】

伤寒，如果先身寒肢冷，而后身躯发热，那么，原有的腹泻症状有可能缓解；如果腹泻止而病人反出汗，咽中疼痛，此称喉痹。病人如果发热无汗，则腹泻能够自止；如果腹泻不止，则有便脓血的可能，而便脓血的病人，则不会发生喉痹。[334]

伤寒，一二日至四五日，厥者必发热。前热者后必厥①，厥深者热亦深，厥微者热亦微。厥应下之，而反发汗者，必口伤烂赤。[335]

【注释】

①前热者后必厥：《辨不可发汗病脉证并治第十五》作“前厥者后必热”。

【译文】

伤寒，一二日至四五日，身寒肢冷的同时，其人必发热。随着发热症状由轻而重的发展，身寒肢冷的程度必然加重。身寒肢冷的程度越重，发热的程度也就越高；身寒肢冷的程度越轻，发热的程度也越缓。本证的“厥”应当用攻下法，如果误用发汗法，有可能引发口舌糜烂红肿。[335]

伤寒，病厥五日，热亦五日，设六日当复厥，不厥者，自愈。厥终不过五日，以热五日，故知自愈。[336]

【译文】

伤寒，身寒肢冷五日，发热也五日，按病情发展到了第六日，应当再次出现身寒肢冷，如果不出现身寒肢冷，此病情有自愈趋势。本证身寒肢冷终究未超五日，因为前期发热也是五日，所以判断本证可以自愈。[336]

凡厥者，阴阳气不相顺接便为厥。厥者，手足逆冷者是也。[337]

【译文】

凡是身寒肢冷，都是因为阴阳失和，或阳衰不达肢末或阳郁不宣肌表，从而引发肢体寒冷。“厥”的表现，是以手足寒冷为特征。[337]

伤寒，脉微而厥，至七八日肤冷，其人躁无暂安时者，此为脏厥[①]，非蛔厥也[②]。蛔厥者，其人当吐蛔。令病者静[③]，而复时烦者[④]，此为脏寒[⑤]，蛔上入其膈，故烦，须臾复止，得食而呕；又烦者，蛔闻食臭出[⑥]，其人常自吐蛔。蛔厥者，**乌梅丸**主之。又主久利。方一。[338]

乌梅三百枚　细辛六两　干姜十两　黄连十六两　当归四两　附子六两，炮，去皮　蜀椒四两，出汗[⑦]　桂枝去皮，六两　人参六两　黄柏六两

右十味[⑧]，异捣筛，合治之。以苦酒渍乌梅一宿，去核，蒸之五斗米下，饭熟捣成泥，和药令相得，内臼中，与蜜杵二千下，丸如梧桐子大。先食饮服十丸[⑨]，日三服，稍加至二十丸[⑩]。禁生冷、滑物、臭食等[⑪]。

【注释】

①脏厥：阳虚里寒引发的肢体寒冷。脏，此泛指“内”或“里”。

②蛔厥：蛔虫窜扰，引发气机逆乱而出现的肢体寒冷。

③令：《金匮玉函经·辨厥利呕哕病形证治第十》作“今”。义胜。

④烦：此指恶心。

⑤脏寒:此特指胃肠虚寒。

⑥食臭:食物的气味。臭,此指气味。

⑦出汗:此指蜀椒置锅内,文火微炒,显出油亮光泽,肉眼下犹如出汗的样子。

⑧十味:根据下文制丸方法,乌梅不捣筛,而是"去核,蒸之五斗米下",所以此处当作九味。

⑨先食:进食之前。

⑩稍加:逐渐。

⑪臭食:气味浓厚的食物。

【译文】

伤寒,脉微而四肢寒凉,到了七八日,病人身躯肌肤寒冷,躁动不得安宁,此称为"脏厥",不是"蛔厥"。患"蛔厥"的病人,应当吐蛔虫。现今病人安静,时有恶心感觉,此属胃肠虚寒,蛔虫上窜胸脘,所以病人阵阵恶心,进食则呕吐;病人恶心,是因为蛔虫闻到食物的气味而窜动,因此病人常常自行吐出蛔虫。患"蛔厥"的病人,选用乌梅丸治疗。此方还主治慢性腹泻。方一。[338]

乌梅三百枚　细辛六两　干姜十两　黄连十六两　当归四两　附子六两,炮,去皮　蜀椒四两,出汗　桂枝去皮,六两　人参六两　黄柏六两

以上十味药物,九味分别捣细过筛,混合均匀。用苦酒浸泡乌梅一宿,去核,蒸在五斗米之下,待米饭熟后,捣成泥,和药粉调合均匀,放入臼中,加蜂蜜捣二千下,做成丸如梧桐子大。进食前饮服十丸,一日服三次,逐渐加量至二十丸。禁食生冷、滑溜以及气味浓厚的食品等。

伤寒,热少微厥,指一作稍头寒,嘿嘿不欲食,烦躁,数日小便利,色白者,此热除也,欲得食,其病为愈。若厥而呕,胸胁烦满者,其后必便血。[339]

【译文】

伤寒，发热轻微，厥冷也轻微，只是指（趾）头寒凉，心中闷闷不乐，不思饮食，烦躁，几日之后小便由黄赤短涩变化为量多色淡，此属郁热解散的表现，病人有进食的欲望，这是病证有向愈的趋势。如果病人身寒肢冷且伴有呕吐、胸胁烦闷胀满病状，随着病情发展会有便血的可能。[339]

病者手足厥冷，言我不结胸①，小腹满、按之痛者，此冷结在膀胱、关元也②。[340]

【注释】

①我不结胸：此以第一人称表述，所以此“结胸”不是病名，不是病机，而是病人表达自己的感觉，即胸胁不疼、不硬、不满、不结、不塞。

②膀胱、关元：此泛指下焦部位。

【译文】

病人手足寒凉，自称胸胁没有不适的感觉，只是小腹胀满，以手触按则疼痛，此是阴寒凝结下焦的缘故。[340]

伤寒，发热四日，厥反三日，复热四日，厥少热多者，其病当愈。四日至七日，热不除者，必便脓血。[341]

【译文】

伤寒，发热四日，而肢体寒冷却有三日，后又发热四日，病人肢体寒冷时间短，发热时间长，此病证有痊愈的趋势。如果四日至七日内，病人热势不退，则有便脓血的可能。[341]

伤寒，厥四日，热反三日，复厥五日，其病为进。寒多热少，阳气退，故为进也。[342]

【译文】

伤寒，肢体寒冷四日，发热反而只有三日，继而肢体寒冷又发作五日，此属病势正在发展。因为肢体寒冷的时间长，发热的时间短，反映出阳气衰退，所以病情有加重的趋势。[342]

伤寒六七日，脉微，手足厥冷，烦躁，灸厥阴①。厥不还者，死。[343]

【注释】

①灸厥阴：具体穴位未详。北宋郭雍引宋代常器之云："可灸太冲穴"；清代张锡驹认为灸厥阴"宜灸荥穴、会穴、关元、百会等处"。

【译文】

伤寒六七日，脉微，手足寒凉，烦躁不宁，灸厥阴经穴位。灸后如果仍手足寒凉，则属危证。[343]

伤寒，发热，下利，厥逆，躁不得卧者，死。[344]

【译文】

伤寒，发热，腹泻，肢体寒凉，病人躁动不宁，难以安卧，属濒死危证。[344]

伤寒，发热，下利至甚，厥不止者，死。[345]

【译文】

伤寒，发热，腹泻急迫，病人肢体寒凉持续不温，属濒死危证。[345]

伤寒，六七日不利，便发热而利，其人汗出不止者，死。有阴无阳故也①。[346]

【注释】

①有阴无阳：此指阴寒内盛，虚阳外越之亡阳。按，本证阳虚寒盛，不应当出汗，今出汗，此属亡阳。

【译文】

伤寒，发病六七日以来未见腹泻，突然发热而伴腹泻，病人大汗频频不止，属濒死的危证，此因为亡阳的缘故。[346]

伤寒五六日，不结胸，腹濡，脉虚，复厥者，不可下，此亡血①，下之死。[347]

【注释】

①亡血：此泛指津液耗伤。

【译文】

伤寒五六日，病人无“结胸”的症状，腹部按之柔软，脉显虚象，伴见肢体寒凉，不可妄用攻下法，此属津枯阴竭，如果误用攻下法会引发病情危重。[347]

发热而厥，七日下利者①，为难治。[348]

【注释】

①下利：此处“难治”的“下利”，当不是一般性的腹泻，与“发热而

厥”并见，应是热壅肉腐、便脓血的热利。

【译文】

病人发热与肢冷并见，七日后出现便脓血的热利，此属难治的证候。[348]

伤寒脉促[①]，手足厥逆，可灸之。促，一作纵。[349]

【注释】

①脉促：此指脉势上壅两寸，反映出机体正气尚有抗邪之力。按，“辨太阳病篇”第34条：“脉促者，表未解也。”第140条：“太阳病，下之，其脉促，不结胸者，此为欲解也。”这些脉促，都反映出机体正气虽然不足，但仍有抗邪于外的趋势。

【译文】

伤寒脉势上壅两寸，手足寒凉，可用灸法。[349]

伤寒，脉滑而厥者，里有热[①]，**白虎汤**主之。方二。[350]

知母六两　石膏一斤，碎，绵裹　甘草二两，炙　粳米六合

右四味，以水一斗，煮米熟汤成，去滓，温服一升，日三服。

【注释】

①里有热：本证“脉滑而厥”选用白虎汤，此属真热假寒。

【译文】

伤寒，脉滑而肢体寒凉的病人，属里热炽盛，热深厥亦深，选用白虎汤治疗。方二。[350]

知母六两　石膏一斤，碎，绵裹　甘草二两，炙　粳米六合

以上四味药物，用水一斗，持续煮沸，煮至米熟汤成，去掉药滓，温热适口服一升，一日服三次。

手足厥寒，脉细欲绝者，**当归四逆汤**主之。方三。[351]

当归三两　桂枝三两，去皮　芍药三两　细辛三两　甘草二两，炙　通草二两　大枣二十五枚，擘。一法，十二枚

右七味，以水八升，煮取三升，去滓，温服一升，日三服[1]。

【注释】

①日三服：本书《辨不可下病脉证并治第二十》作"半日三服"。

【译文】

手足寒凉，脉细欲绝的病人，选用当归四逆汤治疗。方三。[351]

当归三两　桂枝三两，去皮　芍药三两　细辛三两　甘草二两，炙　通草二两　大枣二十五枚，擘。一法，十二枚

以上七味药物，用水八升，持续煮沸，煮取三升药汤，去掉药滓，温热适口服一升，一日服三次。

若其人内有久寒者，宜**当归四逆加吴茱萸生姜汤**。方四。[352]

当归三两　芍药三两　甘草二两，炙　通草二两　桂枝三两，去皮　细辛三两　生姜半斤，切　吴茱萸二升　大枣二十五枚，擘

右九味，以水六升，清酒六升和，煮取五升，去滓，温分五服。一方，水、酒各四升。

【译文】

如果病人体内阴寒积蓄日久，应当选用当归四逆加吴茱萸生姜汤治疗。方四。[352]

当归三两　芍药三两　甘草二两，炙　通草二两　桂枝三两，去皮　细辛三两　生姜半斤，切　吴茱萸二升　大枣二十五枚，擘

以上九味药物，用水六升调兑清酒六升，持续煮沸，煮取五升药汤，去掉药滓，温热适口分五次服。一方，水和清酒各用四升。

大汗出，热不去，内拘急①，四肢疼，又下利、厥逆而恶寒者，**四逆汤**主之。方五。[353]

甘草二两，炙　干姜一两半　附子一枚，生用，去皮，破八片

右三味，以水三升，煮取一升二合，去滓，分温再服。若强人，可用大附子一枚、干姜三两。

【注释】

①内拘急：脘腹内痉挛疼痛。内，此指胃脘腹内。

【译文】

大汗出之后，身热仍不退，脘腹内挛急疼痛，四肢疼痛，伴有腹泻、肢体寒凉身躯怕冷的病人，选用四逆汤治疗。方五。[353]

甘草二两，炙　干姜一两半　附子一枚，生用，去皮，破八片

以上三味药物，用水三升，持续煮沸，煮取一升二合药汤，去掉药滓，温热适口分两次服。对身高体格魁梧的病人，可用大附子一枚、干姜三两。

大汗，若大下，利而厥冷者，**四逆汤**主之。六。用前第五方。[354]

【译文】

峻汗或峻猛攻下后，腹泻且伴肢体寒冷的病人，选用四逆汤治疗。六。用前第五方。[354]

病人手足厥冷，脉乍紧者，邪结在胸中[①]，心下满而烦[②]，饥不能食者，病在胸中，当须吐之，宜**瓜蒂散**。方七。[355]

瓜蒂　赤小豆

右二味，各等分，异捣筛，合内臼中，更治之[③]。别以香豉一合，用热汤七合，煮作稀糜，去滓取汁。和散一钱匕，温顿服之。不吐者，少少加，得快吐乃止。诸亡血虚家，不可与**瓜蒂散**。

【注释】

①邪：此指痰涎。

②烦：此指恶心。

③治：整理。此处引申为调剂。

【译文】

病人手足寒凉，脉来乍紧乍疏，此属邪结在胸膈胃脘，病人胃脘胀满而恶心，虽有饥饿感，但不能进食，此属痰涎结在胸膈胃脘，应当用吐法，选用瓜蒂散。方七。[355]

瓜蒂　赤小豆

以上二味药物，各等份，分别捣细过筛，二药一同置于臼中，混合均匀。另外用香豉一合，热汤七合，煮成烂粥，去掉豉滓取汤，调和瓜蒂赤小豆粉一钱匕，温热适口一次服尽。病人服后如果不吐，逐渐加量，直到病人舒畅地呕吐则停服。各种阴虚津亏一类的病人，不可应用瓜蒂散。

伤寒，厥而心下悸，宜先治水，当服**茯苓甘草汤**，却治其厥。不尔[1]，水渍入胃，必作利也。**茯苓甘草汤**。方八。[356]

茯苓二两　甘草一两，炙　生姜三两，切　桂枝二两，去皮

右四味，以水四升，煮取二升，去滓，分温三服。

【注释】

①尔：如此。

【译文】

伤寒，肢体寒凉伴有心慌不安，应当先治疗水饮，选用茯苓甘草汤，然后再治疗肢体寒凉。如果不这样按先后顺序治疗，水饮逐渐浸渍肠胃，有可能引发水泻。茯苓甘草汤。方八。[356]

茯苓二两　甘草一两，炙　生姜三两，切　桂枝二两，去皮

以上四味药物，用水四升，持续煮沸，煮取二升药汤，去掉药滓，温热适口分三次服。

伤寒六七日，大下后，寸脉沉而迟，手足厥逆，下部脉不至[1]，喉咽不利，唾脓血，泄利不止者，为难治，**麻黄升麻汤**主之。方九。[357]

麻黄二两半，去节　升麻一两一分[2]　当归一两一分　知母十八铢　黄芩十八铢　萎蕤十八铢，一作菖蒲　芍药六铢　天门冬六铢，去心　桂枝六铢，去皮　茯苓六铢　甘草六铢，炙　石膏六铢，碎，绵裹　白术六铢　干姜六铢

右十四味，以水一斗，先煮麻黄一两沸，去上沫，内诸药，煮取三升，去滓，分温三服。相去如炊三斗米顷，令尽，汗出愈。

【注释】

①下部脉不至：此指尺脉微弱，指下难寻。下部，与前文"寸脉"对应，此指"尺脉"。

②升麻一两一分：与后文"当归一两一分"在"辨发汗吐下后病篇"中升麻和当归均为一两六铢。

【译文】

伤寒六七日，峻猛攻下之后，病人寸脉沉迟，手足寒凉，尺脉微弱，指下难寻，喉咽涩疼，吞咽不利，唾吐脓血，泄利不止，此属难治之证，选用麻黄升麻汤治疗。方九。[357]

麻黄二两半，去节　升麻一两一分　当归一两一分　知母十八铢　黄芩十八铢　萎蕤十八铢，一作菖蒲　芍药六铢　天门冬六铢，去心　桂枝六铢，去皮　茯苓六铢　甘草六铢，炙　石膏六铢，碎，绵裹　白术六铢　干姜六铢

以上十四味药物，用水一斗，先煮麻黄一两沸，去掉浮沫，加入其余药物，持续煮沸，煮取三升药汤，去掉药滓，温热适口分三次服。在约蒸熟三斗米饭的时间内，把药汤服尽，汗出则愈。

伤寒四五日，腹中痛，若转气下趣少腹者①，此欲自利也。[358]

【注释】

①趣：同"趋"。

【译文】

伤寒四五日，腹中疼痛，如果腹中有气转动下行少腹的感觉，此是即将腹泻的征兆。[358]

伤寒本自寒下①，医复吐下之，寒格②，更逆吐下，若食

入口即吐，**干姜黄芩黄连人参汤**主之。方十。[359]

干姜　黄芩　黄连　人参各三两

右四味，以水六升，煮取二升，去滓，分温再服。

【注释】

①寒下：此指虚寒下利。

②寒格：此指病机的上热下寒态势，上热被下寒格拒。

【译文】

伤寒误用攻下法，引发虚寒腹泻，同时残留表邪未解，医生又杂用吐法、攻下法，使表邪内郁引发上热被下寒格拒，此称为“寒格”，病人呕吐腹泻更加严重，甚至食物入口即吐，选用干姜黄芩黄连人参汤治疗。方十。[359]

干姜　黄芩　黄连　人参各三两

以上四味药物，用水六升，持续煮沸，煮取二升药汤，去掉药滓，温热适口分两次服。

下利，有微热而渴，脉弱者[①]，今自愈。[360][②]

【注释】

①脉弱：此指从脉“紧”或脉“沉迟”而变化为略显“弱”象。

②[360]：本条又见《金匮要略·呕吐哕下利病脉证治第十七》篇第27条。

【译文】

腹泻，病人有轻微发热与口渴并见，脉显“弱”象，此属病情大势已去，即将自愈。[360]

下利，脉数，有微热汗出，今自愈。设复紧，为未解。一云，设脉浮复紧。[361][①]

【注释】

①[361]：本条又见《金匮要略·呕吐哕下利病脉证治第十七》篇第28条。

【译文】

腹泻，脉显数象，病人微微发热出汗，此属即将自愈的征兆。如果病人脉象由"数"又转变为"紧"，则暂无自愈的转机。一说，如果病人脉象由浮又转变为紧。[361]

下利，手足厥冷，无脉者[①]，灸之不温，若脉不还，反微喘者，死。少阴负趺阳者，为顺也[②]。[362][③]

【注释】

①无脉：脉微欲绝，指下难寻。

②少阴负趺阳者，为顺也：此处所谓"负"，是言少阴太溪脉势小于阳明趺阳脉。"辨阳明病篇"第256条："互相克贼，名为负也。"足阳明主土，足少阴主水，本证阳衰寒凝，如果足阳明趺阳脉势胜于足少阴太溪脉势，则是土胜水，所映胃气尚存，此称为"顺"，其病预后良好。

③[362]：本条又见《金匮要略·呕吐哕下利病脉证治第十七》篇第26条。

【译文】

腹泻伴手足寒凉，寸口脉微欲绝，指下难寻，用艾灸之后，手足仍然不温，如果病人脉势脉气不能恢复，反见微喘，此属濒危重证。少阴太溪脉势小于阳明趺阳脉势，这在五行运化中属“土胜水”，此称为“顺”，病势预后良好。[362]

下利，寸脉反浮数，尺中自涩者，必清脓血。[363][①]

【注释】

①[363]：本条又见《金匮要略·呕吐哕下利病脉证治第十七》篇第32条。

【译文】

腹泻，寸脉反显浮数，尺脉显涩象的病人，有便脓血的趋势。[363]

下利清谷，不可攻表，汗出必胀满。[364][①]

【注释】

①[364]：本条又见《金匮要略·呕吐哕下利病脉证治第十七》篇第33条。

【译文】

腹泻并夹杂未消化的食物，不可发汗解表，因为出汗会引发腹部胀满。[364]

下利，脉沉弦者，下重也[①]；脉大者[②]，为未止；脉微弱数者[③]，为欲自止，虽发热，不死。[365][④]

【注释】

①下重：欲大便而不爽，大便时肛门有滞重下坠的感觉，俗称“里急后重”。

②脉大：此指脉势沉弦有力。

③脉微弱数者：此指脉由“沉弦”变化为“微弱”，“微弱”在此是与前文“脉大”对比而言。数，此指脉由“不数”变化为“微弱”中略见数象。

④[365]：本条又见《金匮要略·呕吐哕下利病脉证治第十七》篇第25条。

【译文】

腹泻，脉显沉弦的病人，大便会有里急后重感；如果脉势沉弦而有力，腹泻里急后重不可能自行缓解；如果脉由沉弦变化为微弱中略见数象，此预示腹泻里急后重有逐渐缓解的趋势，病人虽然发热，但不属危证。[365]

下利，脉沉而迟，其人面少赤，身有微热，下利清谷者，必郁冒汗出而解①，病人必微厥。所以然者，其面戴阳②，下虚故也。[366]③

【注释】

①郁冒：此指头目蒙蔽，如有物蒙盖。

②戴阳：此指“面少赤”而言。病机是因为下焦阳气不足，感受外邪后，虚阳抗邪于表。本条“面少赤”与“身有微热”并见，属阴中有阳，虚阳抗邪于表。

③[366]：本条又见《金匮要略·呕吐哕下利病脉证治第十七》篇第33条。

【译文】

腹泻，脉显沉迟，病人面色微红，身躯稍有发热，腹泻伴有不消化的食物，病人可经过一阵短暂的头目昏蒙，伴随出汗而病解，此时病人手足会有轻微寒凉。之所以会出现这种状况，是因为病人面色微红，此称为

"戴阳",属下焦阳气不足的缘故。[366]

下利,脉数而渴者,今自愈;设不差,必清脓血,以有热故也。[367][①]

【注释】

①[367]:本条又见《金匮要略·呕吐哕下利病脉证治第十七》篇第29条。

【译文】

腹泻,脉显数象而伴见口渴的病人,有自愈趋势;如果不愈,有便脓血的可能,因为邪热下注的缘故。[367]

下利后,脉绝[①],手足厥冷,晬时脉还[②],手足温者生,脉不还者死。[368][③]

【注释】

①脉绝:此指指下脉象沉细欲绝,似有似无。

②晬(zuì)时:一日的某一时辰至次日的同一时辰。指一昼夜。

③[368]:本条又见《金匮要略·呕吐哕下利病脉证治第十七》篇第35条。

【译文】

腹泻后,病人脉沉细欲绝,似有似无,手足寒凉,经过一昼夜时间,指下脉搏从似有似无变化为从容和缓,手足由寒凉变化为温和,此属由危转安,如果脉搏仍然似有似无,此属濒死危证。[368]

伤寒,下利日十余行,脉反实者[①],死。[369][②]

【注释】

①脉反实者：此指脉来劲急不柔和之象，属异常“真脏脉”之一，故文曰“反”。按，《黄帝内经·素问·玉机真藏论篇第十九》曰：“诸真脏脉见者，皆死不治也。”

②[369]：本条又见《金匮玉函经·辨厥利呕哕病形证治第十》。

【译文】

伤寒，腹泻一日十多次，脉来劲急不柔和，此属濒死危证。[369]

下利清谷，里寒外热，汗出而厥者，**通脉四逆汤**主之。方十一。[370][①]

甘草二两，炙　附子大者一枚，生，去皮，破八片　干姜三两，强人可四两

右三味，以水三升，煮取一升二合，去滓，分温再服，其脉即出者愈。

【注释】

①[370]：本条又见《金匮要略·呕吐哕下利病脉证治第十七》篇第45条。

【译文】

腹泻伴见未消化的食物，里有真寒，外有假热，出汗而肢体寒凉的病人，选用通脉四逆汤治疗。方十一。[370]

甘草二两，炙　附子大者一枚，生，去皮，破八片　干姜三两，强壮之人可四两

以上三味药物，用水三升，持续煮沸，煮取一升二合药汤，去掉药滓，温热适口分两次服，服药后病人脉象由似有似无转变为脉来和缓，预后良好。

热利下重者[①]，**白头翁汤**主之。方十二。[371][①]

白头翁二两　黄柏三两　黄连三两　秦皮三两

右四味，以水七升，煮取二升，去滓，温服一升，不愈，更服一升。

【注释】

①热利：此既指病机又含症状。病机涵括湿热壅聚，气血凝结。症状涵括发热、口渴、舌红、尿赤等。

②[371]：本条又见《金匮要略·呕吐哕下利病脉证治第十七》篇第43条。

【译文】

热利，大便里急窘迫，后重下坠，选用白头翁汤治疗。方十二。[371]

白头翁二两　黄柏三两　黄连三两　秦皮三两

以上四味药物，用水七升，持续煮沸，煮取二升药汤，去掉药滓，温热适口服一升，不愈，再服一升。

下利，腹胀满，身体疼痛者，先温其里，乃攻其表。温里宜**四逆汤**，攻表宜**桂枝汤**。十三。**四逆汤**用前第五方。[372][①]

桂枝汤方

桂枝三两，去皮　芍药三两　甘草二两，炙　生姜三两，切　大枣十二枚，擘

右五味，以水七升，煮取三升，去滓，温服一升，须臾，啜热稀粥一升，以助药力。

【注释】

①[372]：本条又见《金匮要略·呕吐哕下利病脉证治第十七》篇

第36条。

【译文】

腹泻，腹部胀满，身体疼痛的病人，应当先温里寒，再解散表邪。温里寒选用四逆汤，解表邪选用桂枝汤。十三。四逆汤用前第五方。[372]

桂枝汤方

桂枝三两，去皮　芍药三两　甘草二两，炙　生姜三两，切　大枣十二枚，擘

以上五味药物，用水七升，持续煮沸，煮取三升药汤，去掉药滓，温热适口服一升，略待一会儿，再喝热稀粥一升，以增强药力。

下利，欲饮水者，以有热故也，**白头翁汤**主之。十四。用前第十二方。[373][①]

【注释】

①[373]：本条又见《金匮玉函经·辨厥利呕哕病形证治第十》。

【译文】

腹泻，口渴欲饮水，此缘里热壅聚，选用白头翁汤治疗。十四。用前第十二方。[373]

下利，谵语者，有燥屎也，宜**小承气汤**。方十五。[374][①]

大黄四两，酒洗　枳实三枚，炙　厚朴二两，去皮，炙

右三味，以水四升，煮取一升二合，去滓，分二服。初一服，谵语止，若更衣者，停后服，不尔，尽服之。

【注释】

①[374]：本条又见《金匮要略·呕吐哕下利病脉证治第十七》篇第41条。

【译文】

腹泻伴见神志不清、声高妄语,此缘腹内有干硬的粪块,选用小承气汤治疗。方十五。[374]

大黄四两,酒洗　枳实三枚,炙　厚朴二两,去皮,炙

以上三味药物,用水四升,持续煮沸,煮取一升二合药汤,去掉药滓,分二次服。第一次服后,谵语即止,如果大便已下,则停后服;如果谵语不止,大便仍不通,则全部服尽。

下利后更烦[①],按之心下濡者,为虚烦也[②],宜**栀子豉汤**。方十六。[375][③]

肥栀子十四个,擘　香豉四合,绵裹

右二味,以水四升,先煮栀子,取二升半,内豉,更煮取一升半,去滓,分再服,一服得吐,止后服。

【注释】

①更烦:接续恶心。更,续。烦,此指恶心。

②虚烦:恶心但胃脘部不硬。虚,此指"按之心下濡"。烦,此指恶心。

③[375]:本条又见《金匮要略·呕吐哕下利病脉证治第十七》篇第44条。按,"辨厥阴病篇""厥利呕哕附"中有关"利"的论述,自第360条至第375条的十六条中,有十四条见于《金匮要略·呕吐哕下利病脉证治第十七》篇;另有第369条、373条见于《金匮玉函经·辨厥利呕哕病形证治第十》。

【译文】

腹泻之后,接续出现恶心,按之胃脘部柔软,此称为"虚烦",选用栀子豉汤治疗。方十六。[375]

肥栀子十四个,擘　香豉四合,绵裹

以上二味药物，用水四升，先煮栀子，取二升半药汤，加入香豉，再煮取一升半药汤，去掉药滓，分两次服。服一次后，病人得吐，则后面不再服用。

呕家有痈脓者[1]，不可治呕，脓尽自愈。[376][2]

【注释】

①有：存在。

②[376]：本条又见《金匮要略·呕吐哕下利病脉证治第十七》篇第1条。

【译文】

因痈脓而引发呕吐一类的病人，不可治呕，应当先治痈脓，待脓排尽，呕可自行缓解。[376]

呕而脉弱，小便复利，身有微热，见厥者，难治，**四逆汤**主之。十七。用前第五方。[377][1]

【注释】

①[377]：本条又见《金匮要略·呕吐哕下利病脉证治第十七》篇第14条。

【译文】

呕吐而脉显弱象，小便由量少而变化为清长，身躯轻微发热，伴见手足寒凉，此属危重证候，选用四逆汤治疗。十七。用前第五方。[377]

干呕，吐涎沫[1]，头痛者，**吴茱萸汤**主之。方十八。[378][2]

吴茱萸一升，汤洗七遍　人参三两　大枣十二枚，擘　生姜

六两，切

右四味，以水七升，煮取二升，去滓，温服七合，日三服。

【注释】

①涎沫：口中泛起的清长透明、黏连绵绵的黏涎。

②[378]：本条又见《金匮要略·呕吐哕下利病脉证治第十七》篇第9条。

【译文】

干呕，口吐黏涎且伴头痛的病人，选用吴茱萸汤治疗。方十八。[378]

吴茱萸一升，汤洗七遍　人参三两　大枣十二枚，擘　生姜六两，切

以上四味药物，用水七升，持续煮沸，煮取二升药汤，去掉药滓，温热适口服七合，一日服三次。

呕而发热者，**小柴胡汤**主之。方十九。[379][①]

柴胡八两　黄芩三两　人参三两　甘草三两，炙　生姜三两，切　半夏半升，洗　大枣十二枚，擘

右七味，以水一斗二升，煮取六升，去滓，更煎取三升。温服一升，日三服。

【注释】

①[379]：本条又见《金匮要略·呕吐哕下利病脉证治第十七》篇第15条。按，通过"厥利呕哕附"与《金匮要略·呕吐哕下利病脉证治第十七》篇中有关"呕"的条文对勘，"辨厥阴病篇""厥利呕哕附"中有关"呕"的论述，自第376条至第379条的全部四条见于《金匮要略·呕吐哕下利病脉证治第十七》篇。

【译文】

呕吐伴有发热的病人，选用小柴胡汤治疗。方十九。[379]

柴胡八两　黄芩三两　人参三两　甘草三两，炙　生姜三两，切　半夏半升，洗　大枣十二枚，擘

以上七味药物，用水一斗二升，持续煮沸，煮取六升药汤，去掉药滓，再煎煮浓缩为三升药汤。温热适口服一升，一日服三次。

伤寒，大吐、大下之，正气极虚。复极汗者，其人外气怫郁，复与之水，以发其汗①，因得哕。所以然者，胃中寒冷故也。[380]②

【注释】

①"其人外气怫郁"以下几句：此属仲景自注句，是对前文"复极汗者"一句进行阐释，说明"复极其汗"的原因及发汗的方法。

②[380]：本条又见《金匮玉函经·辨厥利呕哕病形证治第十》。

【译文】

伤寒，误用大吐、峻猛攻下之后，正气极虚。又大发其汗，病人原本外邪郁滞于表，又大量饮用热水以催汗因此引发"哕"声频频。之所以会出现这种状况，是因为病人素禀胃中寒冷的缘故。[380]

伤寒，哕而腹满，视其前后①，知何部不利，利之即愈。[381]②

【注释】

①前后：此指大小便。

②[381]：本条又见《金匮要略·呕吐哕下利病脉证治第十七》篇第

7条。按,“辨厥阴病篇”“厥利呕哕附”中有关“哕”的论述只有两条,第380条见于《金匮玉函经·辨厥利呕哕病形证治第十》,第381条见于《金匮要略·呕吐哕下利病脉证治第十七》篇。又按,厥、利、呕、哕的内容,在赵开美翻刻的宋本《伤寒论》中,是在“辨厥阴病脉证并治”篇目下,列有“厥利呕哕附”五个小字。这些“利”“呕”“哕”的内容与《金匮要略·呕吐哕下利病脉证治第十七》篇内容之间存在着高度的重叠。这个现象,同赵刻宋本《伤寒论》中的“辨痓湿暍篇”与《金匮要略·痓湿暍病脉证治第二》篇内容的高度重叠,在性质上是一致的。从形式上看,赵刻宋本是把“厥利呕哕”“附”在“辨厥阴病篇”之后,实质上,“厥利呕哕”是“附”在三阳三阴六病诸篇之后,这与《辨霍乱病脉证并治第十三》篇、《辨阴阳易差后劳复病脉证并治第十四》篇附列在三阴三阳六病诸篇之后的意义是相似的。

【译文】

伤寒,“哕”与腹满并见,应当注意大小便状况,确定是大便不通还是小便不畅,根据病情通大便或是利小便即可痊愈。[381]

卷第七

辨霍乱病脉证并治第十三

合六法，方六首

【题解】

本篇在赵刻宋本《伤寒论》中共十条，涉及六个方剂（含此前各篇中曾出现过的），计四逆加人参汤、五苓散、理中丸（汤）、桂枝汤、四逆汤、通脉四逆加猪胆汤。

霍乱，语出《黄帝内经·灵枢·五乱第三十四》篇："清气在阴，浊气在阳，营气顺脉，卫气逆行，清浊相干……乱于肠胃，则为霍乱。"又见《黄帝内经·素问·气交变大论篇第六十九》："民病飧泄霍乱，体重腹痛。"《黄帝内经·素问·热论篇第三十一》曰："今夫热病者，皆伤寒之类也。"霍乱是热病，因此属于"伤寒之类"。所以在赵刻宋本《伤寒论》中，把霍乱并列在辨六病脉证并治之后。

恶寒，脉微而利，利止者，亡血也，**四逆加人参汤**主之。第一。四味。前有吐、利三证。（385）

霍乱，头痛发热，身疼，热多饮水者，**五苓散**主之；寒多不用水者，**理中丸**主之。第二。**五苓散**五味。**理中丸**四味。作加减法附。（386）

吐、利止，身痛不休，宜桂枝汤小和之。第三。五味。（387）

吐、利、汗出，发热恶寒，四肢拘急，手足厥冷者，**四逆汤**主之。第四。三味。（388）

吐、利，小便利，大汗出，下利清谷，内寒外热，脉微欲绝，**四逆汤**主之。第五。用前第四方。（389）

吐已下断，汗出而厥，四肢不解，脉微绝，**通脉四逆加猪胆汤**主之。第六。四味。下有不胜谷气一证。（390）

问曰：病有霍乱者何[①]？

答曰：呕吐而利，此名霍乱。［382］

【注释】

①霍乱：病名，以发病急骤，上吐下泻为特点。现存文献最早当见于《黄帝内经·灵枢·五乱第三十四》篇，语云："清气在阴，浊气在阳，营气顺脉，卫气逆行，清浊相干……乱于肠胃，则为霍乱。"又见于《黄帝内经·素问·气交变大论篇第六十九》："民病飧泄霍乱，体重腹痛。"霍，引申为迅疾、疾速之意。

【译文】

问道：有一种病称为"霍乱"，它有什么表现呢？

答道：呕吐而腹泻，此即为"霍乱"。［382］

问曰：病发热头痛，身疼恶寒，吐、利者，此属何病？

答曰：此名霍乱[①]。霍乱自吐、下，又利止，复更发热也。［383］

【注释】

①此名霍乱：此是对前条表述的霍乱症状进行补述。霍乱不仅吐利

交作、发病急骤，而且还有发热、头痛、身疼、恶寒等表证。

【译文】

问道：发病即发热头痛，身疼怕冷，呕吐、腹泻交作，此是什么病呢？答道：此是“霍乱”。“霍乱”发病原本就是呕吐、腹泻交作，或有时暴泻暂止，躯体会由恶寒而又变化为发热。[383]

伤寒，其脉微涩者，本是霍乱，今是伤寒。却四五日，至阴经上①，转入阴必利，本呕下利者，不可治也。欲似大便，而反失气，仍不利者，此属阳明也，便必硬，十三日愈，所以然者，经尽故也②。下利后，当便硬，硬则能食者愈，今反不能食，到后经中，颇能食，复过一经能食，过之一日当愈③。不愈者，不属阳明也④。[384]

【注释】

①阴经：指太阴而言。

②经尽：前文讲“十三日愈”。因为六日为“一经”，所以十二日为“二经”。第“十三日”为已过“二经”，此时机体正气逐渐恢复，所以文曰“经尽故也”。

③“下利后”以下几句：此是自注句，是对上文“十三日愈，所以然者，经尽故也”一句进行阐释。到后经中，六日为“一经”，所以称六日之后为“到后经中”。颇，稍微，略微。复过一经，此指又过六日。按，六日为“一经”，经过“二经”，累计十二天。

④不愈者，不属阳明也：语意上承前文“十三日愈，所以然者，经尽故也”。

【译文】

病人患伤寒，脉略显涩象，这是因为病人此前患过霍乱，现今复感伤寒。又过四五日转入太阴，病人必有腹泻，因为原本就有呕吐与腹泻症状，所以此证候预后不良。如果病人虽有欲大便的感觉，但只是排气，不见腹泻，此是转属阳明，大便必成形而不溏，十三日可愈，之所以会有这样的变化，是因为已经过了十三日“经尽”的缘故。腹泻之后，大便应当成形，大便正常了，食欲就能恢复而病愈，现今病人反不愿进食，到“后经”中，略微愿意进食，又过六日则食欲正常，再过一日，病人应当痊愈。如果不愈，则是未转属为阳明。[384]

恶寒，脉微一作缓而复利，利止[①]，亡血也[②]，**四逆加人参汤**主之。方一。[385]

甘草二两，炙　附子一枚，生，去皮，破八片　干姜一两半　人参一两

右四味，以水三升，煮取一升二合，去滓，分温再服。

【注释】

①利止：此指无物可泄。

②亡血：泛指气津俱伤。

【译文】

病人怕冷，脉显微象而又腹泻，此种状况下“利止”，属气津俱伤。选用四逆加人参汤治疗。方一。[385]

甘草二两，炙　附子一枚，生，去皮，破八片　干姜一两半　人参一两

以上四味药物，用水三升，持续煮沸，煮取一升二合药汤，去掉药滓，温热适口分二次服。

霍乱，头痛发热，身疼痛，热多欲饮水者[①]，**五苓散**主之；寒多不用水者[②]，**理中丸**主之。二。[386]

五苓散方

猪苓去皮 白术 茯苓各十八铢 桂枝半两，去皮 泽泻一两六铢

右五味，为散，更治之。白饮和服方寸匕，日三服。多饮暖水，汗出愈。

理中丸方下有作汤加减法。

人参 干姜 甘草炙 白术各三两

右四味，捣筛，蜜和为丸，如鸡子黄许大。以沸汤数合③，和一丸，研碎，温服之，日三四，夜二服；腹中未热，益至三四丸。

然不及汤，汤法：以四物依两数切，用水八升，煮取三升，去滓，温服一升，日三服。若脐上筑者，肾气动也，去术加桂四两；吐多者，去术，加生姜三两；下多者，还用术；悸者，加茯苓二两；渴欲得水者，加术，足前成四两半；腹中痛者，加人参，足前成四两半；寒者，加干姜，足前成四两半；腹满者，去术，加附子一枚。服汤后如食顷，饮热粥一升许，微自温④，勿发揭衣被⑤。

【注释】

①热多：此是与“寒少”对比而言。

②寒多：此是与“热少”对比而言。按，霍乱的特点是“呕吐而利”，其伴随的发热恶寒属表证，有“热多寒少”与“寒多热少”的不同。“热多寒少”属正气抗邪有力状态；“寒多热少”属正虚邪盛，阳虚里寒状态。

③合（gě）：一升十合。

④微自温：刚刚有温热的感觉。微，始而未显。自，始。

⑤发：打开。

【译文】

霍乱，头痛发热，肢体疼痛，发热多恶寒少，口渴欲饮水的病人，选用五苓散治疗；发热少恶寒多，口不渴不愿喝水的病人，选用理中丸治疗。二。[386]

五苓散方

猪苓去皮　白术　茯苓各十八铢　桂枝半两，去皮　泽泻一两六铢

以上五味药物，制成散，调和均匀。用米汤或白开水调服一方寸匕的药量，一日服三次。多喝热水，出汗则愈。

理中丸方下有作汤加减法。

人参　干姜　甘草炙　白术各三两

以上四味药物，捣细过筛，蜂蜜调和为丸，如鸡子黄一般大。用数合开水调和一丸，研碎，温热适口，昼日服三四次，夜间服二次；如果腹中无热感，增加至三四丸。

然而服丸的效果不如服汤药，服汤药的方法如下：以上四味药物按用量配制，用水八升，持续煮沸，煮取三升药汤，去掉药滓，温热适口服一升，一日服三次。如果病人脐上有跳动感，此是肾气不固，本方去白术加桂枝四两；如果呕吐比腹泻严重，去白术，加生姜三两；如果腹泻比呕吐严重，再加白术；心中动悸的病人，加茯苓二两；口渴欲饮的病人，加白术，与原用量合成四两半；腹中痛的病人，加人参，与原用量合成四两半；怕冷的病人，加干姜，与原用量合成四两半；腹满的病人，去白术，加附子一枚。服汤后如有一顿饭间隔，再喝热粥一升左右，当病人身躯开始有温热感时，勿解衣揭被。

吐、利止，而身痛不休者，当消息和解其外①，宜**桂枝汤**小和之②。方三。[387]

桂枝三两，去皮　芍药三两　生姜三两　甘草二两，炙　大枣十二枚，擘

右五味，以水七升，煮取三升，去滓，温服一升。

【注释】

①消息：勘验体察。引申为斟酌。

②小和之：此与“辨太阳病篇”第12条中桂枝汤常规服用法对比而言，本条不温覆、不啜粥、不发汗，顺其自然，和散外邪。

【译文】

呕吐、腹泻虽然停止，但身躯疼痛仍在，应当斟酌和解残余外邪，选用桂枝汤缓和调治。方三。[387]

桂枝三两，去皮　芍药三两　生姜三两　甘草二两，炙　大枣十二枚，擘

以上五味药物，用水七升，持续煮沸，煮取三升药汤，去掉药滓，温热适口服一升。

吐、利、汗出，发热恶寒，四肢拘急，手足厥冷者，**四逆汤**主之。方四。[388]

甘草二两，炙　干姜一两半　附子一枚，生，去皮，破八片

右三味，以水三升，煮取一升二合，去滓，分温再服。强人可大附子一枚、干姜三两。

【译文】

呕吐与腹泻交作并伴有出汗，发热恶寒，四肢拘紧挛急，手足寒凉的病人，选用四逆汤治疗。方四。[388]

甘草二两，炙　干姜一两半　附子一枚，生，去皮，破八片

以上三味药物，用水三升，持续煮沸，煮取一升二合药汤，去掉药滓，

温热适口分二次服。身高体格魁梧的人可用大附子一枚、干姜三两。

既吐且利，小便复利，而大汗出，下利清谷，内寒外热，脉微欲绝者，**四逆汤**主之。五。用前第四方。[389]

【译文】

既呕吐又腹泻的病人，小便由涩少变化为清长，伴有出大汗，且腹泻不消化的食物，里寒外热，病人脉显微弱，似有似无，选用四逆汤治疗。五。用前第四方。[389]

吐已下断，汗出而厥，四肢拘急不解，脉微欲绝者，**通脉四逆加猪胆汤**主之。方六。[390]

甘草二两，炙　干姜三两，强人可四两　附子大者一枚，生，去皮，破八片　猪胆汁半合

右四味，以水三升，煮取一升二合，去滓，内猪胆汁。分温再服，其脉即来。无猪胆，以羊胆代之。

【译文】

病人虽然由呕吐与腹泻交作转变为呕停泻止，但出汗伴手足寒凉，四肢仍然拘紧挛急，脉显微弱，似有似无，选用通脉四逆加猪胆汤治疗。方六。[390]

甘草二两，炙　干姜三两，强壮之人可用四两　附子大者一枚，生，去皮，破八片　猪胆汁半合

以上四味药物，用水三升，持续煮沸，煮取一升二合药汤，去掉药滓，加入猪胆汁。温热适口分二次服，服药后，脉搏会续续来复。如无猪胆，用羊胆代替。

吐、利、发汗①，脉平，小烦者②，以新虚不胜谷气故也。[391]

【注释】

①吐、利、发汗：《辨发汗吐下后病脉证并治第二十二》作“吐利发汗后”。义胜。

②小烦：略微恶心。小，略微。烦，恶心。

【译文】

病人呕吐、腹泻、出汗已止，脉象由似有似无恢复到平和徐缓，病人食后，时有轻微恶心，此属霍乱初愈，胃气尚弱，消谷乏力的缘故。[391]

辨阴阳易差后劳复病脉证并治第十四

合六法，方六首

【题解】

本篇在赵刻宋本《伤寒论》中共有七条，涉及六个方剂（含此前各篇曾出现过的），计有烧裈散、枳实栀子汤、小柴胡汤、牡蛎泽泻散、理中丸、竹叶石膏汤。

本篇分三类内容：一是阴阳易，属伤寒未愈或虽愈而气血未平之际，男女媾精，引致肾亏气泄，病由外感伤寒转易内伤劳倦。二是瘥后劳复，因大病耗伤气血，病瘥虽似痊愈，但阴阳初调，气血尚弱，故将养不慎，过劳会引发周身违和、发热、倦怠、恶心等症状。三是食复，此是大病初愈，虽邪解正复，但脾胃之气尚弱，过饱或纳食不慎会引发胃失和降等证候。

伤寒，阴易病，身重，少腹里急，热上冲胸，头重不欲举，眼中生花，**烧裈散**主之。第一。一味。（392）

大病差后，劳复者，**枳实栀子汤**主之。第二。三味。下有宿食加大黄法附。（393）

伤寒差以后，更发热，**小柴胡汤**主之。第三。七味。（394）

大病差后，从腰以下有水气者，**牡蛎泽泻散**主之。第四。七

味。(395)

大病差后,喜唾,久不了了,胸上有寒,当以丸药温之,宜**理中丸**。第五。四味。(396)

伤寒解后,虚羸少气,气逆欲吐,**竹叶石膏汤**主之。第六。七味。下有病新差一证。(397)

伤寒,阴易之为病[①],其人身体重,少气,少腹里急,或引阴中拘挛,热上冲胸,头重不欲举,眼中生花花一作眵[②],膝胫拘急者,**烧裈散**主之。方一。[392]

妇人中裈[③],近隐处取,烧作灰。

右一味,水服方寸匕,日三服,小便即利,阴头微肿,此为愈矣。妇人病取男子裈烧服。

【注释】

①阴易:《金匮玉函经》卷七作"阴阳易"。又,本篇篇题作"辨阴阳易差后劳复病脉证并治",义胜。阴阳易,此指男女病人在罹患伤寒期间,或伤寒病后,因性活动耗伤精气而变易出的证候。阴阳,此是指"男女交媾"。易,变化。

②眵(chī):眼中分泌出的黄色液体。即眼屎。

③中裈(kūn):内裤。裈,满裆裤。

【译文】

伤寒期间,发生"阴阳易"病证,病人身体沉重,气息虚弱,少腹挛急疼痛,时有阴茎或阴户挛缩,自觉热气上冲胸中,头部沉重不欲抬举,目光散漫,视物昏花,双膝与小腿拘急,屈伸不利,选用烧裈散治疗。方一。[392]

妇人内裤,取靠近阴处,烧作灰。

上一味药物，用水调服一方寸匕的量，一日服三次，服后小便即畅利，阴头微肿，此属病愈状态。妇人发病，取男子内裤烧灰冲服。

大病差后，劳复者[①]，**枳实栀子汤**主之。方二。[393]

枳实三枚，炙　栀子十四个，擘　豉一升，绵裹

右三味，以清浆水七升[②]，空煮取四升，内枳实、栀子，煮取二升，下豉，更煮五六沸，去滓。温分再服，覆令微似汗。若有宿食者，内大黄如博棋子五六枚[③]，服之愈。

【注释】

①劳复：证候名。此指大病初愈后，气血尚弱，如果将养不慎，过劳，包括劳作用力、久坐、久立、久视、过饱、房劳等引发的周身违和不适、发热、倦怠等证候。

②清浆水：此指汉代和汉代以前，人工酿造的一种带酸味的可饮用的水液，属醋（酢）类的一种。按，马王堆汉墓医书《养生方》有“以瘨（颠）棘为酱（浆）方”，以蒸熟的秫米做浆。北魏贾思勰《齐民要术》中已有类似制作方法。

③博棋子：古代下棋的棋子。博棋，博弈，下棋。按，棋子大小，不可确考，孙思邈《备急千金要方·服松脂方》云：“服如博棋一枚，博棋长二寸，方一寸。”可参考。

【译文】

重病初愈之后，发生劳复的病人，选用枳实栀子汤治疗。方二。[393]

枳实三枚，炙　栀子十四个，擘　豉一升，绵裹

以上三味药物，用清浆水七升，单独浓缩煮取四升，加入枳实、栀子，煮取二升药汤，加入香豉，再煮五六沸，去掉药滓。温热适口分二次服，覆盖衣被让病人微微出汗。如果病人有积食不化症状，加大黄如棋子大

的五六枚，服后则愈。

伤寒差以后，更发热，**小柴胡汤**主之[①]。脉浮者，以汗解之；脉沉实一作紧者，以下解之。方三。[394]

柴胡八两　人参二两　黄芩二两　甘草二两，炙　生姜二两　半夏半升，洗　大枣十二枚，擘

右七味，以水一斗二升，煮取六升，去滓，再煎取三升。温服一升，日三服。

【注释】

①小柴胡汤：本证小柴胡汤属轻剂，有关药物用量与“辨太阳病篇”第96条小柴胡汤正剂略有轻省，本方在第96条中，人参、黄芩、甘草、生姜各三两。

【译文】

伤寒初愈之后，又出现发热，选用小柴胡汤治疗。脉浮的病人，用发汗法解散；脉沉实的病人，用攻下法祛邪。方三。[394]

柴胡八两　人参二两　黄芩二两　甘草二两，炙　生姜二两　半夏半升，洗　大枣十二枚，擘

以上七味药物，用水一斗二升，持续煮沸，煮取六升药汤，去掉药滓，再浓缩煎取三升，温热适口服一升，一日服三次。

大病差后，从腰以下有水气者，**牡蛎泽泻散**主之。方四。[395]

牡蛎熬　泽泻　蜀漆暖水洗去腥　葶苈子熬　商陆根熬　海藻洗去咸　栝楼根各等分

右七味，异捣，下筛为散，更于臼中治之。白饮和服方

寸匕，日三服。小便利，止后服。

【译文】

重病初愈之后，从腰以下少腹、阴囊、胫股、足跗水肿的病人，选用牡蛎泽泻散治疗。方四。[395]

牡蛎熬　泽泻　蜀漆暖水洗去腥　葶苈子熬　商陆根熬　海藻洗去咸　栝楼根各等分

以上七味药物，分别捣细，过筛为散，再放于臼中调制。用白开水或米汤调和服一方寸匕的量，一日服三次。小便量多畅利后，停后服。

大病差后，喜唾，久不了了，胸上有寒，当以丸药温之，宜**理中丸**。方五。[396]

人参　白术　甘草炙　干姜各三两

右四味，捣筛，蜜和为丸，如鸡子黄许大。以沸汤数合，和一丸，研碎，温服之，日三服。

【译文】

重病初愈之后，病人频频吐唾沫，连绵不断，此属胸膈蓄有寒饮，应当用丸药缓缓温化，选用理中丸。方五。[396]

人参　白术　甘草炙　干姜各三两

以上四味药物，捣细过筛，蜂蜜调和为丸，大小如鸡子黄，用开水数合，调和一丸，研细，温热适口，一日服三次。

伤寒解后，虚羸少气①，气逆欲吐，**竹叶石膏汤**主之。方六。[397]

竹叶二把　石膏一斤　半夏半升，洗　麦门冬一升，去心

人参二两　甘草二两，炙　粳米半升

右七味，以水一斗，煮取六升，去滓，内粳米，煮米熟汤成，去米。温服一升，日三服。

【注释】

①羸（léi）：弱。少气：气息无力，语无后音，底气不足。

【译文】

伤寒病愈之后，身体虚弱，气息无力，恶心欲吐，选用竹叶石膏汤治疗。方六。[397]

竹叶二把　石膏一斤　半夏半升，洗　麦门冬一升，去心　人参二两　甘草二两，炙　粳米半升

以上七味药物，用水一斗，持续煮沸，煮取六升药汤，去掉药滓，加入粳米，煮至米熟汤成，去掉熟米，温热适口服一升，一日服三次。

病人脉已解[①]，而日暮微烦[②]，以病新差，人强与谷，脾胃气尚弱，不能消谷，故令微烦，损谷则愈[③]。[398]

【注释】

①脉已解：此指脉象已由病脉而变化为常脉。

②烦：恶心的意思。

③损谷：此指减少饮食量。

【译文】

病人脉象已由病脉变化为常脉，只是在傍晚时有轻微的恶心，此属大病初愈，家人强让病人进食，病人脾胃仍然虚弱，不能消化食物，所以引发恶心，此种情况下，减少饮食量则愈。[398]

辨不可发汗病脉证并治第十五

一法，方本阙

【题解】

本篇在赵刻宋本《伤寒论》中无序号，为阅读与检索方便，本书以原文自然段落为依据，单独编列序号，计三十二条。

从本篇第1条的表述中可以看出，本篇及以下“诸可”与“诸不可”各篇是因为“疾病至急，仓卒寻按，要者难得”，所以从三阴三阳六病诸篇中，集中选编有关“可以用”与“禁用”的治法与方药条文，以备仓猝紧急时查寻，其功用有类现代急诊手册。

本篇重集三阴三阳六病等各篇中有关“不可发汗”条文，约计“辨太阳病篇”十条，“辨少阳病篇”一条，“辨少阴病篇”四条，“辨厥阴病篇”二条，又有十五条见于《金匮玉函经》。强调病在里，尺中迟、脉微、脉涩、脐周动气、咽中闭涩、虚实夹杂、表里俱虚、诸厥、诸逆、诸亡血、汗家等不可发汗，尤其指出“少阳病不可发汗”。

汗家，不可发汗，发汗必恍惚心乱，小便已阴疼，宜**禹余粮丸**。第一。方本阙。前后有二十九病证。（21）

夫以为疾病至急，仓卒寻按[1]，要者难得，故重集诸可与不可方治②,比之三阴三阳篇中,此易见也。又,时有不止是三阳三阴,出在诸可与不可中也。[1]③

【注释】

①仓卒寻按:此泛指仓促诊治。卒,同“猝”。寻按,在此泛指诊病与治疗。诊脉浮取曰举,中取曰寻,沉取曰按。

②方治:此指治病的办法。方,办法。治,处理。

③[1]:此条赵刻宋本六病诸篇不载,见《金匮玉函经·辨不可发汗病形证治第十三》。为检索方便,本书对《辨不可发汗病脉证并治第十五》以下至《辨发汗吐下后病脉证并治第二十二》八篇“诸可”与“诸不可”条文,各自按篇分别单独编列序号。

【译文】

疾病发作往往急骤,变化迅速,匆忙之间诊治,难以把握要领,所以又重新把三阴三阳各篇中有关“可发汗”与“不可发汗”,“可吐”与“不可吐”,“可下”与“不可下”的诊疗方法与方药集中在一起。这样比混在六病诸篇中更容易查找。又,其中也有些不是来自三阳三阴各篇的内容,也出现在诸“可”与诸“不可”各篇中。[1]

少阴病,脉细沉数,病为在里,不可发汗。[2]①

【注释】

①[2]:此条另见“辨少阴病篇”第285条。

【译文】

少阴病,脉细沉数,此属里证,不可用发汗法。[2]

脉浮紧者,法当身疼痛,宜以汗解之。假令尺中迟者,不可发汗。何以知然?以荣气不足,血少故也。[3]①

【注释】

①[3]：此条另见“辨太阳病篇”第50条。

【译文】

病人脉浮紧，按病机应当有身疼痛症状，宜用发汗的方法治疗。假如病人尺脉显迟象，则不可以发汗。怎么知道不能发汗呢？因为“尺中迟”反映出病人的营气不足，津血亏虚。[3]

少阴病，脉微，不可发汗，亡阳故也。[4]①

【注释】

①[4]：此条另见“辨少阴病篇”第286条。

【译文】

少阴病，脉来微弱，不可用发汗法，因为阳气已经大衰的缘故。[4]

脉濡而弱，弱反在关①，濡反在巅②。微反在上③，涩反在下④。微则阳气不足，涩则无血。阳气反微，中风汗出，而反躁烦。涩则无血，厥而且寒。阳微发汗，躁不得眠。[5]⑤

【注释】

①反：此处表达“突出”之意。

②巅：原意为山顶，此意指掌后高骨，即指关脉。

③上：此指寸脉。

④下：此指尺脉。

⑤[5]：此条赵刻宋本六病诸篇不载，见《金匮玉函经·辨不可发汗病形证治第十三》。

【译文】

脉濡而弱，沉取弱脉凸显在关部，浮取濡脉凸显在关部。微脉凸显在寸部，涩脉凸显在尺部。寸脉微反映出阳气不足，尺脉涩反映出阴血不足。阳气明显虚馁，会引发中风出汗，且伴烦躁。尺脉涩是血虚，会引发手足凉而恶寒。如果阳气虚衰而用发汗法，病人会躁动不宁，不得安眠。[5]

动气在右①，不可发汗，发汗则衄而渴，心苦烦②，饮即吐水。[6]③

【注释】

①动气：此指人身脉搏或部位跳动现象。按，《难经·十六难》把发病过程中，跳动于脐旁上下左右的“动气”作为五脏患病的征象，称为内证。“脐左有动气”是肝病，“脐上有动气”是心病，“脐右有动气”是肺病，“脐下有动气”是肾病，“当脐有动气”是脾病，且均“按之牢若痛”。

②心苦烦：胃中极感恶心。心，此指“胃”而言。苦，困扰的意思。烦，恶心的意思。

③[6]：此条赵刻宋本六病诸篇不载，见《金匮玉函经·辨不可发汗病形证治第十三》。

【译文】

“动气”在脐右，不可发汗，发汗会引发鼻出血与口渴，胃脘内恶心难忍，饮水即吐。[6]

动气在左，不可发汗，发汗则头眩，汗不止，筋惕肉瞤。[7]①

【注释】

①[7]：此条赵刻宋本六病诸篇不载，见《金匮玉函经·辨不可发汗

病形证治第十三》。

【译文】

“动气”在脐左，不可发汗，发汗会引发头眩，出汗不止，筋肉蠕动。［7］

动气在上，不可发汗，发汗则气上冲，正在心端。［8］①

【注释】

①［8］：此条赵刻宋本六病诸篇不载，见《金匮玉函经·辨不可发汗病形证治第十三》。

【译文】

“动气”在上，不可发汗，发汗则会引发有气自下向上攻冲，直撞心胸的感觉。［8］

动气在下，不可发汗，发汗则无汗，心中大烦，骨节苦疼，目运恶寒①，食则反吐，谷不得前②。［9］③

【注释】

①目运：头目眩晕。运，通“晕”。

②谷不得前：食不得下咽。前，此处指吞咽。

③［9］：此条赵刻宋本六病诸篇不载，见《金匮玉函经·辨不可发汗病形证治第十三》。

【译文】

“动气”在下，不可发汗，发汗也发不出汗，反而会使心中极度烦乱，骨节疼痛难忍，目眩怕冷，进食即吐，食难下咽。［9］

咽中闭塞，不可发汗，发汗则吐血，气微绝[①]，手足厥冷，欲得蜷卧，不能自温。[10][②]

【注释】

①绝：竭，穷。此处引申为“衰”。

②[10]：此条赵刻宋本六病诸篇不载，见《金匮玉函经·辨不可发汗病形证治第十三》。

【译文】

咽喉滞塞不利，不可发汗，如果发汗则会引发吐血，气息衰微，手凉足冷，尽管蜷曲缩卧，躯体仍寒凉不温。[10]

诸脉得数动微弱者[①]，不可发汗，发汗则大便难，腹中干一云小便难，胞中干[②]，胃躁而烦[③]。其形相象，根本异源[④]。[11][⑤]

【注释】

①动：此指数急而言。按，本证脉数而短促、慌急，又有微弱之象，其象必是数急无力。此“动”是对上述数脉形态的描述，此属气阴两虚的脉象。在此，“动”是与“静”相对应，“辨太阳病篇”第4条：“脉若静者，为不传。”“脉数急者，为传也”。可做印证。

②腹中干：此指津亏肠燥。

③胃躁而烦：胃内搅扰恶心。躁，扰，搅动的意思。引申为嘈杂。烦，恶心。

④其形相象，根本异源：脉数急有似太阳病表证，但脉显“微弱”，所以脉象只是在“形”上有些与太阳病表证脉象相似，而病机则是完全不同。按，本证虽外有表邪，但正气虚馁，所以不可径直发汗。

⑤[11]：此条赵刻宋本六病诸篇不载，见《金匮玉函经·辨不可发汗病形证治第十三》。大便难，作“小便反难”。

【译文】

寸、关、尺三部脉虽数而短促、惶急，但又有微弱之象，此时不可发汗，如果误发汗，病人则会大便困难，肠燥便干，胃中嘈杂恶心。本证从脉象上看有些与太阳病表证的脉象相似，但病机完全不同。[11]

脉濡而弱，弱反在关，濡反在巅。弦反在上，微反在下。弦为阳运，微为阴寒。上实下虚，意欲得温。微弦为虚，不可发汗，发汗则寒栗，不能自还。[12]①

【注释】

①[12]：此条赵刻宋本六病诸篇不载，见《金匮玉函经·辨不可发汗病形证治第十三》。

【译文】

脉濡而弱，沉取弱脉凸显在关部，浮取濡脉凸显在关部。弦脉凸显在寸部，微脉凸显在尺部。寸脉弦，主阳气布达运行流转；尺脉微，主阴寒凝聚。此属上实下虚，病人喜温暖。尺脉微寸脉弦，此属虚实夹杂，不可发汗，若发汗病人则会恶寒战栗，难以自行缓解。[12]

咳者则剧，数吐涎沫①，咽中必干，小便不利，心中饥烦②，晬时而发③，其形似疟，有寒无热，虚而寒栗。咳而发汗，蜷而苦满④，腹中复坚。[13]⑤

【注释】

①涎沫：此指呕吐绵绵的黏涎。

②心中饥烦：此指胃中嘈杂、恶心。心中，此指“胃脘”。饥，此指胃中嘈杂感。在仲景书中又称“懊恼”。按，本篇后文第28条中有云：“心懊恼如饥。”可以印证。烦，胃中搅扰、恶心、欲吐不吐之感。

③晬（zuì）时：一昼夜。此引申为不间断，持续地。

④苦满：烦闷至极。苦，困扰。满，通“懑（mèn）”。烦闷。

⑤[13]：此条赵刻宋本六病诸篇不载，见《金匮玉函经·辨不可发汗病形证治第十三》。

【译文】

咳嗽初发，症状剧烈，频频咳吐绵绵的黏涎，咽喉干燥，小便量少不畅，胃中嘈杂恶心，这些症状昼夜不间断地发作，病人有类似发疟那样阵寒而不发热，虚弱而又寒栗。本证咳嗽如果误用发汗法，病人蜷卧烦闷难忍，腹内会有痞硬感。[13]

厥，脉紧，不可发汗，发汗则声乱①，咽嘶舌萎②，声不得前③。[14]④

【注释】

①声乱：此指嗓音嘶哑。

②咽嘶：此指声破音哑不扬。

③声不得前：音哑发不出声音。前，此处指声音不能从喉中传导出来。

④[14]：此条赵刻宋本六病诸篇不载，见《金匮玉函经·辨不可发汗病形证治第十三》。

【译文】

手足寒冷与紧脉并见，不可发汗，发汗则会引发嗓音嘶哑，声破不扬，舌干不润，发不出声音。[14]

诸逆发汗，病微者难差，剧者言乱[①]，目眩者死，一云谵言目眩睛乱者死。命将难全。[15][②]

【注释】

①言乱：语言妄谬或呢喃重语。

②[15]：此条赵刻宋本六病诸篇不载，见《金匮玉函经·辨不可发汗病形证治第十三》。

【译文】

各种手足寒冷病证都不可发汗，如果误汗，即是轻缓证候也难治愈，如果病证严重，语言妄谬或呢喃重语，目光浮散、模糊，则属濒危死证。[15]

太阳病，得之八九日，如疟状，发热恶寒，热多寒少，其人不呕，清便续自可，一日二三度发，脉微而恶寒者，此阴阳俱虚，不可更发汗也。[16][①]

【注释】

①[16]：此条见"辨太阳病篇"第23条。文字略有差异。

【译文】

患太阳病，已经八九日，病人阵阵发热恶寒，发热明显，恶寒比较轻缓，不呕吐，大便正常，一日发作二三次，如果病人脉象微弱且又伴有恶寒，此属表里俱虚，不可再发汗。[16]

太阳病，发热恶寒，热多寒少[①]，脉微弱者，无阳也，不可发汗。[17][②]

【注释】

①发热恶寒，热多寒少：综观本条，此发热恶寒属“微热微寒”，“热多寒少”属对比而言。

②[17]：此条见“辨太阳病篇”第27条。文字稍有差异。

【译文】

太阳病，轻微发热恶寒，发热略明显伴有轻微恶寒，脉象与浮紧相比显得微弱，此属肤表阳郁极轻微的表现，不可发汗。[17]

咽喉干燥者，不可发汗。[18]①

【注释】

①[18]：此条见“辨太阳病篇”第83条。

【译文】

伤寒发病，咽喉干燥的病人，不可以用发汗法。[18]

亡血，不可发汗，发汗则寒栗而振。[19]①

【注释】

①[19]：此条见“辨太阳病篇”第87条。文字稍有差异。

【译文】

失血的病人，不可以径直发汗，如果误发汗，能引发病人寒战。[19]

衄家，不可发汗，汗出必额上陷脉急紧，直视不能眴①，不得眠。音见上。[20]②

【注释】

①眴（xuàn）：闭目。

②[20]：此条见“辨太阳病篇”第86条。

【译文】

鼻出血一类的病人，不可以径直发汗，如果误发汗，可引发额头两侧凹陷处的脉搏急剧搏动，病人眼睛呆滞无神，夜不能安睡。[20]

汗家，不可发汗，发汗必恍惚心乱，小便已阴疼，宜**禹余粮丸**。一。方本阙。[21]①

【注释】

①[21]：此条见“辨太阳病篇”第88条。文字略有差异。

【译文】

平素自汗过多一类的病人，不可发汗，如果再发汗，能够引发心神游移迷惑不定，小便后，尿道疼痛，选用禹余粮丸。一。方本阙。[21]

淋家，不可发汗，发汗必便血。[22]①

【注释】

①[22]：此条见“辨太阳病篇”第84条。文字略有差异。

【译文】

小便滴沥疼痛一类的病人，不可径直发汗，如果误发汗，可引发尿血。[22]

疮家，虽身疼痛，不可发汗，汗出则痓①。[23]②

【注释】

①痓（chì）：指筋脉拘挛、强急一类的病症。

②[23]：此条见“辨太阳病篇”第85条。

【译文】

新伤金疮或久患疮痍一类的病人，虽然有身疼痛症状，也不可以径直发汗，如果误发汗，则可能引发肢体拘挛、强急等痉证。[23]

下利，不可发汗，汗出必胀满。[24]①

【注释】

①[24]：此条见“辨厥阴病篇”第364条。文字略有差异。

【译文】

腹泻，不可发汗，误发汗会引发腹胀满。[24]

咳而小便利，若失小便者，不可发汗，汗出则四肢厥逆冷。[25]①

【注释】

①[25]：此条赵刻宋本六病诸篇不载，见《金匮玉函经·辨不可发汗病形证治第十三》。

【译文】

咳嗽伴小便清长，或小便失禁的病人，不可发汗，出汗会引发四肢寒凉。[25]

伤寒，一二日至四五日，厥者必发热。前厥者后必热，厥深者热亦深，厥微者热亦微。厥应下之，而反发汗者，必口伤烂赤。[26]①

【注释】

①[26]:此条见“辨厥阴病篇”第335条。按,前厥者后必热,在第335条中作“前热者后必厥”。

【译文】

伤寒,一二日至四五日,身寒肢冷的同时,其人必发热。随着发热症状由轻而重的发展,身寒肢冷的程度必然加重,身寒肢冷的程度越重,发热的程度也就越高;身寒肢冷的程度越轻,发热的程度也越缓。本证的“厥”应当用攻下法,如果误用发汗法,有可能引发口舌糜烂红肿。[26]

伤寒,脉弦细,头痛发热者,属少阳。少阳不可发汗。[27]①

【注释】

①[27]:此条见“辨少阳病篇”第265条。文字略有差异。

【译文】

伤寒,脉弦细,头痛发热,此属少阳病。少阳病不可以发汗。[27]

伤寒头痛,翕翕发热,形象中风,常微汗出,自呕者,下之益烦①,心懊侬如饥。发汗则致痓,身强难以伸屈。熏之则发黄,不得小便。久则发咳唾②。[28]③

【注释】

①烦:此指恶心。

②久:“灸”的古字。《说文解字·久部》:“从后灸之也。”

③[28]:此条赵刻宋本六病诸篇不载,见《金匮玉函经·辨不可发汗病形证治第十三》。

【译文】

伤寒头痛，微微发热，症状如同中风，常常出微汗，伴有恶心呕吐，误用攻下法之后，更加恶心，胃脘内嘈杂如饥。如果误用发汗法则引发肢体痉挛，身躯僵滞，屈伸不利。如果误用熏法则肌表发黄，小便涩少。如果误用灸法则引发咳嗽，咳唾黏涎稠痰。[28]

太阳与少阳并病，头项强痛，或眩冒，时如结胸，心下痞硬者，不可发汗。[29]①

【注释】

①[29]：此条见“辨太阳病篇”第142条。文字略有差异。

【译文】

太阳病未愈又发生少阳病，病人头项僵滞疼痛，或视物昏蒙不清，时如“结胸”那样胸内撑疼，胸脘下塞闷满硬，此种情况不可发汗。[29]

太阳病，发汗，因致痓。[30]①

【注释】

①[30]：此条赵刻宋本六病诸篇不载，见《辨痓湿暍病脉证第四》第5条，文字略有差异。又见《金匮玉函经·辨不可发汗病形证治第十三》。

【译文】

太阳病，如果发汗太多，就能引发项背僵滞板硬、脊强口噤的痓病。[30]

少阴病，咳而下利。谵语者，此被火气劫故也，小便必难,以强责少阴汗也。[31][①]

【注释】

①[31]:此条见“辨少阴病篇”第284条。

【译文】

少阴病,咳嗽并且腹泻。如果症见神昏,语言错乱,此属误用火法迫汗引发的变证,病人可见小便量少涩疼,这是因为强发少阴汗,劫持津液的缘故。[31]

少阴病,但厥无汗,而强发之,必动其血。未知从何道出,或从口鼻,或从目出者,是名下厥上竭,为难治。[32][①]

【注释】

①[32]:此条见“辨少阴病篇”第294条。

【译文】

少阴病,凡是身寒肢冷而无汗的病人,如果勉强发汗,必扰乱气血。不知血会从哪里出,或从口出血,或从鼻出血,或从目出血,此称为“下厥上竭”,属难治的病证。[32]

辨可发汗病脉证并治第十六

合四十一法，方一十四首

【题解】

本篇在赵刻宋本《伤寒论》中无序号，为阅读与检索方便，本书以原文自然段落为依据，单独编列序号，计四十七条。

本篇在重集六病诸篇“可发汗”条文的过程中，对三阴三阳病篇中的条文文字进行了微调整，并对六病证治中所运用的“方”进行了排序。其中还有从《金匮玉函经》《辨脉法第一》中选取的少量条文。

重集三阴三阳六病等各篇中有关“可发汗”条文与方药，计“辨太阳病篇”三十四条，“辨阳明病篇”四条（“辨阳明病篇”第231条、232条在此合为一条），“辨太阴病篇”一条，“辨少阴病篇”一条，“辨厥阴病篇”一条，《金匮玉函经》五条，《辨脉法第一》一条。

在本篇中，收录了小柴胡汤与五苓散，间接地说明此二方可用于发汗，此对今人解读、应用《伤寒论》，当有一定的启发意义。

从重集、删纂的条文中，可见“主之”“宜”“属”“与”是相互通用的，并不含有今人所臆想的不同意义。

太阳病，外证未解，脉浮弱，当以汗解，宜**桂枝汤**。第一。五味。前有四法。（5）

脉浮而数者，可发汗，属桂枝汤证。第二。用前第一方。一法用麻黄汤。（6）

阳明病，脉迟，汗出多，微恶寒，表未解也，属桂枝汤证。第三。用前第一方。下有可汗二证。（7）

病人烦热，汗出解。又如疟状，脉浮虚者，当发汗，属桂枝汤证。第四。用前第一方。（10）

病常自汗出，此营卫不和也，发汗则愈，属桂枝汤证。第五。用前第一方。（11）

病人脏无他病，时发热汗出，此卫气不和也，先其时发汗则愈，属桂枝汤证。第六。用前第一方。（12）

脉浮紧，浮为风，紧为寒。风伤卫，寒伤营，营卫俱病，骨节烦疼，可发汗，宜**麻黄汤**。第七。四味。（13）

太阳病不解，热结膀胱，其人如狂，血自下愈。外未解者，属桂枝汤证。第八。用前第一方。（14）

太阳病，下之，微喘者，表未解，宜**桂枝加厚朴杏子汤**。第九。七味。（15）

伤寒，脉浮紧，不发汗，因衄者，属麻黄汤证。第十。用前第七方。（16）

阳明病，脉浮，无汗而喘者，发汗愈，属麻黄汤证。第十一。用前第七方。（17）

太阴病，脉浮者，可发汗，属桂枝汤证。第十二。用前第一方。（18）

太阳病，脉浮紧，无汗发热，身疼痛，八九日表证在，当发汗，属麻黄汤证。第十三。用前第七方。（19）

脉浮者，病在表，可发汗，属麻黄汤证。第十四。用前第七方。一法用**桂枝汤**。（20）

伤寒，不大便六七日，头痛有热者，与承气汤。其小便清者，知不在里，续在表，属桂枝汤证。第十五。用前第一方。（21）

下利，腹胀满，身疼痛者，先温里，乃攻表。温里宜**四逆汤**，攻表宜**桂枝汤**。第十六。**四逆汤**三味。**桂枝汤**用前第一方。（22）

下利后，身疼痛，清便自调者，急当救表，宜**桂枝汤**。第十七。用前第一方。（23）

太阳病，头痛发热，汗出恶风寒者，属桂枝汤证。第十八。用前第一方。（24）

太阳中风，阳浮阴弱，热发汗出，恶寒恶风，鼻鸣干呕者，属桂枝汤证。第十九。用前第一方。（25）

太阳病，发热汗出，此为营弱卫强，属桂枝汤证。第二十。用前第一方。（26）

太阳病，下之，气上冲者，属桂枝汤证，第二十一。用前第一方。（27）

太阳病，服**桂枝汤**反烦者，先刺风池、风府，却与**桂枝汤**愈。第二十二。用前第一方。（28）

烧针被寒，针处核起者，必发奔豚气，与**桂枝加桂汤**。第二十三。五味。（29）

太阳病，项背强几几，汗出恶风者，宜**桂枝加葛根汤**。第二十四。七味。注见第二卷中。（30）

太阳病，项背强几几，无汗恶风者，属葛根汤证。第二十五。用前方。（31）

太阳、阳明合病，自利，属葛根汤证。第二十六。用前方。一云用后第二十八方。(32)

太阳、阳明合病，不利，但呕者，属**葛根加半夏汤**。第二十七。八味。(33)

太阳病，桂枝证，反下之，利遂不止，脉促者，表未解也，喘而汗出，属**葛根黄芩黄连汤**。第二十八。四味。(34)

太阳病，头痛发热，身疼，恶风无汗，属麻黄汤证。第二十九。用前第七方。(35)

太阳、阳明合病，喘而胸满者，不可下，属麻黄汤证。第三十。用前第七方。(36)

太阳中风，脉浮紧，发热恶寒，身疼，不汗而烦躁者，**大青龙汤**主之。第三十一。七味。下有一病证。(37)

阳明中风，脉弦浮大，短气腹满，胁下及心痛，鼻干，不得汗，嗜卧，身黄，小便难，潮热，外不解，过十日，脉浮者，与**小柴胡汤**。脉但浮，无余症者，与**麻黄汤**。第三十二。**小柴胡汤**七味。**麻黄汤**用前第七方。(38)

太阳病，十日以去，脉浮细嗜卧者，外解也。设胸满胁痛者，与**小柴胡汤**。脉但浮，与**麻黄汤**。第三十三。并用前方。(39)

伤寒，脉浮缓，身不疼、但重，乍有轻时，无少阴证，可与**大青龙汤**发之。第三十四。用前第三十一方。(40)

伤寒表不解，心下有水气，干呕，发热而咳，或渴，或利，或噎，或小便不利，或喘，**小青龙汤**主之。第三十五。八味。加减法附。(41)

伤寒，心下有水气，咳而微喘，发热不渴，属小青龙汤证。第三十六。用前方。(42)

伤寒五六日，中风，往来寒热，胸胁苦满，不欲饮食，心烦喜呕者，属小柴胡汤证。第三十七。用前第三十二方。(43)

伤寒四五日，身热恶风，颈项强，胁下满，手足温而渴，属小柴胡汤证。第三十八。用前第三十二方。(44)

伤寒六七日，发热，微恶寒，支节烦疼，微呕，心下支结，外证未去者，**柴胡桂枝汤**主之。第三十九。九味。(45)

少阴病，得之二三日，**麻黄附子甘草汤**微发汗。第四十。三味。(46)

脉浮，小便不利，微热，消渴者，与**五苓散**。第四十一。五味。(47)

大法[①]，春夏宜发汗。[1][②]

【注释】

①大法：此指治疗法则。

②[1]：此条赵刻宋本六病诸篇不载，见《金匮玉函经·辨可发汗病形证治第十四》。

【译文】

在最基本的治疗法则中，春季与夏季发病，多可选用发汗法。[1]

凡发汗，欲令手足俱周，时出似漐漐然[①]，一时间许益佳[②]，不可令如水流离[③]。若病不解，当重发汗。汗多者必亡阳，阳虚不得重发汗也。[2][④]

【注释】

①漐漐（zhí）：连续不断出汗，微汗潮润。

②一时间许：一个时辰左右的间隔。间，间隔。许，约略之词。

③流离：同"流漓"。离，"辨太阳病篇"第12条作"漓"，水流貌。司马相如《长门赋》："左右悲而垂泪兮，涕流离而从横。"

④[2]：此条赵刻宋本六病诸篇不载，见《金匮玉函经·辨可发汗病形证治第十四》。

【译文】

凡进行发汗，需要让全身手足俱均匀出汗，出汗时应微汗连绵，持续一个时辰左右更好，不可让病人大汗淋漓。汗后如果病证不解，应当再次发汗。大汗可引发亡阳，所以阳虚的病人不能再发汗。[2]

凡服汤发汗，中病便止，不必尽剂也。[3]①

【注释】

①[3]：此条赵刻宋本六病诸篇不载，见《金匮玉函经·辨可发汗病形证治第十四》。

【译文】

大凡服汤药发汗，正合病机，显示出疗效即可停药，不需要把药完全服尽。[3]

凡云可发汗，无汤者，丸散亦可用，要以汗出为解，然不如汤随证良验。[4]①

【注释】

①[4]：此条赵刻宋本六病诸篇不载，见《金匮玉函经·辨可发汗病形证治第十四》。

【译文】

凡是诊断为可发汗的病证，如果当时没有汤药，丸药和散剂也可以服用，应当以出汗为邪解病退，但不如汤剂可以随证加减效果好。[4]

太阳病，外证未解，脉浮弱者，当以汗解，宜**桂枝汤**。方一。[5]①

桂枝三两，去皮　芍药三两　甘草二两，炙　生姜三两，切　大枣十二枚，擘

右五味，以水七升，煮取三升，去滓，温服一升，啜粥，将息如初法。

【注释】

①[5]：此条见“辨太阳病篇”第42条，方见第12条。

【译文】

太阳病，外邪引发的诸症仍在，脉象浮而稍弱的病人，应当用发汗的方法解散外邪，选用桂枝汤。方一。[5]

桂枝三两，去皮　芍药三两　甘草二两，炙　生姜三两，切　大枣十二枚，擘

以上五味药物，用水七升，煮取三升药汤，去掉药滓，温热适口服一升，再喝热稀粥，服药后调养注意事项，同前文最初讲过的方法。

脉浮而数者，可发汗，属桂枝汤证。二。用前第一方。一法用**麻黄汤**。[6]①

【注释】

①[6]：此条见“辨太阳病篇”第52条。文字略有差异。彼条作“宜麻黄汤”。

【译文】

太阳伤寒，脉浮而数，可用发汗的方法，此属桂枝汤证。二。用前第

一方。一法用麻黄汤。[6]

阳明病,脉迟,汗出多,微恶寒者,表未解也,可发汗,属桂枝汤证。三。用前第一方。[7][①]

【注释】

①[7]:此条见“辨阳明病篇”第234条。文字略有差异。彼条作“宜桂枝汤”。

【译文】

阳明病,脉迟,出汗多,轻微怕冷,这是表症未解,可用发汗法,此属桂枝汤证。三。用前第一方。[7]

夫病脉浮大[①],问病者,言但便硬耳[②]。设利者,为大逆。硬为实[③],汗出而解。何以故?脉浮当以汗解。[8][④]

【注释】

①大:在此表达脉象浮盛。

②便硬:此指大便不溏。按,此“便硬”与后文“设利者”对举,是表达大便正常的意思。

③硬为实:大便正常为表证、实证。按,因为是表证、实证,所以后文言:“汗出而解。”

④[8]:此条赵刻宋本六病诸篇不载,见《金匮玉函经·辨可发汗病形证治第十四》。

【译文】

病显脉浮而有力,询问病人大便状况,病人说大便正常。如果此病人腹泻,这是脉证不符的重证。本证大便正常,属表证、实证,发汗表证即解。这是什么原因呢？因为脉浮反映出表邪未解，所以应当用发汗法解散表邪。[8]

伤寒，其脉不弦紧而弱，弱者必渴。被火必评语。弱者，发热脉浮，解之当汗出愈。[9]①

【注释】

①[9]：此条见“辨太阳病篇”第113条。文字略有差异。

【译文】

伤寒，脉不弦紧而只显浮象，脉象只浮不紧的病人可伴见口渴。如果施用火法治疗，可引发神昏乱语。脉不弦紧只是发热脉浮的病人，解散邪热，当用发汗法，出汗则愈。[113]

病人烦热，汗出即解，又如疟状，日晡所发热者，属阳明也。脉浮虚者，当发汗，属桂枝汤证。四。用前第一方。[10]①

【注释】

①[10]：此条见“辨阳明病篇”第240条。文字略有差异。

【译文】

病人发高热，出汗表邪则解。另外一种情况是病人发热恶寒间歇发作，下午四时前后，发热更明显，这是转属阳明病的过程。如果脉浮而不大不盛，应当发汗，此属桂枝汤证。四。用前第一方。[10]

病常自汗出者，此为营气和，营气和者，外不谐，以卫气不共营气谐和故尔。以营行脉中，卫行脉外。复发其汗，营卫和则愈，属桂枝汤证。五。用前第一方。[11]①

【注释】

①[11]：此条见“辨太阳病篇”第53条。文字略有差异。彼条作“宜桂枝汤”。

【译文】

病人常常自汗，此属营气虽然正常，但卫气弱，卫外功能失调，卫气不能与营气谐和的缘故。因为营气行于脉中，卫气行于脉外。应当再给病人发汗，使营气与卫气谐和则病愈，此属桂枝汤证。五。用前第一方。[11]

病人脏无他病，时发热自汗出而不愈者，此卫气不和也。先其时发汗则愈，属桂枝汤证。六。用前第一方。[12]①

【注释】

①[12]：此条见“辨太阳病篇”第54条。文字略有差异。彼条作“宜桂枝汤”。

【译文】

病人无里证，常常发热，伴自汗出且多日不愈，此因为卫气不能正常卫外。此种状况可在病人初显发热征兆时发汗则愈，此属桂枝汤证。六。用前第一方。[12]

脉浮而紧，浮则为风，紧则为寒，风则伤卫，寒则伤营，营卫俱病，骨节烦疼，可发其汗，宜**麻黄汤**。方七。[13]①

麻黄三两，去节　桂枝二两　甘草一两，炙　杏仁七十个，去皮尖

右四味，以水八升，先煮麻黄，减二升，去上沫，内诸药，煮取二升半，去滓，温服八合，温覆取微似汗，不须啜粥，

余如桂枝将息。

【注释】

①[13]:此条文字赵刻宋本六病诸篇不载,见《辨脉法第一》第23条(无方),又见《辨不可下病脉证并治第二十》第13条。方见“辨太阳病篇”第35条。

【译文】

脉浮而紧,浮脉主风邪外袭,紧象主寒邪束表。脉浮反映出卫气伤,脉紧反映出营气伤。营与卫俱伤,病人肢节剧疼,可用发汗法,选用麻黄汤。方七。[13]

麻黄三两,去节　桂枝二两　甘草一两,炙　杏仁七十个,去皮尖

以上四味药物,用水八升,先煮麻黄,持续煮沸,减去二升,去掉浮沫,再加入其余药物,煮取二升半药汤,去掉药滓,温热适口服八合,覆盖衣物保暖,微微出汗,不须要喝粥,服药后其他调养事宜,同桂枝汤方后的注意事项。

太阳病不解,热结膀胱,其人如狂,血自下,下者愈。其外未解者,尚未可攻,当先解其外,属桂枝汤证。八。用前第一方。[14]①

【注释】

①[14]:此条见“辨太阳病篇”第106条。文字略有差异。

【译文】

太阳病不解,热势内迫下焦膀胱,病人神志迷乱如狂,如果血热并下,下后热清而病愈。如果外证未解,不可用攻下法,应当先解散外邪,此属桂枝汤证。八。用前第一方。[14]

太阳病，下之，微喘者，表未解也，宜**桂枝加厚朴杏子汤**。方九。[15][①]

桂枝三两，去皮　芍药三两　生姜三两，切　甘草二两，炙　厚朴二两，炙，去皮　杏仁五十个，去皮尖　大枣十二枚，擘

右七味，以水七升，煮取三升，去滓，温服一升。

【注释】

①[15]：此条见“辨太阳病篇”第43条。文字略有差异。彼作“桂枝加厚朴杏子汤主之”。

【译文】

太阳病，误用攻下法，病人微喘，此属表邪未解，选用桂枝加厚朴杏子汤治疗。方九。[15]

桂枝三两，去皮　芍药三两　生姜三两，切　甘草二两，炙　厚朴二两，炙，去皮　杏仁五十个，去皮尖　大枣十二枚，擘

以上七味药物，用水七升，持续煮沸，煮取三升药汤，去掉药滓，温热适口服一升。

伤寒，脉浮紧，不发汗，因致衄者，属麻黄汤证。十。用前第七方。[16][①]

【注释】

①[16]：此条见“辨太阳病篇”第55条。文字略有差异。彼条作“麻黄汤主之”。

【译文】

伤寒，脉浮紧，由于未能及时发汗，而引发鼻出血，此属麻黄汤证。十。用前第七方。[16]

阳明病，脉浮，无汗而喘者，发汗则愈，属麻黄汤证。十一。用前第七方。[17]①

【注释】

①[17]：此条见“辨阳明病篇”第235条。文字略有差异。彼条作“宜麻黄汤”。

【译文】

阳明病，脉浮，无汗且伴有喘息，发汗则可治愈，此属麻黄汤证。十一。用前第七方。[17]

太阴病，脉浮者，可发汗，属桂枝汤证。十二。用前第一方。[18]①

【注释】

①[18]：此条见“辨太阴病篇”第276条。文字略有差异。彼条作“宜桂枝汤”。

【译文】

太阴病，脉浮的病人，可发汗以温散表邪，此属桂枝汤证。十二。用前第一方。[18]

太阳病，脉浮紧，无汗发热，身疼痛，八九日不解，表证仍在，当复发汗。服汤已微除，其人发烦目瞑，剧者必衄，衄乃解。所以然者，阳气重故也。属麻黄汤证。十三。用前第七方。[19]①

【注释】

①[19]:此条见“辨太阳病篇”第46条。文字稍有差异,彼作“麻黄汤主之”。

【译文】

太阳病,脉浮紧,无汗发热,身疼痛,八九日病证仍在,表证不解,此时仍应当发汗,选用麻黄汤治疗。服药之后,如果症状略有减缓,病人发烦且两眼视物模糊,严重时可见鼻出血,鼻出血之后表证会随之消散。之所以会出现这种状况,是因为阳气郁闭得比较严重的缘故。此属麻黄汤证。十三。用前第七方。[19]

脉浮者,病在表,可发汗,属麻黄汤证。十四。用前第七方。一法用**桂枝汤**。[20]①

【注释】

①[20]:此条见“辨太阳病篇”第51条。文字稍有差异,彼作“宜麻黄汤”。

【译文】

脉浮的病人,病邪在表,可用发汗法治疗,此属麻黄汤证。十四。用前第七方。一法用桂枝汤。[20]

伤寒,不大便六七日,头痛有热者,与承气汤。其小便清者一云大便青,知不在里,续在表也,当须发汗。若头痛者,必衄。属桂枝汤证。十五。用前第一方。[21]①

【注释】

①[21]:此条见“辨太阳病篇”第56条。文字稍有差异,彼作“宜

桂枝汤”。

【译文】

伤寒,不大便六七日,头痛发热,误用承气汤。从病人小便仍清长而不黄,可以知道病不在里,仍属于表证,此应当发汗。本证头痛可能出现鼻出血。此属桂枝汤证。十五。用前第一方。[21]

下利,腹胀满,身体疼痛者,先温其里,乃攻其表。温里宜**四逆汤**,攻表宜**桂枝汤**。十六。用前第一方。[22]①

四逆汤方

甘草二两,炙　干姜一两半　附子一枚,生,去皮,破八片

右三味,以水三升,煮取一升二合,去滓,分温再服。强人可大附子一枚、干姜三两。

【注释】

①[22]:此条见“辨厥阴病篇”第372条。方见“辨太阳病篇”第92条。

【译文】

腹泻,腹部胀满,身体疼痛的病人,应当先温里寒,再解散表邪。温里选用四逆汤,解表选用桂枝汤。十六。用前第一方。[22]

四逆汤方

甘草二两,炙　干姜一两半　附子一枚,生,去皮,破八片

以上三味药物,用水三升,持续煮沸,煮取一升二合药汤,去掉药滓,温热适口分二次服。身高体格魁梧者可用大附子一枚、干姜三两。

下利后,身疼痛,清便自调者,急当救表,宜**桂枝汤**发汗。十七。用前第一方。[23]①

【注释】

①[23]:此条见“辨太阳病篇”第91条。文字有较大差异。

【译文】

腹泻之后,肢体疼痛,大便恢复正常的病人,应当先治疗身体疼痛的表证,选用桂枝汤发汗。十七。用前第一方。[23]

太阳病,头痛发热,汗出恶风寒者,属桂枝汤证。十八。用前第一方。[24]①

【注释】

①[24]:此条见“辨太阳病篇”第13条。文字稍有差异。

【译文】

太阳病,头痛发热,出汗,怕风怕冷,此属桂枝汤证。十八。用前第一方。[24]

太阳中风,阳浮而阴弱,阳浮者,热自发,阴弱者,汗自出,啬啬恶寒,淅淅恶风,翕翕发热,鼻鸣干呕者,属桂枝汤证。十九。用前第一方。[25]①

【注释】

①[25]:此条见“辨太阳病篇”第12条。文字稍有差异,彼作“桂枝汤主之”。

【译文】

太阳中风,寸脉浮尺脉弱,寸脉浮主发热,尺脉弱主出汗。病人蜷缩怕冷,身上就像有冷风吹袭一样阵阵地起鸡皮疙瘩,用手切肤触摸,肌肤微微发热。病人鼻音沉重,伴有干呕,此属桂枝汤证。十九。用前第一方。[25]

太阳病，发热汗出者，此为营弱卫强，故使汗出，欲救邪风，属桂枝汤证。二十。用前第一方。[26][①]

【注释】

①[26]：此条见“辨太阳病篇”第95条。文字稍有差异，彼作“宜桂枝汤”。

【译文】

太阳病，发热出汗，此为营气弱卫气强，所以病人自汗出，应当解散表邪，此属桂枝汤证。二十。用前第一方。[26]

太阳病，下之后，其气上冲者，属桂枝汤证。二十一。用前第一方。[27][①]

【注释】

①[27]：此条见“辨太阳病篇”第15条。文字稍有差异，彼作“可与桂枝汤”。

【译文】

太阳病，误用攻下法之后，如果病人胸腹内有气上冲的感觉，此属桂枝汤证。二十一。用前第一方。[27]

太阳病，初服**桂枝汤**，反烦不解者，先刺风池、风府，却与**桂枝汤**则愈。二十二。用前第一方。[28][①]

【注释】

①[28]:此条见“辨太阳病篇”第24条。

【译文】

太阳病,服用桂枝汤,初服一升之后,病人心烦且表证不解时,先刺风池、风府,然后再服桂枝汤则愈。二十二。用前第一方。[28]

烧针令其汗,针处被寒,核起而赤者,必发奔豚。气从少腹上撞心者,灸其核上各一壮,与**桂枝加桂汤**。方二十三。[29][①]

桂枝五两,去皮　甘草二两,炙　大枣十二枚,擘　芍药三两　生姜三两,切

右五味,以水七升,煮取三升,去滓,温服一升。本云**桂枝汤**,今加桂满五两。所以加桂者,以能泄奔豚气也。

【注释】

①[29]:此条见“辨太阳病篇”第117条。文字稍有差异。

【译文】

用烧针的方法劫迫发汗,针孔处感受寒邪,引发针孔处出现红色肿块,可发作“奔豚”。病人感到有气从少腹上冲心胸,治疗方法是在各个红色肿块上灸一个艾炷,再选用桂枝加桂汤治疗。方二十三。[29]

桂枝五两,去皮　甘草二两,炙　大枣十二枚,擘　芍药三两　生姜三两,切

以上五味药物,用水七升,持续煮沸,煮取三升,去掉药滓,温热适口服一升。底本中原是用桂枝汤,今再加桂枝满五两。所以要加重桂枝的用量,是因为桂枝能降泄从少腹上窜心胸的冲气。

太阳病,项背强几几,反汗出恶风者,宜**桂枝加葛根汤**。

方二十四。[30][①]

葛根四两　麻黄三两，去节　甘草二两，炙　芍药三两　桂枝二两　生姜三两　大枣十二枚，擘

右七味，以水一斗，煮麻黄、葛根，减二升，去上沫，内诸药，煮取三升，去滓，温服一升，覆取微似汗，不须啜粥助药力，余将息依桂枝法。注见第二卷中。

【注释】

①[30]：此条见“辨太阳病篇”第14条。文字稍有差异，“辨太阳病篇”芍药作二两。

【译文】

太阳病，虽然项与背部板滞拘紧，但出汗与恶风并见，选用桂枝加葛根汤治疗。方二十四。[30]

葛根四两　麻黄三两，去节　甘草二两，炙　芍药三两　桂枝二两　生姜三两　大枣十二枚，擘

以上七味药物，用水一斗，先煮麻黄、葛根，持续煮沸，使水减去二升，去掉浮沫，再放进桂枝、生姜、芍药、大枣，最终煮取三升，去掉药滓，温热适口服一升，覆盖衣被保暖，微微出汗，不需要喝热粥增进药力。其余注意事项同桂枝汤方后的若干要求及禁忌。

太阳病，项背强几几，无汗恶风者，属葛根汤证。二十五。用前第二十四方。[31][①]

【注释】

①[31]：此条见“辨太阳病篇”第31条。文字稍有差异。

【译文】

太阳病，项部与背部僵滞拘紧，无汗怕风，此属葛根汤证。二十五。用前第二十四方。[31]

太阳与阳明合病，必自下利，不呕者，属葛根汤证。二十六。用前方。一云用后第二十八方。[32]①

【注释】

①[32]：此条见“辨太阳病篇”第32条。文字稍有差异。

【译文】

太阳与阳明同时发病，如果腹泻而不呕吐，此属葛根汤证。二十六。用前方。一云用后第二十八方。[32]

太阳与阳明合病，不下利，但呕者，宜**葛根加半夏汤**。方二十七。[33]①

葛根四两　半夏半升，洗　大枣十二枚，擘　桂枝去皮，二两　芍药二两　甘草二两，炙　麻黄三两，去节　生姜三两

右八味，以水一斗，先煮葛根、麻黄，减二升，去上沫，内诸药，煮取三升，去滓，温服一升，覆取微似汗。

【注释】

①[33]：此条见“辨太阳病篇”第33条。文字稍有差异，彼作“葛根加半夏汤主之”，生姜作二两。

【译文】

太阳与阳明同时发病，不腹泻，只是呕吐的病人，选用葛根加半夏汤治疗。方二十七。[33]

葛根四两　半夏半升，洗　大枣十二枚，擘　桂枝去皮，二两　芍药二两　甘草二两，炙　麻黄三两，去节　生姜三两

以上八味药物，用水一斗，先煮葛根、麻黄，持续煮沸，减去二升，去掉浮沫，再加入其余的药物，煮取三升药汤，去掉药滓，温热适口服一升，覆盖衣被，使身躯微似出汗。

太阳病，桂枝证，医反下之，利遂不止，脉促者，表未解也，喘而汗出者，宜**葛根黄芩黄连汤**。方二十八。促作纵。[34]①

葛根八两　黄连三两　黄芩三两　甘草二两，炙

右四味，以水八升，先煮葛根，减二升，内诸药，煮取二升，去滓，分温再服。

【注释】

①[34]：此条见“辨太阳病篇”第34条。文字稍有差异，彼作“葛根黄芩黄连汤主之”。

【译文】

太阳病，桂枝汤证，医生反而误用攻下法，引发病人腹泻不止，脉象急促，此属表证未解，喘而出汗，选用葛根黄芩黄连汤治疗。方二十八。[34]

葛根八两　黄连三两　黄芩三两　甘草二两，炙

以上四味药物，用水八升，先煮葛根，持续煮沸，使水减去二升，再加入其余的药物，最终煮取二升，去掉药滓，温热适口分两次服。

太阳病，头痛发热，身疼腰痛，骨节疼痛，恶风无汗而喘者，属麻黄汤证。二十九。用前第七方。[35]①

【注释】

①[35]：此条见“辨太阳病篇”第35条。文字稍有差异。彼作“麻黄汤主之”。

【译文】

太阳病，头痛发热，身疼腰痛，骨节疼痛，怕风无汗而略有喘息，此属麻黄汤证。二十九。用前第七方。[35]

太阳与阳明合病，喘而胸满者，不可下，属麻黄汤证。三十。用前第七方。[36]①

【注释】

①[36]：此条见“辨太阳病篇”第36条。文字稍有差异，彼作“宜麻黄汤”。

【译文】

太阳与阳明同时发病，微喘且伴胸满，不可用攻下法，此属麻黄汤证。三十。用前第七方。[36]

太阳中风，脉浮紧，发热恶寒，身疼痛，不汗出而烦躁者，**大青龙汤**主之。若脉微弱，汗出恶风者，不可服之，服之则厥逆，筋惕肉瞤，此为逆也。**大青龙汤**。方三十一。[37]①

麻黄六两，去节　桂枝二两，去皮　杏仁四十枚，去皮尖　甘草二两，炙　石膏如鸡子大，碎　生姜三两，切　大枣十二枚，擘

右七味，以水九升，先煮麻黄，减二升，去上沫，内诸药，煮取三升，温服一升，覆取微似汗。汗出多者，温粉粉之。一服汗者，勿更服。若复服，汗出多者，亡阳遂一作逆虚，恶风烦躁，不得眠也。

【注释】

①[37]:此条见“辨太阳病篇”第38条。文字略有增减。

【译文】

太阳中风证,脉浮紧,发热恶寒,身体疼痛,无汗而烦躁,选用大青龙汤治疗。如果病人脉微弱,出汗怕风,不可服此方,若误服,则会出现肢体寒凉,筋肉抽搐,四肢挛急,此属于错误的治疗。大青龙汤。方三十一。[37]

麻黄六两,去节　桂枝二两,去皮　杏仁四十枚,去皮尖　甘草二两,炙　石膏如鸡子大,碎　生姜三两,切　大枣十二枚,擘

以上七味药物,用水九升,先煮麻黄,持续煮沸,使水减去二升,去掉浮沫,再加入其余的药物,最终煮取三升,去掉药滓,温热适口服一升,覆盖衣物,身躯微似出汗。如果出汗太多,用温粉搽敷。服一次出微汗后,不需要再服。如果再服,出汗太多引发亡阳,病人会出现阳虚征象,怕风烦躁、不得安睡。

阳明中风,脉弦浮大而短气,腹都满,胁下及心痛,久按之气不通,鼻干,不得汗,嗜卧,一身及目悉黄,小便难,有潮热,时时哕,耳前后肿,刺之小差。外不解,过十日,脉续浮者,与**小柴胡汤**。脉但浮,无余症者,与**麻黄汤**。用前第七方。不溺,腹满加哕者,不治。三十二。[38]①

小柴胡汤方

柴胡八两　黄芩三两　人参三两　甘草三两,炙　生姜三两,切　半夏半升,洗　大枣十二枚,擘

右七味,以水一斗二升,煮取六升,去滓,再煎取三升。温服一升,日三服。

【注释】

①[38]：此条见“辨阳明病篇”第231条、232条。文字稍有差异。方见“辨太阳病篇”第96条。

【译文】

阳明中风，脉弦浮大而短气，病人大腹胀满，胁下及胃脘疼痛，长时间的按摩推揉，仍胀满而不转失气，鼻孔干燥，身不出汗，喜卧，全身及眼中白睛发黄，小便量少不畅，时有烘热阵阵如潮，呃忒连连，耳前耳后肿，对这种状况选用刺法，病情会略有轻缓。病人外证不解，虽然病证已过十日，但脉仍显浮象，选用小柴胡汤治疗。如果寸口脉只显浮象，没有腹满、无尿、哕等症状，选用麻黄汤治疗。用前第七方。如果病人无尿，腹满伴呃忒连连，此属濒危重证。三十二。[38]

小柴胡汤方

柴胡八两　黄芩三两　人参三两　甘草三两，炙　生姜三两，切　半夏半升，洗　大枣十二枚，擘

以上七味药物，用水一斗二升，持续煮沸，煮取六升药汤，去掉药滓，再浓缩煎取三升。温热适口服一升，一日服三次。

太阳病，十日以去，脉浮而细，嗜卧者，外已解也。设胸满胁痛者，与**小柴胡汤**。脉但浮者，与**麻黄汤**。三十三。并用前方。[39]①

【注释】

①[39]：此条见“辨太阳病篇”第37条。文字稍有差异。

【译文】

太阳病，已经过了十日，病人脉浮细而喜躺卧，此属外邪已解。如果病人胸满，胁下疼痛，选用小柴胡汤治疗。而脉只显浮象，则选用麻黄汤治疗。三十三。并用前方。[39]

伤寒，脉浮缓，身不疼但重，乍有轻时，无少阴证者，可与**大青龙汤**发之。三十四。用前第三十一方。[40][①]

【注释】

①[40]：此条见“辨太阳病篇”第39条。文字稍有差异。

【译文】

伤寒，脉浮缓，肢体疼痛不明显、只是感到沉重，此种沉重感时有轻缓，病人无少阴病常见的阴阳两虚征象，选用大青龙汤猛力发汗。用前第三十一方。[40]

伤寒表不解，心下有水气，干呕，发热而咳，或渴，或利，或噎，或小便不利、少腹满，或喘者，宜**小青龙汤**。方三十五。[41][①]

麻黄二两，去节　芍药二两　桂枝二两，去皮　甘草二两，炙　细辛二两　五味子半升　半夏半升，洗　干姜三两

右八味，以水一斗，先煮麻黄，减二升，去上沫，内诸药，煮取三升，去滓，温服一升。若渴，去半夏，加栝楼根三两；若微利，去麻黄，加荛花如一鸡子，熬令赤色；若噎，去麻黄，加附子一枚，炮；若小便不利，少腹满，去麻黄，加茯苓四两；若喘，去麻黄，加杏仁半升，去皮尖。且荛花不治利，麻黄主喘，今此语反之，疑非仲景意。注见第三卷中。

【注释】

①[41]：此条见“辨太阳病篇”第40条。文字稍有差异，彼作“小青龙汤主之”，麻黄、芍药、细辛、桂枝、甘草各作三两。

【译文】

伤寒表证不解，胸脘部有“水气”，证见干呕，发热咳嗽，病人或口渴，或腹泻，或咽部噎塞不利，或小便量少且少腹满，或喘息，选用小青龙汤治疗。方三十五。[41]

麻黄二两，去节　芍药二两　桂枝二两，去皮　甘草二两，炙　细辛二两　五味子半升　半夏半升，洗　干姜三两

以上八味药物，用水一斗，先煮麻黄，持续煮沸，使水减去二升，去掉浮沫，再加入其余的药物，最终煮取三升，去掉药滓，温热适口服一升。如果口渴，去掉半夏，加栝楼根三两；如果微有腹泻，去掉麻黄，加如鸡蛋大小并炒成暗红色的荛花；如果咽部噎塞，则去掉麻黄，加一枚炮附子；如果小便量少，少腹满，去掉麻黄，加茯苓四两；如果病人喘息，则去掉麻黄，加杏仁半升去皮尖。此处荛花原本并不治腹泻，麻黄原本是治喘的主药，这里有关荛花与麻黄加减的说法与此正相反，因此怀疑这不是仲景的本意。注见第三卷中。

伤寒，心下有水气，咳而微喘，发热不渴。服汤已渴者，此寒去欲解也。属小青龙汤证。三十六。用前方。[42][①]

【注释】

①[42]：此条见“辨太阳病篇”第41条。文字稍有差异。

【译文】

伤寒，胸脘下有“水气”，病人咳嗽微喘，发热但口不渴。如果服小青龙汤之后出现口渴，这是水寒邪气消散，病证将要痊愈的征象。此属小青龙汤证。三十六。用前方。[42]

中风，往来寒热，伤寒五六日以后，胸胁苦满，嘿嘿不欲饮食，烦心喜呕，或胸中烦而不呕，或渴，或腹中痛，或胁下

痞硬，或心下悸、小便不利，或不渴、身有微热，或咳者，属小柴胡汤证。三十七。用前第三十二方。[43][①]

【注释】

①[43]：此条见“辨太阳病篇”第96条。文字稍有差异，彼作“小柴胡汤主之”。

【译文】

中风，发热恶寒与发热不恶寒交替出现，或伤寒五六日之后，证见胸胁胀满难忍，病人表情冷漠，不愿意进食，恶心欲呕，或者胸中烦躁而不呕，或者口渴，或者腹部疼痛，或者两胁胀满不舒，触之而略有硬感，或者自觉心慌、心下跳动不安并伴小便量少不畅，或者病人不渴、躯体微有发热，或者咳嗽，此属小柴胡汤证。三十七。用前第三十二方。[43]

伤寒四五日，身热恶风，颈项强，胁下满，手足温而渴者，属小柴胡汤证。三十八。用前第三十二方。[44][①]

【注释】

①[44]：此条见“辨太阳病篇”第99条。文字稍有差异，彼作“小柴胡汤主之”。

【译文】

伤寒四五日，病人肢体发热怕风，颈项僵滞而不柔和，胁下胀满，手足温和且伴有口渴，此属小柴胡汤证。三十八。用前第三十二方。[44]

伤寒六七日，发热，微恶寒，支节烦疼，微呕，心下支结，外证未去者，**柴胡桂枝汤**主之。方三十九。[45][①]

柴胡四两　黄芩一两半　人参一两半　桂枝一两半，去皮

生姜一两半，切　半夏二合半，洗　芍药一两半　大枣六枚，擘　甘草一两，炙

右九味，以水六升，煮取三升，去滓，温服一升，日三服。本云**人参汤**，作如桂枝法；加半夏、柴胡、黄芩，如柴胡法。今著人参，作半剂。

【注释】

①[45]：此条见“辨太阳病篇”第146条。方后注文字略有不同。

【译文】

伤寒六七日，病人发热，微微恶寒，四肢关节疼痛严重，伴有轻微恶心呕吐，胃脘部撑胀满闷，表证仍在，选用柴胡桂枝汤治疗。方三十九。[45]

柴胡四两　黄芩一两半　人参一两半　桂枝一两半，去皮　生姜一两半，切　半夏二合半，洗　芍药一两半　大枣六枚，擘　甘草一两，炙

以上九味药物，用水六升，持续煮沸，煮取三升药汤，去掉药滓，温热适口服一升，一日服三次。底本中讲原是人参汤，参考桂枝汤的思路与方法；加半夏、柴胡、黄芩，是又参考了柴胡汤的思路与方法。今加人参，是小柴胡汤与桂枝汤各作半剂的合方。

少阴病，得之二三日，**麻黄附子甘草汤**微发汗。以二三日无证，故微发汗也。四十。[46][①]

麻黄二两，去根节　甘草二两，炙　附子一枚，炮，去皮，破八片

右三味，以水七升，先煮麻黄一二沸，去上沫，内诸药，煮取二升半，去滓，温服八合，日三服。

【注释】

①[46]:此条见“辨少阴病篇”第302条。方后注文字略有不同,彼作“煮取三升”。

【译文】

少阴病,得之二三日,选用麻黄附子甘草汤轻微发汗。因为发病后,虽已过二三日,但里证不明显,所以给病人轻微发汗。四十。[46]

麻黄二两,去根节　甘草二两,炙　附子一枚,炮,去皮,破八片

以上三味药物,用水七升,先煮麻黄一二沸,去掉浮沫,加入其余的药物,再煮取二升半药汤,去掉药滓,温热适口服八合,一日服三次。

脉浮,小便不利,微热,消渴者,与**五苓散**,利小便发汗。四十一。[47][①]

猪苓十八铢,去皮　茯苓十八铢　白术十八铢　泽泻一两六铢　桂枝半两,去皮

右五味,捣为散。以白饮和服方寸匕,日三服。多饮暖水,汗出愈。

【注释】

①[47]:此条见“辨太阳病篇”第71条。文字稍有差异,彼作“五苓散主之”。

【译文】

病人脉象显浮,小便量少,微微发热,严重口渴,选用五苓散,利小便发汗。四十一。[47]

猪苓十八铢,去皮　茯苓十八铢　白术十八铢　泽泻一两六铢　桂枝半两,去皮

以上五味药物,捣细为散。用米汤或白水调和一方寸匕的量,一日服三次。多喝热水,病人出汗则愈。

卷第八

辨发汗后病脉证并治第十七

合二十五法，方二十四首

【题解】

本篇在赵刻宋本《伤寒论》中无序号，为阅读与检索方便，本书以原文自然段落为依据，单独编列序号，计三十三条。

本篇把六病诸篇中曾经论述过的有关“发汗后”出现的相关症状或变证的条文重集编辑，重列治疗方药，篇中计收“辨太阳病篇”二十五条，“辨阳明病篇”六条，“辨厥阴病篇”一条，《金匮玉函经》一条。罗列出“发汗后”出现的变证，如：汗出遂漏不止，烦不解，寒热形似疟一日再发，烦渴不解，汗出而喘，心下悸欲得按，脐下悸欲作奔豚，腹胀满，小便不利、消渴，身瞤动、振振欲擗地，心下痞，蒸蒸发热，厥逆恶寒等症状，体现出“观其脉症，知犯何逆，随证治之”的辨治精神。

太阳病，发汗，遂漏不止，恶风，小便难，四肢急，难以屈伸者，属**桂枝加附子汤**。第一。六味。前有八病证。(9)

太阳病，服**桂枝汤**，烦不解，先刺风池、风府，却与**桂枝汤**。第二。五味。(10)

服**桂枝汤**，汗出，脉洪大者，与**桂枝汤**。若形似疟，一日再发

者，属**桂枝二麻黄一汤**。第三。七味。（11）

服**桂枝汤**，汗出后，烦渴不解，脉洪大者，属**白虎加人参汤**。第四。五味。（12）

伤寒脉浮，自汗出，小便数，心烦，恶寒，脚挛急，与桂枝攻表，得之便厥，咽干，烦躁，吐逆，作**甘草干姜汤**；厥愈，更作**芍药甘草汤**，其脚即伸；若胃气不和，与调胃承气汤；若重发汗，加烧针者，与**四逆汤**。第五。**甘草干姜汤**、**芍药甘草汤**并二味。**调胃承气汤**、**四逆汤**并三味。（13）

太阳病，脉浮紧，无汗发热，身疼，八九日不解，服汤已，发烦，必衄，宜**麻黄汤**。第六。四味。（14）

伤寒，发汗已解，半日复烦，脉浮数者，属桂枝汤证。第七。用前第二方。（15）

发汗后，身疼，脉沉迟者，属**桂枝加芍药生姜各一两人参三两新加汤**。第八。六味。（16）

发汗后，不可行**桂枝汤**，汗出而喘，无大热者，可与**麻黄杏子甘草石膏汤**。第九。四味。（17）

发汗过多，其人叉手自冒心，心下悸，欲得按者，属**桂枝甘草汤**。第十。二味。（18）

发汗后，脐下悸，欲作奔豚，属**茯苓桂枝甘草大枣汤**。第十一。四味，甘烂水法附。（19）

发汗后，腹胀满者，属**厚朴生姜半夏甘草人参汤**。第十二。五味。（20）

发汗，病不解，反恶寒者，虚也，属**芍药甘草附子汤**。第十三。三味。（21）

发汗后，不恶寒，但热者，实也，当和胃气，属调胃承气汤证。十四。用前第五方。（22）

太阳病，发汗后，大汗出，胃中干，烦躁不得眠。若脉浮，小便不利，渴者，属**五苓散**。第十五。五味。（23）

发汗已，脉浮数，烦渴者，属五苓散证。第十六。用前第十五方。（24）

伤寒，汗出而渴者，宜**五苓散**；不渴者，属**茯苓甘草汤**。第十七。四味。（25）

太阳病，发汗不解，发热，心悸，头眩，身瞤动，欲擗一作僻地者，属**真武汤**。第十八。五味。（26）

伤寒，汗出解之后，胃中不和，心下痞，干噫，腹中雷鸣下利者，属**生姜泻心汤**。第十九。八味。（27）

伤寒，汗出不解，心中痞，呕吐下利者，属**大柴胡汤**。第二十。八味。（28）

阳明病，自汗，若发其汗，小便自利，虽硬不可攻，须自欲大便，宜**蜜煎**，若土瓜根、猪胆汁为导。第二十一。**蜜煎**一味，猪胆方二味。（29）

太阳病三日，发汗不解，蒸蒸发热者，属调胃承气汤证。第二十二。用前第五方。（30）

大汗出，热不去，内拘急，四肢疼，又下利、厥逆恶寒者，属**四逆汤**证。第二十三。用前第五方。（31）

发汗后不解，腹满痛者，急下之，宜**大承气汤**。第二十四。四味。（32）

发汗多，亡阳谵语者，不可下，与**柴胡桂枝汤**和其营卫，后自

愈。第二十五。九味。(33)

二阳并病,太阳初得病时,发其汗,汗先出不彻,因转属阳明,续自微汗出,不恶寒。若太阳病证不罢者,不可下,下之为逆,如此可小发汗。设面色缘缘正赤者,阳气怫郁在表,当解之熏之。若发汗不彻,不足言,阳气怫郁不得越,当汗不汗,其人烦躁,不知痛处,乍在腹中,乍在四肢,按之不可得,其人短气但坐,以汗出不彻故也,更发汗则愈。何以知汗出不彻?以脉涩故知也。[1]①

【注释】

①[1]:此条见“辨太阳病篇”第48条。烦躁,彼条作“躁烦”。

【译文】

太阳与阳明并病,太阳发病初期,曾用过发汗法,因为发汗不透彻,引发了由太阳病转变为阳明病的过程,继而出现微微自汗、不恶寒症状。如果太阳病证仍在,不可以用攻下法,此时用攻下法是错误的治疗,这种状况可以用轻缓的发汗法。如果病人满脸赤红,此属阳气郁滞在肤表,应当用汤药发汗或用熏法发汗以疏散郁滞肤表的阳气。如果发汗不透彻,达不到解散表邪的目的,阳气依然郁滞肤表,此本应当发汗而未能及时发汗,引发病人烦躁、心神不宁,病人讲不清楚哪里不舒服,一会儿是腹痛,一会儿是四肢不适,触摸又找不到具体部位,病人喘息短气不得卧,只能端坐,这是因为发汗不透彻而引发的,此时应当再发汗则愈。怎么知道是出汗不透彻呢?因为脉象滞涩,所以知道啊。[1]

未持脉时,病人叉手自冒心,师因教试令咳而不即咳者,此必两耳聋无闻也。所以然者,以重发汗,虚故如此。[2]①

【注释】

①[2]:此条见“辨太阳病篇”第75条。

【译文】

还未诊脉的时候,看到病人双手交叉着按抚在胸脘部位,先生试探着让病人咳嗽几声,但病人没有反应,此可能是病人两耳聋没有听见。所以会出现这种状况,这是因为发汗太过,阳虚的缘故。[2]

发汗后,饮水多必喘,以水灌之亦喘。[3]①

【注释】

①[3]:此条见“辨太阳病篇”第75条。

【译文】

发汗之后,饮水太多会引发喘证,用水淋灌也会引发喘证。[3]

发汗后,水药不得入口为逆,若更发汗,必吐下不止。[4]①

【注释】

①[4]:此条见“辨太阳病篇”第76条。

【译文】

发汗之后,水与药入口即吐,此属治疗不当,如果再次发汗,可能引发呕吐与腹泻交作不止。[4]

阳明病,本自汗出,医更重发汗,病已差,尚微烦不了了者,必大便硬故也。以亡津液,胃中干燥,故令大便硬。当问小便日几行,若本小便日三四行,今日再行,故知大便不久出。今为小便数少，以津液当还入胃中，故知不久必大便也。[5][①]

【注释】

①[5]：此条见“辨阳明病篇”第203条。

【译文】

阳明病，原本是表证自汗，医生反而又发其汗，病人恶寒虽然已解，但还有微微烦躁，此有可能是肠燥的缘故。因为发汗耗伤津液，肠道干燥，所以会引发大便干硬。医生应当问病人一日小便几次，如果原本一日小便三四次，现今一日二次，从中可以知道病人不久大便可下。现今小便次数减少，是因为津液回还肠中，所以知道病人大便很快就可以通畅。[5]

发汗多，若重发汗者，亡其阳；谵语，脉短者死，脉自和者不死。[6][①]

【注释】

①[6]：此条见“辨阳明病篇”第211条。

【译文】

发汗过多，如果用重剂大发汗，耗散阳气；病人神志不清、声高妄言，脉来短绌，此属濒危重证，如果脉来和缓，尚属生机未灭。[6]

伤寒发汗已，身目为黄，所以然者，以寒湿一作温在里，不解故也。以为不可下也，于寒湿中求之。[7][①]

【注释】

①[7]：此条见“辨阳明病篇”第259条。

【译文】

伤寒发汗之后，身躯皮肤与眼内白睛发黄，所以如此，是因为寒湿郁滞在里不解的缘故。这种状况不可以用攻下法，应当从寒湿的机理中寻求治疗大法。[7]

病人有寒，复发汗，胃中冷，必吐蛔。[8]①

【注释】

①[8]：此条见“辨太阳病篇”第89条。

【译文】

病人有阴寒痼冷的征象，反而发汗，引发胃中虚寒，病人有可能出现吐蛔现象。[8]

太阳病，发汗，遂漏不止，其人恶风，小便难，四肢微急，难以屈伸者，属**桂枝加附子汤**。方一。[9]①

桂枝三两，去皮　芍药三两　甘草二两，炙　生姜三两，切　大枣十二枚，擘　附子一枚，炮

右六味，以水七升，煮取三升，去滓，温服一升。本云**桂枝汤**，今加附子。

【注释】

①[9]：此条见“辨太阳病篇”第20条。文字稍有差异，彼作“桂枝加附子汤主之”，甘草作三两。

【译文】

太阳病，发汗过程中，出汗不止，病人恶风，小便量少不畅，四肢轻微痉挛，屈伸不利，选用桂枝加附子汤治疗。方一。[9]

桂枝三两，去皮　芍药三两　甘草二两，炙　生姜三两，切　大枣十二枚，擘　附子一枚，炮

以上六味药物，用水七升，持续煮沸，煮取三升药汤，去掉药滓，温热适口服一升。底本中是桂枝汤，今加附子。

太阳病，初服**桂枝汤**，反烦不解者，先刺风池、风府，却与**桂枝汤**则愈。方二。[10]①

桂枝三两，去皮　芍药三两　生姜三两，切　甘草二两，炙　大枣十二枚，擘

右五味，以水七升，煮取三升，去滓，温服一升。须臾啜热稀粥一升，以助药力。

【注释】

①[10]：此条见“辨太阳病篇”第24条。

【译文】

太阳病，服用桂枝汤，第一次服一升之后，病人心烦且表证不解时，先刺风池、风府，然后再服用桂枝汤则愈。方二。[10]

桂枝三两，去皮　芍药三两　生姜三两，切　甘草二两，炙　大枣十二枚，擘

以上五味药物，用水七升，持续煮沸，煮取三升药汤，去掉药滓，温热适口服一升。略待一会儿，喝热稀粥一升，以增强药力。

服**桂枝汤**，大汗出，脉洪大者，与**桂枝汤**如前法。若形似疟，一日再发者，汗出必解，属**桂枝二麻黄一汤**。方三。[11]①

桂枝一两十七铢　芍药一两六铢　麻黄一十六铢，去节　生

姜一两六铢　杏仁十六个，去皮尖　甘草一两二铢，炙　大枣五枚，擘

右七味，以水五升，先煮麻黄一二沸，去上沫，内诸药，煮取二升，去滓，温服一升，日再服。本云**桂枝汤**二分，**麻黄汤**一分，合为二升，分再服。今合为一方。

【注释】

①［11］：此条见“辨太阳病篇”第25条。文字稍有差异，彼作“宜桂枝二麻黄一汤”。

【译文】

病人服桂枝汤，汗出淋沥，虽然脉显洪大，如果太阳中风表证仍在，仍应当再服用桂枝汤，服用方法依第12条方后注的要求。如果病人阵阵发热恶寒，一日发作两次，发汗则解，选用桂枝二麻黄一汤。方三。［11］

桂枝一两十七铢　芍药一两六铢　麻黄一十六铢，去节　生姜一两六铢　杏仁十六个，去皮尖　甘草一两二铢，炙　大枣五枚，擘

以上七味药物，用水五升，先煮麻黄一二个滚开，去掉浮沫，再加入其余的药物，持续煮沸，煮取二升药汤，去掉药滓，温热适口服一升，一日服二次。底本中是用桂枝汤二份，麻黄汤一份，合并为二升，分两次服。今合为一方。

服**桂枝汤**，大汗出后，大烦渴不解，脉洪大者，属**白虎加人参汤**。方四。［12］①

知母六两　石膏一斤，碎，绵裹　甘草二两，炙　粳米六合　人参二两

右五味，以水一斗，煮米熟汤成，去滓，温服一升，日三服。

【注释】

①[12]：此条见"辨太阳病篇"第26条。文字稍有差异，彼作"白虎加人参汤主之"，人参作三两。

【译文】

服桂枝汤，汗不得法，出现出汗如水流漓之后，口渴，饮不解渴，脉显洪大，选用白虎加人参汤。方四。[12]

知母六两　石膏一斤，碎，绵裹　甘草二两，炙　粳米六合　人参二两

以上五味药物，用水一斗，粳米煮熟则药汤煎成，去掉药滓，温热适口服一升，一日服三次。

伤寒脉浮，自汗出，小便数，心烦，微恶寒，脚挛急，反与桂枝欲攻其表，此误也；得之便厥，咽中干，烦躁，吐逆者，作**甘草干姜汤**与之，以复其阳；若厥愈足温者，更作**芍药甘草汤**与之，其脚即伸；若胃气不和，谵语者，少与**调胃承气汤**；若重发汗，复加烧针者，与**四逆汤**。五。[13][①]

甘草干姜汤方

甘草四两，炙　干姜二两

右二味，以水三升，煮取一升五合，去滓，分温再服。

芍药甘草汤方

白芍药四两　甘草四两，炙

右二味，以水三升，煮取一升五合，去滓，分温再服。

调胃承气汤方

大黄四两，去皮，清酒洗　甘草二两，炙　芒硝半升

右三味，以水三升，煮取一升，去滓，内芒硝，更上微火煮令沸。少少温服之。

四逆汤方

甘草二两，炙　干姜一两半　附子一枚，生用，去皮，破八片

右三味，以水三升，煮取一升二合，去滓，分温再服。强人可大附子一枚，干姜三两。

【注释】

①[13]：此条见“辨太阳病篇”第29条。按，白芍药，《金匮玉函经》卷七作“芍药”，是。《神农本草经》中，芍药不分赤、白。故“白”字当衍于后世。

【译文】

病人患伤寒，脉浮，出汗，小便频数，心烦，略微怕冷，两小腿拘急不舒，反用桂枝汤发汗解肌，此属于误治；服汤后即手足寒冷，咽喉干燥，心烦不安，伴有呕吐，服用甘草干姜汤，以恢复阳气；服汤后如果手足温和，再服芍药甘草汤，病人的小腿拘急即可缓解；如果胃气不和，病人神志不清且胡言乱语，则选用少量的调胃承气汤；如果用重剂发汗，并又加用烧针，必出大汗，此时需服四逆汤回阳。五。[13]

甘草干姜汤方

甘草四两，炙　干姜二两

以上二味药物，用水三升，持续煮沸，煮取一升五合，去掉药滓，温热适口分两次服。

芍药甘草汤方

白芍药四两　甘草四两，炙

以上二味药物，用水三升，持续煮沸，煮取一升五合，去掉药滓，温热适口分两次服。

调胃承气汤方

大黄四两，去皮，清酒洗　甘草二两，炙　芒硝半升

以上三味药物，用水三升，持续煮沸，煮取一升，去掉药滓，加入芒硝，再微火煮沸。温热适口少量缓缓服。

四逆汤方

甘草二两，炙　干姜一两半　附子一枚，生用，去皮，破八片

以上三味药物，用水三升，持续煮沸，煮取一升二合，去掉药滓，温热适口分两次服。身高体格魁梧的人用大附子一枚，干姜可用三两。

太阳病，脉浮紧，无汗发热，身疼痛，八九日不解，表证仍在，此当复发汗。服汤已微除，其人发烦目瞑，剧者必衄，衄乃解。所以然者，阳气重故也。宜**麻黄汤**。方六。[14]①

麻黄三两，去节　桂枝二两，去皮　甘草一两，炙　杏仁七十个，去皮尖

右四味，以水九升，先煮麻黄，减二升，去上沫，内诸药，煮取二升半，去滓，温服八合，覆取微似汗，不须啜粥。

【注释】

①[14]：此条见“辨太阳病篇”第46条。文字稍有差异，彼作“麻黄汤主之”。方见第35条。

【译文】

太阳病，脉象浮紧，无汗发热，肢体疼痛，八九日病证仍在，表证不解，此种情况仍应当发汗，选用麻黄汤治疗。服麻黄汤之后，症状略有减缓，病人出现心烦且两眼视物模糊，严重时可见鼻出血，鼻出血之后表证随之消散。之所以会出现这种状况，是因为阳气郁闭比较严重的缘故。方六。[14]

麻黄三两，去节　桂枝二两，去皮　甘草一两，炙　杏仁七十个，去皮尖

以上四味药物，用九升水，先煮麻黄，持续煮沸，使水减去二升，去掉浮沫，再加入其余的药物，最终煮取二升半，去掉药滓，温热适口服八合。覆盖衣被保暖，微微发汗，不需要喝粥。

伤寒，发汗已解，半日许复烦，脉浮数者，可更发汗，属桂枝汤证。七。用前第二方。[15]①

【注释】

①[15]：此条见“辨太阳病篇”第57条。文字稍有差异，彼作“宜桂枝汤”。

【译文】

伤寒，发汗后，表证已解，时过半日又感到烦热，病人脉显浮数，可以再次发汗，此属桂枝汤证。七。用前第二方。[15]

发汗后，身疼痛，脉沉迟者，属**桂枝加芍药生姜各一两人参三两新加汤**。方八。[16]①

桂枝三两，去皮　芍药四两　生姜四两　甘草二两，炙　人参三两　大枣十二枚，擘

右六味，以水一斗二升，煮取三升，去滓，温服一升。本云**桂枝汤**，今加芍药、生姜、人参。

【注释】

①[16]：此条见“辨太阳病篇”第62条。文字稍有差异，彼作“桂枝加芍药生姜各一两人参三两新加汤主之”。

【译文】

发汗之后，肢体疼痛，脉显沉迟，选用桂枝加芍药生姜各一两人参三两新加汤。方八。[16]

桂枝三两，去皮　芍药四两　生姜四两　甘草二两，炙　人参三两　大枣十二枚，擘

以上六味药物，用水一斗二升，持续煮沸，煮取三升药汤，去掉药滓，温热适口服一升。底本中是用桂枝汤，今加芍药、生姜、人参。

发汗后，不可更行**桂枝汤**，汗出而喘，无大热者，可与**麻黄杏子甘草石膏汤**。方九。[17][①]

麻黄四两，去节　杏仁五十个，去皮尖　甘草二两，炙　石膏半斤，碎

右四味，以水七升，先煮麻黄，减二升，去上沫，内诸药，煮取二升，去滓，温服一升，本云黄耳杯。

【注释】

①[17]：此条见“辨太阳病篇”第63条。

【译文】

发汗后，出汗而喘，发热略有轻缓的病人，不可再用桂枝汤，可选用麻黄杏仁甘草石膏汤。方九。[17]

麻黄四两，去节　杏仁五十个，去皮尖　甘草二两，炙　石膏半斤，碎

以上四味药物，用七升水，先煮麻黄，持续煮沸，使水减去二升，去掉浮沫，再加入其余的药物，最终煮取二升，去掉药滓，温热适口服一升。底本中是服一黄耳杯的量。

发汗过多，其人叉手自冒心，心下悸，欲得按者，属**桂枝**

甘草汤。方十。[18][①]

桂枝二两，去皮　甘草二两，炙

右二味，以水三升，煮取一升，去滓，顿服。

【注释】

①[18]：此条见"辨太阳病篇"第64条。文字稍有差异，彼作"桂枝甘草汤主之"，桂枝作四两。

【译文】

发汗过多，病人两手交叉抚按胸脘部，胸脘部跳动不安，用手抚按可缓解心中不宁，选用桂枝甘草汤治疗。方十。[18]

桂枝二两，去皮　甘草二两，炙

以上二味药物，用水三升，煮取一升药汤，去掉药滓，一次服尽。

发汗后，其人脐下悸者，欲作奔豚，属**茯苓桂枝甘草大枣汤**。方十一。[19][①]

茯苓半斤　桂枝四两，去皮　甘草一两，炙　大枣十五枚，擘

右四味，以甘烂水一斗，先煮茯苓，减二升，内诸药，煮取三升，去滓，温服一升，日三服。

作甘烂水法：取水二斗，置大盆内，以杓扬之，水上有珠子五六千颗相逐，取用之。

【注释】

①[19]：此条见"辨太阳病篇"第65条。文字稍有差异，彼作"茯苓桂枝甘草大枣汤主之"，甘草作二两。

【译文】

发汗后，病人脐下有跳动不安的感觉，这是有发作"奔豚"的征兆，

选用茯苓桂枝甘草大枣汤治疗。方十一。[19]

茯苓半斤　桂枝四两，去皮　甘草一两，炙　大枣十五枚，擘

以上四味药物，用甘烂水一斗，先煮茯苓，持续煮沸，使水减去二升，加入其余的药物，再煮取三升药汤，去掉药滓，温热适口服一升，一日服三次。

做甘烂水的方法：取水二斗，放置大盆内，用杓扬水，使水流转产生五六千颗水珠波澜相逐，此起彼落。取用此水煮药。

发汗后，腹胀满者，属**厚朴生姜半夏甘草人参汤**。方十二。[20]①

厚朴半斤，炙　生姜半斤　半夏半升，洗　甘草二两，炙　人参一两

右五味，以水一斗，煮取三升，去滓，温服一升，日三服。

【注释】

①[20]：此条见“辨太阳病篇”第66条。文字稍有差异，彼作“厚朴生姜半夏甘草人参汤主之”。

【译文】

发汗后，腹部胀满的病人，选用厚朴生姜半夏甘草人参汤治疗。方十二。[20]

厚朴半斤，炙　生姜半斤　半夏半升，洗　甘草二两，炙　人参一两

以上五味药物，用水一斗，持续煮沸，煮取三升药汤，去掉药滓，温热适口服一升，一日服三次。

发汗，病不解，反恶寒者，虚故也，属**芍药甘草附子汤**。方十三。[21]①

芍药三两　甘草三两　附子一枚，炮，去皮，破六片

右三味，以水三升，煮取一升二合，去滓，分温三服。疑非仲景方。

【注释】

①[21]：此条见"辨太阳病篇"第68条。文字稍有差异，彼作"芍药甘草附子汤主之"，"以水五升，煮取一升五合"。

【译文】

发汗，不仅病证不解，反而更加怕冷，此属阴阳俱虚，选用芍药甘草附子汤治疗。方十三。[21]

芍药三两　甘草三两　附子一枚，炮，去皮，破六片

以上三味药物，用水三升，持续煮沸，煮取一升二合药汤，去掉药滓，温热适口分三次服。怀疑此不是仲景方。

发汗后，恶寒者，虚故也。不恶寒，但热者，实也，当和胃气，属调胃承气汤证。十四。用前第五方，一法用**小承气汤**。[22]①

【注释】

①[22]：此条见"辨太阳病篇"第70条。文字稍有差异，彼作"与调胃承气汤"。

【译文】

发汗后，病人怕冷，这是阳气虚的缘故。如果病人不怕冷，只是发热，这是胃肠中有实热，应当调和胃气，此属调胃承气汤证。十四。用前第五方，一法用小承气汤。[22]

太阳病，发汗后，大汗出，胃中干，烦躁不得眠，欲得饮

水者，少少与饮之，令胃气和则愈。若脉浮，小便不利，微热，消渴者，属**五苓散**。方十五。[23][①]

猪苓十八铢，去皮　泽泻一两六铢　白术十八铢　茯苓十八铢　桂枝半两，去皮

右五味，捣为散。以白饮和服方寸匕，日三服。多饮暖水，汗出愈。

【注释】

①[23]：此条见“辨太阳病篇”第71条。文字稍有差异，彼作“五苓散主之”。

【译文】

太阳病，发汗之后，出汗太多，胃干口渴，烦躁不得安卧，如果病人想喝水，只能给予极少量的水缓缓地喝，使胃气逐渐调和，则病证可愈。如果病人脉象显浮，小便量少，微微发热，严重口渴，选用五苓散治疗。方十五。[23]

猪苓十八铢，去皮　泽泻一两六铢　白术十八铢　茯苓十八铢　桂枝半两，去皮

以上五味药物，捣细为散。用米汤调和，服一方寸匕的量，一日服三次。多喝热水，出汗则愈。

发汗已，脉浮数，烦渴者，属五苓散证。十六。用前第十五方。[24][①]

【注释】

①[24]：此条见“辨太阳病篇”第72条。文字稍有差异，彼作“五苓散主之”。

【译文】

发汗之后，脉显浮数，病人口渴严重，此属五苓散证。十六。用前第十五方。[24]

伤寒，汗出而渴者，宜**五苓散**；不渴者，属**茯苓甘草汤**。方十七。[25][①]

茯苓二两　桂枝二两　甘草一两，炙　生姜一两

右四味，以水四升，煮取二升，去滓，分温三服。

【注释】

①[25]：此条见"辨太阳病篇"第73条。文字稍有差异，彼作"五苓散主之""茯苓甘草汤主之"，生姜作三两。

【译文】

伤寒，出汗伴见口渴，选用五苓散治疗；出汗而口不渴的病人，则选用茯苓甘草汤治疗。方十七。[25]

茯苓二两　桂枝二两　甘草一两，炙　生姜一两

以上四味药物，用水四升，持续煮沸，煮取二升药汤，去掉药滓，温热适口分三次服。

太阳病发汗，汗出不解，其人仍发热，心下悸，头眩，身瞤动，振振欲擗一作僻地者，属**真武汤**。方十八。[26][①]

茯苓三两　芍药三两　生姜三两，切　附子一枚，炮，去皮，破八片　白术二两

右五味，以水八升，煮取三升，去滓，温服七合，日三服。

【注释】

①[26]:此条见“辨太阳病篇”第82条。文字稍有差异,彼作“真武汤主之”。

【译文】

太阳病发汗后,虽然出汗,但病证不愈,病人仍然发热,自感心慌不安,头晕目眩,肢体肌肉颤动,站立不稳,摇动欲倒,选用真武汤治疗。方十八。[26]

茯苓三两　芍药三两　生姜三两,切　附子一枚,炮,去皮,破八片　白术二两

以上五味药物,用水八升,持续煮沸,煮取三升药汤,去掉药滓,温热适口服七合,一日服三次。

伤寒,汗出解之后,胃中不和,心下痞硬,干噫食臭,胁下有水气,腹中雷鸣下利者,属**生姜泻心汤**。方十九。[27][①]

生姜四两　甘草三两,炙　人参三两　干姜一两　黄芩三两　半夏半升,洗　黄连一两　大枣十二枚,擘

右八味,以水一斗,煮取六升,去滓,再煎取三升。温服一升,日三服。**生姜泻心汤**,本云**理中人参黄芩汤**去桂枝、术,加黄连,并泻肝法。

【注释】

①[27]:此条“辨太阳病篇”第157条。文字稍有差异,彼作“生姜泻心汤主之”。

【译文】

伤寒,出汗表邪解散之后,胃中不适,胃脘部满闷堵塞,触按略有抵抗感,病人嗝气腐臭,胁下有气过水声,腹中沥沥肠鸣伴有腹泻,选用生

姜泻心汤治疗。方十九。[27]

生姜四两　甘草三两，炙　人参三两　干姜一两　黄芩三两　半夏半升，洗　黄连一两　大枣十二枚，擘

以上八味药物，用水一斗，持续煮沸，煮取六升药汤，去掉药滓，再煎煮浓缩为三升。温热适口服一升，一日服三次。关于生姜泻心汤，底本中是理中人参黄芩汤去桂枝、白术，加黄连，其中寓涵有泻肝的思路。

伤寒发热，汗出不解，心中痞硬，呕吐而下利者，属**大柴胡汤**。方二十。[28]①

柴胡半斤　枳实四枚，炙　生姜五两　黄芩三两　芍药三两　半夏半升，洗　大枣十二枚，擘

右七味，以水一斗二升，煮取六升，去滓，再煎取三升。温服一升，日三服。一方加大黄二两，若不加，恐不名**大柴胡汤**。

【注释】

①[28]：此条见"辨太阳病篇"第165条。文字稍有差异，彼作"大柴胡汤主之"。大柴胡汤见第136条。

【译文】

伤寒发热，发汗后，发热仍然不解，伴见胃脘部满闷堵塞，触按时略有抵抗感，呕吐且腹泻，选用大柴胡汤治疗。方二十。[28]

柴胡半斤　枳实四枚，炙　生姜五两　黄芩三两　芍药三两　半夏半升，洗　大枣十二枚，擘

以上七味药物，用水一斗二升，持续煮沸，煮取六升药汤，去掉药滓，再浓缩煎取三升。温热适口服一升，一日服三次。另有传本，此方中有大黄二两，如果不加大黄，恐不能称为大柴胡汤。

阳明病，自汗出，若发汗，小便自利者，此为津液内竭，虽硬不可攻之，须自欲大便，宜蜜煎导而通之。若土瓜根及大猪胆汁，皆可为导。二十一。[29]①

蜜煎方

食蜜七合

右一味，于铜器内，微火煎，当须凝如饴状，搅之勿令焦著，欲可丸，并手捻作挺，令头锐，大如指许，长二寸。当热时急作，冷则硬。以内谷道中，以手急抱，欲大便时乃去之。疑非仲景意，已试甚良。

又，大猪胆一枚，泻汁，和少许法醋，以灌谷道内，如一食顷，当大便出宿食恶物，甚效。

【注释】

①[29]：此条见“辨阳明病篇”第233条。文字稍有差异。

【译文】

阳明病，原本自汗出，如果再发汗，尽管病人小便仍正常，因为发汗会暂时耗伤津液，此时大便即使干硬，也不可用峻攻之法，应当在病人自觉有便意时，选用蜜煎栓剂导出硬便。或者选用土瓜根以及大猪胆汁纳入肛内，这些方法都可以导出硬便。二十一。[29]

蜜煎方

食蜜七合

以上一味药物，置于铜器内，微火煎熬，当食蜜浓缩黏稠时，搅拌食蜜，避免焦糊，在将可以团成丸的时候，双手捻做条状栓形，一头稍锐细，大小如手指，长二寸左右。务必趁热时急做，如果食蜜稍冷则变硬。把它放入肛内，用手紧紧地扶持着，当病人有大便的急迫感时去掉。怀疑此法不是仲景原意，但已经试过，效果良好。

又，选大猪胆一枚，泻去部分胆汁，加入少许法醋调和，灌入肛内，大约一顿饭时间，会有糟粕、恶臭粪便排出，效果甚好。

太阳病三日，发汗不解，蒸蒸发热者，属胃也，属调胃承气汤证。二十二。用前第五方。[30][①]

【注释】

①[30]：此条见“辨阳明病篇”第248条。文字稍有差异，彼作“调胃承气汤主之”。

【译文】

太阳病三日，虽发汗但病证仍未痊愈，病人热势蒸腾，这是病势已由太阳转属为阳明，此属调胃承气汤证。二十二。用前第五方。[30]

大汗出，热不去，内拘急，四肢疼，又下利、厥逆而恶寒者，属四逆汤证。二十三。用前第五方。[31][①]

【注释】

①[31]：此条见“辨厥阴病篇”第353条。文字稍有差异，彼作“四逆汤主之”。

【译文】

出大汗之后，身热仍不退，病人脘腹内挛急疼痛，四肢疼痛，伴有腹泻、肢体寒凉、身躯怕冷，此属四逆汤证。二十三。用前第五方。[31]

发汗后不解，腹满痛者，急下之，宜**大承气汤**。方二十四。[32][①]

大黄四两，酒洗　厚朴半斤，炙　枳实五枚，炙　芒硝三合

右四味，以水一斗，先煮二物，取五升，内大黄，更煮取二升，去滓，内芒硝，更一二沸。分再服。得利者，止后服。

【注释】

①[32]：此条见“辨阳明病篇”第254条。文字稍有差异。

【译文】

发汗而病证不愈，病人腹满痛剧，急需峻下，选用大承气汤。方二十四。[32]

大黄四两，酒洗　厚朴半斤，炙　枳实五枚，炙　芒硝三合

以上四味药物，用水一斗，先煮厚朴、枳实，持续煮沸，煮取五升药汤，加入大黄再煮取二升，去掉药滓，加入芒硝，煮一二沸。温热适口分二次服，如果大便畅利，剩下的药不再服用。

发汗多，亡阳谵语者[①]，不可下，与**柴胡桂枝汤**，和其营卫，以通津液，后自愈[②]。方二十五。[33][③]

柴胡四两　桂枝一两半，去皮　黄芩一两半　芍药一两半　生姜一两半　大枣六个，擘　人参一两半　半夏二合半，洗　甘草一两，炙

右九味，以水六升，煮取三升，去滓，温服一升，日三服。

【注释】

①亡阳：此指亡津液。

②后自愈：逐渐自愈。后，此处指逐渐、缓慢。

③[33]：此条赵刻宋本六病诸篇不载，见《金匮玉函经·辨发汗吐下后病形证治第十九》。

【译文】

发汗过多，耗伤津液，病人神志不清，语言混乱，不可用攻下法，选用柴胡桂枝汤治疗，调和营卫，布达津液，逐渐自愈。方二十五。[33]

柴胡四两　桂枝一两半，去皮　黄芩一两半　芍药一两半　生姜一两半　大枣六个，擘　人参一两半　半夏二合半，洗　甘草一两，炙

以上九味药物，用水六升，持续煮沸，煮取三升药汤，去掉药滓，温热适口服一升，一日服三次。

辨不可吐第十八

合四证

【题解】

本篇在赵刻宋本《伤寒论》中无序号，为阅读与检索方便，本书以原文自然段落为依据，单独编列序号。

本篇只有四条，分别见于“辨太阳病篇”“辨少阴病篇”以及《脉经》。这些条目强调诸四逆厥者、膈上有寒饮“不可吐”，指出误吐后的变证等情况。

太阳病，当恶寒发热，今自汗出，反不恶寒发热，关上脉细数者，以医吐之过也。若得病一二日吐之者，腹中饥，口不能食；三四日吐之者，不喜糜粥①，欲食冷食，朝食暮吐，以医吐之所致也。此为小逆。[1]②

【注释】

①糜：粥。

②[1]：此条见“辨太阳病篇”第120条。文字稍有差异。

【译文】

太阳病，应当恶寒发热，现今病人自汗出，反而不恶寒发热，寸口脉只显关上细数，此属医生误用吐法引发的变证。如果发病一二日误用吐法，病人腹内虽有饥饿感，但不愿进食；如果发病三四日误用吐法，病人不愿食热粥，而喜欢吃冷食，并且早上吃的食物到了晚上就会呕吐出来。这是医生误用吐法所引发的坏病。对比而言，此属于误治的轻微变证。[1]

太阳病吐之，但太阳病当恶寒，今反不恶寒，不欲近衣者，此为吐之内烦也。[2]①

【注释】

①[2]：此条见“辨太阳病篇”第121条。

【译文】

太阳病误用吐法，大凡太阳病本当恶寒，现今病人反而不恶寒，且不欲添加衣服，此是因为误用吐法之后，病人伤津化燥化热，因热生烦。[2]

少阴病，饮食入口则吐，心中温温欲吐，复不能吐。始得之，手足寒，脉弦迟者，此胸中实，不可下也。若膈上有寒饮，干呕者，不可吐也，当温之。[3]①

【注释】

①[3]：此条见“辨少阴病篇”第324条。

【译文】

少阴病，进食后即呕吐，胃脘内泛泛恶心欲吐，但是又吐不出来。如果发病初始，即手足寒凉，脉显弦迟，此属胸内痰涎壅遏，不可攻下，应当用吐法。如果属膈上寒饮停聚，干呕，此不可涌吐，只能用温法。[3]

诸四逆厥者，不可吐之，虚家亦然。[4]①

【注释】

①[4]：此条见“辨厥阴病篇”第330条。吐，作“下”。

【译文】

各种因虚寒引发四肢寒凉的病人，不可用吐法，身体虚弱一类的病人也同样如此。[4]

辨可吐第十九

合二法，五证

【题解】

本篇在赵刻宋本《伤寒论》中无序号，为阅读与检索方便，本书以原文自然段落为依据，单独编列序号。

本篇只有七条，分别见于“辨太阳病篇”“辨少阴病篇”“辨厥阴病篇”及《金匮玉函经》，指出“吐法”是春三月的基本治法，病在上的各种实证可选用吐法。凡用吐法，应当中病便止。

大法，春宜吐。[1]①

【注释】

①[1]：此条赵刻宋本六病诸篇不载，见《金匮玉函经·辨可吐病形证治第十六》。

【译文】

在最基本的治疗法则中，春三月感受外邪时，如有可吐之征，可顺应春季阳气升发之势，放手选用吐法。

凡用吐汤，中病便止，不必尽剂也。[2]①

【注释】

①[2]:此条赵刻宋本六病诸篇不载,见《金匮玉函经·辨可吐病形证治第十六》。

【译文】

凡是运用涌吐的方药,服药后取得涌吐的效果即停药,不必把药完全服尽。[2]

病如桂枝证,头不痛,项不强,寸脉微浮,胸中痞硬,气上撞咽喉不得息者,此为有寒,当吐之。一云,此以内有久痰,宜吐之。[3][①]

【注释】

①[3]:此条见"辨太阳病篇"第166条。文字稍有差异。

【译文】

病证的表现有如桂枝汤证,但头不痛,颈项部也没有板滞感,寸脉略微显浮,胸脘满闷堵塞,触按时略有抵抗感,病人自感胸中有气上逆冲击咽喉,呼吸不畅,这是因为胸中停聚寒痰水饮,应当用吐法治疗。一云,这种情况是因为内有累积的痰饮,应该吐出来。[3]

病胸上诸实一作寒[①],胸中郁郁而痛,不能食,欲使人按之[②],而反有涎唾[③],下利日十余行。其脉反迟,寸口脉微滑[④],此可吐之,吐之利则止。[4][⑤]

【注释】

①诸实:此指病人胸中有胀、闷、塞、满等自觉症状。

②按:抚摸,按摩。此指用手在病人胸上轻力推抚、揉摩。

③反：反复，重复。引申为连绵不断。

④寸口脉：此指寸脉。

⑤[4]：此条赵刻宋本六病诸篇不载，见《金匮玉函经·辨可吐病形证治第十六》。

【译文】

病人胸有胀、闷、塞、满等感觉，胸中隐隐作痛，不欲进食，喜欢别人用手在胸腹轻力推抚、揉摩，病人连绵不断地涌吐黏涎唾液，腹泻一日十多次。脉显迟象，寸脉微滑，此证可用吐法，吐后腹泻则止。[4]

少阴病，饮食入口则吐，心中温温欲吐，复不能吐者，宜吐之。[5]①

【注释】

①[5]：此条见“辨少阴病篇”第324条。文字有删节。

【译文】

少阴病，进食后即呕吐，胃脘内泛泛恶心欲吐，但是又吐不出来，应当选用吐法。[5]

宿食在上管者①，当吐之。[6]②

【注释】

①上管：《金匮玉函经·辨可吐病形证治第十六》作“上脘”。管，通“脘”。

②[6]：此条赵刻宋本六病诸篇不载，见《金匮玉函经·辨可吐病形证治第十六》。

【译文】

宿食停在上脘，应当选用吐法。[6]

病手足逆冷，脉乍结，以客气在胸中，心下满而烦，欲食不能食者，病在胸中，当吐之。[7]①

【注释】

①[7]：此条见“辨厥阴病篇”第355条。文字稍有差异，“脉乍结”作“脉乍紧”。

【译文】

病人手足寒凉，脉来乍紧乍疏，此属邪结在胸膈胃脘，病人胃脘胀满而恶心，虽有饥饿感，但不能进食，此属痰涎结在胸膈胃脘，应当选用吐法。[7]

卷第九

辨不可下病脉证并治第二十

合四法，方六首

【题解】

本篇在赵刻宋本《伤寒论》中无序号，为阅读与检索方便，本书以原文自然段落为依据，单独编列序号，计四十六条。

本篇把“辨太阳病篇”“辨阳明病篇”“辨太阴病篇”“辨少阴病篇”“辨厥阴病篇”等以及《金匮玉函经》中有关论述“不可用攻下法”的条文重集编辑，重列相关方药，约计“辨太阳病篇”九条，“辨阳明病篇”七条，“辨太阴病篇”一条，“辨少阴病篇”二条，“辨厥阴病篇”三条，《金匮玉函经》二十四条。指出表证未解、阳虚里寒、气虚无血、脐周动悸、咽中闭塞、津液内竭、心下痞硬等，都不可用攻下法。特别列出小承气汤属“和之”之法。

阳明病，潮热，大便微硬，与**大承气汤**；若不大便六七日，恐有燥屎，与**小承气汤**和之。第一。大承气四味。小承气三味。前有四十病证。（41）

伤寒中风，反下之，心下痞，医复下之，痞益甚，属**甘草泻心汤**。第二。六味。（42）

下利脉大者，虚也，以强下之也。设脉浮革，肠鸣者，属**当归四逆汤**。第三。七味。下有阳明病二证。（43）

阳明病，汗自出，若发汗，小便利，津液内竭，虽硬不可攻，须自大便，宜蜜煎，若土瓜根、猪胆汁导之。第四。蜜煎一味。猪胆汁二味。（46）

脉濡而弱，弱反在关，濡反在巅①。微反在上②，涩反在下③。微则阳气不足，涩则无血。阳气反微，中风汗出，而反躁烦；涩则无血，厥而且寒。阳微则不可下，下之则心下痞硬。[1]④

【注释】

①“脉濡而弱”以下几句：见《辨不可发汗病脉证并治第十五》篇第5条、第12条及本篇第9条、第10条。按，此讲关脉凸显弱濡的机理。浮沉两取均显细软无力，此属胃气虚馁。

②上：此指寸脉。

③下：此指尺脉。

④[1]：此条赵刻宋本六病诸篇不载，见《金匮玉函经·辨不可下病形证治第十七》。“弱反在关，濡反在巅”一语，“弱”“濡”倒错反转。

【译文】

脉濡而弱，沉取弱脉凸显在关部，浮取濡脉凸显在关部。微脉凸显在寸部，涩脉凸显在尺部。寸脉微主阳气不足，尺脉涩主阴血亏损。阳气虚会引发中风出汗，且伴明显烦躁；尺脉涩主血虚，会引发手足凉且恶寒。阳气虚衰则不可用攻下法，如果误用攻下法则会引发胃脘塞闷，触按时会有轻微的抵触感。[1]

动气在右[1]，不可下。下之则津液内竭，咽燥鼻干，头眩心悸也。[2][2]

【注释】

①动气在右：脐右有跳动感。语出《难经·十六难》："假令得肺脉，其外证：面白，善嚏，悲愁不乐，欲哭；其内证：脐右有动气，按之牢若痛；其病：喘咳，洒淅寒热。有是者肺也，无是者非也。"按，"动气在右"一语，见《辨不可发汗病脉证并治第十五》篇第6条，其机理相同。

②[2]：此条赵刻宋本六病诸篇不载，见《金匮玉函经·辨不可下病形证治第十七》。

【译文】

在脐右有跳动感，不可用攻下法。误用攻下法则津液耗竭，咽鼻干燥，头眩心慌不安。[2]

动气在左[1]，不可下。下之则腹内拘急，食不下，动气更剧，虽有身热，卧则欲蜷。[3][2]

【注释】

①动气在左：脐左有跳动感。语出《难经·十六难》："假令得肝脉，其外证：善洁，面青，善怒；其内证：脐左有动气，按之牢若痛；其病：四肢满，闭癃，溲便难，转筋。有是者肝也，无是者非也。"按，"动气在左"一语，见《辨不可发汗病脉证并治第十五》篇第7条，其机理相同。

②[3]：此条赵刻宋本六病诸篇不载，见《金匮玉函经·辨不可下病形证治第十七》。

【译文】

在脐左有跳动感，不可用攻下法。误用攻下法则腹内拘挛而疼痛，不欲进食，脐左跳动感加剧，虽然身躯发热，但卧床欲蜷缩。[3]

动气在上①，不可下。下之则掌握热烦②，身上浮冷③，热汗自泄，欲得水自灌。[4]④

【注释】

①动气在上：脐上有跳动感。语出《难经·十六难》："假令得心脉，其外证：面赤，口干，喜笑；其内证：脐上有动气，按之牢若痛；其病：烦心，心痛，掌中热而啘。有是者心也，无是者非也。"按，"动气在上"一语，见《辨不可发汗病脉证并治第十五》篇第8条，其机理相同。

②掌握热烦：手心特别热。掌握，手心。热烦，极热。烦，表达热的程度。

③浮冷：肌肤阵阵毛耸洒洒冷感。浮，不固定的意思。引申为时间短暂，暂时。

④[4]：此条赵刻宋本六病诸篇不载，见《金匮玉函经·辨不可下病形证治第十七》。

【译文】

在脐上有跳动感，不可用攻下法。误用攻下法则手心灼热，肢体阵阵毛耸寒凉，虚热自汗，病人欲用水淋洒。[4]

动气在下①，不可下。下之则腹胀满，卒起头眩②，食则下清谷，心下痞也。[5]③

【注释】

①动气在下：脐下有跳动感。语出《难经·十六难》："假令得肾脉，其外证：面黑，善恐欠；其内证：脐下有动气，按之牢若痛；其病：逆气，小腹急痛，泄如下重，足胫寒而逆。有是者肾也，无是者非也。"按，"动气在下"一语，见《辨不可发汗病脉证并治第十五》篇第9条，其机理相同。

②卒起：突然站立。卒，突然。

③[5]：此条赵刻宋本六病诸篇不载，见《金匮玉函经·辨不可下病形证治第十七》。

【译文】

在脐下有跳动感，不可用攻下法。误用攻下法则腹部胀满，如果突然站立，会引发头晕目眩，进食则腹泻不消化食物，胃脘满闷。[5]

咽中闭塞①，不可下。下之则上轻下重②，水浆不下，卧则欲蜷，身急痛③，下利日数十行。[6]④

【注释】

①咽中闭塞：此语见《辨不可发汗病脉证并治第十五》篇第10条。彼处为"不可汗"，此处为"不可下"。

②上轻：此指病人头眩的感觉。下重：此指病人下利滞坠的感觉。

③急：此是紧缩的意思。

④[6]：此条赵刻宋本六病诸篇不载，见《金匮玉函经·辨不可下病形证治第十七》。

【译文】

咽喉滞塞不利，不可用攻下法，如果误用攻下法，则会引发头眩与腹泻重坠不爽，病人喝不下汤水，卧床欲蜷缩，身躯拘紧疼痛，腹泻一日数十次。[6]

诸外实者①，不可下。下之则发微热，亡脉厥者②，当齐握热③。[7]④

【注释】

①诸外实者：此泛指外邪在表。

②亡脉：此指脉搏由浮显而变化为隐而不显。亡，隐匿的意思。

③当齐握热：脐中有热感。就像用手掌捂盖肚脐，使脐内有热感那样。当齐：齐中。齐，"脐"之本字。握，通"捂"，遮盖的意思。又，掌心曰"握"。

④[7]：此条赵刻宋本六病诸篇不载，见《金匮玉函经·辨不可下病形证治第十七》。

【译文】

表证未解的各种证候，不可用攻下法。如果误用攻下法，则会使原来的发热变化为微微发热，脉象由原来的浮变化为不浮，虽然手足寒凉，但腹部肚脐处却有热感。[7]

诸虚者，不可下。下之则大渴①，求水者，易愈；恶水者，剧。[8]②

【注释】

①下之则大渴：此处大渴欲饮，反映出虽经误用攻下法，但胃气未绝。

②[8]：此条赵刻宋本六病诸篇不载，见《金匮玉函经·辨不可下病形证治第十七》。

【译文】

各种虚损证候，不可用攻下法。用攻下法后如果病人大渴，欲饮水，此属有胃气，容易治愈；如果病人厌恶饮水，此属胃气衰败，其证难治。[8]

脉濡而弱，弱反在关，濡反在巅[①]。弦反在上，微反在下。弦为阳运，微为阴寒，上实下虚，意欲得温。微弦为虚[②]，虚者不可下也。微则为咳，咳则吐涎[③]。下之则咳止，而利因不休，利不休，则胸中如虫啮[④]。粥入则出，小便不利，两胁拘急，喘息为难，颈背相引，臂则不仁，极寒反汗出，身冷若冰，眼睛不慧，语言不休。而谷气多入，此为除中亦云消中，口虽欲言，舌不得前。[9][⑤]

【注释】

①“脉濡而弱”以下几句：见《辨不可发汗病脉证并治第十五》篇第5条、第12条和本篇第1条、第10条。

②微弦：此指寸脉微、尺脉弦。

③微则为咳，咳则吐涎：此属自注句，文意上承前文“微为阴寒”。

④啮（niè）：咬。

⑤[9]：此条赵刻宋本六病诸篇不载，见《金匮玉函经·辨不可下病形证治第十七》。

【译文】

脉濡而弱，沉取弱脉凸显在关部，浮取濡脉凸显在寸部。弦脉凸显在寸部，微脉凸显在尺部。寸脉弦，主阳气布达运行流转；尺脉微，主阳气虚馁，阴寒凝聚。此属上实下虚，病人喜温暖。尺脉微、寸脉弦，此属以虚为主，虚实夹杂，不可用攻下法。尺脉微，反映寒饮内停，所以表现出咳吐涎沫。如果误用攻下法，虽可顿挫上逆的气机，使咳涎在短时间内停止，但因痰饮未除，气机逆乱，引发腹泻不休。因腹泻不止，又引发气陷饮滞胸胁，症见胸内有如虫咬那样的疼感。病人食粥即吐，小便量少不畅，伴两胁拘紧不舒，气息不利，呼吸困难，引颈抬肩，臂膊麻木，虽沉寒痼冷却见出汗，病人身冷如冰，视物不清，呢喃自语，喋喋不休。病人此状态下食量大增，此属除中，口虽欲言，但舌僵声喑不能出。[9]

脉濡而弱，弱反在关，濡反在巅①。浮反在上②，数反在下③。浮为阳虚，数为无血④。浮为虚，数生热。浮为虚，自汗出而恶寒；数为痛，振而寒栗。微弱在关，胸下为急⑤，喘汗而不得呼吸，呼吸之中，痛在于胁，振寒相搏，形如疟状。医反下之，故令脉数发热，狂走见鬼，心下为痞，小便淋漓，少腹甚硬，小便则尿血也。[10]⑥

【注释】

①"脉濡而弱"以下几句：见《辨不可发汗病脉证并治第十五》篇第5条、第12条和本篇第1条、第9条。

②上：此指寸脉。

③下：此指尺脉。

④无血：此泛指阴虚血少。

⑤胸下为急：胸脘懑闷，呼吸窘迫。急，此指紧缩、懑闷、窘迫感。

⑥[10]：此条赵刻宋本六病诸篇不载，见《金匮玉函经·辨不可下病形证治第十七》。

【译文】

脉象濡而弱，沉取弱脉凸显在关部，浮取濡脉凸显在寸部。寸脉显浮，尺脉显数。寸脉浮反映出虚阳外越之象，尺脉数则主阴虚血少。脉浮主阳虚，脉数主血虚气浮生热。因为脉浮主阳虚，所以病人自汗出而恶寒；因为脉数主血虚气浮，所以病人身疼痛，寒栗而振。关脉微弱，伴见胸脘懑闷窘迫，喘而出汗，呼吸不畅，一呼一吸引胁疼痛，病人时时振寒，发作如疟状。医生反误用攻下法，所以引发病人脉数发热，神志恍惚，疾走似狂，幻觉幻视如见鬼状，且伴见胃脘满闷不舒，如果小便淋漓，少腹硬满，则可见血尿。[10]

脉濡而紧，濡则卫气微，紧则营中寒。阳微卫中风，发热而恶寒。营紧胃气冷，微呕心内烦[1]。医谓有大热，解肌而发汗。亡阳虚烦躁，心下苦痞坚，表里俱虚竭，卒起而头眩，客热在皮肤，怅快不得眠[2]。不知胃气冷，紧寒在关元[3]，技巧无所施，汲水灌其身[4]。客热应时罢，栗栗而振寒，重被而覆之[5]，汗出而冒巅[6]，体惕而又振，小便为微难。寒气因水发，清谷不容间[7]，呕变反肠出[8]，颠倒不得安[9]，手足为微逆，身冷而内烦，迟欲从后救[10]，安可复追还[11]！ [11][12]

【注释】

①微呕心内烦：胃脘轻微的恶心欲呕。心，此处指胃脘。烦，恶心的意思。

②怅快：不痛快，不快乐。

③关元：本属任脉穴位，位在脐下三寸。此处泛指下焦。

④汲（jí）：从井里打水。

⑤重被而覆之：厚厚地覆盖。重，厚。被，盖。覆，遮盖的意思。

⑥冒巅：厚盖遮蒙头部。冒，盖蒙。巅，头部。

⑦容：允许。间：间隔的意思。此处引申为暂停。

⑧反肠：这里表达呕吐情况严重，就像肠胃被倾倒出来的感觉。

⑨颠倒：重复，反反复复的意思。此处引申为折腾。

⑩后救：救治迟了。后，迟的意思。

⑪安可复追还：怎么可能追回亡阳而挽救啊。安，表示疑问。

⑫[11]：此条赵刻宋本六病诸篇不载，见《金匮玉函经·辨不可下病形证治第十七》。

【译文】

轻按脉濡，略重取脉紧，濡脉的病机是卫气微弱，紧脉的病机是营气受到寒邪外袭。卫气虚感受外邪，表现为发热恶寒。营气感受寒邪，则脉紧寒凝，病人胃中冷，症见轻微的恶心欲呕。医生认为此是表有大热，误用解肌发汗法。由此引发虚阳外亡，病人烦躁不宁，胃脘满闷不舒而有硬感，此属表里俱虚弱衰竭；病人突然站立起来就会感到头晕目眩，肤表发热，心中闷闷不乐，难以入睡。医生不知道此病人胃中虚寒，下焦凝寒固冷，感到束手无策，于是采用寒凉的井水浇灌病人的身躯。浇灌之后，表热虽然立即退去，但肢体寒栗而振，病人厚厚地覆盖着衣物，一边身躯自汗不已，一边身蜷颤抖不止，小便略有不畅。病人的寒气是因为用井水浇灌而引发的，所以连续不间断的腹泻，呕吐非常严重，就像是肠胃倾倒出来那样的感觉，病情反反复复地折腾，不得安宁。病人手足微凉，身躯寒冷，心绪烦乱，这时如果迟疑、犹豫，延误救治，怎么可能追回亡阳而得以挽救啊！［11］

脉浮而大①，浮为气实②，大为血虚。血虚为无阴。孤阳独下阴部者③，小便当赤而难，胞中当虚④。今反小便利而大汗出⑤，法应卫家当微，今反更实⑥。津液四射⑦，营竭血尽，干烦而不眠⑧，血薄肉消，而成暴一云黑液⑨。医复以毒药攻其胃⑩，此为重虚⑪，客阳去有期⑫，必下如污泥而死。［12］⑬

【注释】

①脉浮为大：此指脉浮而中空的芤象。

②气实：此处是指阳盛卫强。

③孤阳：此指阳盛。与前文的“无阴”相对应，属对比而言。阴部：

此指下焦。

④胞中当虚：此泛指膀胱尿少。

⑤小便利：此指小便正常的意思，是与前文小便“赤而难”对比而言。

⑥更实：此指阳盛。承接前文“浮为气实”。

⑦津液四射：此指阳盛迫津，大汗出。

⑧干烦：无缘无故地心烦。干，无故而然的意思。

⑨暴液：形容形体急剧枯瘦。暴，急骤。液，消融，溶化。

⑩毒药：峻烈药。

⑪重（chóng）虚：虚上加虚。

⑫客阳：此指邪热。

⑬[12]：此条赵刻宋本六病诸篇不载，见《金匮玉函经·辨不可下病形证治第十七》。

【译文】

脉浮而中空，浮象反映出阳盛卫强，芤象反映出血虚。血虚属阴气亏损。如果阳热盛于下焦，小便本应当赤涩或疼，膀胱中尿少。现今反见小便正常而出大汗，按常理应属卫虚不固，但此却不是卫气虚，而是阳气盛，迫津外越，营血亏竭。病人无缘无故地心烦不眠，肌肉消瘦，形体急剧枯槁。医生又用峻烈药攻伐胃肠，此属虚上加虚，阳气随邪热去而消亡，病人泻下黏稠如污泥的溏便而死。[12]

脉浮而紧，浮则为风，紧则为寒。风则伤卫，寒则伤营，营卫俱病，骨节烦疼，当发其汗，而不可下也。[13]①

【注释】

①[13]：此条赵刻宋本六病诸篇不载，见本书《辨脉法第一》第23条，《辨可发汗病脉证并治第十六》第13条，又见《金匮玉函经·辨可发汗病形证治第十四》。文字略有差异。

【译文】

脉浮而紧，浮象主风邪外袭，紧象主寒邪束表。脉浮反映出卫伤，脉紧反映出营伤，营与卫俱伤，病人骨节剧疼，应当用发汗法治疗，而不可用攻下法。[13]

趺阳脉迟而缓，胃气如经也。趺阳脉浮而数，浮则伤胃，数则动脾，此非本病，医特下之所为也。营卫内陷，其数先微，脉反但浮，其人必大便硬，气噫而除，何以言之？本以数脉动脾，其数先微，故知脾气不治。大便硬，气噫而除。今脉反浮，其数改微，邪气独留，心中则饥，邪热不杀谷，潮热发渴，数脉当迟缓，脉因前后度数如法，病者则饥，数脉不时，则生恶疮也。[14]①

【注释】

①[14]：此条赵刻宋本六病诸篇不载，见本书《辨脉法第一》第24条，又见《金匮玉函经·辨不可下病形证治第十七》。

【译文】

趺阳脉迟而缓，反映出胃气正常。趺阳脉浮而数，浮是因为胃气受损，数反映出脾运异常，这不是原发证候，而是医生误用攻下法后的变证。误用攻下法后营卫表证内陷，脉象由正常的迟而缓变化为微数之中凸显微浮之象，如果病人大便干结腹满，嗳气可使腹满暂时舒缓，这其中是什么道理呢？原来是误治后伤脾，脉象由迟而缓变化为略显数象，继而由微数变化为数，从中可以看出脾受损严重。病人大便干结腹胀满，通过嗳气可以缓解。现今病人脉象比原来更浮、更数，反映出邪热壅聚胃肠的病机，胃内虽有饥饿感，但食则不化，证见潮热、口渴，数脉逐渐由数变为不数，由不数而逐渐趋向迟而缓，重新达到胃气如经的状态，这是一个过程。脉象正常,病机解除了,病人不仅有饥饿感而且能进食。如果病人持续显示数脉,可能引发恶疮。[14]

脉数者,久数不止①,止则邪结,正气不能复,正气却结于脏②。故邪气浮之,与皮毛相得。脉数者不可下,下之必烦,利不止。[15]③

【注释】

①久数不止:此指持续的脉数。按,由持续的“数”而变为“不数”,即所谓“数止”。

②“止则邪结”以下几句:属自注句,是对“脉数者,久数不止”一语的解释。复,返,回归。此处引申为收复、战胜。却,退。脏,此泛指“里”。

③[15]:此条赵刻宋本六病诸篇不载,见《金匮玉函经·辨不可下病形证治第十七》。

【译文】

持续的数脉反映出邪气浮于表,如果脉由数变为不数,则反映出邪进而结,正气不能驱邪,正气退却而踞于里。因此邪气仍束于表,踞于皮毛之间。因为脉数主表,所以不可用攻下法,如果误用攻下法,能引发烦躁与腹泻不止。[15]

少阴病,脉微,不可发汗,亡阳故也。阳已虚,尺中弱涩者,复不可下之。[16]①

【注释】

①[16]:此条见“辨少阴病篇”第286条。

【译文】

少阴病，脉来微弱，不可用发汗法，这是因为阳气已经大衰的缘故。阳气已经虚衰，病人尺脉弱涩，更不可用攻下法。[16]

脉浮大①，应发汗；医反下之，此为大逆也。[17]②

【注释】

①脉浮大：此表述脉象浮而有力。

②[17]：此条赵刻宋本六病诸篇不载，见《金匮玉函经·辨不可下病形证治第十七》。

【译文】

脉浮而有力，应当发汗；医生反用攻下法，这是严重的错误啊。[17]

脉浮而大，心下反硬，有热，属脏者，攻之，不令发汗。属腑者，不令溲数，溲数则大便硬。汗多则热愈，汗少则便难。脉迟，尚未可攻。[18]①

【注释】

①[18]：此条赵刻宋本六病诸篇不载，见《辨脉法第一》第26条。又见《金匮玉函经·辨不可下病形证治第十七》。

【译文】

病人脉浮而大，胃脘部凸显硬满感，此是邪热郁积。如果证候属里偏深，可用清除积热的方法，不宜发汗。如果证候属外偏浅，不宜用渗利小便的方法，因为利尿能引发大便干结。此应当发汗，汗出透彻，则热退身凉而愈；如果发汗不透彻，里热里实更加结聚，必大便干硬难排。腑证、外证热邪仍外连于表，表邪未净，即使脉迟，也不可用攻伐方法。[18]

二阳并病，太阳初得病时，而发其汗，汗先出不彻，因转属阳明，续自微汗出，不恶寒。若太阳证不罢者，不可下，下之为逆。[19]①

【注释】

①[19]：此条见“辨太阳病篇”第48条。文字有差异。

【译文】

太阳与阳明并病，初得太阳病的时候，曾经用过发汗法，因为发汗不透彻，所以由太阳病转变为阳明病，病人继而出现微微自汗，不恶寒。如果太阳病证仍在，不可以用攻下法，此时用攻下法是错误的治疗方式。[19]

结胸证，脉浮大者，不可下，下之即死。[20]①

【注释】

①[20]：此条见“辨太阳病篇”第132条。文字有差异。

【译文】

结胸证，脉象浮大，不可用攻下法，如果误用攻下法会导致病情加重或死亡。[20]

太阳与阳明合病，喘而胸满者，不可下。[21]①

【注释】

①[21]：此条见“辨太阳病篇”第36条。文字有差异。

【译文】

太阳与阳明同时发病，微喘而伴胸满，不可用攻下法。[21]

太阳与少阳合病者，心下硬，颈项强而眩者，不可下。[22]①

【注释】

①[22]：此条见“辨太阳病篇”第171条。文字有差异。

【译文】

太阳病未罢又发少阳病，病人胃脘部满闷，触按略有抵触感，颈项僵滞且伴有视物昏花，不可用攻下法。[22]

诸四逆厥者，不可下之，虚家亦然。[23]①

【注释】

①[23]：此条见“辨厥阴病篇”第330条。

【译文】

各种因虚寒引发的四肢寒凉，不可用攻下法，身体虚弱一类的病人也同样如此。[23]

病欲吐者，不可下。[24]①

【注释】

①[24]：此条赵刻宋本六病诸篇不载，见《金匮玉函经·辨不可下病形证治第十七》。

【译文】

病人时时欲呕，不可妄用攻下法。[24]

太阳病，有外证未解，不可下，下之为逆。[25]①

【注释】

①[25]:此条见“辨太阳病篇”第44条。文字有差异。

【译文】

太阳病,外邪引发的诸症仍在,不可以用攻下法,攻下法是错误的治疗方式。[25]

病发于阳,而反下之,热入因作结胸;病发于阴,而反下之,因作痞。[26]①

【注释】

①[26]:此条见“辨太阳病篇”第131条。文字有差异。

【译文】

病发于发热恶寒的阳证,反用攻下法,邪热内陷而引发为结胸证;病发于无热恶寒的阴证,反用攻下法,只能引发痞证而不可能形成结胸证。[26]

病脉浮而紧,而复下之,紧反入里,则作痞。[27]①

【注释】

①[27]:此条见“辨太阳病篇”第151条。文字有差异。

【译文】

发病脉浮而紧,医生反误用攻下法,病人脉象由“紧”而变化为“不紧”,则会引发“痞”证。[27]

夫病阳多者热①,下之则硬。[28]②

【注释】

①阳多：阳盛。

②[28]：此条赵刻宋本六病诸篇不载，见《金匮玉函经·辨不可下病形证治第十七》。

【译文】

凡是因阳盛而发的病，如果属无形弥漫邪热，用攻下法会伤津而引发大便干硬。[28]

本虚，攻其热必哕。[29]①

【注释】

①[29]：此条见“辨阳明病篇”第194条。

【译文】

如果病人原本胃阳不足，而妄泄其热，会引发呃忒频作。[29]

无阳阴强①，大便硬者，下之必清谷腹满。[30]②

【注释】

①无阳阴强：此表述阳极虚、阴过盛。

②[30]：此条赵刻宋本六病诸篇不载，见《金匮玉函经·辨不可下病形证治第十七》。

【译文】

阳极虚、阴过盛的病人，即使大便干硬，也不能用攻下法，误用攻下法会引发腹泻腹满，泻下不消化的食物。[30]

太阴之为病，腹满而吐，食不下，自利益甚，时腹自痛。

下之,必胸下结硬。[31][①]

【注释】

①[31]:此条见“辨太阴病篇”第273条。文字稍有差异。

【译文】

太阴病,典型表现是腹满,呕吐,不欲食,腹泻日渐加重,时时腹痛隐隐。如果误用攻下法,可出现胃脘痞塞硬满。[31]

厥阴之为病,消渴,气上撞心,心中疼热,饥而不欲食,食则吐蛔,下之利不止。[32][①]

【注释】

①[32]:此条见“辨厥阴病篇”第326条。

【译文】

厥阴病,典型表现是口干思饮,饮不解渴,病人自感有气自下而上顶撞胃脘,阵阵发作,且胃中有热辣灼疼感,虽然感到饥饿,但不愿进食,如果勉强进食,偶有吐蛔虫的现象。此证候若用攻下法,则腹泻不止。[32]

少阴病,饮食入口则吐,心中温温欲吐,复不能吐。始得之,手足寒,脉弦迟者,此胸中实,不可下也。[33][①]

【注释】

①[33]:此条见“辨少阴病篇”第324条。文字略有差异。

【译文】

少阴病,进食后即有呕吐的感觉,胃中泛泛恶心欲吐,但是又吐不出来。发病初始,即手足寒凉,脉显弦迟,此属胸内痰涎壅遏,不可用攻下法治疗。[33]

伤寒五六日，不结胸，腹濡，脉虚，复厥者，不可下。此亡血，下之死。[34][①]

【注释】

①[34]：此条见“辨厥阴病篇”第347条。

【译文】

伤寒五六日，病人无结胸症状，腹部按之柔软，脉显虚象，伴见肢体寒凉，不可妄用攻下法。这属于津枯阴竭，如果误用攻下法，会引发病情危重。[34]

伤寒[①]，发热头痛，微汗出。发汗，则不识人；熏之，则喘，不得小便，心腹满[②]；下之，则短气，小便难，头痛背强；加温针，则衄。[35][③]

【注释】

①伤寒：此指广义热病。按，本证“伤寒，发热头痛，微汗出”，从后文看，既不能发汗，又不能攻下，亦不能用火熏法，更不能温针。对照“辨太阳病篇”第6条太阳温病与“辨阳明病篇”第219条三阳合病，可见本证不属太阳伤寒，而是温病或三阳合病之类的热病。

②心：此指胃脘。

③[35]：此条赵刻宋本六病诸篇不载，见《金匮玉函经·辨不可下病形证治第十七》。

【译文】

热病，发热头痛，微微出汗。此证如果发汗，则神志昏蒙不清；如果用火熏法，则喘息气逆，小便量少，脘腹胀满；如果用攻下法，则气虚不足以相续，小便不畅或涩疼，头痛且背部僵滞不舒；如果误用温针，则能引发鼻出血。［35］

伤寒，脉阴阳俱紧，恶寒发热，则脉欲厥①。厥者，脉初来大，渐渐小，更来渐大，是其候也。如此者恶寒，甚者翕翕汗出，喉中痛；若热多者，目赤脉多，睛不慧。医复发之，咽中则伤；若复下之，则两目闭，寒多便清谷，热多便脓血；若熏之，则身发黄；若熨之，则咽燥。若小便利者②，可救之；若小便难者，为危殆。［36］③

【注释】

①脉欲厥：此指脉势强弱不等，蕴涵乍大乍小，脉迟数不一，间或凸显短、缺、顿等结、促、代之象。此与《辨脉法第一》第10条“上下无头尾，如豆大，厥厥动摇者”有相似之处。

②小便利：此指小便正常。

③［36］：此条赵刻宋本六病诸篇不载，见《金匮玉函经·辨不可下病形证治第十七》。

【译文】

伤寒，寸、关、尺三部脉俱紧，恶寒发热，脉来欲厥。所谓脉厥，是指脉来一会儿有力，一会儿微弱，再一会儿又显有力，这是它的特点。如前文所讲的怕寒，严重时可伴见微微出汗，喉中痛；而发热严重的病人，可见两眼发红，白睛中多有红色脉络，视物不清。医生如果再误发其汗，咽喉则会肿疡溃破；如果再用攻下法，病人则两眼懒睁无神，阳气受挫明显的，则寒盛便溏，完谷不化，而阴气受损明显的，则热伤肠络便脓血；如果误用熏法，则肌肤发黄；如果用熨法，则咽喉干燥。这样的病人，如果小便尚能通利，还有救治的希望；如果小便量少艰涩，此属难以救治的濒危重证。[36]

伤寒，发热，口中勃勃气出[①]，头痛目黄，衄不可制。贪水者必呕，恶水者厥。若下之，咽中生疮，假令手足温者[②]，必下重便脓血。头痛目黄者，若下之，则目闭。贪水者，若下之，其脉必厥[③]，其声嘤[④]，咽喉塞；若发汗，则战栗，阴阳俱虚。恶水者，若下之，则里冷不嗜食，大便完谷出；若发汗，则口中伤，舌上白胎，烦躁。脉数实，不大便六七日，后必便血；若发汗，则小便自利也[⑤]。[37][⑥]

【注释】

①口中勃勃气出：此表述呼吸粗促，气从口急出，有似喘息的样子。勃勃，气盛。

②手足温：此指手足由热变为不热。

③脉必厥：此表达脉来沉伏欲绝之象。

④声嘤（yīng）：喉咽失润，塞滞不利，发声低而细微。

⑤“脉数实”以下几句：文意上承“衄不可制”。

⑥[37]：此条赵刻宋本六病诸篇不载，见《金匮玉函经·辨不可下病形证治第十七》。

【译文】

伤寒，发热，呼吸粗促，口呼热气，头痛目黄，鼻出血不止。其中喜饮水且饮得多的病人可见呕吐，而不愿饮水的病人可见手足寒凉。此证候如果误用攻下法，会引发咽中生疮，如果手足不热的病人，可能会便脓血且里急后重。头痛目黄的病人，如果用了攻下法，会引发羞光目闭而不欲睁。喜饮水多的病人，如果用了攻下法，脉来可显沉伏欲绝之象，病人发声不扬，低而细微，咽喉不利；如果发汗，病人则会引发寒战，此属阴阳俱虚。而不愿饮水的病人，如果误用了攻下法，则脾胃虚寒，食欲不振，便出不消化的食物；如果发汗，会引发口舌疮痛，舌显白苔，烦躁不安。鼻出血不止的病人，如果脉数而有力，且不大便六七日，其后有可能便血；头痛目黄的病人，如果发汗，则振奋气化，小便会逐渐由涩少不畅向畅利转化。[37]

得病二三日，脉弱，无太阳柴胡证，烦躁，心下痞，至四日，虽能食，以承气汤少少与，微和之，令小安，至六日，与承气汤一升。若不大便六七日，小便少，虽不大便，但头硬，后必溏，未定成硬，攻之必溏；须小便利，屎定硬，乃可攻之。[38]①

【注释】

①[38]：此条见“辨阳明病篇”第251条。文字稍有差异。

【译文】

得病二三日，脉尚未至沉实有力的程度，无太阳病柴胡证，烦躁，仅仅心下硬满，至四日，病人还未至不能食的程度，选用小承气汤，给以少于常规的用量，微微调和胃气，以使病情稳定，至六日，再选用小承气汤加大用量至一升。如果病人不大便六七日，小便量少，虽然不大便，但只是初头硬，其后稀溏，未完全结成干硬，此时如果运用攻下法，病人必大便溏泻；应当在小便量多，大便完全结成干硬时，才可以放手应用攻下法。[38]

脏结无阳证，不往来寒热，其人反静，舌上胎滑者，不可攻也。[39]①

【注释】

①[39]:此条见“辨太阳病篇”第130条。

【译文】

脏结证内无热结,外无热象,没有往来寒热症状,病人不烦躁,舌苔白滑,不可用攻下法。[39]

伤寒呕多,虽有阳明证,不可攻之。[40][①]

【注释】

①[40]:此条见“辨阳明病篇”第204条。

【译文】

伤寒呕吐症状特别突出时,虽有阳明病可使用攻下法的症状,但是也不可用攻下法。[40]

阳明病,潮热,大便微硬者,可与**大承气汤**,不硬者,不可与之。若不大便六七日,恐有燥屎,欲知之法,少与**小承气汤**,汤入腹中,转失气者,此有燥屎也,乃可攻之。若不转失气者,此但初头硬,后必溏,不可攻之,攻之必胀满不能食也,欲饮水者,与水则哕。其后发热者,大便必复硬而少也,宜**小承气汤**和之。不转失气者,慎不可攻也。**大承气汤**。方一。[41][①]

大黄四两　厚朴八两,炙　枳实五枚,炙　芒硝三合

右四味,以水一斗,先煮二味,取五升,下大黄,煮取二升,去滓,下芒硝,再煮一二沸。分二服,利则止后服。

小承气汤方

大黄四两,酒洗　厚朴二两,炙,去皮　枳实三枚,炙

右三味，以水四升，煮取一升二合，去滓，分温再服。

【注释】

①[41]：此条见“辨阳明病篇”第209条。文字稍有差异。

【译文】

阳明病，病人阵阵烘热如潮水，大便稍微干硬，可选用大承气汤，大便不干硬，不可用大承气汤。如果不大便六七日，怀疑肠中有干硬的粪块，测试的方法，是给病人服用少量的小承气汤，服汤之后，如果“转失气”，这是肠中有干硬的粪块，可用攻下法。如果病人不“转失气”，这只是大便初头干硬，后段必是稀溏粪便，不可用攻下法，如果误用攻下法，必腹胀满不欲进食，病人虽想饮水，但饮水后则呃忒连连。如果攻下之后，病人又有发热，这必定是肠中又产生了新的少量硬便，选用小承气汤微调缓下。如果病人不“转失气”，这时要特别当心，不可妄用攻下法。大承气汤。方一。[41]

大黄四两　厚朴八两，炙　枳实五枚，炙　芒硝三合

以上四味药物，用水一斗，先煮厚朴、枳实二味，持续煮沸，煮取五升药汤，加入大黄，再煮取二升，去掉药滓，加入芒硝，再煮一二沸。分二次服，服后大便通利则停止服药。

小承气汤方

大黄四两，酒洗　厚朴二两，炙，去皮　枳实三枚，炙

以上三味药物，用水四升，持续煮沸，煮取一升二合药汤，去掉药滓，温热适口分二次服。

伤寒中风，医反下之，其人下利，日数十行，谷不化，腹中雷鸣，心下痞硬而满，干呕心烦不得安，医见心下痞，谓病不尽，复下之，其痞益甚。此非结热，但以胃中虚，客气上

逆，故使硬也。属**甘草泻心汤**。方二。[42][①]

甘草四两，炙　黄芩三两　干姜三两　大枣十二枚，擘　半夏半升，洗　黄连一两

右六味，以水一斗，煮取六升，去滓，再煎取三升。温服一升，日三服。有人参，见第四卷中。

【注释】

①[42]：此条见“辨太阳病篇”第158条。彼条作“甘草泻心汤主之”。按，《金匮要略·百合狐惑阴阳毒病脉证治第三》中，甘草泻心汤有“人参三两”。

【译文】

伤寒中风，医生反用攻下法，病人腹泻，一日几十次，大便纯是不消化的食物，腹中沥沥肠鸣，胃脘部满闷堵塞，触按而略有抵抗感，干呕恶心，烦躁不安。医生见到病人胃脘满闷堵塞，认为是里实未能下尽，于是再次运用攻下法，引发病人胃脘部的满闷堵塞感更加严重。此原本不是有形的里实热结，只是由于胃气虚，壅遏的湿热邪气上逆，引发了胃脘有硬满堵塞的感觉。选用甘草泻心汤治疗。方二。[42]

甘草四两，炙　黄芩三两　干姜三两　大枣十二枚，擘　半夏半升，洗　黄连一两

以上六味药物，用水一斗，持续煮沸，煮取六升药汤，去掉药滓，再煎煮浓缩为三升。温热适口服一升，一日服三次。

下利脉大者，虚也，以强下之故也。设脉浮革，因尔肠鸣者[①]，属**当归四逆汤**。方三。[43][②]

当归三两　桂枝三两，去皮　细辛三两　甘草二两，炙　通草二两　芍药三两　大枣二十五枚，擘。

右七味，以水八升，煮取三升，去滓，温服一升，半日三服③。

【注释】

①尔：彼。此指“强下之故”。

②[43]：此条赵刻宋本六病诸篇不载，见《金匮玉函经·辨不可下病形证治第十七》。方见于“辨厥阴病篇”第351条，文字略有不同。

③半日三服：“辨厥阴病篇”第351条当归四逆汤方后注中作“日三服”。按，半日三服，此服药法，六病诸篇少见。《伤寒例第三》第13条曰：“凡发汗温暖汤药，其方虽言日三服，若病剧不解，当促其间，可半日中尽三服。”

【译文】

病人腹泻，脉显大而无力，此属虚证，此是原本不应当用攻下法，而强行使用攻下法引发的。如果病人脉显浮革，因为强行攻下而引发肠鸣的，选用当归四逆汤治疗。方三。[43]

当归三两　桂枝三两，去皮　细辛三两　甘草二两，炙　通草二两　芍药三两　大枣二十五枚，擘。

以上七味药物，用水八升，持续煮沸，煮取三升药汤，去掉药滓，温热适口服一升，半日内服三次。

阳明病，身合色赤①，不可攻之。必发热，色黄者，小便不利也。[44]②

【注释】

①身：“辨阳明病篇”第206条作“面”。义胜。

②[44]：此条见“辨阳明病篇”第206条。文字有差异。

【译文】

阳明病，满面通红，不可用攻下法。误用攻下法后必更加发热，如果肤色发黄，小便必是量少而不畅。[44]

阳明病，心下硬满者，不可攻之。攻之，利遂不止者死，利止者愈。[45]①

【注释】

①[45]：此条见“辨阳明病篇”第205条。

【译文】

阳明病，胃脘部硬满，不可用攻下法。如果误用攻下法，会引发腹泻不止而病危，如果腹泻即止，病证可愈。[45]

阳明病，自汗出，若发汗，小便自利者，此为津液内竭，虽硬不可攻之，须自欲大便，宜蜜煎导而通之。若土瓜根及猪胆汁，皆可为导。方四。[46]①

食蜜七合

右一味，于铜器内，微火煎，当须凝如饴状，搅之勿令焦著，欲可丸，并手捻作挺，令头锐，大如指，长二寸许。当热时急作，冷则硬。以内谷道中，以手急抱，欲大便时乃去之。疑非仲景意，已试甚良。

又，大猪胆一枚，泻汁，和少许法醋，以灌谷道内，如一食顷，当大便出宿食恶物，甚效。

【注释】

①[46]：此条见“辨阳明病篇”第233条。文字稍有差异。

【译文】

阳明病，原本自汗出，如果再发汗，尽管小便仍然正常，因为发汗会暂时耗伤津液，所以大便即使干硬也不可用峻攻之法，应当在病人自觉有便意时，选用蜜煎栓剂导出硬便。或者选用土瓜根以及猪胆汁纳入肛内，这些方法都可以导出硬便。方四。[46]

食蜜七合

上一味，于铜器内，微火煎熬，当食蜜浓缩黏稠时，搅拌食蜜，避免焦糊，像制作药丸一样，双手捻做条状栓形，一头稍锐细，大小如手指，长二寸左右。务必趁热时急做，如果食蜜稍冷则变硬。把它放入肛内，用手紧紧地扶持着，当病人有大便感觉时去掉。怀疑此法不是仲景原意，此法已试用过，效果很好。

又，大猪胆一枚，泻去部分胆汁，加入少许法醋调和，把它灌入肛内，大约一顿饭的时间，会便出宿食与恶臭粪便，很有效。

辨可下病脉证并治第二十一

合四十四法，方一十一首

【题解】

本篇在赵刻宋本《伤寒论》中无序号，为阅读与检索方便，本书以原文自然段落为依据，单独编列序号，计四十六条。

本篇把六病诸篇以及《金匮玉函经》等篇中有关论述“可用下法”的条文重集编辑，重列相关方药，约计“辨太阳病篇”十一条，“辨阳明病篇”二十条，“辨少阴病篇”三条，“辨厥阴病篇”一条，《金匮玉函经》十一条。文中第1条指出在基本的治疗法则中，秋三月可顺应秋季阳气收敛之势，清下夏日郁积的邪热。强调凡用攻下法，中病便止，不必尽剂。值得注意的是，在本篇中，除了三个承气汤之外，还明确地把大柴胡汤、茵陈蒿汤、大陷胸汤、十枣汤、桃核承气汤以及抵当汤丸列为攻下剂。

阳明病，汗多者，急下之，宜**大柴胡汤**。第一。加大黄，八味。一法用**小承气汤**，前别有二法。(3)

少阴病，得之二三日，口燥咽干者，急下之，宜**大承气汤**。第二。四味。(4)

少阴病，六七日，腹满，不大便者，急下之，宜**大承气汤**。第

三。用前第二方。(5)

少阴病,下利清水,心下痛,口干者,可下之,宜**大柴胡**、**大承气汤**。第四。**大柴胡汤**用前第一方,**大承气汤**用前第二方。(6)

下利,三部脉平,心下硬者,急下之,宜**大承气汤**。第五。用前第二方。(7)

下利,脉迟滑者,内实也。利未止,当下之,宜**大承气汤**。第六。用前第二方。(8)

阳明、少阳合病,下利,脉不负者,顺也。脉滑数者,有宿食,当下之,宜**大承气汤**。第七。用前第二方。(9)

寸脉浮大反涩,尺中微而涩,故知有宿食,当下之,宜**大承气汤**。第八。用前第二方。(10)

下利,不欲食者,以有宿食,当下之,宜**大承气汤**。第九。用前第二方。(11)

下利差,至其年月日时复发者,以病不尽,当下之,宜**大承气汤**。第十。用前第二方。(12)

病腹中满痛,此为实,当下之,宜**大承气**、**大柴胡汤**。第十一。大承气用前第二方,大柴胡用前第一方。(13)

下利,脉反滑,当有所去,下乃愈,宜**大承气汤**。第十二。用前第二方。(14)

腹满不减,减不足言,当下之,宜**大柴胡**、**大承气汤**。第十三。大柴胡用前第一方,大承气用前第二方。(15)

伤寒后,脉沉,沉者,内实也,下之解,宜**大柴胡汤**。第十四。用前第一方。(16)

伤寒六七日,目中不了了,睛不和,无表里证,大便难,身微热

者,实也。急下之,宜**大承气**、**大柴胡汤**。第十五。大柴胡用前第一方,大承气用前第二方。(17)

太阳病未解,脉阴阳俱停,先振栗汗出而解。阴脉微者,下之解,宜**大柴胡汤**。第十六。用前第一方。一法用**调胃承气汤**。(18)

脉双弦而迟者,心下硬。脉大而紧者,阳中有阴也,可下之,宜**大承气汤**。第十七。用前第二方。(19)

结胸者,项亦强,如柔痓状,下之和。第十八。结胸门用**大陷胸丸**。(20)

病人无表里证,发热七八日,虽脉浮数者,可下之,宜**大柴胡汤**。第十九。用前第一方。(21)

太阳病,表证仍在,脉微而沉,不结胸,发狂,少腹满,小便利,下血愈。宜下之,以**抵当汤**。第二十。四味。(22)

太阳病,身黄,脉沉结,少腹硬,小便自利,其人如狂,血证谛,属**抵当汤**证。第二十一。用前第二十方。(23)

伤寒有热,少腹满,应小便不利,今反利,为有血,当下之,宜**抵当丸**。第二十二。四味。(24)

阳明病,但头汗出,小便不利,身必发黄,宜下之,**茵陈蒿汤**。第二十三。三味。(25)

阳明证,其人喜忘,必有畜血。大便色黑,宜**抵当汤**下之。第二十四。用前第二十方。(26)

汗出评语,以有燥屎,过经可下之,宜**大柴胡**、**大承气汤**。第二十五。大柴胡用前第一方,大承气用前第二方。(27)

病人烦热,汗出,如疟状,日晡发热,脉实者,可下之,宜**大柴胡**、**大承气汤**。第二十六。大柴胡用前第一方。大承气用前第二方。(28)

阳明病，谵语，潮热，不能食，胃中有燥屎；若能食，但硬耳。属大承气汤证。第二十七。用前第二方。(29)

下利，谵语者，有燥屎也，属**小承气汤**。第二十八。三味。(30)

得病二三日，脉弱，无太阳柴胡证，烦躁，心下痞，小便利，屎定硬，宜**大承气汤**。第二十九。用前第二方。一云**大柴胡汤**。(31)

太阳中风，下利，呕逆，表解，乃可攻之，属**十枣汤**。第三十。二味。(32)

太阳病不解，热结膀胱，其人如狂，宜**桃核承气汤**。第三十一。五味。(33)

伤寒七八日，身黄如橘子色，小便不利，腹微满者，属茵陈蒿汤证。第三十二。用前第二十三方。(34)

伤寒发热，汗出不解，心中痞硬，呕吐下利者，属大柴胡汤证。第三十三。用前第一方。(35)

伤寒十余日，热结在里，往来寒热者，属大柴胡汤证。第三十四。用前第一方。(36)

但结胸，无大热，水结在胸胁也，头微汗出者，属**大陷胸汤**。第三十五。三味。(37)

伤寒六七日，结胸热实，脉沉紧，心下痛者，属大陷胸汤证。第三十六。用前第三十五方。(38)

阳明病，多汗，津液外出，胃中燥，大便必硬，谵语，属小承气汤证。第三十七。用前第二十八方。(39)

阳明病，不吐下，心烦者，属**调胃承气汤**。第三十八。三味。(40)

阳明病，脉迟，虽汗出不恶寒，身必重，腹满而喘，有潮热，大便硬，**大承气汤**主之；若汗出多，微发热恶寒，**桂枝汤**主之。热不潮，腹大满不通，与**小承气汤**。三十九。**大承气汤**用前第二方，**小承气汤**用前第二十八方，**桂枝汤**五味。(41)

阳明病，潮热，大便微硬，与**大承气汤**。若不大便六七日，恐有燥屎，与**小承气汤**。若不转气，不可攻之；后发热，大便复硬者，宜以**小承气汤**和之。第四十。并用前方。(42)

阳明病，谵语，潮热，脉滑疾者，属小承气汤证。第四十一。用前第二十八方。(43)

二阳并病，太阳证罢，但发潮热，汗出，大便难，谵语者，下之愈，宜**大承气汤**。第四十二。用前第二方。(44)

病人小便不利，大便乍难乍易，微热喘冒者，属大承气汤证。第四十三。用前第二方。(45)

大下，六七日不大便，烦不解，腹满痛者，属大承气汤证。第四十四。用前第二方。(46)

大法，秋宜下。[1]①

【注释】

①[1]：此条赵刻宋本六病诸篇不载，见《金匮玉函经·辨可下病形证治第十八》。

【译文】

在最基本的治疗法则中，秋三月顺应秋季阳气收敛之势，如有可攻下之征，可放手选用攻下法。

凡可下者，用汤胜丸、散，中病便止，不必尽剂也。[2]①

【注释】

①[2]:此条赵刻宋本六病诸篇不载,见《金匮玉函经·辨可下病形证治第十八》。

【译文】

凡是需要用攻下法的证候,汤剂的效果比丸剂、散剂更好,服药后见效便停服,不需要把一剂药全部服完。[2]

阳明病,发热汗多者,急下之,宜**大柴胡汤**。方一。一法用**小承气汤**。[3]①

柴胡八两　枳实四枚,炙　生姜五两　黄芩三两　芍药三两　大枣十二枚,擘　半夏半升,洗

右七味,以水一斗二升,煮取六升,去滓,更煎取三升,温服一升,日三服。一方云,加大黄二两。若不加,恐不成**大柴胡汤**。

【注释】

①[3]:此条见"辨阳明病篇"第253条。彼条作"宜大承气汤"。

【译文】

阳明病,发热,出汗不止,急需峻下,选用大柴胡汤。方一。一法用小承气汤。[3]

柴胡八两　枳实四枚,炙　生姜五两　黄芩三两　芍药三两　大枣十二枚,擘　半夏半升,洗

以上七味药物,用水一斗二升,持续煮沸,煮取六升药汤,去掉药滓,再浓缩煎取三升,温热适口服一升,一日服三次。另有一说,此方应加大黄二两。如果不加,恐怕不能称为大柴胡汤。

少阴病，得之二三日，口燥咽干者，急下之，宜**大承气汤**。方二。[4][①]

大黄四两，酒洗　厚朴半斤，炙，去皮　枳实五枚，炙　芒硝三合

右四味，以水一斗，先煮二物，取五升，内大黄，更煮取二升，去滓，内芒硝，更上微火一两沸。分温再服，得下，余勿服。

【注释】

①[4]：此条见"辨少阴病篇"第320条。

【译文】

少阴病，得病二三日，口燥咽干的病人，急速攻下，选用大承气汤。方二。[4]

大黄四两，酒洗　厚朴半斤，炙，去皮　枳实五枚，炙　芒硝三合

以上四味药物，用水一斗，先煮枳实、厚朴二味，煮取五升药汤，加入大黄，煮取二升；去掉药滓，加入芒硝，再放置火上，煮一两滚开。温热适口分二次服，如果大便已下，停服余下的药汤。

少阴病，六七日，腹满，不大便者，急下之，宜**大承气汤**。三。用前第二方。[5][①]

【注释】

①[5]：此条见"辨少阴病篇"第322条。

【译文】

少阴病，六七日，腹胀满，不大便，当急速攻下，选用大承气汤。三。用前第二方。[5]

少阴病，下利清水，色纯青，心下必痛，口干燥者，可下之，宜**大柴胡**、**大承气汤**。四。用前第一、第二方。[6][①]

【注释】

①[6]：此条见“辨少阴病篇”第321条。文字稍有差异，彼条无“大柴胡”。

【译文】

少阴病，泻下黑色粪水，胃脘时有疼痛，口干燥，可用攻下法，选用大柴胡汤、大承气汤。四。用前第一、第二方。[6]

下利，三部脉皆平，按之心下硬者，急下之，宜**大承气汤**。五。用前第二方。[7][①]

【注释】

①[7]：此条赵刻宋本六病诸篇不载，见《金匮玉函经·辨可下病形证治第十八》。又见《金匮要略·呕吐哕下利病脉证治第十七》。

【译文】

腹泻，寸、关、尺三部脉显平和，伴见胃脘下有抵触感，急用攻下的方法，选用大承气汤治疗。五。用前第二方。[7]

下利，脉迟而滑者，内实也[①]。利未欲止，当下之，宜**大承气汤**。六。用前第二方。[8][②]

【注释】

①内实：此指燥屎阻滞。

②[8]：此条赵刻宋本六病诸篇不载，见《金匮玉函经·辨可下病形

证治第十八》。又见《金匮要略·呕吐哕下利病脉证治第十七》。

【译文】

腹泻,脉显迟滑,此属肠道内有燥屎。病人虽腹泻不止,也应当用攻下法,选用大承气汤。六。用前第二方。[8]

阳明、少阳合病,必下利,其脉不负者,为顺也。负者,失也,互相克贼,名为负也。脉滑而数者,有宿食,当下之,宜**大承气汤**。七。用前第二方。[9][①]

【注释】

①[9]:此条见"辨阳明病篇"第256条。文字稍有差异。

【译文】

阳明与少阳合病,可见腹泻,如果病人脉显滑数而不见弦象,这在五行运化中,无克贼关系,此属顺证。负属逆证,是少阳木与阳明土的关系错乱。病人脉滑而数,反映出肠道积聚糟粕,应当用攻下法,选用大承气汤。七。用前第二方。[9]

问曰:人病有宿食,何以别之?

师曰:寸口脉浮而大,按之反涩,尺中亦微而涩[①],故知有宿食,当下之,宜**大承气汤**。八。用前第二方。[10][②]

【注释】

①微:此是表达脉涩的程度微浅,不是言脉象"微"。

②[10]:本条赵刻宋本六病诸篇不载,见《金匮玉函经·辨可下病形证治第十八》,又见《金匮要略·腹满寒疝宿食病脉证治第十》。

【译文】

问道：人患宿食病，怎样鉴别呢？

先生说：寸、关、尺三部脉浮而大，沉取凸显涩象，尺脉稍微显涩，因此从中可判断肠道有宿食，应当用攻下法，选用大承气汤治疗。八。用前第二方。[10]

下利，不欲食者，以有宿食故也，当下之，宜**大承气汤**。九。用前第二方。[11]①

【注释】

①[11]：此条赵刻宋本六病诸篇不载，见《金匮玉函经·辨可下病形证治第十八》。又见《金匮要略·腹满寒疝宿食病脉证治第十》。

【译文】

腹泻，且食欲不振，此属宿食停滞，应当用攻下法，选用大承气汤治疗。九。用前第二方。[11]

下利差，至其年月日时复发者，以病不尽故也，当下之，宜**大承气汤**。十。用前第二方。[12]①

【注释】

①[12]：此条赵刻宋本六病诸篇不载，见《金匮玉函经·辨可下病形证治第十八》。又见《金匮要略·呕吐哕下利病脉证治第十七》。

【译文】

腹泻已愈，如果在以后的某个时间再次发作，此属余邪未尽，应当用攻下法治疗，选用大承气汤。十。用前第二方。[12]

病腹中满痛者,此为实也,当下之,宜**大承气**、**大柴胡汤**。十一。用前第一、第二方。[13][①]

【注释】

①[13]:此条赵刻宋本六病诸篇不载,见《金匮玉函经·辨可下病形证治第十八》。又见《金匮要略·腹满寒疝宿食病脉证治第十》。

【译文】

病人腹大满疼痛,此属肠道有积滞,应当用攻下法,选用大承气、大柴胡汤治疗。十一。用前第一、第二方。[13]

下利,脉反滑,当有所去,下乃愈,宜**大承气汤**。十二。用前第二方。[14][①]

【注释】

①[14]:此条赵刻宋本六病诸篇不载,见《金匮玉函经·辨可下病形证治第十八》。又见《金匮要略·呕吐哕下利病脉证治第十七》。

【译文】

腹泻,脉凸显滑象,此是肠道有积滞需要驱除,攻下则愈,选用大承气汤治疗。十二。用前第二方。[14]

腹满不减,减不足言,当下之,宜**大柴胡**、**大承气汤**。十三。用前第一、第二方。[15][①]

【注释】

①[15]:此条见"辨阳明病篇"第255条。彼无"大柴胡"三字。

【译文】

阳明病腹满，虽经攻下，但缓解甚微，应当急用攻下法，选用大柴胡、大承气汤。十三。用前第一、第二方。[15]

伤寒后，脉沉[①]，沉者，内实也，下之解，宜**大柴胡汤**。十四。用前第一方。[16][②]

【注释】

①沉：此指由"浮"变化为不浮。此"脉沉"只是相比较而言。

②[16]：此条赵刻宋本六病诸篇不载，见《金匮玉函经·辨可下病形证治第十八》。

【译文】

伤寒发病后，脉由浮变化为不浮，此属肠道滞积，用攻下法治疗它即解，选用大柴胡汤治疗。十四。用前第一方。[16]

伤寒六七日，目中不了了，睛不和，无表里证，大便难，身微热者，此为实也。急下之，宜**大承气**、**大柴胡汤**。十五。用前第一、第二方。[17][①]

【注释】

①[17]：此条见"辨阳明病篇"第252条。彼无"大柴胡"三字。

【译文】

伤寒六七日，病人目光散漫混浊、呆滞无神，无表里证，大便干涩，身躯微微发热，此为肠道燥屎阻遏，当急用攻下法，选用大承气汤、大柴胡汤。十五。用前第一、第二方。[17]

太阳病未解，脉阴阳俱停一作微，必先振栗汗出而解。但阴脉微一作尺脉实者，下之而解，宜**大柴胡汤**。十六。用前第一方。一法用**调胃承气汤**。[18]①

【注释】

①[18]：此条见“辨太阳病篇”第94条。文字有较多删改。

【译文】

太阳病表证未解，寸、关、尺三部脉浮而无力，按之则无，病人可能出现战汗而解的现象。病人表解之后，尺脉由浮变为不浮时，如果有“里未和”征象，攻下之可愈，选用大柴胡汤治疗。十六。用前第一方。一法用调胃承气汤。[18]

脉双弦而迟者①，必心下硬。脉大而紧者②，阳中有阴也，可下之，宜**大承气汤**。十七。用前第二方。[19]③

【注释】

①双弦：表述脉“弦”的程度特别明显。双，两，加倍的意思。双弦犹言倍弦，更弦。按，本条是从《金匮要略·腹满寒疝宿食病脉证治第十》“其脉数而紧乃弦，状如弓弦，按之不移。脉数弦者，当下其寒；脉紧大而迟者，必心下坚；脉大而紧者，阳中有阴，可下之”条文中，撷取后半节，作为独立的一条，并以“脉双弦”代替了“脉紧大”。据此可以推断，“脉双弦”等同于“脉紧大”。而“脉紧大”表述的就是“更弦”。又按，双弦，另见《金匮要略·痰饮咳嗽病脉证并治第十二》篇：“脉双弦者，寒也，皆大下后善虚。脉偏弦者，饮也。”这里的“偏弦”，就是略弦。偏，《说文解字·人部》：“颇也。”颇，稍，略微的意思。从中也可对比出“双弦”就是

更弦。

②脉大而紧者：同“双弦”。

③[19]：此条赵刻宋本六病诸篇不载，见《金匮玉函经·辨可下病形证治第十八》。

【译文】

病人脉极弦而迟，按诊可显胃脘部有抵触感。脉极弦而紧的病人，属阳中有阴，可用攻下法，选用大承气汤治疗。十七。用前第二方。[19]

结胸者，项亦强，如柔痓状，下之则和。十八。结胸门用**大陷胸丸**。[20]①

【注释】

①[20]：此条见“辨太阳病篇”第131条，是彼条中的一节。

【译文】

结胸证也有颈项部僵滞不柔和的感觉，此与“柔痓”证相似，应用攻下法则可缓解。十八。结胸门用大陷胸丸。[20]

病人无表里证，发热七八日，虽脉浮数者，可下之，宜**大柴胡汤**。十九。用前第一方。[21]①

【注释】

①[21]：此条见“辨阳明病篇”第257条。文字有较多增减。

【译文】

病人既无阳明表证也无阳明里证，发热七八日，虽然脉显浮数，但可用攻下法治疗，选用大柴胡汤治疗。十九。用前第一方。[21]

太阳病六七日，表证仍在，脉微而沉，反不结胸，其人发狂者，以热在下焦，少腹当硬满，而小便自利者，下血乃愈。所以然者，以太阳随经，瘀热在里故也，宜下之，以**抵当汤**。方二十。[22][①]

水蛭三十枚，熬　桃仁二十枚，去皮尖　虻虫三十枚，去翅足，熬　大黄三两，去皮，破六片

右四味，以水五升，煮取三升，去滓，温服一升，不下者更服。

【注释】

①[22]：此条见“辨太阳病篇”第124条。文字有增减。“大黄”下无“去皮，破六片”五小字。

【译文】

太阳病六七日，表证不解，脉由原本的浮紧、浮数变为不紧、不数、不浮，此种脉症反而不会出现结胸，如果病人出现发狂症状，这是因为邪热结在下焦，少腹应当硬满而小便正常，此当用攻下瘀血的方法，热随血泄则愈。之所以会出现这样的症状，是因为太阳邪热循经络深入下焦，与血互结于少腹的缘故，此证应当用攻下法，选用抵当汤。方二十。[22]

水蛭三十枚，熬　桃仁二十枚，去皮尖　虻虫三十枚，去翅足，熬　大黄三两，去皮，破六片

以上四味药物，用水五升，持续煮沸，煮取三升，去掉药滓，温热适口服一升，如果不下血，再服。

太阳病，身黄，脉沉结，少腹硬满；小便不利者，为无血也；小便自利，其人如狂者，血证谛，属抵当汤证。二十一。

用前第二十方。[23][①]

【注释】

①[23]:此条见“辨太阳病篇”第125条。文字有增减,彼作“抵当汤主之”。

【译文】

太阳病,身躯肤色发黄,脉象由浮变为不浮,而显沉象,且有往来结涩感,伴有少腹硬满;如果病人小便量少不畅,此不属于血证;只有小便正常畅利,病人时有轻缓神迷发狂症状,才可以明确诊断为血证,此属抵当汤证。二十一。用前第二十方。[23]

伤寒有热,少腹满,应小便不利,今反利者,为有血也,当下之,宜**抵当丸**。方二十二。[24][①]

大黄三两　桃仁二十五个,去皮尖　虻虫去翅足,熬　水蛭各二十个,熬

右四味,捣筛,为四丸。以水一升,煮一丸,取七合服之,晬时当下血。若不下者,更服。

【注释】

①[24]:此条见“辨太阳病篇”第126条。文字有增减。

【译文】

太阳伤寒,发热伴少腹胀满,小便本应量少不畅,今病人反而小便正常,此是瘀血的征象,应当用攻下法,选用抵当丸。方二十二。[24]

大黄三两　**桃仁**二十五个,去皮尖　**虻虫**去翅足,熬　**水蛭**各二十个,熬

以上四味药物,捣细过筛分制四丸。用水一升,煮一丸,持续煮沸,煮取七合服用。服药后一昼夜,病人应当下血,如果不下血,再煮

服一丸。

阳明病，发热汗出者，此为热越，不能发黄也。但头汗出，身无汗，剂颈而还，小便不利，渴引水浆者，以瘀热在里，身必发黄，宜下之，以**茵陈蒿汤**。方二十三。[25][①]

茵陈蒿六两　栀子十四个，擘　大黄二两，破

右三味，以水一斗二升，先煮茵陈，减六升；内二味，煮取三升，去滓，分温三服。小便当利，尿如皂荚汁状，色正赤，一宿腹减，黄从小便去也。

【注释】

①[25]：此条见“辨阳明病篇”第236条。文字稍有差异。

【译文】

阳明病，发热出汗，此属邪热向外透散，这种状况病人不能发黄。只是头部出汗，身躯无汗，汗出只到颈部，小便量少不畅，大渴，不停地喝清稀的汤水，此属瘀热在里，周身可见发黄，应当用攻下法，选用茵陈蒿汤治疗。方二十三。[25]

茵陈蒿六两　栀子十四个，擘　大黄二两，破

以上三味药物，用水一斗二升，先煮茵陈，持续煮沸，减去六升水；再加入栀子、大黄，煮取三升药汤，去掉药滓，温热适口分三次服。服药后小便必量多而畅，尿色赤黄如同皂荚汁，经过一宿的时间，腹胀满减轻，黄从小便排泄。

阳明证，其人喜忘者，必有畜血。所以然者，本有久瘀血，故令喜忘。屎虽硬，大便反易，其色必黑，宜**抵当汤**下之。二十四。用前第二十方。[26][①]

【注释】

①[26]:此条见“辨阳明病篇”第237条。文字稍有差异。

【译文】

阳明证,病人善忘,这可能是有瘀血。之所以会出现这种状况,是因为此病人原本就有陈旧性瘀血,所以使人好忘事。病人大便虽然干硬,但却能够顺畅排便,大便色黑,选用抵当汤攻下。二十四。用前第二十方。[26]

汗一作卧出谵语者,以有燥屎在胃中,此为风也。须下者,过经乃可下之。下之若早者,语言必乱,以表虚里实故也。下之愈,宜**大柴胡**、**大承气汤**。二十五。用前第一、第二方。[27]①

【注释】

①[27]:此条见“辨阳明病篇”第217条。文字稍有差异,彼无“大柴胡”三字。

【译文】

阳明病,出汗伴见神昏、胡言乱语,如果肠道中有燥屎,此属表邪尚未解。欲运用下法攻下燥屎,需经过七日之后方可施行;如果攻下太早,会引发病人语言错乱,这是因为虽然肠中燥屎已成,但表邪未解。攻下燥屎则愈,选用大柴胡、大承气汤。二十五。用前第一、第二方。[27]

病人烦热,汗出则解。又如疟状,日晡所发热者,属阳明也。脉实者,可下之,宜**大柴胡**、**大承气汤**。二十六。用前第一、第二方。[28]①

【注释】

①[28]：此条见“辨阳明病篇”第240条。文字有较多增减，彼无“大柴胡”三字。

【译文】

病人发高热，出汗表邪则解。如果病人发热恶寒间歇发作，下午四时前后，发热更明显，此是转属阳明病的过程。脉实，宜用攻下法，选用大柴胡、大承气汤。二十六。用前第一、第二方。[28]

阳明病，谵语，有潮热，反不能食者，胃中有燥屎五六枚也；若能食者，但硬耳。属大承气汤证。二十七。用前第二方。[29]①

【注释】

①[29]：此条见“阳明病篇”第215条。文字稍有差异，彼作“宜大承气汤下之”。

【译文】

阳明病，病人神志不清，声高妄言，伴阵阵烘热如潮，显得特别没有食欲，病人肠中必定积有一定量干涩坚硬的燥屎；如果病人尚有食欲，那只是大便干硬而不是燥屎。此属大承气汤证。二十七。用前第二方。[29]

下利，谵语者，有燥屎也，属**小承气汤**。方二十八。[30]①

大黄四两　厚朴二两，炙，去皮　枳实三枚，炙

右三味，以水四升，煮取一升二合，去滓，分温再服，若更衣者，勿服之。

【注释】

①[30]：此条见“辨厥阴病篇”第374条。文字稍有差异，彼作“宜小承气汤”。

【译文】

腹泻伴见神昏不清、声高妄语，此属腹内有干硬的粪块，选用小承气汤治疗。方二十八。[30]

大黄四两　厚朴二两，炙，去皮　枳实三枚，炙

以上三味药物，用水四升，持续煮沸，煮取一升二合药汤，去掉药滓，温热适口分二次服，如果大便已下，就不需要再服药。

得病二三日，脉弱，无太阳柴胡证，烦躁，心下痞，至四五日，虽能食，以承气汤少少与，微和之，令小安，至六日，与承气汤一升。若不大便六七日，小便少者，虽不大便，但初头硬，后必溏，此未定成硬也，攻之必溏；须小便利，屎定硬，乃可攻之，宜**大承气汤**。二十九。用前第二方。一云**大柴胡汤**。[31]①

【注释】

①[31]：此条见“辨阳明病篇”第251条。文字稍有差异。

【译文】

得病二三日，脉尚未至沉实有力的程度，无太阳病柴胡证，烦躁，仅仅心下硬满，至四五日，病人还未至不能食的程度，选用小承气汤，给以少于常规的用量，微微调和胃气，以使病情稳定，至六日，再选用小承气汤加大用量至一升。如果病人不大便六七日，小便量少，此虽然不大便，但只是初头硬，其后稀溏，未完全结成干硬，此时如果运用攻下法，病人必大便溏泻；应当在小便量多，大便完全结成干硬时，才可以放手应用攻

下法，选用大承气汤。二十九。用前第二方。一云大柴胡汤。[31]

太阳病中风，下利，呕逆，表解者，乃可攻之。其人漐漐汗出，发作有时，头痛，心下痞硬满，引胁下痛，干呕则短气，汗出不恶寒者，此表解里未和也，属**十枣汤**。方三十。[32]①

芫花熬赤　甘遂　大戟各等分

右三味，各异捣筛。称已，合治之。以水一升半，煮大肥枣十枚，取八合，去枣，内药末。强人服重一钱匕，羸人半钱，温服之，平旦服。若下少，病不除者，明日更服加半钱。得快下利后，糜粥自养。

【注释】

①[32]：此条见"辨太阳病篇"第152条。文字稍有差异，彼作"十枣汤主之"

【译文】

太阳中风，症见腹泻，呕吐，胸脘部塞闷硬满，牵引两侧胁肋处疼痛，只有在表证解除之后，才可以运用攻下法。如果病人身躯微微出汗、阵阵发作，头痛，胸脘部塞闷硬满，牵引两侧胁肋处疼痛，干呕短气，出汗不恶寒，此属表证已解而水饮未除，选用十枣汤治疗。方三十。[32]

芫花熬赤　甘遂　大戟各等分

以上三味药物，分别捣细为散。各称取相同的分量，调合均匀。另，用水一升半，先煮饱满肉多的大枣十个，持续煮沸，煮取八合枣汤，去掉枣滓，加入药末。身高体壮的人服一钱匕的量，瘦弱之人服半钱的量，温热适口，晨起服。如果泻下水便较少，症状仍在，次日再服时，增加半钱药末。病人得大泻后，食粥调养。

太阳病不解，热结膀胱，其人如狂，血自下，下者愈。其外未解者，尚未可攻，当先解其外；外解已，但少腹急结者，乃可攻之，宜**桃核承气汤**。方三十一。[33][①]

桃仁五十枚，去皮尖　大黄四两　甘草二两，炙　芒硝二两　桂枝二两，去皮

右五味，以水七升，煮四物，取二升半，去滓，内芒硝，更上火，煎微沸。先食温服五合，日三服。当微利。

【注释】

①[33]：此条见"辨太阳病篇"第106条。文字稍有差异。

【译文】

太阳病不解，热势内迫下焦膀胱，病人神志迷乱如狂，如果血热并下，下后热清而病愈。如果病人外证不解，此时还不可以用攻下法，应当先解散外邪；待外邪已解，只有少腹拘急挛疼时，方可用攻下法，选用桃核承气汤。方三十一。[33]

桃仁五十枚，去皮尖　大黄四两　甘草二两，炙　芒硝二两　桂枝二两，去皮

以上五味药物，用水七升，先煮桃仁、大黄、甘草、桂枝四味，煮取二升半药汤，去掉药滓，加入芒硝，再放火上煮至微沸。饭前温服五合，一日服三次。服后应当微有腹泻。

伤寒七八日，身黄如橘子色，小便不利，腹微满者，属茵陈蒿汤证。三十二。用前第二十三方。[34][①]

【注释】

①[34]：此条见"辨阳明病篇"第260条。彼作"茵陈蒿汤主之"。

【译文】

伤寒七八日，身躯皮肤发黄如橘子色，小便量少，腹微满，此属茵陈蒿汤证。三十二。用前第二十三方。[34]

伤寒发热，汗出不解，心中痞硬，呕吐而下利者，属大柴胡汤证。三十三。用前第一方。[35]①

【注释】

①[35]：此条见“辨太阳病篇”第165条。彼作“大柴胡汤主之”。

【译文】

伤寒发热，发汗后，病人发热仍然不解，伴见胃脘部满闷堵塞，触按时略有抵抗感，呕吐且下利，此属大柴胡汤证。三十三。用前第一方。[35]

伤寒十余日，热结在里，复往来寒热者，属大柴胡汤证。三十四。用前第一方。[36]①

【注释】

①[36]：此条见“辨太阳病篇”第136条。彼作“与大柴胡汤”。

【译文】

伤寒十多日，邪热结于里，又有往来寒热症状，此属大柴胡汤证。三十四。用前第一方。[36]

但结胸，无大热者，以水结在胸胁也，但头微汗出者，属**大陷胸汤**。方三十五。[37]①

大黄六两　芒硝一升　甘遂末一钱匕

右三味，以水六升，先煮大黄，取二升，去滓，内芒硝，更煮一二沸，内甘遂末。温服一升。

【注释】

①[37]：此条见“辨太阳病篇”第136条。此为彼条中之一节，彼作“大陷胸汤主之”。

【译文】

病人只是结胸证，胸脘撑疼，身热不明显，此是水与热结在胸胁，头部可见明显微汗，选用大陷胸汤治疗。方三十五。[37]

大黄六两　芒硝一升　甘遂末一钱匕

以上三味药物，用水六升，先煮大黄，持续煮沸，煮取二升药汤，去掉药滓，加入芒硝，再煮一两沸，加入甘遂末，温热适口服一升。

伤寒六七日，结胸热实，脉沉而紧，心下痛，按之石硬者，属大陷胸汤证。三十六。用前第三十五方。[38][①]

【注释】

①[38]：此条见“辨太阳病篇”第135条。彼作“大陷胸汤主之”。

【译文】

伤寒六七天，热与水互结形成结胸，脉显沉紧，胸脘部疼痛，触按有坚硬感，此属大陷胸汤证。三十六。用前第三十五方。[38]

阳明病，其人多汗，以津液外出，胃中燥，大便必硬，硬则谵语，属小承气汤证。三十七。用前第二十八方。[39][①]

【注释】

①[39]:此条见“辨阳明病篇”第213条。文字稍有差异,彼作“小承气汤主之”。

【译文】

阳明病,病人多汗,导致津液外出,使肠道中干燥,大便必然结硬。大便干硬,热不得泄,则扰心出现神智不清、声高妄言症状,此属小承气汤证。三十七。用前第二十八方。[39]

阳明病,不吐不下,心烦者,属**调胃承气汤**。方三十八。[40][①]

大黄四两,酒洗　甘草二两,炙　芒硝半升

右三味,以水三升,煮取一升,去滓,内芒硝,更上火微煮令沸,温顿服之。

【注释】

①[40]:此条见“辨阳明病篇”第207条。文字稍有差异,彼作“可与调胃承气汤”。

【译文】

阳明病,欲吐不吐,欲下不下,嘈杂恶心,选用调胃承气汤治疗。方三十八。[40]

大黄四两,酒洗　甘草二两,炙　芒硝半升

以上三味药物,用水三升,先煮大黄、甘草,煮取一升药汤,去掉药滓,加入芒硝,再放火上微煮至沸。温热适口一次服尽。

阳明病,脉迟,虽汗出不恶寒者,其身必重,短气,腹满而喘,有潮热者,此外欲解,可攻里也。手足濈然汗出者,此大便已硬也，**大承气汤**主之。若汗出多，微发热恶寒者，外未解也，**桂枝汤**主之。其热不潮，未可与承气汤。若腹大满不通者，与**小承气汤**，微和胃气，勿令至大泄下。三十九。**大承气汤**用前第二方，小承气汤用前第二十八方。[41]①

桂枝汤方

桂枝去皮　芍药　生姜切，各三两　甘草二两，炙　大枣十二枚，擘

右五味，以水七升，煮取三升，去滓，温服一升。服汤后，饮热稀粥一升余，以助药力，取微似汗。

【注释】

①[41]：此条见“辨阳明病篇”第208条。文字稍有差异，彼有大、小承气汤方，此则删承气汤方而系桂枝汤方。

【译文】

阳明病，脉象迟滞，虽然出汗，但不恶寒，病人身体沉重，短气腹满而喘，出现阵阵潮热时，此表明阳明表证即将解散，可考虑运用攻下法。只有当病人出现手足绵绵不断地出汗时，这才是大便已经干硬的征象，选用大承气汤攻下。如果病人汗多，伴有轻微的发热恶寒，此是表证还未解的表现，选用桂枝汤治疗。其时因为病人尚未出现潮热现象，所以还不可用承气汤攻下。如果病人腹胀满严重，气滞不通，可选用小承气汤，缓调胃气，不可造成病人大泻。三十九。大承气汤用前第二方，小承气汤用前第二十八方。[41]

桂枝汤方

桂枝去皮　芍药　生姜切，各三两　甘草二两，炙　大枣十二枚，擘

以上五味药物，用水七升，持续煮沸，煮取三升药汤，去掉药滓，温热适口服一升。服汤之后，再喝热稀粥一升余，以增进药力，让病人微

微出汗。

阳明病，潮热，大便微硬者，可与**大承气汤**；不硬者，不可与之。若不大便六七日，恐有燥屎，欲知之法，少与**小承气汤**，汤入腹中，转失气者，此有燥屎也，乃可攻之。若不转失气者，此但初头硬，后必溏，不可攻之，攻之必胀满不能食也，欲饮水者，与水则哕。其后发热者，大便必复硬而少也，宜以**小承气汤**和之。不转失气者，慎不可攻也。四十。并用前方。[42]①

【注释】

①[42]：此条见“辨阳明病篇”第209条。文字稍有差异。

【译文】

阳明病，病人阵阵烘热如潮，大便稍微干硬，可选用大承气汤；大便不干硬，不可用大承气汤。如果不大便六七日，怀疑肠中有干硬的粪块，测试的方法，是给病人服用少量的小承气汤，服汤之后，如果转失气，这是肠中有干硬的粪块，可用攻下法。如果病人不转失气，这只是大便初头干硬，后段必是稀溏粪便，不可用攻下法，如果误用攻下法，必腹胀满不欲进食，病人虽想饮水，但饮水后则呃忒连连。如果攻下之后病人又有发热，这必定是肠中又产生了新的少量硬便，应选用小承气汤微调缓下。如果病人不转失气，这时要特别当心，不可妄用攻下法。四十。并用前方。[42]

阳明病，谵语，发潮热，脉滑而疾者，**小承气汤**主之。因与承气汤一升，腹中转气者，更服一升；若不转气者，勿更与之。明日又不大便，脉反微涩者，里虚也，为难治，不可更与承气汤。四十一。用前第二十八方。[43][①]

【注释】

①[43]:此条见"辨阳明病篇"第214条。

【译文】

阳明病,病人神志不清、声高妄言,阵阵烘热如潮,脉显滑疾,选用小承气汤治疗。与服小承气汤一升代替大承气汤,服汤后,如果病人腹中转失气,再服一升;如果不转失气,则不可再服。次日仍不大便,脉象反显微涩,此是里虚的表现,属于难治的证候,不可再用小承气汤。四十一。用前第二十八方。[43]

二阳并病,太阳证罢,但发潮热,手足漐漐汗出,大便难而谵语者,下之则愈,宜**大承气汤**。四十二。用前第二方。[44][①]

【注释】

①[44]:此条见"辨阳明病篇"第220条。

【译文】

太阳病未罢,又发阳明病,当太阳病证已经消散之后,病人凸显烘热如潮,手足绵绵不断出汗,大便困难且伴有神昏乱语时,运用攻下法则愈,选用大承气汤治疗。四十二。用前第二方。[44]

病人小便不利,大便乍难乍易,时有微热,喘冒不能卧者,有燥屎也,属大承气汤证。四十三。用前第二方。[45][①]

【注释】

①[45]:此条见“辨阳明病篇”第242条。彼作“大承气汤主之”。

【译文】

病人小便不利,大便有时困难,有时又会顺畅,时有轻微发热,喘息且伴有头目昏蒙,不能安卧,这是有燥屎的征象,此属大承气汤证。四十三。用前第二方。[45]

大下后,六七日不大便,烦不解,腹满痛者,此有燥屎也。所以然者,本有宿食故也,属大承气汤证。四十四。用前第二方。[46]①

【注释】

①[46]:此条见“辨阳明病篇”第241条。彼作“宜大承气汤”。

【译文】

峻药攻下之后,六七日不大便,仍心烦不安,腹满胀痛,此属有燥屎的征象。所以会形成燥屎,是因为原本肠道就有积食的缘故,此属大承气汤证。四十四。用前第二方。[46]

卷第十

辨发汗吐下后病脉证并治第二十二

合四十八法，方三十九首

【题解】

本篇在赵刻宋本《伤寒论》中无序号，为阅读与检索方便，本书以原文自然段落为依据，单独编列序号，计七十三条。

本篇把六病诸篇与《金匮玉函经》中论述“发汗、吐、下后”变证的有关条文重集编辑，重列相关方药。强调汗法、吐法与下法虽然都是祛邪的正治法，但施用不当，可引发变证。约计收录“辨太阳病篇”五十一条，“辨阳明病篇”十二条，“辨太阴病篇”二条，“辨厥阴病篇”四条，“辨霍乱病篇”一条，《金匮玉函经》三条。篇中重集了“发汗、吐、下后”引发的桂枝麻黄各半汤证、桂枝汤证、桂枝去桂加茯苓白术汤证、干姜附子汤证、茯苓桂枝白术甘草汤证、茯苓四逆汤证、栀子豉汤及类方证、调胃承气汤证、大陷胸汤证、柴胡桂枝干姜汤证、旋覆代赭汤证、白虎汤证、白虎加人参汤证、小承气汤证、大承气汤证、四逆汤证、桂枝加芍药汤证、桂枝去芍药汤证、桂枝去芍药加附子汤证、桂枝加厚朴杏子汤证、葛根黄芩黄连汤证、小柴胡汤证、大柴胡汤证、柴胡加芒硝汤证、柴胡加龙骨牡蛎汤证、桂枝甘草龙骨牡蛎汤证、诸泻心汤证、五苓散证、桂枝人参汤证、麻黄杏子甘草石膏汤证、抵当汤证、麻黄升麻汤证、干姜黄芩黄连人参汤证等，起到“疾病至急，仓卒寻按”时的应急之用。

太阳病八九日，如疟状，热多寒少，不呕，清便，脉微而恶寒者，不可更发汗吐下也。以其不得小汗，身必痒，属**桂枝麻黄各半汤**。第一。七味。前有二十二病证。（24）

服**桂枝汤**，或下之，仍头项强痛，发热，无汗，心下满痛，小便不利，属**桂枝去桂加茯苓白术汤**。第二。六味。（25）

太阳病，发汗不解，而下之，脉浮者，为在外，宜**桂枝汤**。第三。五味。（26）

下之后，复发汗，昼日烦躁，夜安静，不呕，不渴，无表证，脉沉微者，属**干姜附子汤**。第四。二味。（27）

伤寒，若吐、下后，心下逆满，气上冲胸，起则头眩，脉沉紧，发汗则身为振摇者，属**茯苓桂枝白术甘草汤**。第五。四味。（28）

发汗，若下之，病不解，烦躁者，属**茯苓四逆汤**。第六。五味。（29）

发汗、吐、下后，虚烦不眠，若剧者，反复颠倒，心中懊侬，属**栀子豉汤**；少气者，**栀子甘草豉汤**；呕者，**栀子生姜豉汤**。第七。**栀子豉汤**二味。**栀子甘草豉汤**、**栀子生姜豉汤**，并三味。（30）

发汗，下之，而烦热、胸中窒者，属栀子豉汤证。第八。用上初方。（31）

太阳病，过经十余日，心下欲吐，胸中痛，大便溏，腹满，微烦。先此时极吐下者，与**调胃承气汤**。第九。三味。（32）

太阳病，重发汗，复下之，不大便五六日，舌上燥而渴，日晡潮热，心腹硬满痛不可近者，属**大陷胸汤**。第十。三味。（33）

伤寒五六日，发汗复下之，胸胁满微结，小便不利，渴而不呕，头汗出，寒热，心烦者，属**柴胡桂枝干姜汤**。第十一。七味。（34）

伤寒发汗，吐、下解后，心下痞硬，噫气不除者，属**旋覆代赭汤**。第十二。七味。(35)

伤寒下之，复发汗，心下痞，恶寒，表未解也，表解乃可攻痞。解表宜**桂枝汤**，攻痞宜**大黄黄连泻心汤**。第十三。**桂枝汤**用前第三方。**大黄泻心汤**二味。(36)

伤寒，吐、下后，七八日不解，热结在里，表里俱热，恶风，大渴，舌上燥而烦，欲饮水数升者，属**白虎加人参汤**。第十四。五味。(37)

伤寒，吐、下后不解，不大便至十余日，日晡发潮热，不恶寒，如见鬼状。剧者不识人，循衣摸床，惕而不安，微喘直视，发热谵语者，属**大承气汤**。第十五。四味。(38)

三阳合病，腹满身重，口不仁，面垢，谵语遗尿。发汗则谵语，下之则额上汗，手足逆冷，自汗出者，属**白虎汤**。第十六。四味。(39)(40)

阳明病，脉浮紧，咽燥口苦，腹满而喘，发热汗出，反恶热，身重。若发汗，则谵语；加温针，必怵惕烦躁不眠；若下之，则心中懊侬，舌上胎者，属栀子豉汤证。第十七。用前第七方。(41)

阳明病，下之，心中懊侬而烦，胃中有燥屎，可攻，宜**大承气汤**。第十八。用前第十五方。(42)

太阳病，吐、下、发汗后，微烦，小便数，大便硬者，与**小承气汤**和之。第十九。三味。(43)

大汗、大下而厥者，属**四逆汤**。第二十。三味。(44)

太阳病，下之，气上冲者，与**桂枝汤**。第二十一。用前第三方。(45)

太阳病，下之后，脉促，胸满者，属**桂枝去芍药汤**。第二十二。

四味。(46)

若微寒者，属**桂枝去芍药加附子汤**。第二十三。五味。(47)

太阳桂枝证，反下之，利不止，脉促，喘而汗出者，属**葛根黄芩黄连汤**。第二十四。四味。(48)

太阳病，下之，微喘者，表未解也，属**桂枝加厚朴杏子汤**。第二十五。七味。(49)

伤寒，不大便六七日，头痛有热者，与承气汤。小便清者一云大便青，知不在里，当发汗，宜**桂枝汤**。第二十六。用前第三方。(50)

伤寒五六日，下之后，身热不去，心中结痛者，属栀子豉汤证。第二十七。用前第七方。(51)

伤寒下后，心烦腹满，卧起不安，属**栀子厚朴汤**。第二十八。三味。(52)

伤寒，以丸药下之，身热不去，微烦者，属**栀子干姜汤**。第二十九。二味。(53)

伤寒下之，续得下利不止，身疼痛，急当救里；后身疼痛，清便自调者，急当救表。救里宜**四逆汤**，救表宜**桂枝汤**。第三十。并用前方。(55)

太阳病，过经十余日，二三下之，柴胡证仍在，与小柴胡。呕止小安，郁郁微烦者，可与**大柴胡汤**。第三十一。八味。(56)

伤寒，十三日不解，胸胁满而呕，日晡发潮热，微利。潮热者，实也。先服**小柴胡汤**以解外，后以**柴胡加芒硝汤**主之。第三十二。八味。(57)

伤寒十三日，过经谵语，有热也。若小便利，当大便硬，而反利者，知以丸药下之也。脉和者，内实也，属调胃承气汤证。第三

十三。用前第九方。(58)

伤寒八九日,下之,胸满烦惊,小便不利,谵语,身重不可转侧者,属**柴胡加龙骨牡蛎汤**。第三十四。十二味。(59)

火逆。下之,因烧针烦躁者,属**桂枝甘草龙骨牡蛎汤**。第三十五。四味。(60)

太阳病,脉浮而动数,头痛发热,盗汗,恶寒,反下之,膈内拒痛,短气躁烦,心中懊侬,心下因硬,则为结胸,属大陷胸汤证。第三十六。用前第十方。(61)

伤寒五六日,呕而发热者,小柴胡汤证具,以他药下之,柴胡证仍在者,复与柴胡汤。必蒸蒸而振,却发热汗出而解。若心满而硬痛者,此为结胸,**大陷胸汤**主之。但满而不痛者,为痞,属**半夏泻心汤**。第三十七。七味。(62)

本以下之,故心下痞,其人渴而口燥烦,小便不利者,属**五苓散**。第三十八。五味。(63)

伤寒中风,下之,其人下利,日数十行,腹中雷鸣,心下痞硬,干呕心烦,复下之,其痞益甚,属**甘草泻心汤**。第三十九。六味。(64)

伤寒服药,下利不止,心下痞硬。复下之,利不止,与理中,利益甚,属**赤石脂禹余粮汤**。第四十。二味。(65)

太阳病,外证未除,数下之,遂协热而利,利不止,心下痞硬,表里不解,属**桂枝人参汤**。第四十一。五味。(66)

下后,不可更行**桂枝汤**,汗出而喘,无大热者,属**麻黄杏子甘草石膏汤**。第四十二。四味。(67)

阳明病,下之,外有热,手足温,心中懊侬,饥不能食,但头汗出,属栀子豉汤证。第四十三。用前第七方。(68)

伤寒吐后，腹胀满者，属调胃承气汤证。第四十四。用前第九方。（69）

病人无表里证，发热七八日，脉虽浮数，可下之。假令已下，脉数不解，不大便者，有瘀血，属**抵当汤**。第四十五。四味。（70）

本太阳病，反下之，腹满痛，属太阴也，属**桂枝加芍药汤**。第四十六。五味。（71）

伤寒六七日，大下，寸脉沉而迟，手足厥，下部脉不至，喉咽不利，唾脓血者，属**麻黄升麻汤**。第四十七。十四味。（72）

伤寒本自寒下，复吐、下之，食入口即吐，属**干姜黄芩黄连人参汤**。第四十八。四味。（73）

师曰：病人脉微而涩者，此为医所病也。大发其汗，又数大下之，其人亡血，病当恶寒，后乃发热，无休止时。夏月盛热，欲著复衣；冬月盛寒，欲裸其身。所以然者，阳微则恶寒，阴弱则发热，此医发其汗，使阳气微，又大下之，令阴气弱。五月之时，阳气在表，胃中虚冷，以阳气内微，不能胜冷，故欲著复衣。十一月之时，阳气在里，胃中烦热，以阴气内弱，不能胜热，故欲裸其身。又阴脉迟涩，故知亡血也。[1]①

【注释】

①[1]：此条赵刻宋本六病诸篇不载，见《辨脉法第一》第25条。另见《金匮玉函经·辨发汗吐下后病形证治第十九》。

【译文】

老师说：病人显示脉微而涩，这是医生误治引发的。医生先给病人发大汗，又多次运用攻下法，耗伤阴津，病人首先感觉到怕冷，继则出现发热，这种怕冷与发热的症状持续不停。虽然夏天炎热，但病人喜欢穿厚重的衣服；虽然冬天严寒，但病人不喜加衣。病人之所以会出现这样的症状，是因为在正常情况下，阳虚则恶寒，阴虚则发热，本证病人先发大汗，使阳气虚于里，后用攻下法，使阴津弱于内。所以五月时节，病人虚阳浮于表，阴寒盛于内，虽然天气炎热，由于里阳虚，阴寒内盛，所以病人仍喜欢穿厚重的衣服。十一月时节，病人因为伤津耗液，阴气内弱，阴不胜阳，阴虚而火旺，引发孤阳虚火外越，所以虽然严冬，但病人仍恶热而不喜加衣。又，根据尺脉迟涩，所以知道此病人津液耗伤。[1]

寸口脉浮大，而医反下之，此为大逆。浮则无血，大则为寒，寒气相搏，则为肠鸣。医乃不知，而反饮冷水，令汗大出，水得寒气，冷必相搏，其人则䭇。[2]①

【注释】

①[2]：此条赵刻宋本六病诸篇不载，见《辨脉法第一》第28条。另见《金匮玉函经·辨不可水病形证治第二十七》。

【译文】

寸、关、尺三部脉浮大，而医生反用攻下法，这是严重的误治。脉浮反映出阴血亏竭，阳气无所依附，虚阳外越；脉大反映出阳虚里寒，虚阳外浮。里寒激荡，窜奔肠间则沥沥有声。医生却不知虚阳浮越、外有假热的病机，反而让病人饮冷水，使病人冷汗频频，冷水与寒气相激迫，冷气冲逆喉咽，喉间滞塞不得息。[2]

太阳病三日，已发汗，若吐、若下、若温针，仍不解者，此为坏病，桂枝不中与之也。观其脉症，知犯何逆，随证治之。[3]①

【注释】

①[3]:此条见“辨太阳病篇”第16条。文字有删减。

【译文】

太阳病三日,已用过发汗法,或者呕吐法、攻下法、温针法,病证仍然未能治愈,这是病机已经出现变异,此属坏病,不能再用桂枝汤。应当观察病人脉象与症状,识别病机发生了哪些变化,根据证候病机治疗。[3]

脉浮数者,法当汗出而愈。若下之,身重、心悸者,不可发汗,当自汗出乃解。所以然者,尺中脉微,此里虚,须表里实,津液和,便自汗出愈。[4]①

【注释】

①[4]:此条见“辨太阳病篇”第49条。文字稍有差异。

【译文】

表证脉显浮数,按治疗原则应当发汗,出汗则病愈。如果误用攻下法之后,病人身体沉重懈怠,心跳动不安,则不可发汗,应当待病人自汗出,病证可自解。之所以会出现这种状况,是因为病人尺脉显微象,这是里虚的反映,待到表里正气充实,津液输布谐顺协调,病人则会自汗出而病愈。[4]

凡病,若发汗、若吐、若下,若亡血、无津液,阴阳脉自和者,必自愈。[5]①

【注释】

①[5]:此条见“辨太阳病篇”第58条。文字稍有差异。

【译文】

一般伤寒病证,或者发汗,或者用吐法,或者用攻下法,如果伤血耗津，而体内阴阳尚能够由不调和逐渐恢复为调和，那么病证可以自愈。[5]

大下之后，复发汗，小便不利者，亡津液故也。勿治之，得小便利，必自愈。[6]①

【注释】

①[6]：此条见“辨太阳病篇”第59条。文字稍有差异。

【译文】

峻药攻下之后，又用发汗法，病人小便量少不畅，此属津液耗伤的缘故。不必服药，待病人小便量逐渐增多，即可自行痊愈。[6]

下之后，复发汗，必振寒，脉微细。所以然者，以内外俱虚故也。[7]①

【注释】

①[7]：此条见“辨太阳病篇”第60条。

【译文】

病人用过攻下法之后，又发汗，可出现寒冷振栗，脉显微细。之所以会出现这种状况，是因为先攻下后又用发汗法，由此导致内外俱虚的缘故。[7]

本发汗，而复下之，此为逆也；若先发汗，治不为逆。本先下之，而反汗之，为逆；若先下之，治不为逆。[8]①

【注释】

①[8]：此条见“辨太阳病篇”第90条。

【译文】

本来应当发汗，而反用攻下法，此属于误治；如果先发汗，则是正确的治法。原本应当先用攻下法，而反用发汗法，则是误治；如果先用攻下法，才是正确的治疗方式。[8]

太阳病，先下而不愈，因复发汗，以此表里俱虚，其人因致冒，冒家汗出自愈。所以然者，汗出表和故也。得表和，然后复下之。[9]①

【注释】

①[9]：此条见“辨太阳病篇”第93条。文字稍有差异。得表和，第93条作“里未和”。

【译文】

太阳病，先用攻下法而病证不愈，随后又用发汗法，引发表里俱虚，病人头目昏蒙不清，此类病人能够通过自汗出而愈。之所以会出现这种状况，是因为病人经过自汗出过程，营卫能够逐渐和谐。表解之后，如果胃肠有积滞，然后再用攻下法治疗。[9]

得病六七日，脉迟浮弱，恶风寒，手足温。医二三下之，不能食，而胁下满痛，面目及身黄，颈项强，小便难者，与柴胡汤，后必下重。本渴饮水而呕者，柴胡不中与也。食谷者哕。[10]①

【注释】

①[10]：此条见“辨太阳病篇”第98条。文字稍有差异。

【译文】

得病六七日，病人脉象迟而浮弱，恶风寒，手足不凉。医生反误攻下二三次，攻下后，病人不欲进食，且胁下满闷胀痛，面部、白睛以及全身皮肤发黄，颈项僵滞不舒，小便量少不畅，此时如果误用柴胡汤，必大便后重坠不爽，进食后呃忒连连。本证病人口渴欲饮且呕吐，根本就不应当用柴胡汤。[10]

太阳病，二三日，不能卧，但欲起，心下必结，脉微弱者，此本有寒分也。反下之，若利止，必作结胸；未止者，四日复下之，此作协热利也。[11]①

【注释】

①[11]：此条见“辨太阳病篇”第139条。

【译文】

太阳病，发病二三日，不能仰卧，只能取强迫坐姿，这样的病人胸脘部必有结塞壅满感，脉象比发病初期的浮势略有缓和，此是原本就有水饮。医生反误用攻下法，如果一利而泻止，此有引发结胸的可能；如果下利不止，第四日又用攻下法，则会引发邪热内陷的协热利。[11]

太阳病，下之，其脉促一作纵。不结胸者，此为欲解也。脉浮者，必结胸。脉紧者，必咽痛。脉弦者，必两胁拘急。脉细数者，头痛未止。脉沉紧者，必欲呕。脉沉滑者，协热利。脉浮滑者，必下血。[12]①

【注释】

①[12]：此条见“辨太阳病篇”第140条。

【译文】

太阳病，误用攻下法，病人脉来有急促上壅两寸之象，如果未引发结胸，这是表证将要解散的表现。病人脉浮，有可能引发结胸。脉紧，可能会出现咽痛。脉弦，可能有两胁拘急的感觉。脉细数的病人，头痛仍持续不止。脉沉紧，可能有恶心欲呕的症状。脉沉滑，可见邪热内陷的协热利。脉浮滑的病人，有可能大便下血。[12]

太阳、少阳并病，而反下之，成结胸，心下硬，下利不止，水浆不下，其人心烦。[13]①

【注释】

①[13]：此条见“辨太阳病篇”第150条。

【译文】

太阳病未解又并发少阳病，医生误用攻下法，而引发结胸证，症见胃脘硬满，腹泻不止，病人连稀薄的饮食也不愿下咽，恶心难忍。[13]

脉浮而紧，而复下之，紧反入里，则作痞。按之自濡，但气痞耳。[14]①

【注释】

①[14]：此条见“辨太阳病篇”第151条。

【译文】

脉浮而紧，医生反误用攻下法，病人脉象由紧变化为不紧，而引发为痞证。胃脘部触按仍然柔软空虚，此只是气痞罢了。[14]

伤寒吐、下、发汗后，虚烦，脉甚微，八九日心下痞硬，胁下痛，气上冲咽喉，眩冒，经脉动惕者，久而成痿。[15][①]

【注释】

①[15]：此条见“辨太阳病篇”第160条。文字稍有差异。

【译文】

伤寒用过吐法、攻下法之后，又施以发汗法，引发病人恶心欲吐，脉象显极度微弱，经过八九日后，病人胃脘部满闷堵塞，触按略有抵抗感，两胁下疼痛，胸中有气上逆，直冲咽喉，视物昏蒙不清，身躯筋肉抽动挛缩，这种状况日久不愈，会引发肢体痿软无力，肌肉萎缩的痿证。[15]

阳明病，能食，下之不解者；其人不能食，若攻其热必哕。所以然者，胃中虚冷故也。以其人本虚，攻其热必哕。[16][①]

【注释】

①[16]：此条见“辨阳明病篇”第194条。文字有增减。

【译文】

阳明病，病人食欲正常时，用攻下法而病不解；病人不欲食时，用下法泄其热则呃忒连连。之所以会出现这样的状况，是因为胃中虚冷的缘故。由于病人原本胃阳不足，因此妄泄其热会呃忒频发。[16]

阳明病，脉迟，食难用饱，饱则发烦头眩，必小便难，此欲作谷疸。虽下之，腹满如故，所以然者，脉迟故也。[17][①]

【注释】

①[17]：此条见“辨阳明病篇”第195条。文字稍有差异。按，疸，

原作“疸”，误。第195条作“瘅”。《说文通训定声》：“瘅，假借为疸。”

【译文】

阳明病，脉迟，饮食不能饱餐，饱则恶心且头昏眼花，可见小便短少而涩，此有发作谷疸的趋势。虽然用过攻下法，但仍然腹满不减，之所以会出现这种状况，是因为脉显迟象，证属虚寒的缘故。[17]

夫病阳多者热①，下之则硬；汗多，极发其汗亦硬。[18]②

【注释】

①阳多：此指三阳合病。按，在六病诸篇中，所谓“阳多者”，无一能超出三阳合病（见“辨阳明病篇”第219条）。三阳合病是热势燎原，三阳俱热，鸱张内外。

②[18]：此条赵刻宋本六病诸篇不载，见《金匮玉函经·辨发汗吐下后病形证治第十九》。

【译文】

阳明病，热势燎原，鸱张内外，如果误用攻下法，则会引发大便干硬；病人原本汗多，如果再大发其汗，大便也会干硬。[18]

太阳病，寸缓、关浮、尺弱，其人发热汗出，复恶寒，不呕，但心下痞者，此以医下之也。[19]①

【注释】

①[19]：此条见“辨阳明病篇”第244条。此属其中的一节。

【译文】

太阳病，寸脉缓、关脉浮、尺脉弱，病人发热出汗，同时恶寒，不呕，凸显胃脘满闷不舒，此属医生误用攻下法引发的变证。[19]

太阴之为病，腹满而吐，食不下，自利益甚，时腹自痛。若下之，必胸下结硬。[20]①

【注释】

①[20]：此条见“辨太阴病篇”第273条。

【译文】

太阴病典型的表现，是腹满，呕吐，不欲食，腹泻逐渐加重，时时腹痛隐隐。如果误用攻下法，可出现胃脘痞塞硬满。[20]

伤寒，大吐、大下之，极虚。复极汗者，其人外气怫郁，复与之水，以发其汗，因得哕。所以然者，胃中寒冷故也。[21]①

【注释】

①[21]：此条见“辨厥阴病篇”中“厥利呕哕附”第380条。

【译文】

伤寒，误用大吐、峻猛攻下之后，正气极虚。又大发其汗，因为病人原本外邪郁滞于表，所以又大量饮用热水以催汗，这会引发哕声频频。之所以会出现这种状况，是因为病人素禀胃中寒冷的缘故。[21]

吐、利、发汗后，脉平，小烦者，以新虚不胜谷气故也。[22]①

【注释】

①[22]：此条见“辨霍乱病篇”第391条。文字稍有差异。

【译文】

病人呕吐、腹泻、出汗之后，脉象由似有似无恢复到平和徐缓，病人食后，时有轻微恶心，此属霍乱初愈，胃气尚弱，消谷乏力的缘故。[22]

太阳病，医发汗，遂发热恶寒，因复下之，心下痞，表里俱虚，阴阳气并竭，无阳则阴独。复加烧针，因胸烦，面色青黄，肤瞤者，难治。今色微黄，手足温者，易愈。[23]①

【注释】

①[23]：此条见“辨太阳病篇”第153条。

【译文】

太阳病，医生发汗不当，病人发热恶寒更加严重了，继而又用攻下法，病人胃脘部胀满塞闷，表里俱衰竭，正气大虚，阳虚寒盛。医生又用烧针方法治疗，引发病人胸中烦乱，病人面色青黄，肌肉蠕蠕跳动，此属难治的病证。现今病人面色不是青黄而是微微发黄，且手足不凉而温，这比较起来预后良好。[23]

太阳病，得之八九日，如疟状，发热恶寒，热多寒少。其人不呕，清便欲自可，一日二三度发，脉微缓者，为欲愈也。脉微而恶寒者，此阴阳俱虚，不可更发汗、更下、更吐也。面色反有热色者，未欲解也，以其不能得小汗出，身必痒，属**桂枝麻黄各半汤**。方一。[24]①

桂枝一两十六铢　芍药一两　生姜一两，切　甘草一两，炙　麻黄一两，去节　大枣四枚，擘　杏仁二十四个，汤浸，去皮尖及两人者

右七味，以水五升，先煮麻黄一二沸，去上沫，内诸药，

煮取一升八合，去滓，温服六合。本云**桂枝汤**三合、**麻黄汤**三合，并为六合，顿服。

【注释】

①[24]：此条见“辨太阳病篇”第23条。文字稍有差异，彼作“宜桂枝麻黄各半汤”。

【译文】

患太阳病，已经八九日，病人像得了疟一样，阵阵发热恶寒，发热明显，恶寒比较轻缓。病人不呕，大便正常，一日发作二三次，脉象比原来的浮紧略有缓和，这是将要痊愈的表现。假设病人脉搏微弱且伴有恶寒，此属表里俱虚，不可再发汗、再用攻下法或吐法。此将要痊愈的病人，如果面色还有艳艳赤红的表现，说明表邪还有残留，这是因为病人没有经过轻微地发汗，肢体可有痒感，选用桂枝麻黄各半汤。方一。[24]

桂枝一两十六铢　芍药一两　生姜一两，切　甘草一两，炙　麻黄一两，去节　大枣四枚，擘　杏仁二十四个，汤浸，去皮尖及两人者

以上七味药物，用水五升，先煮麻黄一二沸，去掉浮沫，再加入其余的药物，持续煮沸，煮取一升八合药汤，去掉药滓，温热适口服六合。底本中此方是用桂枝汤三合，麻黄汤三合，合并为六合，一次服尽。

服**桂枝汤**，或下之，仍头项强痛，翕翕发热，无汗，心下满微痛，小便不利者，属**桂枝去桂加茯苓白术汤**。方二。[25]①

芍药三两　甘草二两，炙　生姜三两，切　白术三两　茯苓三两　大枣十二枚，擘

右六味，以水八升，煮取三升，去滓，温服一升，小便利则愈。本云**桂枝汤**，今去桂枝，加茯苓、白术。

【注释】

①[25]：此条见“辨太阳病篇”第28条。文字稍有差异，彼作“桂枝去桂加茯苓白术汤主之”。

【译文】

病人服桂枝汤之后，又用过攻下法，仍然头项板滞僵痛，微有发热，无汗，心下满闷微痛，小便量少，服用桂枝汤方中去掉桂枝加茯苓白术汤。方二。[25]

芍药三两　甘草二两，炙　生姜三两，切　白术三两　茯苓三两　大枣十二枚，擘

以上六味药物，用水八升，持续煮沸，煮取三升，去掉药滓，温热适口服一升，小便量多则愈。底本中是用桂枝汤，现今去掉桂枝，加茯苓、白术。

太阳病，先发汗不解，而下之，脉浮者不愈。浮为在外，而反下之，故令不愈。今脉浮，故在外，当须解外则愈，宜**桂枝汤**。方三。[26]①

桂枝三两，去皮　芍药三两　生姜三两，切　甘草二两，炙　大枣十二枚，擘

右五味，以水七升，煮取三升，去滓，温服一升。须臾啜热稀粥一升，以助药力取汗。

【注释】

①[26]：此条见“辨太阳病篇”第45条。文字稍有差异。

【译文】

太阳病，先用发汗法，表邪不解，而又用攻下法，攻下之后脉仍浮，此是表证未愈。脉浮主外邪未解，而反用攻下法，所以病证不愈。现今脉

象仍浮，反映出外邪仍在，必须解散外邪病证才能痊愈，选用桂枝汤。方三。[26]

桂枝三两，去皮　芍药三两　生姜三两，切　甘草二两，炙　大枣十二枚，擘

以上五味药物，用水七升，持续煮沸，煮取三升药汤，去掉药滓，温热适口服一升。略待一会儿，喝热稀粥一升，以增进药力发汗。

下之后，复发汗，昼日烦躁不得眠，夜而安静，不呕，不渴，无表证，脉沉微，身无大热者，属**干姜附子汤**。方四。[27][①]

干姜一两　附子一枚，生用，去皮，破八片

右二味，以水三升，煮取一升，去滓，顿服。

【注释】

①[27]：此条见"辨太阳病篇"第61条。文字稍有差异，彼作"干姜附子汤主之"。

【译文】

病人用过攻下法之后，又发汗，症见白天烦躁不能安卧，夜间反而安静，不呕吐，口不渴，无表证，脉显沉微，身有微热，选用干姜附子汤。方四。[27]

干姜一两　附子一枚，生用，去皮，破八片

以上二味药物，用水三升，煮取一升药汤，去掉药滓，一次服尽。

伤寒，若吐、若下后，心下逆满，气上冲胸，起则头眩，脉沉紧。发汗则动经，身为振振摇者，属**茯苓桂枝白术甘草汤**。方五。[28][①]

茯苓四两　桂枝三两，去皮　白术二两　甘草二两，炙

右四味，以水六升，煮取三升，去滓，分温三服。

【注释】

①[28]：此条见“辨太阳病篇”第67条。文字稍有差异，彼作“茯苓桂枝白术甘草汤主之”。

【译文】

伤寒，或用吐法，或用攻下法之后，病人胃脘部气逆而满，有气上冲胸膈的感觉，起立或走动时，头目昏蒙眩晕，脉象沉紧。如果发汗则会动伤经气，肢体振颤抖动不能自持，选用茯苓桂枝白术甘草汤治疗。方五。[28]

茯苓四两　桂枝三两，去皮　白术二两　甘草二两，炙

以上四味药物，用水六升，持续煮沸，煮取三升药汤，去掉药滓，温热适口分三次服。

发汗，若下之后，病仍不解，烦躁者，属**茯苓四逆汤**。方六。[29]①

茯苓四两　人参一两　附子一枚，生用，去皮，破八片　甘草二两，炙　干姜一两半

右五味，以水五升，煮取二升，去滓，温服七合，日三服。

【注释】

①[29]：此条见“辨太阳病篇”第69条。文字稍有差异，彼作“茯苓四逆汤主之”，“煮取三升”，“日二服”。

【译文】

发汗，或者再用攻下法，病证仍未痊愈，病人出现烦躁，选用茯苓四逆汤治疗。方六。[29]

茯苓四两　人参一两　附子一枚，生用，去皮，破八片　甘草二两，炙　干姜一两半

以上五味药物，用水五升，持续煮沸，煮取二升药汤，去掉药滓，温热适口服七合，一日服三次。

发汗、吐下后，虚烦不得眠，若剧者，必反复颠倒，心中懊侬，属**栀子豉汤**；若少气者，**栀子甘草豉汤**；若呕者，**栀子生姜豉汤**。七。[30][①]

肥栀子十四枚，擘　香豉四合，绵裹

右二味，以水四升，先煮栀子，得二升半，内豉，煮取一升半，去滓，分为二服，温进一服，得吐者，止后服。

栀子甘草豉汤方

肥栀子十四个，擘　甘草二两，炙　香豉四合，绵裹

右三味，以水四升，先煮二味，取二升半，内豉，煮取一升半，去滓，分二服，温进一服，得吐者，止后服。

栀子生姜豉汤方

肥栀子十四个，擘　生姜五两，切　香豉四合，绵裹

右三味，以水四升，先煮二味，取二升半，内豉，煮取一升半，去滓，分二服，温进一服，得吐者，止后服。

【注释】

①[30]：此条见“辨太阳病篇”第76条。文字稍有差异，彼作“栀子豉汤主之”。

【译文】

用发汗法或呕吐法或攻下法之后，轻则病人胃脘搅扰恶心，不得安卧，甚则辗转反侧，胃脘嘈杂，选用栀子豉汤治疗；如果病人说话声低气馁，语无后音，选用栀子甘草豉汤治疗；如果病人呕吐症状严重，选用栀

子生姜豉汤治疗。七。[30]

肥栀子十四枚，擘　香豉四合，绵裹

以上二味药物，用水四升，先煮栀子，持续煮沸，煮取二升半时，加入香豉，再煮取一升半药汤，去掉药滓，分二次服。温热适口服一次，服后如果病人呕吐，则停后服。

栀子甘草豉汤方

肥栀子十四个，擘　甘草二两，炙　香豉四合，绵裹

以上三味药物，用水四升，先煮栀子、甘草，持续煮沸，煮取二升半时，加入香豉，再煮取一升半药汤，去掉药滓，分二次服。温热适口服一次，服后如果病人呕吐，则停后服。

栀子生姜豉汤方

肥栀子十四个，擘　生姜五两，切　香豉四合，绵裹

以上三味药物，用水四升，先煮栀子、生姜，持续煮沸，煮取二升半时，加入香豉，再煮取一升半药汤，去掉药滓，分二次服。温热适口服一次，服后如果病人呕吐，则停后服。

发汗，若下之，而烦热、胸中窒者，属栀子豉汤证。八。用前初方。[31][①]

【注释】

①[31]：此条见"辨太阳病篇"第77条。文字稍有差异，彼作"栀子豉汤主之"。

【译文】

发汗或用攻下法，病人胃脘内嘈杂、灼热，胸膈内有痞满、窒塞感，此属栀子豉汤证。八。用前初方。[31]

太阳病，过经十余日，心下温温欲吐，而胸中痛，大便反

溏，腹微满，郁郁微烦。先此时极吐、下者，与**调胃承气汤**；若不尔者，不可与。但欲呕，胸中痛，微溏者，此非柴胡汤证，以呕故知极吐、下也。**调胃承气汤**。方九。[32][1]

大黄四两，酒洗　甘草二两，炙　芒硝半升

右三味，以水三升，煮取一升，去滓，内芒硝，更上火令沸。顿服之。

【注释】

①[32]：此条见"辨太阳病篇"第123条。文字稍有差异。

【译文】

太阳病，经过六七日之后，已过十多日了，病人感到胃脘部泛泛恶心欲吐，且伴胸中疼痛，大便凸显稀溏，腹部微微胀满，心情不舒畅而微烦。这是病人此前曾用过大吐、大下的药物，选用调胃承气汤治疗；如果不是大吐、大下引发的这些症状，则不可用调胃承气汤。本证仅见恶心欲呕，胸中疼痛，大便微微稀溏，这不是柴胡汤证，从病人的呕吐症状中可以知道此证是大吐、大下引发的。调胃承气汤。方九。[32]

大黄四两，酒洗　甘草二两，炙　芒硝半升

以上三味药物，用水三升，持续煮沸，煮取一升药汤，去掉药滓，加入芒硝，再置火上煮沸。一次服尽。

太阳病，重发汗而复下之，不大便五六日，舌上燥而渴，日晡所小有潮热一云，日晡所发心胸大烦。从心下至少腹硬满而痛不可近者，属**大陷胸汤**。方十。[33][1]

大黄六两，去皮，酒洗　芒硝一升　甘遂末一钱匕

右三味，以水六升，煮大黄，取二升，去滓，内芒硝，煮

两沸，内甘遂末。温服一升，得快利，止后服。

【注释】

①[33]：此条见“辨太阳病篇”第137条。文字稍有差异，彼作“大陷胸汤主之”。大陷胸汤方，见“辨太阳病篇”第134条。

【译文】

太阳病，大发汗之后又用攻下法，病人不大便五六日，舌燥口渴，下午四时前后，病人自觉热势自胸部上涌头面，有轻微的阵阵烘热感。从胸脘以下至少腹硬满而疼痛，不可触按，选用大陷胸汤治疗。方十。[33]。

大黄六两，去皮，酒洗　芒硝一升　甘遂末一钱匕

以上三味药物，用水六升，先煮大黄，持续煮沸，煮取二升药汤，去掉药滓，加入芒硝，煮两沸，再加入甘遂末。温热适口服一升，服药后，大便畅利稀薄，停后服。

伤寒五六日，已发汗而复下之，胸胁满、微结，小便不利，渴而不呕，但头汗出，往来寒热，心烦者，此为未解也，属**柴胡桂枝干姜汤**。方十一。[34][①]

柴胡半斤　桂枝三两，去皮　干姜二两　栝楼根四两　黄芩三两　甘草二两，炙　牡蛎二两，熬

右七味，以水一斗二升，煮取六升，去滓，再煎取三升。温服一升，日三服，初服微烦，后汗出便愈。

【注释】

①[34]：此条见“辨太阳病篇”第147条。文字稍有差异，彼作“柴胡桂枝干姜汤主之”。

【译文】

伤寒五六日，已发汗后又用攻下法，引发病人胸胁胀满痞塞，小便量少不畅，口渴不呕，仅显头部出汗，往来寒热，恶心，此属病证未愈，选用柴胡桂枝干姜汤治疗。方十一。[34]

柴胡半斤　桂枝三两，去皮　干姜二两　栝楼根四两　黄芩三两　甘草二两，炙　牡蛎二两，熬

以上七味药物，用水一斗二升，持续煮沸，煮取六升药汤，去掉药滓，再煎煮浓缩为三升。温热适口服一升，一日服三次。病人初服药后，会显得略微烦躁，随后出汗而愈。

伤寒发汗，若吐、若下，解后，心下痞硬，噫气不除者，属**旋覆代赭汤**。方十二。[35]①

旋覆花三两　人参二两　生姜五两　代赭一两　甘草三两，炙　半夏半升，洗　大枣十二枚，擘

右七味，以水一斗，煮取六升，去滓，再煎取三升。温服一升，日三服。

【注释】

①[35]：此条见“辨太阳病篇”第161条。文字稍有差异，彼作“旋覆代赭汤主之”。

【译文】

伤寒发汗，或用吐法、攻下法杂治，表证虽解，但病人胃脘部满闷堵塞，触按略有抵抗感，虽然嗝气频作，但心下痞硬不减，选用旋覆代赭汤治疗。方十二。[35]

旋覆花三两　人参二两　生姜五两　代赭一两　甘草三两，炙　半夏半升，洗　大枣十二枚，擘

以上七味药物，用水一斗，持续煮沸，煮取六升药汤，去掉药滓，再煎煮浓缩为三升。温热适口服一升，一日服三次。

伤寒大下之，复发汗，心下痞，恶寒者，表未解也。不可攻痞，当先解表，表解乃攻痞。解表宜**桂枝汤**，用前方；攻痞宜**大黄黄连泻心汤**。方十三。[36]①

大黄二两，酒洗　黄连一两

右二味，以麻沸汤二升渍之，须臾，绞去滓，分温再服。有黄芩，见第四卷中。

【注释】

①[36]：此条见“辨太阳病篇”第164条。文字略有增减。方见第154条。

【译文】

伤寒，峻猛攻下之后，又用发汗法，引发病人胃脘部满闷堵塞，且伴见恶寒，此属于表证未解。此时不可以治痞，应当先解表，表证解除之后，才可以治痞。解表选用桂枝汤，用前方；治痞选用大黄黄连泻心汤。方十三。[36]

大黄二两，酒洗　黄连一两

以上二味药物，用滚开的沸水二升浸泡片刻，然后挤压，去掉药滓，温热适口分两次服。有黄芩，见第四卷中。

伤寒，若吐、下后，七八日不解，热结在里，表里俱热，时时恶风，大渴，舌上干燥而烦，欲饮水数升者，属**白虎加人参汤**。方十四。[37]①

知母六两　石膏一斤，碎　甘草二两，炙　粳米六合　人参三两

右五味，以水一斗，煮米熟汤成，去滓，温服一升，日三服。

【注释】

①[37]：此条见“辨太阳病篇”第168条。文字稍有差异，彼作“人参二两”。

【译文】

伤寒，或用过吐法、或用过攻下法，经过七八日病证不愈，表邪逐渐化热，邪热结聚于里，表里俱热，病人时时恶风，口燥渴难忍，饮不解渴，选用白虎加人参汤治疗。方十四。[37]

知母六两　石膏一斤，碎　甘草二两，炙　粳米六合　人参三两

以上五味药物，用水一斗，煮粳米熟则药汤煎成，去掉药滓，温热适口服一升，一日服三次。

伤寒，若吐、若下后，不解，不大便五六日，上至十余日，日晡所发潮热，不恶寒，独语如见鬼状。若剧者，发则不识人，循衣摸床，惕而不安一云顺衣妄撮，怵惕不安，微喘直视，脉弦者生，涩者死。微者，但发热谵语者，属**大承气汤**。方十五。[38]①

大黄四两，去皮，酒洗　厚朴半斤，炙，　枳实五枚，炙　芒硝三合

右四味，以水一斗，先煮二味，取五升，内大黄，煮取二升，去滓，内芒硝，更煮令一沸。分温再服；得利者，止后服。

【注释】

①[38]:此条见“辨阳明病篇”第212条。文字稍有差异,彼作“大承气汤主之”。

【译文】

伤寒,或用过吐法,或用过攻下法,病证仍未治愈,病人不大便五六日,甚至十多日,下午四点前后阵阵烘热如潮,不怕冷,病人自言自语,幻觉幻视如见鬼状。如果病情严重,发作时神志不清,两手循捏衣角,抚摸床边,惊恐不安,微微喘息,目光呆滞,此时如果病人脉显弦象,是有生机的表现,如果脉显涩象,此属濒危的重证。如果病情轻缓,只是发热、神昏乱语,选用大承气汤治疗。方十五。[38]

大黄四两,去皮,酒洗　厚朴半斤,炙,　枳实五枚,炙　芒硝三合

以上四味药物,用水一斗,先煮厚朴、枳实,持续煮沸,煮取五升药汤,加入大黄再煮取二升,去掉药滓,再加入芒硝,煮一沸。温热适口分两次服;如果通下大便,余下的药汤不再服用。

三阳合病,腹满身重,难以转侧,口不仁,面垢又作枯,一云向经。[39][①]

【注释】

①[39]:此条见“辨阳明病篇”第219条中的一节。

【译文】

太阳、阳明、少阳同时发病,症见腹部胀满,身体沉重,肢体转侧不利,口中黏腻不爽,面色污垢不润。[39]

谵语遗尿。发汗则谵语,下之则额上生汗,若手足逆冷,自汗出者,属**白虎汤**。十六。[40][①]

知母六两　石膏一斤，碎　甘草二两，炙　粳米六合

右四味，以水一斗，煮米熟汤成，去滓，温服一升，日三服。

【注释】

①［40］：此条见“辨阳明病篇”第219条。本篇第39条与第40条，在“辨阳明病篇”中作一条，即第219条，且作“白虎汤主之”。

【译文】

病人神志不清，声高妄言，小便失禁。此种情况下，发汗则神志不清、声高妄言更加严重，攻下则引发额头出汗，如果郁热不达四末手足寒凉，自汗出，选用白虎汤治疗。十六。［40］

知母六两　石膏一斤，碎　甘草二两，炙　粳米六合

以上四味药物，用水一斗，持续煮沸，煮至米熟汤成，去掉药滓，温热适口服一升，一日服三次。

阳明病，脉浮而紧，咽燥口苦，腹满而喘，发热汗出，不恶寒反恶热，身重。若发汗则躁，心愦愦而反谵语。若加温针，必怵惕、烦躁不得眠。若下之，则胃中空虚，客气动膈，心中懊侬，舌上胎者，属栀子豉汤证。十七。用前第七方。［41］①

【注释】

①［41］：此条见“辨阳明病篇”第221条。文字稍有差异，彼作“栀子豉汤主之”。

【译文】

阳明病，脉浮而紧，咽燥口苦，腹胀满伴有喘息，发热出汗，病人不怕冷反而怕热，身体沉重。此种情况如果发汗则躁扰不宁，心中烦乱不安，甚则神识昏蒙，胡言乱语。如果运用温针，病人会出现惊慌恐惧，烦躁不

得安睡。如果误用攻下法，则胃中空虚，邪热内陷胸膈，胃脘内灼热嘈杂，舌苔黄腻或黄白相兼，这属栀子豉汤证。十七。用前第七方。[41]

阳明病，下之，心中懊侬而烦，胃中有燥屎者，可攻。腹微满，初头硬，后必溏，不可攻之。若有燥屎者，宜**大承气汤**。第十八。用前第十五方。[42][①]

【注释】

①[42]：此条见“辨阳明病篇”第238条。

【译文】

阳明病，攻下之后，胃脘灼热嘈杂且伴恶心。只有肠道中有燥屎的病人，方可再用攻下法。腹微满，大便初头干硬，其后稀溏的病人，不可用攻下法。如果诊断为燥屎，选用大承气汤。第十八。用前第十五方。[42]

太阳病，若吐、若下、若发汗后，微烦，小便数，大便因硬者，与**小承气汤**，和之愈。方十九。[43][①]

大黄四两，酒洗　厚朴二两，炙　枳实三枚，炙

右三味，以水四升，煮取一升二合，去滓，分温二服。

【注释】

①[43]：此条见“辨阳明病篇”第250条。

【译文】

太阳病，或用吐法，或用攻下法，或用发汗法之后，病人微微烦躁，小便量多，因而大便干硬，选用小承气汤，调和胃气则愈。方十九。[43]

大黄四两，酒洗　厚朴二两，炙　枳实三枚，炙

以上三味药物，用水四升，持续煮沸，煮取一升二合，去掉药滓，温热适口分二次服。

大汗，若大下，而厥冷者，属**四逆汤**。方二十。[44][①]

甘草二两，炙　干姜一两半　附子一枚，生用，去皮，破八片

右三味，以水三升，煮取一升二合，去滓，分温再服。强人可大附子一枚、干姜四两。

【注释】

①[44]：此条“辨厥阴病篇”中“厥利呕哕附”第354条。文字稍有差异。四逆汤方见第353条，干姜作“三两”。

【译文】

大汗或峻猛攻下后，肢体寒冷的病人，选用四逆汤治疗。方二十。[44]

甘草二两，炙　干姜一两半　附子一枚，生用，去皮，破八片

以上三味药物，用水三升，持续煮沸，煮取一升二合，去掉药滓，温热适口分二次服。身高体格魁梧者可用大附子一枚、干姜四两。

太阳病，下之后，其气上冲者，可与**桂枝汤**；若不上冲者，不得与之。二十一。用前第三方。[45][①]

【注释】

①[45]：此条见“辨太阳病篇”第15条。文字略有删减。

【译文】

太阳病，误用攻下法之后，病人胸腹内如果有气上冲的感觉，可选用桂枝汤治疗。如果没有气上冲的感觉，不宜服桂枝汤。二十一。用前第

三方。[45]

太阳病，下之后，脉促，胸满者，属**桂枝去芍药汤**。方二十二。促，一作纵。[46][①]

桂枝三两，去皮　甘草二两，炙　生姜三两　大枣十二枚，擘

右四味，以水七升，煮取三升，去滓，温服一升。本云**桂枝汤**，今去芍药。

【注释】

①[46]：此条见"辨太阳病篇"第21条。文字稍有差异，彼作"桂枝去芍药汤主之"。

【译文】

太阳病，误用攻下法之后，寸口脉上促两寸，胸中逆满，选用桂枝去芍药汤治疗。方二十二。[46]

桂枝三两，去皮　甘草二两，炙　生姜三两　大枣十二枚，擘

以上四味药物，用水七升，持续煮沸，煮取三升药汤，去掉药滓，温热适口服一升。底本中讲此方是桂枝汤，今去芍药。

若微寒者，属**桂枝去芍药加附子汤**。方二十三。[47][①]

桂枝三两，去皮　甘草二两，炙　生姜三两，切　大枣十二枚，擘　附子一枚，炮

右五味，以水七升，煮取三升，去滓，温服一升。本云**桂枝汤**，今去芍药加附子。

【注释】

①[47]：此条见"辨太阳病篇"第22条。文字稍有差异，彼作"桂

枝去芍药加附子汤主之”。

【译文】

如果病人有轻微的恶寒，在桂枝去芍药汤的基础上再加附子。方二十三。[47]

桂枝三两，去皮　甘草二两，炙　生姜三两，切　大枣十二枚，擘　附子一枚，炮

以上五味药物，用水七升，持续煮沸，煮取三升药汤，去掉药滓，温热适口服一升。底本中是桂枝汤，今去芍药加附子。

太阳病，桂枝证，医反下之，利遂不止，脉促者，表未解也。喘而汗出者，属**葛根黄芩黄连汤**。方二十四。促，一作纵。[48][①]

葛根半斤　甘草二两，炙　黄芩三两　黄连三两

右四味，以水八升，先煮葛根，减二升，内诸药，煮取二升，去滓，温分再服。

【注释】

①[48]：此条见“辨太阳病篇”第34条。文字稍有差异，彼作“葛根黄芩黄连汤主之”。

【译文】

太阳病，桂枝汤证，医生反而误用攻下法，引发病人腹泻不止，脉象急促，此属表证未解。病人气喘并出汗，选用葛根黄芩黄连汤治疗。方二十四。[48]

葛根半斤　甘草二两，炙　黄芩三两　黄连三两

以上四味药物，用水八升，先煮葛根，持续煮沸，减去二升，再加入其余的药物，最终煮取二升药汤，去掉药滓，温热适口分二次服。

太阳病，下之，微喘者，表未解故也，属**桂枝加厚朴杏子汤**。方二十五。[49][①]

桂枝三两，去皮　**芍药**三两　**生姜**三两，切　**甘草**二两，炙　**厚朴**二两，炙，去皮　**大枣**十二枚，擘　**杏仁**五十个，去皮尖

右七味，以水七升，煮取三升，去滓，温服一升。

【注释】

①[49]：此条见“辨太阳病篇”第43条。文字稍有差异，彼作“桂枝加厚朴杏子汤主之”。

【译文】

太阳病，误用攻下法，病人微微气喘，此属表邪未解，选用桂枝加厚朴杏子汤治疗。方二十五。[49]

桂枝三两，去皮　**芍药**三两　**生姜**三两，切　**甘草**二两，炙　**厚朴**二两，炙，去皮　**大枣**十二枚，擘　**杏仁**五十个，去皮尖

以上七味药物，用水七升，持续煮沸，煮取三升药汤，去掉药滓，温热适口服一升。

伤寒，不大便六七日，头痛有热者，与承气汤。其小便清者一云大便青，知不在里，仍在表也，当须发汗。若头痛者，必衄。宜**桂枝汤**。二十六。用前第三方。[50][①]

【注释】

①[50]：此条见“辨太阳病篇”第56条。

【译文】

伤寒，不大便六七日，头痛发热，误用承气汤。从病人小便仍清而不黄，可以知道病不在里，仍属于表证，这必须发汗，选用桂枝汤。如果头

痛剧烈，可伴见鼻出血。二十六。用前第三方。[50]

伤寒五六日，大下之后，身热不去，心中结痛者，未欲解也，属栀子豉汤证。二十七。用前第七方。[51]①

【注释】

①[51]：此条见“辨太阳病篇”第78条。文字稍有差异，彼作“栀子豉汤主之”。

【译文】

伤寒五六日，用过峻猛攻下药之后，身躯仍发热不退，胃脘内痞塞疼痛，表证仍然未解，此属栀子豉汤证。二十七。用前第七方。[51]

伤寒下后，心烦腹满，卧起不安者，属**栀子厚朴汤**。方二十八。[52]①

栀子十四枚，擘　厚朴四两，炙　枳实四个，水浸，炙令赤

右三味，以水三升半，煮取一升半，去滓，分二服，温进一服，得吐者，止后服。

【注释】

①[52]：此条见“辨太阳病篇”第79条。文字稍有差异，彼作“栀子厚朴汤主之”。

【译文】

伤寒用攻下法之后，胃脘内搅扰纠结，恶心欲吐且伴有腹满，坐卧不安，选用栀子厚朴汤治疗。方二十八。[52]

栀子十四枚，擘　厚朴四两，炙　枳实四个，水浸，炙令赤

以上三味药物，用水三升半，持续煮沸，煮取一升半药汤，去掉药滓，

温热适口分二次服，服一次后，如果病人呕吐，则停后服。

伤寒，医以丸药大下之，身热不去，微烦者，属**栀子干姜汤**。方二十九。[53][①]

栀子十四个，擘　干姜二两

右二味，以水三升半，煮取一升半，去滓，分二服。一服得吐者，止后服。

【注释】

①[53]：此条见“辨太阳病篇”第80条。文字稍有差异，彼作“栀子干姜汤主之”。

【译文】

病人患伤寒，医生用丸药峻猛攻下之后，躯体仍发热，伴有微微恶心，选用栀子干姜汤治疗。方二十九。[53]

栀子十四个，擘　干姜二两

以上二味药物，用水三升半，持续煮沸，煮取一升半药汤，去掉药滓，分二次服。服一次后，如果病人呕吐，则停后服。

凡用**栀子汤**，病人旧微溏者，不可与服之。[54][①]

【注释】

①[54]：此条见“辨太阳病篇”第81条。

【译文】

使用栀子汤时，如果病人平素大便稀溏，则不可服。[54]

伤寒，医下之，续得下利，清谷不止，身疼痛者，急当救里；后身疼痛，清便自调者，急当救表。救里宜**四逆汤**，救表宜**桂枝汤**。三十。并用前方。[55][①]

【注释】

①[55]：此条见“辨太阳病篇”第91条。

【译文】

伤寒，医生用攻下法，引发腹泻，泻下未消化的食物，伴有肢体疼痛，此应当先治疗腹泻；之后肢体仍疼痛，腹泻已止，再治疗身体疼痛的表证。治疗腹泻应当选用四逆汤，治疗表证身疼应当选用桂枝汤。三十。并用前方。[55]

太阳病，过经十余日，反二三下之，后四五日，柴胡证仍在者，先与**小柴胡**。呕不止，心下急一云，呕止小安，郁郁微烦者，为未解也，可与**大柴胡汤**，下之则愈。方三十一。[56][①]

柴胡半斤　黄芩三两　芍药三两　半夏半升，洗　生姜五两　枳实四枚，炙　大枣十二枚，擘

右七味，以水一斗二升，煮取六升，去滓，再煎取三升。温服一升，日三服。一方加大黄二两，若不加，恐不为**大柴胡汤**。

【注释】

①[56]：此条见“辨太阳病篇”第103条。与前条文字稍有差异。

【译文】

太阳病，虽然已经过了六日乃至十多日，但外证未解，反而多次运用攻下法，攻下后四五日，柴胡证仍在，仍应当先服小柴胡汤。服汤后，如果呕吐不止，胃脘部痞满拘挛，隐有疼痛，心中沉闷难言，此属外证未解，

选用大柴胡汤疏解通下则愈。方三十一。[56]

柴胡半斤　黄芩三两　芍药三两　半夏半升，洗　生姜五两　枳实四枚，炙　大枣十二枚，擘

以上七味药物，用水一斗二升，持续煮沸，煮取六升药汤，去掉药滓，再煎浓缩为三升，温热适口服一升，一日服三次。另一方中有大黄二两，如果不加大黄，恐难以称为大柴胡汤。

伤寒，十三日不解，胸胁满而呕，日晡所发潮热，已而微利。此本柴胡，下之不得利，今反利者，知医以丸药下之，此非其治也。潮热者，实也。先服**小柴胡汤**以解外，后以**柴胡加芒硝汤**主之。方三十二。[57]①

柴胡二两十六铢　黄芩一两　人参一两　甘草一两，炙　生姜一两　半夏二十铢，旧云五枚，洗　大枣四枚，擘　芒硝二两

右八味，以水四升，煮取二升，去滓，内芒硝，更煮微沸。温分再服，不解更作。

【注释】

①[57]：此条见“辨太阳病篇”第104条。文字稍有差异。

【译文】

伤寒发病，虽已十三日，但病证仍不得痊愈，证见胸胁胀满且伴呕吐，病人不仅发热，而且下午四时左右头面肢体会有阵阵潮水上涌似的烘热感，旋即会出现轻微的泻利。本证原本是柴胡汤证，即使用攻下法也不会泻利，现今病人反而出现腹泻，从中可以知道，这是医生用了峻猛的丸药攻下所引发的，此属误治。病人出现阵阵烘热感，此属热证、实证。应当先服小柴胡汤解散外邪，再服柴胡加芒硝汤以清泄里热。方三十二。[57]

柴胡二两十六铢　黄芩一两　人参一两　甘草一两，炙　生姜一两　半夏二十铢，旧云五枚，洗　大枣四枚，擘　芒硝二两

以上八味药物，用水四升，持续煮沸，煮取二升药汤，去掉药滓，加入芒硝，再微沸溶化芒硝，温热适口分二次服，病若不愈，再煮一剂。

伤寒十三日，过经谵语者，以有热也，当以汤下之。若小便利者，大便当硬，而反下利，脉调和者，知医以丸药下之，非其治也。若自下利者，脉当微厥，今反和者，此为内实也，属调胃承气汤证。三十三。用前第九方。[58]①

【注释】

①[58]：此条见“辨太阳病篇”第105条。文字稍有差异，彼作“调胃承气汤主之”。

【译文】

伤寒发病已十三日，经过了“两个六天”，证见神昏乱语，此属里热积聚，应当用具有清下功效的汤药清泄里热。如果小便量多，大便应当成形，而反见腹泻，脉象与神昏乱语、发热相应，可以知道这是医生误用了丸药攻下，这种方法虽能通便，但却不能泄热，因此不是正确的治疗方法。如果是虚寒腹泻，脉应当显虚象，现今脉象与神昏乱语、发热相符合，这是肠道里热实证，此属调胃承气汤证。三十三。用前第九方。[58]

伤寒八九日，下之，胸满烦惊，小便不利，谵语，一身尽重，不可转侧者，属**柴胡加龙骨牡蛎汤**。方三十四。[59]①

柴胡四两　龙骨一两半　黄芩一两半　生姜一两半，切　铅丹一两半　人参一两半　桂枝一两半，去皮　茯苓一两半　半夏二合半，洗　大黄二两　牡蛎一两半，熬　大枣六枚，擘

右十二味，以水八升，煮取四升，内大黄，切如碁子，更煮一两沸，去滓，温服一升。本云柴胡汤，今加龙骨等。

【注释】

①[59]：此条见“辨太阳病篇”第107条。

【译文】

伤寒虽已八九日，但表证未解，医生误用攻下法，病人胸膈满闷，心烦惊怖，小便量少不畅，神志昏蒙，语言混乱，肢体沉重，转侧不利，选用柴胡加龙骨牡蛎汤治疗。方三十四。[59]

柴胡四两　龙骨一两半　黄芩一两半　生姜一两半，切　铅丹一两半　人参一两半　桂枝一两半，去皮　茯苓一两半　半夏二合半，洗　大黄二两　牡蛎一两半，熬　大枣六枚，擘

以上十二味药物，用水八升，持续煮沸，煮取四升药汤，加入切成棋子大小的大黄，再煎煮一两沸，去掉药滓，温热适口服一升。底本中用柴胡汤，今加龙骨等。

火逆。下之，因烧针烦躁者，属**桂枝甘草龙骨牡蛎汤**。方三十五。[60]①

桂枝一两，去皮　甘草二两，炙　龙骨二两　牡蛎二两，熬

右四味，以水五升，煮取二升半，去滓，温服八合，日三服。

【注释】

①[60]：此条见“辨太阳病篇”第118条。文字稍有差异，彼作“桂枝甘草龙骨牡蛎汤主之”。

【译文】

火逆证。先用攻下法，再用烧针引发的烦躁，选用桂枝甘草龙骨牡

蛎汤治疗。方三十五。[60]

桂枝一两,去皮　甘草二两,炙　龙骨二两　牡蛎二两,熬

以上四味药物,用水五升,持续煮沸,煮取二升半,去掉药滓,温热适口服八合,一日服三次。

太阳病,脉浮而动数,浮则为风,数则为热,动则为痛,数则为虚,头痛发热,微盗汗出,而反恶寒者,表未解也。医反下之,动数变迟,膈内拒痛一云,头痛即眩,胃中空虚。客气动膈,短气躁烦,心中懊憹,阳气内陷,心下因硬,则为结胸,属大陷胸汤证。若不结胸,但头汗出,余处无汗,剂颈而还,小便不利,身必发黄。三十六。用前第十方。[61][①]

【注释】

①[61]:此条见“辨太阳病篇”第134条。文字稍有差异,彼作“大陷胸汤主之”。

【译文】

太阳病,脉浮数而躁动坚急,脉浮是因为外邪未解,脉数是因为热郁肤表。数脉显得躁动而坚急,反映出病势与症状加剧,脉数还反映出邪热尚处于弥漫态势,尚未聚积成里实的程度,病人头痛发热,微微盗汗,且恶寒症状更突出,此属表邪未解。医生误用攻下法,脉由数变迟,由躁动变为滞涩,病人胸膈内支撑疼痛,胃脘空虚,有饥饿感。此属外邪内陷结于胸膈,病人短气烦躁,胃脘内有嘈杂感,邪热内陷,胃脘部硬满,从而形成结胸,此属大陷胸汤证。如果误用攻下之后未形成结胸,病人只是头部出汗,其他部位无汗,出汗只限于颈项部以上,小便量少不畅,出现这种状况,病人的身躯皮肤有发黄的可能。三十六。用前第十方。[61]

伤寒五六日，呕而发热者，柴胡汤证具，而以他药下之，柴胡证仍在者，复与柴胡汤。此虽已下之，不为逆，必蒸蒸而振，却发热汗出而解。若心下满而硬痛者，此为结胸也，**大陷胸汤**主之，用前方。但满而不痛者，此为痞，柴胡不中与之，属**半夏泻心汤**。方三十七。[62]①

半夏半升，洗　黄芩三两　干姜三两　人参三两　甘草三两，炙　黄连一两　大枣十二枚，擘

右七味，以水一斗，煮取六升，去滓，再煎取三升。温服一升，日三服。

【注释】

①[62]：此条见“辨太阳病篇”第149条。文字稍有差异，彼作“宜半夏泻心汤”。

【译文】

伤寒五六日，呕吐发热并见，此属小柴胡汤证，而医生反误用攻下法，攻下后小柴胡汤证仍在，还需选用小柴胡汤。因为本证已经用过攻下法，虽然没有形成坏病，但是病人服小柴胡汤后，可能发生振栗战汗，伴随发热出汗而邪散病愈。如果用攻下法之后，病人胸脘胀满而硬痛，此属于结胸证，选用大陷胸汤治疗，用前文第十方。如果只是胃脘部塞满而不痛，此属于痞证，不可用小柴胡汤，应当选用半夏泻心汤。方三十七。[62]

半夏半升，洗　黄芩三两　干姜三两　人参三两　甘草三两，炙　黄连一两　大枣十二枚，擘

以上七味药物，用水一斗，持续煮沸，煮取六升药汤，去掉药滓，再煎煮浓缩为三升。温热适口服一升，一日服三次。

本以下之，故心下痞。与泻心汤，痞不解。其人渴而口燥烦，小便不利者，属**五苓散**。方三十八。一方云，忍之一日乃愈。[63][①]

猪苓十八铢，去黑皮　白术十八铢　茯苓十八铢　泽泻一两六铢　桂心半两，去皮

右五味，为散。白饮和服方寸匕，日三服。多饮暖水，汗出愈。

【注释】

①[63]：此条见“辨太阳病篇”第156条。文字稍有差异，彼作“五苓散主之”。方见“辨太阳病篇”第141条。

【译文】

原本不宜攻下的病证而误用攻下法，引发胃脘部满闷堵塞。医生给服泻心汤治疗，而满闷堵塞不解。病人凸显口舌燥渴，小便量少不畅，选用五苓散治疗。方三十八。一方云，忍之一日乃愈。[63]

猪苓十八铢，去黑皮　白术十八铢　茯苓十八铢　泽泻一两六铢　桂心半两，去皮

以上五味药物，制作成散，白开水或米汤调和一方寸匕的量内服，一日服三次。多饮温热水，出汗则病愈。

伤寒中风，医反下之，其人下利，日数十行，谷不化，腹中雷鸣，心下痞硬而满，干呕心烦不得安。医见心下痞，谓病不尽，复下之，其痞益甚。此非结热，但以胃中虚，客气上逆，故使硬也。属**甘草泻心汤**。方三十九。[64][①]

甘草四两，炙　黄芩三两　干姜三两　半夏半升，洗　大枣

十二枚，擘　黄连一两

右六味，以水一斗，煮取六升，去滓，再煎取三升。温服一升，日三服。有人参，见第四卷中。

【注释】

①[64]：此条见“辨太阳病篇”第158条。文字稍有差异，彼作“甘草泻心汤主之”。

【译文】

伤寒中风，医生反用攻下法，病人腹泻，一日数十次，大便纯是不消化的食物，腹中沥沥肠鸣，胃脘部满闷堵塞，触按略有抵抗感，干呕恶心，烦躁不安。医生见到病人胃脘满闷堵塞，认为是里实未能下尽，于是再次运用攻下法，病人胃脘部的满闷堵塞感更加严重。此原本不是有形的里实热结，只是由于胃气虚，壅遏的湿热邪气上逆，引发胃脘硬满堵塞感。选用甘草泻心汤治疗。方三十九。[64]

甘草四两，炙　黄芩三两　干姜三两　半夏半升，洗　大枣十二枚，擘　黄连一两

以上六味药物，用水一斗，持续煮沸，煮取六升药汤，去掉药滓，再煎煮浓缩为三升。温热适口服一升，一日服三次。

伤寒服汤药，下利不止，心下痞硬。服泻心汤已。复以他药下之，利不止；医以理中与之，利益甚。理中，理中焦，此利在下焦，属**赤石脂禹余粮汤**。复不止者，当利其小便。方四十。[65][①]

赤石脂一斤，碎　太一禹余粮一斤，碎

右二味，以水六升，煮取二升，去滓，分温三服。

【注释】

①[65]：此条见“辨太阳病篇”第159条。文字稍有差异，彼作“赤石脂禹余粮汤主之”。

【译文】

伤寒服汤药之后，腹泻不止，胃脘部满闷堵塞，触按略有抵抗感。本来应当服泻心汤腹泻必止。而医生又用其他的药物攻下，致使腹泻不止；于是医生又改用理中汤治疗，病人的腹泻更加严重。理中汤的功效本是调理中焦，而此病人腹泻病机在下焦，应选用赤石脂禹余粮汤治疗。服药后如果腹泻仍然不止，应当给病人利小便以止泻。方四十。[65]

赤石脂一斤，碎　太一禹余粮一斤，碎

以上二味药物，用水六升，煮取二升药汤，去掉药滓，温热适口分三次服。

太阳病，外证未除，而数下之，遂协热而利。利下不止，心下痞硬，表里不解者，属**桂枝人参汤**。方四十一。[66][①]

桂枝四两，别切，去皮　甘草四两，炙　白术三两　人参三两　干姜三两

右五味，以水九升，先煮四味，取五升，内桂，更煮取三升，去滓，温服一升，日再、夜一服。

【注释】

①[66]：此条见“辨太阳病篇”第163条。文字稍有差异，彼作“桂枝人参汤主之”。

【译文】

太阳病，表证不解，而数次用攻下法，于是引发表邪未解的阳虚里寒腹泻。病人泻下不止，胃脘部满闷堵塞，触按略有抵抗感，表邪未解，里

寒凝聚，选用桂枝人参汤治疗。方四十一。[66]

桂枝四两，别切，去皮　甘草四两，炙　白术三两　人参三两　干姜三两

以上五味药物，用水九升，先煮甘草、白术、人参、干姜四味，煮取五升药汤，再加入桂枝，煮取三升药汤，去掉药滓，温热适口服一升，白昼服两次、夜间服一次。

下后，不可更行**桂枝汤**，汗出而喘，无大热者，属**麻黄杏子甘草石膏汤**。方四十二。[67]①

麻黄四两，去节　杏仁五十个，去皮尖　甘草二两，炙　石膏半斤，碎

右四味，以水七升，先煮麻黄，减二升，去上沫，内诸药，煮取三升，去滓，温服一升。本云黄耳杯。

【注释】

①[67]：此条见“辨太阳病篇”第162条。文字稍有差异，彼作“可与麻黄杏子甘草石膏汤”。

【译文】

太阳病用过攻下法之后，如果病人绵绵不断出汗伴见喘息，不发高热，不可再用桂枝汤发汗，选用麻黄杏子甘草石膏汤治疗。方四十二。[67]

麻黄四两，去节　杏仁五十个，去皮尖　甘草二两，炙　石膏半斤，碎

以上四味药物，用水七升，先煮麻黄，持续煮沸，使水减去二升，去掉浮沫，再加入其余的药物，最终煮取三升药汤，去掉药滓，温热适口服一升。底本中是服一黄耳杯的量。

阳明病，下之，其外有热，手足温，不结胸，心中懊侬，

饥不能食,但头汗出者,属栀子豉汤证。四十三。用前第七初方。[68][①]

【注释】

①[68]:此条见“辨阳明病篇”第228条。文字稍有差异,彼作“栀子豉汤主之”。

【译文】

阳明病,攻下法运用不当,弥漫之热残留于外,手足由热变温,病人无结胸症状,胃脘部有灼热嘈杂感,饥不能食,尤其头部热汗蒸蒸,此属栀子豉汤证。四十三。用前第七初方。[68]

伤寒吐后,腹胀满者,属调胃承气汤证。四十四。用前第九方。[69][①]

【注释】

①[69]:此条见“辨阳明病篇”第249条。文字稍有差异,彼作“与调胃承气汤”。

【译文】

伤寒用过吐法之后,病人腹胀满,此属调胃承气汤证。四十四。用前第九方。[69]

病人无表里证,发热七八日,脉虽浮数者,可下之。假令已下,脉数不解,今热则消谷喜饥。至六七日不大便者,有瘀血,属**抵当汤**。方四十五。[70][①]

大黄三两,酒洗　桃仁二十枚,去皮尖　水蛭三十枚,熬　虻虫去翅足,三十枚,熬右四味，以水五升，煮取三升，去滓，温服一升，不下，更服。

【注释】

①[70]：此条见“辨阳明病篇”第257条。文字稍有差异，彼作“宜抵当汤”。方见第237条。

【译文】

病人既无阳明表证也无阳明里证，发热七八日，虽然脉显浮数，但可用攻下法治疗。假使已用过攻下法，数脉依然存在，此属血分伏热与阳明热相合，病人可有明显的饥饿感。经过六七日，病人仍不大便，此属瘀血证，选用抵当汤治疗。方四十五。[70]

大黄三两，酒洗　**桃仁**二十枚，去皮尖　**水蛭**三十枚，熬　**虻虫**去翅足，三十枚，熬

以上四味药物，用水五升，持续煮沸，煮取三升药汤，去掉药滓，温热适口服一升，若仍不大便，再服一升。

本太阳病，医反下之，因尔腹满时痛者，属太阴也，属**桂枝加芍药汤**。方四十六。[71][①]

桂枝三两，去皮　芍药六两　甘草二两，炙　大枣十二枚，擘　生姜三两，切

右五味，以水七升，煮取三升，去滓，分温三服。本云**桂枝汤**，今加芍药。

【注释】

①[71]：此条见“辨太阴病篇”第279条。文字稍有差异，彼作“桂枝加芍药汤主之”。

【译文】

病人原本是太阳病，医生误用攻下法，引发时时腹满阵痛，此已转属为太阴病，选用桂枝加芍药汤治疗。方四十六。[71]

桂枝三两，去皮　芍药六两　甘草二两，炙　大枣十二枚，擘　生姜三两，切

以上五味药物，用水七升，持续煮沸，煮取三升，去掉药滓，温热适口分三次服。底本中是用桂枝汤，今加芍药。

伤寒六七日，大下，寸脉沉而迟，手足厥逆，下部脉不至，喉咽不利，唾脓血，泄利不止者，为难治，属**麻黄升麻汤**。方四十七。[72]①

麻黄二两半，去节　升麻一两六铢　当归一两六铢　知母十八铢　黄芩十八铢　萎蕤十八铢，一作菖蒲　芍药六铢　天门冬六铢，去心　桂枝六铢，去皮　茯苓六铢　甘草六铢，炙　石膏六铢，碎，绵裹　白术六铢　干姜六铢

右十四味，以水一斗，先煮麻黄一两沸，去上沫，内诸药，煮取三升，去滓，分温三服，相去如炊三斗米顷，令尽，汗出愈。

【注释】

①[72]：此条见“辨厥阴病篇”中“厥利呕哕附”第357条。文字稍有差异，彼作“麻黄升麻汤主之”。按，萎蕤下小字注文“菖蒲”原作“昌蒲”，据第357条改。

【译文】

伤寒六七日，峻猛攻下之后，病人寸脉沉迟，手足寒凉，尺脉微弱，指下难寻，喉咽涩疼，吞咽不利，唾吐脓血，泄利不止，此属难治之证，选用麻黄升麻汤治疗。方四十七。[72]

麻黄二两半，去节　**升麻**一两六铢　**当归**一两六铢　**知母**十八铢　**黄芩**十八铢　**萎蕤**十八铢，一作菖蒲　**芍药**六铢　**天门冬**六铢，去心　**桂枝**六铢，去皮　**茯苓**六铢　**甘草**六铢，炙　**石膏**六铢，碎，绵裹　**白术**六铢　**干姜**六铢

以上十四味药物，用水一斗，先煮麻黄一两沸，去掉浮沫，加入其余的药物，持续煮沸，煮取三升药汤，去掉药滓，温热适口分三次服，在约蒸熟三斗米饭的时间内，把药汤服尽，出汗则愈。

伤寒本自寒下，医复吐、下之，寒格，更逆吐、下，若食入口即吐，属**干姜黄芩黄连人参汤**。方四十八。[73][①]

干姜　黄芩　黄连　人参各三两

右四味，以水六升，煮取二升，去滓，分温再服。

【注释】

①[73]：此条见“辨厥阴病篇”中“厥利呕哕附”第359条。文字稍有差异，彼作“干姜黄芩黄连人参汤主之”。

【译文】

伤寒误用攻下法，引发虚寒腹泻，同时残留表邪未解，医生又杂用吐法、攻下法，使郁热被下寒格拒于上，此称为“寒格”，病人呕吐腹泻更加严重，甚至食入口即吐，选用干姜黄芩黄连人参汤治疗。方四十八。[73]

干姜　黄芩　黄连　人参各三两

以上四味药物，用水六升，持续煮沸，煮取二升药汤，去掉药滓，温热适口分两次服。

后序

【题解】

本文文末无署名，无纪年，据现有文献，未能确定出自何人之手。但通过“中风见寒脉，伤寒见风脉”这句话可以得出几个推论：

其一，“中风见寒脉，伤寒见风脉”这句话的立论，源于孙思邈《千金翼方》卷九中的一段论述：“寻方之大意，不过三种，一则桂枝，二则麻黄，三则青龙。凡疗伤寒，不出之也。”孙思邈此段论述是针对他所见到的流传残本《伤寒论》太阳病大青龙汤证中的“太阳中风，脉浮紧”与“伤寒，脉浮缓”。在讨论“太阳中风，脉浮紧”与“伤寒，脉浮缓”的病机时，后世医家提出了一种说法即“中风见寒脉，故脉浮紧”，“伤寒见风脉，故脉浮缓”，在此不讨论此说法之误。据文献研究，此说最早当见于北宋朱肱（1050—1125）于1108年著成的《类证活人书》第四十问；次见于金成无己（1063—1156）所著《注解伤寒论》卷三，又见南宋许叔微（1079—1154）所著《伤寒百证歌》第二十五证。故此文必晚于朱肱，甚至晚于成无已与许叔微。由此可以得出结论：此文不是出自孙奇、高保衡、林亿之手。

其二，据现有文献，北宋治平二年（1065）林亿等校正《伤寒论》白文本并镂板大字本刊印之后，北宋元祐三年（1088）国子监奉旨又镂板小字本刊印。至明代万历赵开美翻刻前，《伤寒论》白文大、小字本未见另有翻刻刊行记载。

因此，是赵开美所依据的《伤寒论》白文本小字板书末，另有后人追加《后序》？抑或《后序》出自赵开美之手？因无文献依据，今无法判断。

夫治伤寒之法，历观诸家方书，得仲景之多者，惟孙思邈①。犹曰："见大医疗伤寒，惟大青、知母等诸冷物投之，极与仲景本意相反。"又曰："寻方之大意，不过三种，一则桂枝，二则麻黄，三则青龙。凡疗伤寒，不出之也②。"呜呼！是未知法之深者也。奈何？仲景之意，治病发于阳者，以桂枝、生姜、大枣之类；发于阴者，以干姜、甘草、附子之类，非谓全用温热药，盖取《素问》辛甘发散之说③。且风与寒，非辛甘不能发散之也。而又中风自汗用桂枝，伤寒无汗用麻黄④，中风见寒脉、伤寒见风脉用青龙⑤，若不知此，欲治伤寒者，是未得其门矣。然则，此之三方，春冬所宜用之，若夏秋之时，病多中暍，当行白虎也。故《阴阳大论》云："脉盛身寒，得之伤寒；脉虚身热，得之伤暑。"又云："五月六月，阳气已盛，为寒所折，病热则重。"别论云⑥："太阳中热，暍是也。其人汗出恶寒，身热而渴，白虎主之⑦。"若误服桂枝、麻黄辈，未有不黄发斑出、脱血而得生者。此古人所未至，故附于卷之末云。

【注释】

①孙思邈（541？—682）：唐代医家，被后世尊称为"药王"。存世《备急千金要方》三十卷，《千金翼方》三十卷。

②"见大医疗伤寒"以下几句：语出孙思邈《千金翼方·伤寒上》，

文字略有差异。

③《素问》辛甘发散：语出《黄帝内经·素问·阴阳应象大论篇第五》。

④中风自汗用桂枝，伤寒无汗用麻黄：语出“辨太阳病篇”第14条桂枝加葛根汤方后注中的林亿按语。

⑤中风见寒脉、伤寒见风脉：语出成无己《注解伤寒论》卷三。按，此说有误。

⑥别论：据后文内容推断此指《金匮玉函经》或《金匮要略》。

⑦“太阳中热”以下几句：语出《金匮玉函经》卷二、《金匮要略·痓湿暍病脉证治第二》，又见《脉经》卷八。

【译文】

关于治疗伤寒的方法，遍览历代众多医家方书，其中受仲景影响最大的莫过于孙思邈。孙氏曾说：“见过名医治疗伤寒，只是用大青叶、知母等寒凉的药物，这与仲景的医疗思想正相反。”又说：“研究仲景书的基本精神，不过三种方法，一是用桂枝汤的方法，二是用麻黄汤的方法，三是用大青龙汤的方法，凡是治疗伤寒，不外乎此三种法则。”可叹啊可叹！这是不知道仲景治疗的深奥之法啊！这如何说起呢？仲景的诊治大法，是伤寒发热恶寒，病发于阳的，治以桂枝、生姜、大枣之类的解表药；伤寒无热恶寒，病发于阴，治以干姜、甘草、附子之类的温里药，并不是说全都用温热药，仲景的思想是继承了《素问》的辛甘发散之说。此风与寒，非辛甘不能发散。宋代校定《伤寒论》的林亿说，太阳中风自汗用桂枝，伤寒无汗用麻黄。金代成无己说，中风见寒脉、伤寒见风脉用青龙汤。一个医生如果不理解这其中的道理，就想治疗伤寒，这是用仲景方法治疗伤寒尚未入门啊。然而上述三方，只适用于春冬时节，如果在夏秋时节，病多发中暑，应当选用白虎汤之类。所以《阴阳大论》中说：“脉盛实有力伴见恶寒，此属伤寒；脉虚弱无力伴见身热，此属伤暑。”又说：“五月六月期间，天阳隆盛，人体阳气亦盛，此时寒邪来袭，人发病多高热。”别论说：“太阳感受热邪，则发为暍病。病人汗出恶寒，身热口渴欲饮，选用白虎汤治疗。”此时如果误服桂枝汤、麻黄汤之类，没有不引发发黄、发斑、出血等危重变证而还能够保全生命者。上述这些内容，前人尚未论及，因此附录于本书卷末以记之。

《伤寒论》方剂索引

一、收录全书原文中出现的方剂。

二、方剂名称按首字笔画顺序排序。笔画少的在前，笔画多的在后。首字笔画数相同，则按首字起笔笔形横（一）、竖（丨）、撇（丿）、点（丶）、折（乛）排列；首字相同，则按第二字笔画数和笔形排列，以此类推。

四画

五画

六画

七画

八画

九画

十画

十一画

十二画

十四画

中华经典名著
全本全注全译丛书
（已出书目）

周易
尚书
诗经
周礼
仪礼
礼记
左传
春秋公羊传
春秋穀梁传
孝经·忠经
论语·大学·中庸
尔雅
孟子
春秋繁露
说文解字
释名
国语
晏子春秋
穆天子传
战国策
史记
吴越春秋
越绝书
华阳国志
水经注
洛阳伽蓝记
大唐西域记
史通
贞观政要
东京梦华录
唐才子传
廉吏传
徐霞客游记
读通鉴论
宋论
文史通义

老子
道德经
鹖冠子
黄帝四经·关尹子·尸子
孙子兵法
墨子
管子
孔子家语
吴子·司马法
商君书
慎子·太白阴经
列子
鬼谷子
庄子
公孙龙子(外三种)
荀子
六韬
吕氏春秋
韩非子
山海经
黄帝内经
素书
新书
淮南子
九章算术(附海岛算经)
新序

说苑
列仙传
盐铁论
法言
方言
潜夫论
政论·昌言
风俗通义
申鉴·中论
太平经
伤寒论
周易参同契
人物志
博物志
抱朴子内篇
抱朴子外篇
西京杂记
神仙传
搜神记
拾遗记
世说新语
弘明集
齐民要术
刘子
颜氏家训
中说

帝范·臣轨·庭训格言
坛经
大慈恩寺三藏法师传
茶经·续茶经
玄怪录·续玄怪录
酉阳杂俎
化书·无能子
梦溪笔谈
北山酒经(外二种)
容斋随笔
近思录
传习录
焚书
菜根谭
增广贤文
呻吟语
了凡四训
龙文鞭影
长物志
天工开物
溪山琴况·琴声十六法
温疫论
明夷待访录·破邪论
陶庵梦忆
西湖梦寻
幼学琼林
笠翁对韵
声律启蒙
老老恒言
随园食单
阅微草堂笔记
格言联璧
曾国藩家书
曾国藩家训
劝学篇
楚辞
文心雕龙
文选
玉台新咏
词品
闲情偶寄
古文观止
聊斋志异
唐宋八大家文钞
浮生六记
三字经·百家姓·千字文·弟子规·千家诗
经史百家杂钞